Familien- und umweltbezogene Pflege

Familien- und umweltbezogene Pflege
Marie-Luise Friedemann, Christina Köhlen

Wissenschaftlicher Beirat Programmbereich Pflege:
Jürgen Osterbrink, Salzburg; Doris Schaeffer, Bielefeld;
Christine Sowinski, Köln; Franz Wagner, Berlin;
Angelika Zegelin, Dortmund

Marie-Luise Friedemann
Christina Köhlen

Familien- und umweltbezogene Pflege

Die Theorie des systemischen Gleichgewichts und ihre Umsetzung

4., überarbeitete und ergänzte Auflage

unter Mitarbeit von

Annegret Augustyniak
Annerose Bohrer
Cordula Fischer
Rosanna DeMarco
Erika Feldhaus-Plumin
Benjamin Jahn
Anke Jürgensen
Denis Maiwald
Jeanne Nicklas-Faust
Aenne Päplow

Christiane Ritschel
Katrin Rohde
Elisabeth Schori
Elisabeth Schreier
Roswitha Sterr
Hanspeter Stettler-Schmid
Margaretha Stettler-Murri
Anja Walter
und Cornelie Wolf

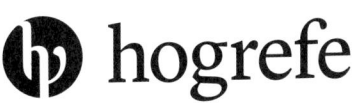

Prof. Dr. Marie-Luise Friedemann, RN, Master Psychiatric Nursing,
PhD Education and Community Development, Professor Emerita
Florida International University
P.O. Box 1079
Panacea, FL 32346, USA
E-Mail: friedemm@fiu.edu

Dr. Christina Köhlen, Kinderkrankenschwester, Diplom-Pflegepädagogin,
Systemische Familientherapeutin (DGSF)
Camino Pastelero 28D
E-38760 Los Llanos de Aridane, Canarias
E-Mail: christina.koehlen@gmail.com

Wichtiger Hinweis: Der Verlag hat gemeinsam mit den Autoren bzw. den Herausgebern große Mühe darauf verwandt, dass alle in diesem Buch enthaltenen Informationen (Programme, Verfahren, Mengen, Dosierungen, Applikationen, Internetlinks etc.) entsprechend dem Wissensstand bei Fertigstellung des Werkes abgedruckt oder in digitaler Form wiedergegeben wurden. Trotz sorgfältiger Manuskriptherstellung und Korrektur des Satzes und der digitalen Produkte können Fehler nicht ganz ausgeschlossen werden. Autoren bzw. Herausgeber und Verlag übernehmen infolgedessen keine Verantwortung und keine daraus folgende oder sonstige Haftung, die auf irgendeine Art aus der Benutzung der in dem Werk enthaltenen Informationen oder Teilen davon entsteht. Geschützte Warennamen (Warenzeichen) werden nicht besonders kenntlich gemacht. Aus dem Fehlen eines solchen Hinweises kann also nicht geschlossen werden, dass es sich um einen freien Warennamen handelt.

> **Bibliografische Information der Deutschen Nationalbibliothek**
> Die Deutsche Nationalbibliothek verzeichnet diese Publikation in der Deutschen Nationalbibliografie; detaillierte bibliografische Daten sind im Internet über http://www.dnb.de abrufbar.

Dieses Werk einschließlich aller seiner Teile ist urheberrechtlich geschützt. Jede Verwertung außerhalb der engen Grenzen des Urheberrechtes ist ohne Zustimmung des Verlages unzulässig und strafbar. Das gilt insbesondere für Kopien und Vervielfältigungen zu Lehr- und Unterrichtszwecken, Übersetzungen, Mikroverfilmungen sowie die Einspeicherung und Verarbeitung in elektronischen Systemen.

Anregungen und Zuschriften bitte an:
Hogrefe AG
Lektorat Pflege
z.Hd.: Jürgen Georg
Länggass-Strasse 76
3000 Bern 9
Schweiz
Tel: +41 31 300 45 00
E-Mail: verlag@hogrefe.ch
Internet: www.hogrefe.ch

Lektorat: Jürgen Georg, Nicole Hässlich
Herstellung: René Tschirren
Umschlagabbildung: Martin Glauser, Uttigen
Umschlag: Claude Borer, Riehen
Satz: Claudia Wild, Konstanz
Druck und buchbinderische Verarbeitung: Finidr s.r.o., Český Těšín
Printed in Czech Republic

1.–3. Auflage Verlag Hans Huber, Hogrefe AG, Bern
4., überarb. u. erg. Auflage 2018
© 2018 Hogrefe Verlag, Bern

(E-Book-ISBN_PDF 978-3-456-95848-4)
ISBN 978-3-456-85848-7
http://doi.org/85848-000

Inhalt

Geleitwort zur 4. Auflage (Matthias Zündel) 9
Geleitwort zur 3. Auflage (Jutta Beier) 13
Danksagungen 15

Erster Teil:
Die Theorie des systemischen Gleichgewichts in der familien- und umweltbezogenen Pflege

1. Einführung 21
   1.1 Wem hilft dieses Buch? 21
   1.2 Pflegewissenschaftliche Grundbegriffe 22
   1.3 Hintergrund der familien- und umweltbezogenen Pflege 23
   1.4 Der systemische Ansatz 26
2. Konzepte der familien- und umweltbezogenen Pflege 29
   2.1 Vorbemerkung 29
   2.2 Propositionen zum Konzept Umwelt 29
   2.3 Propositionen zum Konzept Mensch 30
   2.4 Propositionen zum Konzept Gesundheit 38
   2.5 Propositionen zum Konzept Familie 40
   2.6 Propositionen zum Konzept Familiengesundheit 50
   2.7 Propositionen zum Konzept Pflege 52
   2.8 Systemische Pflege des Individuums 54
   2.9 Systemische Pflege der Familie 65

Zweiter Teil:
Einflussfaktoren im Familienprozess

1. Einführung 79
2. Familienstukturen 81
   2.1 Vielfalt von Familienstrukturen 81
   2.2 Moderne Kernfamilie 85
   2.3 Familie mit einem allein erziehenden Elternteil 88
   2.4 Wiederverheiratete Familie 90

2.5 Alternative Familienformen und Alleinstehende 92
3. Entwicklungsphasen der Familie 97
   3.1 Entwicklungsphasen im Überblick 97
   3.2 Familie mit Kleinkindern 100
   3.3 Familie mit Jugendlichen 101
   3.4 Familie mit Erwachsenen 104
4. Der Einfluss der Kultur 109
   4.1 Kultur und Kulturtransformation 109
   4.2 Widersprüche im bürgerlichen Familienbild 112
   4.3 Familien aus anderen Kulturkreisen 114
   4.4 Leben zwischen zwei Kulturen 118

Dritter Teil:
Die Pflege der Familie in Fällen von Krankheit, Gebrechen und nahendem Tod

1. Einführung 125
2. Pflege bei akuter körperlicher und psychischer Krankheit 129
   2.1 Zur Situation der Betroffenen 129
   2.2 Pflege des akut körperlich erkrankten Menschen 129
   2.3 Pflege des akut psychisch erkrankten Menschen 140
   2.4 Pflege des sterbenden Menschen und seiner Familie 148
3. Langzeitpflege bei körperlicher und psychischer Krankheit 155
   3.1 Zur Situation der Betroffenen 155
   3.2 Pflege des Menschen mit chronischer körperlicher Krankheit und körperlicher Behinderung 155
   3.3 Pflege des Menschen mit chronischer psychischer Krankheit und geistiger Behinderung 173
   3.4 Langzeitpflege des betagten Menschen mit Demenz 186
   3.5 Langzeitpflege des Kindes 200
   3.6 Langzeitpflege des Jugendlichen 224

Vierter Teil:
Familien mit Krisen im Innern und Krisen durch die Umwelt

1. Einführung 237
2. Krisen aus der Umwelt 239
   2.1 Umweltkrisen 239
   2.2 Schicksalsschläge 239
   2.3 Arbeitsverlust 243
   2.4 Umweltbedingte Familienkonflikte: Krisen der Arbeitsmotivation, Rollenkonflikte, Armut 247

3. Krisen im Familiensystem 255
   3.1 Familienkrisen 255
   3.2 Übergangskrisen 256
   3.3 Gewalttätige Familien 259
   3.4 Familien mit süchtigen Mitgliedern 264

Fünfter Teil:
Die Theorie des systemischen Gleichgewichts in Praxis, Bildung und Forschung

1. Einführung 275
2. Konsequenzen für Praxis und Ausbildung 277
   2.1 Die Ausgangssituation im deutschsprachigen Raum 277
   2.2 Die Theorie des systemischen Gleichgewichts im Praxistransfer 281
   2.3 Die Umsetzung von Family Nursing in der häuslichen Betreuung nach der Theorie des systemischen Gleichgewichts – Ein Erfahrungsbericht 288
   2.4 Pflegebildung und -beratung in der häuslichen Kinderkrankenpflege – Ein Transferprojekt für die Pflegepraxis 300
   2.5 Die Theorie des systemischen Gleichgewichts in der Ausbildung 328
   2.6 Curriculares Arbeiten mit der Theorie des systemischen Gleichgewichts in einem dualen Studiengang 340
3. Forschung mit der Theorie des systemischen Gleichgewichts 357
   3.1 Grundsätzliche Überlegungen 357
   3.2 Fundamentale Fragen über die Forschung mit Familien 359
   3.3 Das Erfassen des Familienprozesses 362
   3.4 Das ASF-E-Instrument (Assessment of Strategies in Families – Effectiveness) 364
   3.5 Forschung mit Familien in schwierigen Situationen 367
   3.6 Forschungskonzepte mit Fokus auf Familienprozesse 371
   3.7 Forschung mit Familien in Interaktion mit Pflegenden 379
   3.8 Evaluation, Interventionsforschung und Evidence-Based Nursing ... 386

Sechster Teil:
Über 20 Jahre Erfahrungen mit der Theorie des systemischen Gleichgewichts

1. Herausforderung für die Pflege 399
   1.1 Ein Rückblick 399
   1.2 In der Gegenwart 401
   1.3 Wiederkehrende Kritikpunkte 402
   1.4 Fazit 406

2. Ein Bericht aus der Schweiz 407
   2.1 Einführung 407
   2.2 Annäherung 408
   2.3 Einbettung und Rahmenbedingungen 410
   2.4 Aktuelle Anwendung 411
   2.5 Persönliche Erkenntnisse 415
3. Erfahrungen mit der familien- und umweltbezogenen Pflege 417
   3.1 Einleitung 417
   3.2 Familien- und umweltbezogene Pflege
       als curricularer Denkrahmen 418
   3.3 Familienorientierung als wiederkehrender Lerninhalt
       im Pflegestudium 422
   3.4 Herausforderungen in der Arbeit mit der Theorie 424
   3.5 Chancen und Zukunftsperspektiven 425
4. Eine neue Pflegephilosophie einführen 427
   4.1 Einführung 427
   4.2 Unterrichtseinheit 428
   4.3 Reflexion 430
   4.4 Einbindung in die Pflegepraxis 431
5. Die Anwendung in der Hebammenausbildung 433
   5.1 Motivation und Hintergründe 433
   5.2 Schritte der Implementierung 435
   5.3 Inhaltliche Anpassung 437
   5.4 Schritte der Einführung und Weiterentwicklung 440
   5.5 Rückmeldungen 441
   5.6 Fazit und Ausblick 445
6. Weiterentwicklung der Forschung 447
   6.1 Aktuelle Entwicklungen international 447
   6.2 Darstellung ausgewählter Forschungsprojekte 449
   6.3 Internationale Studien mit dem ASF-E 454

Nachwort 459

Anhang

Literaturverzeichnis 463
HerausgeberInnen- und AutorenInnenverzeichnis 485
Familiengesundheitspflege im Verlag Hogrefe 493
Stichwortverzeichnis 495

Geleitwort zur 4. Auflage

Bereits zum 4. Mal wird das Buch «Familien- und umweltbezogene Pflege» von Marie-Luise Friedemann und Christina Köhlen neu aufgelegt. Hierfür zunächst einmal Glückwünsche. Zu Zeiten nur kurzer Nachhaltigkeit von Wissen ist es ein Indiz dafür, dass die von Friedemann und Köhlen vertretene Theorie einen wichtigen Beitrag für die pflegewissenschaftliche Debatte liefert.

Seit vielen Jahren setzen sich die beiden Wissenschaftlerinnen für eine fundierte Einbeziehung pflegetheoretischer Standpunkte in die pflegewissenschaftliche Diskussion ein und fordern dazu auf, professionelle pflegerische Tätigkeit konsequent systemisch zu betrachten. Sie setzen durch Ihren pflegetheoretischen Blickwinkel einen Kontrapunkt zu derzeitigen Versorgungsstrukturen, die häufig dahingehend ausgelegt sind, in Akutsituation zu denken und dort Defizite von Einzelnen zu beheben oder zumindest Symptomausprägungen einzudämmen. Die Autorinnen zeigen auf, dass professionelle pflegerische Betreuung und Begleitung dort einsetzt, wo ein Verständnis dafür aufgebaut wird was und auf welcher Ebene ein Ereignis für eine Person, dessen Familie und Umfeld bedeutet und wie daraus für die Beteiligten Entwicklung möglich ist.

Blickt man auf die Zahlen zur Pflegebedürftigkeit, dann werden Menschen mit Hilfebedarf erst dann systemisch bekannt, wenn eine staatliche Leistung abgerufen wird. Nicht zu vergessen ist die Tatsache, dass nach wie vor die Familie die meiste pflegerische Betreuung und Unterstützungsleistung leistet, dies, mit zunehmender Hilfebedürftigkeit, jedoch auch mit hohen Belastungen verbunden ist. Staatlich gerahmt ist es die Familie, die als Erstes bei Hilfs- und Pflegebedürftigkeit einzuspringen hat. In den letzten Jahren wird zunehmend deutlich, dass sich diese Familiensysteme verschieben: Sowohl in der Zusammensetzung des Familiennetzwerkes, wie die Räume der Bedürfnisse Einzelner darin oder in den strukturelle Bedingungen, wie der Wandel im Bereich der Arbeit oder die örtlichen Gegebenheiten der Versorgungsstrukturen etc. Darüber hinaus nimmt die Fallkomplexität der Menschen, die auf Hilfe angewiesen sind, stetig zu. Wo politisch gerahmt die Familie in der Verantwortungsübernahme zentral gesehen wird, ist davon in den derzeitigen Versorgungsstrukturen nur wenig fest verankert. Akutereignisse werden bei immer kürzeren Verweildauern im Krankenhaus zwar versorgt, jedoch findet eine weitreichende, entwicklungsorientierte Begleitung nur bedingt statt. Auch hier gilt es im Alltag des Case- und Caremanagements häufig darum, «politische Systemstabilisierung» zu etablieren und eine Versorgungssituation möglichst zeitnah und schnell zu klären – häufig über den verlängerten Arm einer sich anschließenden Kurzzeitpflege mit weiterhin ungeklärten Kontexten und einem Pflegesystem dort, dass dieses nur bedingt auffangen kann bzw. dort keine Instrumente nutzt, um weitere professionelle Planungen vorzunehmen. Im Bereich der Langzeitpflege ergeben sich große Chancen mit dem hier vorgestellten Konzept, denn dort steht die professionelle pflegerische Langzeitbegleitung im Vordergrund. Für alle Bereiche gilt, dass mit der in diesem Buch vorgestellten Theorie es möglich ist, fundiert Bedarfe, Bedürfnisse, Wünsche und Bestrebungen zu erfassen und diese in eine Gesamtplanung zu integrieren, die neben dem Hauptbetroffenen auch sein Umfeld und seine Familienangehörigen einbeziehen. Die unterschiedlichen Kapitel in diesem Buch zeigen diese Spannbreite auf und machen damit deutlich, wie vielfältig einsetzbar das Konzept der familien- und umweltbezogenen Pflege ist.

Es ist grundsätzlich weiter die Forderung aufrecht zu erhalten, dass professionelle Pflege sich auf externes und wissenschaftlich fundiertes Wissen berufen können muss und hierfür sind nach wie vor Anstrengungen notwendig, um abgesichertes pflegegenuines Wissen aufzubauen. In der konkreten Arbeit mit Menschen wird auf der anderen Seite deutlich, dass bspw. Entscheidungen für eine bestimmte Maßnahme oder deren Ablehnung, für die Einnahme oder Nichteinnahme eines Medikaments, für oder gegen die Änderung der Essgewohnheiten oder für die Änderung des Versorgungssettings oder dagegen nicht auf rein rationalen, wissenschaftlichen Kriterien beruhen. Mit Hilfe der Theorie der familien- und umweltbezogenen Pflege kann die Komplexität der Rahmung solcher Entscheidungen besser dargestellt werden. Die scheinbare «Irrationalität» des Verhaltens von Menschen in Betreuungs- und Pflegesituationen kann von Professionellen durch das Verstehen dieser Entscheidungsstrukturen, die eingebettet sind in persönliche Werte, kulturelle Prägungen, Einflüsse einzelner Familienpersonen auf andere etc. besser verstanden werden. Die Theorie des systemischen Gleichgewichts kann hier helfen, um das, was häufig als interne Evidenz bezeichnet wird, greifbarer werden zu lassen und kann dadurch einen Beitrag leisten in der Ausgewogenheit externer und interner Evidenz bei professioneller Beratung und Planung von Pflegeprozessen.

Die aufgeführten Beispiele sollen zeigen, dass hier eine Theorie vorgestellt wird, die in der pflegewissenschaftlichen Grundbildung unabdingbar als Standardwerk gelesen werden sollte. Sowohl in der Auseinandersetzung im Bereich der Darstellung und Positionierung von Professionalität pflegerischer Arbeit, wie auch auf der ganz konkreten Ebene der Betreuung von Menschen kann dieses Buch Studierenden, Pflegekräften und Wissenschaftlern wichtige Impulse geben.

Ich wünsche, dass sich durch dieses Buch ein großer Leserkreis angeregt fühlt, die Weiterentwicklung professioneller Pflege und Betreuung sowohl in der Praxis wie auch in den Rahmungen der Versorgungsstrukturen weiter voran zu bringen, trotz immenser Herausforderungen und gefühlten Restriktionen. Dieses Buch bietet viele Anregungen und gute Argumente auf unterschiedlichen Ebenen dafür, sich diesem Diskurs weiter zu stellen.

Bremen, 31.07.2017
Prof. Dr. Matthias Zündel

Geleitwort zur 3. Auflage

Angesichts der Entwicklung der Gesundheits- und Krankheitssituation und des sich damit auch wandelnden Bedarfs der Bevölkerung an Betreuung und professioneller Pflege erlangen Konzepte und handlungsleitende Theorien zur Lösung der damit verbundenen Probleme nahezu essenzielle Bedeutung für die Pflegewissenschaft.

Seit der WHO-Gesundheitsministerkonferenz sowie der Münchener Erklärung vom Juni 2000 gewinnt die familienorientierte Perspektive pflegerischer Berufe auch für Deutschland zunehmende Beachtung. Maßgeblich befördert wurde dieser Prozess durch Marie-Luise Friedemann mit der 2. Auflage von «Familien- und umweltbezogene Pflege», welche 2003 erschien.

Getreu dem darin entwickelten systemischen Ansatz legt sie nun gemeinsam mit Christina Köhlen eine vollständig überarbeitete und inhaltlich erweiterte 3. Auflage dieses Buches vor, die den neuen veränderten gesellschaftlichen Rahmenbedingungen Rechnung trägt.

Gleichwohl wird der Blick in zukünftige Perspektiven und die damit verbundenen Anforderungen an pflegerisches Handeln in den Familien in neuer Weise geöffnet und erstmalig der Bereich «pflegerische Ausbildung im Hochschulwesen» eingeschlossen.

Obwohl bereits mit der 2. Auflage des Buches die pflegewissenschaftliche Diskussion im deutschsprachigen Raum in der Hinsicht angeregt wurde, mehr theoretische Bewusstheit in die Debatte um die Konzepte von «Familienorientierter Pflege», «Patientenorientierung» sowie «Familiengesundheit» zu bringen, wird der Begriff Familienorientierung auch heute noch sehr unterschiedlich mit deutlich verschiedenen Ambitionen verwendet. Gesundheitspolitiker und Gesundheitsökonomen benutzen «Familienorientierung» als Forderung und strategisches Programm für ein neues Gesundheits- und Versorgungssystem. Patientenvertreter und Vertreter von pflegenden Angehörigen sowie Repräsentanten einschlägiger Selbsthilfeorganisationen verbinden mit dem Slogan «Familienorientierung» vor allem den Anspruch an eine adressatengerechte, die Autonomie und Souveränität der Patienten/Verbraucher achtende und fördernde Pflege und Betreuung. Pflegewissenschaftlerinnen und Pflegewissenschaftler, aber auch Pflegepädagoginnen/Pflegepädagogen beschreiben mit «Familienorientierung» vor allem einen notwendigen Paradigma-Wechsel in Pflege und Betreuung.

Familienbezogene und umweltbezogene Pflege – so der Sprachgebrauch von Marie-Luise Friedemann und Christina Köhlen – stellt den Patienten mit seiner Familie als Subjekt ins Zentrum von Pflege und Betreuung, deren Ausgangspunkt und Initiator der Patient und seine Familie selbst sind. Nicht die Erkrankung des jeweiligen Familienmitgliedes steht im Mittelpunkt, sondern der davon Betroffene in seinen familiären Beziehungen. Diese Sichtweise verlangt ein prinzipiell anderes Pflegeverständnis, welches auch in der dritten Auflage des vorliegenden Buches sehr überzeugend durch die Theorie des systemischen Gleichgewichts begründet wird. Es ist zu hoffen, dass gerade diese forschungsorientierten Kapitel abermals dazu beitragen werden, Pflege in der Familie zunehmend *evidence-based* zu gestalten.

Die von den Autorinnen gewählten Anwendungsbereiche, ob berufliche Ausbildung im Hochschulbereich, oder Pflege bei unterschiedlichen Erkrankungen und Krisen in verschiedenen Systemen von Familie (auch unterschiedlicher Kulturen), sind aktuell und in hohem Maße handlungsleitend für die Praxis. Das ist ein entscheidender Vorzug der 3. Auflage von «Familien- und umweltbezogene Pflege».

«Familien- und umweltbezogene Pflege» gehört somit zu den Standardwerken, die man gelesen haben muss, um Pflege und Pflegewissenschaft mit Anspruch an Professionalität heute und künftig zu verstehen, zu lehren bzw. zu praktizieren.

Ich wünsche, dass auch diese Neuauflage einen breiten Leserkreis findet und die Diskussion um handlungsleitende Theorien und Konzepte – um den Transfer von theoretischen Erkenntnissen in die Pflegebildung sowie in die Praxis von Pflege und Betreuung – weiter angeregt.

Prof. Dr. Jutta Beier
Berlin, im Juli 2009

Danksagungen

Seit der ersten Ausgabe dieses Buches 1996 hat sich vieles in der familien- und umweltbezogenen Pflege entwickelt. Vor allem hat sich eine Anzahl von führenden Persönlichkeiten mit der Umsetzung der Theorie des systemischen Gleichgewichts sowohl in der Aus- und Fortbildung, als auch in der Praxis befasst. Was mich am meisten freut, ist die Tatsache, dass ich selber bei dieser Entwicklung nicht mehr erforderlich bin, sondern dass meine Ideen im Gedankengut vieler lehrenden, leitenden und pflegenden Personen in der Schweiz, in Deutschland und in Österreich Wurzeln gefasst haben. Ich nehme an und hoffe, dass sich diese Wurzeln weiter ausbreiten und jedes Jahr neue Sprösslinge hervorbringen werden in Schulen, Kliniken und anderen Einrichtungen. Das Schönste daran ist die Auswirkung der Theorie auf die Qualität der Pflege und das Wohl der Patienten. Dies geschieht vor allem durch die Forschung. Weltweit sind an unzähligen Universitäten Professoren und Professorinnen sowie Studierende mit Studien befasst, den Familien in der Gemeinde und anderen Bereichen den Zugang zu besseren Ressourcen zu verschaffen und dabei sowohl das Wissen in der Pflege zu erweitern, als auch die Tragfähigkeit und Gültigkeit der Theorie des systemischen Gleichgewichts zu bestätigen.

Es ist unmöglich alle Personen, die bei dieser Entwicklung maßgebend sind, zu erwähnen. Trotzdem schließt meine Dankbarkeit alle ein, die ihre Zeit, Energie und Kreativität eingesetzt haben, um die Vision einer erweiterten Rolle der Pflege zu verwirklichen. Die neue Pflegerolle im Sinne der Theorie des systemischen Gleichgewichts beruht auf dem Verständnis, dass Patienten nicht nur als kranke Individuen gesehen werden, sondern auch als Personen, die in ihrer Familie und ihrem Umfeld verankert sind, Verantwortungen tragen und entsprechende Unterstützung brauchen. Vor allem danke ich all denen, die sich nicht von den großen Anforderungen einer familien- und umweltbezogenen Pflege entmutigen lassen, die neue Aufgaben, wie Forschung mit der Theorie des systemischen Gleichgewichts und dem ASF-E-Instrument, Patientenberatung, Familiengespräche, Supervision oder Fallbesprechungen, mit Mut und Unternehmungslust anpacken und ihre Begeisterung an andere weitergeben. Dabei handelt es sich um unzählige Personen, die mir oft nicht mit Namen bekannt sind, deren kollektive Arbeit jedoch wesentlich ist. Immerhin möchte ich zurückblickend meinen innigsten Dank jenen Personen aussprechen, die das Schreiben meines ersten Buches möglich machten und mich unterstützten. Die Lehrkräfte und Studierenden an der damaligen Kaderschule in Aarau unter der Leitung von Susy Brüschwiler schafften die nötigen Bedingungen, um meine Arbeit in der Schweiz durchzuführen. Ihre Ermutigung und positive Bewertung der Theorie, ihre lebhaften Diskussionen und Beiträge zur Umsetzung der Theorie haben mich immer wieder bekräftigt. Insbesondere danke ich den Mitarbeiterinnen meines ersten Buches: Regula Rička für die Überarbeitung und zusätzlichen Literaturrecherchen in der ersten und zweiten Auflage und Elisabeth Stucki für die sorgfältige Kritik des Manuskripts.

Für die nun dritte und vierte Auflage des Buches geht mein herzlicher Dank an Christina Köhlen, die diesem Buch als Mitarbeiterin, Redakteurin und Verfasserin von mehreren Kapiteln ihr Talent und viel Zeit gewidmet hat und die auch für diese neueste Auflage wieder neue Kollegen und Kolleginnen aus der Pflegebildung und -praxis gewonnen hat, an diesem Buch mitzuwirken. An alle Mitwirkenden sämtlicher Auflagen richtet sich mein herzlicher Dank. Erwähnen möchte ich an dieser Stelle die Mitwirkenden, die die vierte Auflage erst ermöglichten. Dazu gehören: Anne Bohrer und Erika Feldhaus-Plumin von der Evangelischen Hochschule Berlin, die seit über 10 Jahren die Theorie in ihrem Curriculum verankert haben; Elisabeth Schreier, die in ihrer langjährigen Mitarbeit immer wieder wertvolle Beiträge lieferte; Benjamin Jahn, der am Klinikum Itzehoe die Herausforderung annimmt, die Theorie über die Ausbildung in der Praxis zu etablieren und schließlich Cornelie Wolf und Cordula Fischer, die die familien- und umweltbezogenen Pflege für die Hebammenausbildung nutzen. Sie alle werden ihre Erfahrungen in dieser Auflage darstellen. Ich bin sicher, dass die Leserschaft von ihrem Wissen profitieren kann.

Dem Lektor Herrn Jürgen Georg vom Verlag Hans Huber (Hogrefe AG) danke ich für die unterstützende Zusammenarbeit. Weiterhin geht mein Dank an jene Personen, die mich über die Jahre zu Fortbildungsveranstaltungen, Seminaren, Kongressen, Konsultationen oder Mithilfe an Projekten eingeladen haben. Nicht zuletzt spreche ich meinen Dank meinen begeisterten Kollegen und Kolleginnen im Ausland aus, die sich voll und ganz einsetzen, um mit Hilfe der Theorie des systemischen Gleichgewichts, Forschungsprojekte zum Wohl von Familien in ihrem Umfeld durchführen und diese nutzen, um ihren Studierenden einen wertvollen Weitblick zu vermitteln. Vor allem sind dies: Pilar Amaya, Lucenith Criado und Lucero López aus Kolumbien.

Es ist mein großer Wunsch, dass diese vierte erweiterte Auflage des Buches weiterhilft, mehr und mehr Pflegepersonen in der Praxis, Bildung und Forschung in ein Netzwerk von mutigen berufstätigen Pflegenden zu integrieren, um der gegenwärtigen Entwicklung im Gesundheitswesen, die auf Sparmaßnahmen und Standardisierung setzt, mit der familien- und umweltbezogenen Qualitätspflege einen Gegenpol zu schaffen, der die Interessen der Patienten nicht aus den Augen verliert.

Marie-Luise Friedemann

Erster Teil:

Die Theorie des systemischen Gleichgewichts in der familien- und umweltbezogenen Pflege

1 Einführung

Mit Anke Jürgensen

1.1 Wem hilft dieses Buch?

Die Theorie des systemischen Gleichgewichts für eine familien- und umweltbezogene Pflege ist für Praktizierende, für Lernende und Lehrende sowie für Personen[1] aus dem Pflegemanagement und der Pflegeforschung in vielfältiger Weise eine Hilfe.

Berufsangehörige können Familien helfen, sich mit schwerer Krankheit, Tod oder mit der Pflege eines chronisch kranken Angehörigen auseinanderzusetzen. Als Folge von theoriegeleiteten Pflegehandlungen können Verbesserungen bei den Pflegebedürftigen oder Kranken, z. B. ein verbessertes Verständnis für Krankheit, eine höhere Compliance oder größere Zuversicht und Hoffnung auf Genesung registriert werden. Für Pflegende, die im interdisziplinären Team arbeiten, dient die Theorie als Grundlage für die Kommunikation untereinander und zur Familienberatung. Praktizierende auf jedwedem Ausbildungs- und Erfahrungsstand können mit der Theorie verschiedene Probleme im Zusammenleben von Familienmitgliedern oder bei der Anpassung an schwierige Lebenssituationen besser erkennen und die Betroffenen erfolgreicher begleiten.

Die Theorie kann im Rahmen der Pflegeausbildung unterrichtet werden und stellt damit eine echte Alternative zu den bislang bestens bekannten und in der Praxis umgesetzten Pflegetheorien dar. Selbst für die Entwicklung eines Curriculums für die Pflegeaus- oder -weiterbildung oder ein Pflegestudium kann sie ein geeignetes Gerüst bieten. Lehrende, die die Theorie vom systemischen Gleichge-

---

1 In diesem Buch wird die Nutzung einer grammatikalisch Gender-neutralen Form bevorzugt. Ist das nicht möglich, wird die männliche Form angewendet, in der Annahme, dass Personen beider Geschlechter gemeint sind.

wicht kennen gelernt und durchdrungen haben, sind dazu in der Lage, Lernende und Pflegende während der Berufsausbildung und in der beruflichen Praxis bei Pflegehandlungen anhand der Theorie gezielt zu unterstützen.

Es können Führungspersonen in der Pflege mit den gewonnenen Erkenntnissen die notwendigen Strukturen schaffen, welche Erfolge bei der Pflege der Familie erst ermöglichen. Nicht zuletzt dient die Theorie auch der Dokumentation der geleisteten Unterstützung und der Pflegeergebnisse.

In der Forschung dient die Theorie der strukturierten Vorbereitung, Beobachtung und Auswertung von Interaktionen zwischen Pflegenden, Angehörigen, Patienten und Patientinnen. Gleichzeitig muss die Theorie sich selbst immer wieder Prüfungen zu ihrem Einsatzbereich und ihrer Wirksamkeit unterziehen lassen.

Die Förderung der Familiengesundheit, wozu dieses Buch Anregungen gibt, muss teilweise noch errungen werden, da ihre Bedeutung für den Einzelnen und die Familie in der Pflege bislang wenig Beachtung fand. Es ist deshalb wichtig, sich auf allen beruflichen Ebenen mit den Konzepten der Theorie des systemischen Gleichgewichts auseinanderzusetzen, um die Patienten und ihre Familien umfassend zu verstehen und um theoriebezogene Entscheidungen zu treffen. So können Familien als Mitglieder des Pflegeteams betrachtet und dementsprechende Pflegehandlungen durchgeführt werden.

1.2
Pflegewissenschaftliche Grundbegriffe

Warum sollen sich die Leserinnen und Leser mit einer Theorie befassen, um die Familie in die Pflege einzubeziehen? Theoretische Grundlagen sind notwendig, um ein gemeinsames Pflegeverständnis zu entwickeln, das es den Pflegenden ermöglicht, sich gegenseitig zu verständigen. Die Pflegewissenschaft braucht eine klare Sprache sowie gewisse Grundsätze, auf die sich die Berufstätigen einigen können und die als Fundament der Wissenschaft dienen. Seit Florence Nightingale wurde in der Pflege immer wieder geforscht. Dabei kristallisierten sich in der Theoriebildung im angloamerikanischen Raum vier hauptsächliche Konzepte heraus: «Umwelt», «Mensch», «Gesundheit» und «Pflege». Diese vier Konzepte bilden das so genannte Metaparadigma der Pflege, das die grundsätzliche wissenschaftliche und praktische Basis der Pflege umreißt. Ein Konzept ist nach Fawcett (1989) die Gesamtheit der geistigen Vorstellungen oder Ideen, die wir uns von Phänomenen machen. Direkte Pflegehandlungen sind ausgehend vom Metaparadigma kaum abzuleiten. Das Metaparadigma steht in der Hierarchie des aktuellen Pflegewissens ganz oben, da sein Abstraktionsgrad sehr hoch ist. Daher dient das Metaparadigma der Orientierung und beschreibt den breitesten Konsens in einer wissenschaftlichen Disziplin (Fawcett 1999). Etwas konkreter wird es auf der Ebene der konzeptuellen Modelle, die alle vier Konzepte des Metaparadigmas berücksichtigen (Fawcett 1996). Die Bedeutung dieser Konzepte und ihre Beziehung zueinander können je nach konzeptuellem Modell sehr unterschiedlich sein. Durch die Theoretikerin wird in jedem konzeptuellen Modell explizit oder implizit die eigene Definition zu den vier Konzepten des Metaparadigmas, die aus ihrer Perspektive gesehen richtig sein mag und vom jeweiligen Zeitgeist beeinflusst ist, formuliert. Konzeptuelle Modelle zeigen deshalb nur eine von vielen möglichen Perspektiven und erfassen somit nie die ganze Wirklichkeit. Im Allgemeinen dienen sie als Rahmentheorien, deren Ziel es ist, das Wesentliche der Pflege im weitesten Sinne zu erklären. Die familien- und umweltbezogene Pflege ist als konzeptuelles Modell skizziert, wobei darin zu den vier Konzepten des Metaparadigmas der Pflege die Konzepte «Familie» und «Familiengesundheit» hinzugefügt wurden, wodurch die Bedeutung der Familie für die Pflege explizit unterstrichen wird. Konzeptuelle Modelle sind jedoch für die Praxis häufig zu allgemein gefasst, um direkte Handlungsweisen ableiten zu können. Hierzu bedarf es Theorien mittlerer Reichweite, die sich auf einen klar abgegrenzten Bereich der wirklichen Welt beziehen und ihre Begriffe und Annahmen konkret definieren (Fawcett 1999). Die in diesem Buch vorgestellte Theorie des systemischen Gleichgewichts, eingebettet in das Modell der familien- und umweltbezogenen Pflege, ist eine Theorie mittlerer Reichweite, die für die Pflege von Familien fassbare Hinweise und Unterstützung bietet und somit wertvolle Empfehlungen für Pflegehandlungen gibt. Theorien wie diese sollen von Pflegenden auf allen Ebenen und in allen Bereichen als Leitfaden betrachtet werden. Sie sollen als Herausforderung zum eigenständigen Denken, Handeln und zur Selbstreflexion genutzt werden. Konzeptuelle Modelle und Pflegetheorien werden erst durch ihre Anwendung wertvoll. Oftmals wird jedoch ihre Umsetzung nur angedeutet, oder dem einzelnen Berufsangehörigen bleibt es selbst überlassen, inwieweit sie oder er sich damit auseinandersetzen möchte.

Die Hauptaufgabe dieses Buches ist deshalb, in die familien- und umweltbezogene Pflege auf der Grundlage der Theorie des systemischen Gleichgewichts einzuführen und ihre Anwendung und Umsetzung in der Praxis aufzuzeigen. Wir hoffen, damit den Pflegenden diesen schwierigen Schritt zu erleichtern.

1.3 Hintergrund der familien- und umweltbezogenen Pflege

Die Pflege von Familien ist wichtig und erforderlich. Es ist unumstritten, dass die Familie bzw. die primäre Bezugsgruppe sowohl für Kinder als auch für Erwachsene einen höchst einflussreichen Teil der Umwelt darstellt. Es ist auch klar, dass nicht nur der Patient allein, sondern ebenfalls eng mit ihm verbundene Personen seines Bezugssystems stark von seiner Krankheit betroffen sind. Die Schwierigkeit, die Familie und die weitere Umwelt in die Pflege einzubeziehen, liegt deshalb weniger am Fehlen des Verständnisses der Krankheitssituation als an der fehlenden Anleitung, wie dieses Verständnis in Pflegehandlungen umgesetzt werden kann. Der Pflegebereich, in dem sich Pflegewissenschaftlerinnen und Pflegewissenschaftler international mit dieser Problematik beschäftigen, ist der Bereich des Family Nursing. Family Nursing wird im deutschsprachigen Raum neben «familienorientierter Pflege» auch mit «familienzentrierter Pflege» oder «familienbezogener Pflege» übersetzt. Wir können davon ausgehen, dass darunter etwa dasselbe verstanden wird.

Im angloamerikanischen Raum hat der Pflegebereich des Family Nursing in den vergangenen Jahrzehnten an Bedeutung in der Pflegebildung, -wissenschaft und -forschung zugenommen. Wobei hier nicht nur die Bedeutung familienorientierter Pflegekonzepte für die Familie untersucht werden, sondern in Studien auch ihre Kosteneffektivität für das Gesundheitswesen unterstrichen wird (Malinski 2000; Baumann 2000). Daneben ist die Vermittlung von familienspezifischem Wissen und deren Implementierung in die Ausbildung und Praxis sowie die Anleitung, Begleitung, Beratung und Unterstützung von pflegenden Familienmitgliedern in der pflegewissenschaftlichen Diskussion von besonderem Interesse (Whyte & Robb 1999; Summerton 2000). Hinzu kommen Interventions- und Outcomestudien zu bestimmten Patientenpopulationen oder Krankheitsbildern (Gottlieb & Feeley 1999; Grant 1999; Schoenfelder, Swanson, Pringle Specht, Maas & Johnson 2000).

Auch wenn es bisher in der Literatur keine einheitliche Definition von Family Nursing oder familienorientierter Pflege gibt, lassen sich dennoch grundsätzliche Prinzipien einer familienorientierten Perspektive der Pflege benennen. Familienorientierte Pflege ist gesundheitsorientiert, umfassend (holistisch), interaktionistisch, die Familie stärkend und fördernd. Dieses Pflegeverständnis drückt sich entsprechend bei der Durchführung der Pflegemaßnahmen aus, wobei Pflegemaßnahmen alle Pflegehandlungen sind, die im Kontext der Beziehung zwischen Familie, Gemeinde und Pflegenden stehen und für welche die Pflegende zuständig ist (Gilliss, Highley, Roberts, Martinsson 1989; Friedmann 1998). Diese grundsätzlichen Prinzipien werden ebenfalls von Marie-Luise Friedemann vertreten. Ihr Hauptanliegen ist es, vorhandene und potenzielle Fähigkeiten und Ressourcen der Familie und ihrer Mitglieder als Ansatz für Veränderungen zu sehen – und nicht ihre Defizite.

Das ist der Ausgangspunkt der Arbeit von Marie-Luise Friedemann, in der sie dem Pflegebereich Family Nursing einen konzeptuellen Rahmen für theoriebasiertes Pflegehandeln in Familien gibt. Hier findet die eingangs formulierte Feststellung, dass es an der Anleitung zu familienspezifischen Pflegehandlungen mangelt, eine konstruktive Erwiderung. In dem Modell der familien- und umweltbezogenen Pflege sowie in der Theorie des systemischen Gleichgewichts werden Ansätze aus der Familientheorie mit pflegewissenschaftlichem Denken verbunden. Marie-

Luise Friedemann leistet dabei sowohl für die pflegewissenschaftliche Theorieentwicklung im Bereich von Family Nursing als auch für die Entwicklung pflegepraktischer Expertise einen wertvollen Beitrag (Whall 1995).

Daher gehen wir davon aus, dass die Pflege der Familie in den heutigen Pflegesituationen und unter den bestehenden institutionellen Bedingungen durchaus möglich ist, und haben das Bestreben, die Leserinnen und Leser anhand dieses Buches zu ermutigen, neue und befriedigendere Wege zur Pflege einzuschlagen. Die wichtigsten Voraussetzungen dazu sind allerdings der Mut, etwas Neues zu versuchen, und ein gesunder Durchsetzungswille. Dass dies möglich ist, zeigt eine Untersuchung mit Studenten in Calgary, Kanada, die durch die pflegepädagogisch angeleitete Pflege von Familien und die anschließende Reflexion die Wichtigkeit und Bedeutung familienorientierter Pflege erfuhren. Sie erkannten dadurch den wertvollen Beitrag, den allein der Perspektivwechsel der Pflegenden leistet, um die Welt einer leidenden Familie zu verstehen und Hilfe anzubieten (Bell, Swan, Taillon, McGovern & Dorn 2001).

Die Theorie des systemischen Gleichgewichts wurde an der Wayne State Universität, Detroit, entwickelt. Kulturaspekte des deutschsprachigen Europa sind jedoch insofern in dieser Theorie verankert, als die Autorin Marie-Luise Friedemann Schweizerin ist und sowohl ihre Kindheit als auch Jugendzeit in der Schweiz verbracht hat. Die Theorie beruht auf einer Realität, wie sie die Autorin mit ihren Mitarbeiterinnen erfasst hat, versteht und immer wieder neu in der eigenen Familie und im Beruf erlebt. Keine Realität ist absolut. Um mit der Theorie arbeiten zu können, müssen sich die Leserinnen und Leser deshalb mit der Realität der Autorin auseinandersetzen und sich fragen, was auch auf sie zutrifft bzw. nicht zutrifft.

Wie jede andere entstand die Theorie des systemischen Gleichgewichts aus einem vielfältigen Gedankengut. Ursprünglich wurde sie durch das Denken von Persönlichkeiten aus der Familiensoziologie und Familientherapie angeregt, wie zum Beispiel David Kantor und William Lehr, Salvador Minuchin und nicht zuletzt Jürg Willi aus Zürich. Die theoretische Grundlage entstand als Synthese. Das heißt, dass die Formulierung der Theorie durch das gegenseitige Aufeinandereinwirken verschiedener Faktoren möglich wurde. Solche Faktoren waren die Persönlichkeit der Autorin, Lebenserfahrungen, die Umwelt, historische Ereignisse, wissenschaftliche Erkenntnisse und Berufserfahrungen. Da sich aber diese Faktoren stets wandeln, ist die Theorie nie vollendet. Sie entwickelt sich weiter und passt sich immer neu der Umwelt an. Diese Evolution wird nicht zuletzt durch die Mitwirkung von Berufskolleginnen und -kollegen im nötigen Gedankenprozess gefördert.

1.4
Der systemische Ansatz

In der familien- und umweltbezogenen Pflege werden durch den systemischen Ansatz je nach Perspektive das Individuum, die Familie und die Umwelt als miteinander verknüpft und als Teil vom anderen betrachtet, was aufgrund des wechselseitigen Einflusses nicht von einander getrennt werden kann. Grundlage der familien- und umweltbezogenen Pflege ist die Theorie des systemischen Gleichgewichts.

Die Theorie des systemischen Gleichgewichts beruht wiederum auf gewissen Grundsätzen der Systemtheorie. Diese hat ihre Wurzeln in der Kybernetik (Wiener 1948), ist auf soziale, gesellschaftliche Organisationen (Parson 1951) und schließlich auch auf die menschliche Biologie (Bertalanffy 1968) übertragen worden. Seither hat die Systemtheorie das Denken in den Geisteswissenschaften entscheidend mitgestaltet. In der psychosomatischen Medizin stellte Uexküll (1979) wichtige systemtheoretische Zusammenhänge her. In der Familientherapie haben sich sogar verschiedene Richtungen entwickelt. Ihre wichtigsten Konzepte sind deshalb auch in der Theorie des systemischen Gleichgewichts verankert und müssen kurz erläutert werden.

Die Systemtheorie beruht auf der Annahme, dass alles, was komplex ist, von der kleinsten Zelle bis zum Universum, in Systeme geordnet ist. Materie, Energie, Information und sogar Ideen organisieren sich in Systemen. Systeme haben ein strukturelles und dynamisches Muster mit einem Zentrum oder Schwerpunkt, um den sich die Prozesse in einem bestimmten Rhythmus bewegen. Alle lebenden Systeme sind ihrer Umwelt gegenüber offen. Sie nehmen Energie, Information und Substanzen in sich auf, verarbeiten sie und erzeugen damit Produkte wie Arbeit, Gegenstände, Information, Ideen oder Verhaltensweisen, die sie an das Umfeld weitergeben. Anschließend findet ein so genannter Rückkoppelungsprozess oder Feed-back-Mechanismus statt, in dem die Erzeugnisse des Systems umliegende Systeme berühren und aktivieren. Solche aktivierten Systeme erschaffen neuartige Erzeugnisse, die sie ans Umfeld abgeben, so dass sie von dort wieder in den Prozess des erstgenannten Systems aufgenommen werden können und dieses System zu erneuten Änderungen veranlassen. Dieser Rückkoppelungsprozess deutet auf zirkuläre Zusammenhänge von Ursache und Wirkung hin, die in späteren Kapiteln durch Beispiele erklärt werden.

Ein anderer wichtiger Aspekt der Systemtheorie ist die Hierarchie der Systeme. Systeme können nach ihrer Größenordnung beschrieben werden. Soziale Systeme zum Beispiel haben untergeordnete Systeme oder Subsysteme, deren kleinstes der einzelne Mensch ist. Gleichzeitig kann, je nach der Perspektive, von der die Betrachtung ausgeht, ein System Teil eines größeren Systems oder Suprasystems sein und jenes wiederum ein Teil eines noch größeren Systems seiner Umwelt. Ein Beispiel einer solchen Kette von biologischen Systemen ist ein Molekül, das ein Subsystem einer Zelle ist, die ein Subsystem eines Organs ist, das wiederum ein Subsystem eines Menschen ist.

Systeme wie auch ihre Subsysteme haben spezifische Eigenschaften. Die Eigenschaft eines Systems kann nicht als die Summe der Eigenschaften seiner Subsysteme ausgedrückt werden, denn die charakteristische Gesamtwirkung des Systems ist durch die Zusammenarbeit und gegenseitige Verarbeitung der Eigenschaften der Subsysteme geprägt. Dies ist mit einer Uhr zu vergleichen, in der wohl jedes Rädchen und Schräubchen eine definierbare Struktur und einen Rhythmus besitzt, die aber nur durch die Zusammenarbeit dieser Subsysteme ihre Gesamtaufgabe, nämlich die Ankündigung der Tageszeit, vollbringt.

Menschen organisieren sich als soziale Systeme, wie Familien, Organisationen, Vereinigungen, Ämter, Städte und Regierungen. Jürg Willi und Edgar Heim (1985) weisen darauf hin, dass sich soziale Systeme von anderen erstens dadurch unterscheiden, dass sie Entscheidungen treffen können und somit die Möglichkeit haben, ihr eigenes System gezielt zu ändern, und zweitens dadurch, dass ihre Subsysteme, die Menschen, gleichzeitig Subsysteme anderer sozialer Systeme sein können. So kann ein Mitglied einer Familie zum Beispiel gleichzeitig ein Subsystem des Arbeitsplatzes, des Gesangvereins und des Stadtrates sein und damit auch jedes dieser Systeme durch seine Mitwirkung beeinflussen. Änderungen treffen in allen Systemen zu. Laut der Systemtheorie kann eine Änderung in einem Subsystem in allen anderen Subsystemen, dem ganzen System und allen umliegenden Suprasystemen zu Folgen führen. Die genauen Folgen sind jedoch wegen der komplexen Zusammenarbeit der Subsysteme schwer vorauszusagen.

2 Konzepte der familien- und umweltbezogenen Pflege

2.1 Vorbemerkung

Die familien- und umweltbezogene Pflege orientiert sich wie andere konzeptuell angelegte Pflegemodelle an dem Metaparadigma von Umwelt, Mensch, Gesundheit und Pflege. Da sich die Struktur und Prozesse der Familie als System wesentlich von denen des Individuums als Subsystem unterscheiden, ist es notwendig, das Konzept der Familie zu den Konzepten des Metaparadigma hinzuzufügen. Hinzu kommt, dass sich Gesundheit und Pflege nicht nur auf das Individuum beziehen, sondern auch aus der Perspektive der Familie und ihrer Subsysteme betrachtet werden müssen.

2.2 Propositionen zum Konzept Umwelt

1. Die Ordnung des Universums ist der Organisation aller Systeme der Erde übergeordnet.
2. Die Ordnung des Universums ist von Bedingungen abhängig, die den Menschen weitgehend unbekannt und unbegreiflich sind.
3. Alles Lebende ist eine Vernetzung von offenen Systemen, die Energie und Materie in Bewegung darstellen.
4. Die Organisation der Weltsysteme ist durch die Grundbedingungen von Zeit, Raum, Energie und Materie bestimmt.

Die Umwelt ist der unausweichliche Kontext, in dem sich die Menschen bewegen. Nach der Theorie des systemischen Gleichgewichts umschließt die Umwelt alle

Systeme, die sich außerhalb des Systems des Menschen oder der Familie befinden. Dies schließt alles mit ein, von Gegenständen über Gebäude, Städte, politische und soziale Systeme, Biosysteme und Ökonomien zur Natur und schließlich zum Universum. Das Universum wird von uns meist unbekannten Regeln beherrscht. Es ist grenzenlos, zeitlos und sein Einfluss ist unbeschreibbar.

Die Ordnung des Universums ist der Organisation des Weltsystems und somit allen dessen Subsystemen übergeordnet. Bohm (1980) erklärt, dass die implizite Organisation des Universums alle Systeme, auch die auf der Erde, umfasst, verbindet, zusammenarbeiten und sich weiterentwickeln lässt. So sind alle Systeme in einem dynamischen Wechselzustand der gegenseitigen Anpassung und Wiederanpassung an Änderungen. Der Zustand einer perfekt aufeinander abgestimmten Ordnung aller Systeme nennt sich Kongruenz. Die beobachtbaren Systeme der Erde, die laut Bohm (1980) eine zweite, explizite Organisation innehaben, sind dem gleichen Evolutionsprozess ausgesetzt und erfahren Systemänderungen. Deshalb kann Kongruenz, eine dauerhafte systemische Übereinstimmung, nie allgemein zutreffen. Ein Zustand der Kongruenz wird zwar angestrebt, muss aber zwangsläufig eine Utopie bleiben.

Alle Systeme auf der Erde bilden ein Gesamtsystem, das nur auf der Erde zu finden ist. Innerhalb dieses Weltsystems sind alle Systeme miteinander verbunden und gegenseitig voneinander abhängig. Alle Systeme, einschließlich der sozialen Systeme, haben ein Muster und einen Rhythmus, die durch die auf der Erde herrschenden Grundbedingungen von Zeit und Raum, Energie und Materie bestimmt sind. Das Muster des Systems ist durch den Gebrauch des insgesamt vorhandenen Raumes definiert, und der Rhythmus ist die zeitliche Regelung aller sich wiederholenden Prozesse und Energiebewegungen.

2.3
Propositionen zum Konzept Mensch

1. Menschen bestimmen ihre Identität und definieren ihre Umwelt aufgrund der Beziehungen, die sie mit Mitmenschen, Gegenständen und lebenden Organismen in ihrer Umwelt haben.

2. Menschliche Realität ist von der Struktur und den Funktionen des Körpers abhängig und ist deshalb beschränkt.

3. Die Fähigkeit, die menschliche Abhängigkeit von den Kräften der Natur zu erkennen und den Tod zu erwarten, macht den Menschen sensibel für systemische Störungen, welche die Organisation des menschlichen Systems und die Kongruenz der Subsysteme auf der körperlichen Ebene (u. a. Organsysteme) oder Systeme der Umwelt beeinflussen können.

4. Menschen haben die Fähigkeit zur Transzendenz und können systemübergreifend ihre Ordnung nach der Ordnung größerer Systeme der Umwelt und des Universums orientieren. Dabei kann Kongruenz wiederhergestellt werden.
5. Weil die Menschen ihre Schwäche und Abhängigkeit erkennen, haben sie das Bedürfnis, sich abzusichern. Dies geschieht innerhalb einer selbst erschaffenen Zivilisation, die ihnen das Gefühl von Sicherheit und Macht verleiht.

Der Mensch ist bestrebt, ein angstfreies und sinnvolles Leben zu führen. Das Leben erscheint dann sinnvoll, wenn es auf klar definierten Werten, die unumstritten in die Tat umgesetzt werden können, beruht. Dieses ist ein hoher Anspruch, der nicht immer im Lebensprozess auf gleiche Weise gelingt. Das eigentliche Menschsein, das Verstehen des Lebens sowie das intellektuelle und emotionelle Erleben, entwickelt sich im Prozess der Individuation (siehe S. 37). Individuationsprozesse können sich jedoch nur in einem relativ angstfreien Zustand entfalten und sind deshalb systemischen Vorgängen der Angstbewältigung untergeordnet. Dieser Prozess wird bei den Prozessdimensionen eingehender besprochen.

Dass Angst bewältigende Vorgänge von größter Wichtigkeit sind, hat schon der Psychoanalytiker Harry Stack Sullivan betont (1953). In seiner interpersonellen Theorie erklärt er, dass Energie entsteht, wenn der Mensch angespannt ist oder Angst hat. Sobald er diese Energie wahrnimmt, setzt er sie in Aktionen um, deren Ziel es ist, die Angst zu vermindern. Nach der Theorie des systemischen Gleichgewichts entsteht Angst, wenn Energie nicht frei horizontal und vertikal durch die systemischen Hierarchien fließen kann. Das heißt, dass das Muster und der Rhythmus des menschlichen Systems oder eines seiner Subsysteme nicht mit Mustern und Rhythmen anderer Systeme übereinstimmen, so dass der Fluss der Energie gehemmt ist und Spannung erzeugt wird, die im Menschen Angst hervorruft. Umgekehrt ist der Mensch angstfrei, wenn sein System kongruent ist, also mit seinen eigenen Subsystemen und den Systemen der Umwelt harmoniert. Der wichtigste menschliche Prozess laut der Theorie des systemischen Gleichgewichts ist es, Ängste abzubauen. Dies ist maßgebend für die Gesundheit und gesundheitsfördernde Maßnahmen.

In seinem täglichen Leben versucht der Mensch, seine Angst zu bewältigen, um Kongruenz zu erreichen, indem er entweder seine systemischen Ziele und Prozesse jenen der Systeme seines Umfeldes anpasst oder aber störende Einflüsse aus der Umwelt versucht rückgängig zumachen, um selbst unverändert zu bleiben. Das menschliche Verhalten richtet sich deshalb auf vier Ziele: Stabilität, Wachstum, Regulation/Kontrolle und Spiritualität. Die möglichen Verhaltensweisen, die zu den Zielen führen, können in vier definierbare Dimensionen eingeteilt werden: Systemerhaltung, Systemänderung, Kohärenz und Individuation. Im Laufe seiner Entwicklung und im Umgang mit seiner Welt eignet sich der Mensch einen ihm persönlich entsprechenden Lebensprozess an, in dessen Rahmen er sich verhält und die vier Ziele anstrebt. Dieser Lebensprozess hat eine gewisse, der Persönlichkeit entsprechende Stabilität, wandelt sich jedoch im Lauf der Entwicklung und den sich verändernden Situationen.

Ein systemisches Gleichgewicht entsteht dann, wenn die Ziele in einem nach der Definition der Person richtigen Ausmaß erreicht werden. Dabei führt die Person Handlungen aus, die sie als gut und zweckmäßig betrachtet und die auch von Systemen der Umwelt als gut und zweckmäßig beurteilt werden. Dazu muss bemerkt werden, dass sich sowohl die Ziele als auch deren Beurteilung zum größten Teil unbewusst und willkürlich abspielen. Anhand des auf der Umschlaginnenseite abgedruckten Diagramms können nun Ziele und Prozessdimensionen näher erörtert werden.

Die Ziele des menschlichen Systems

Die Ziele Regulation/Kontrolle und Spiritualität dienen zur Erhaltung des Systems und zur Bewältigung der Angst, die durch Hilflosigkeit und Ungewissheit hervorgerufen wird. Diese Angst ist in jedem Menschen vorhanden, vor allem in Zeiten, in denen er seine Sterblichkeit wahrnimmt und realisiert. Somit erkennt er, dass sein Dasein zeitlich begrenzt ist und sein Körper anfällig ist und leicht unkontrollierbaren Kräften ausgesetzt ist. Seit Beginn der Menschheitsgeschichte haben einzelne Personen, Familien und Völker Regulation/Kontrolle angestrebt und beschützende Systeme geschaffen. Seit der Zeit, als Menschen in Höhlen Sicherheit suchten, hat sich dieses Schutzsystem erweitert und in die heutigen zivilen, ökonomischen und politischen Systeme entwickelt, ohne die wir uns unser Leben gar nicht mehr vorstellen können. Angesichts dieser Schutzsysteme wird vor allem in der westlichen industriellen Kultur das Hauptgewicht der Angstbewältigung auf Regulation/Kontrolle gelegt. Es wird eine finanziell gesicherte Zukunft angestrebt. Krankheiten können größtenteils kuriert werden. Das Überleben eines Kindes wird als selbstverständlich betrachtet. Die Menschen fühlen sich dadurch weniger dem Schicksal überlassen.

Jeder einzelne Mensch bewegt sich in seinem Schutzsystem. In der westlichen Zivilisation unterstützt er das Schutzsystem durch die anfallende Arbeitsbewältigung nach vorgeschriebenem Tagesablauf. Er nutzt das Verkehrsnetz. Durch Konsum der produzierten Güter fördert er die Wirtschaft. Mit diesem Verhalten und einer gezielten Geburtenregelung erhofft sich der Mensch, das Überleben seiner Zivilisation und damit sein eigenes Überleben zu sichern. So beflissen sind die Menschen, sich ihr Leben mit Regulation und Kontrolle abzusichern, dass sie oft ihre Verwurzelung mit der Natur und dem Universum vergessen. Sie sind gezwungen, ihr eigenes System auf dasjenige der Zivilisation abzustimmen und auf dessen Werte und Anforderungen auszurichten. Ohne dass sie es merken, lassen sich viele Menschen ihrer persönlichen Freiheit berauben und zu Sklaven ihrer täglichen

Routine und des Konkurrenzkampfes werden. Sie streben häufig blind nach Macht und Reichtum und verlieren dabei den menschlichen Anschluss und die systemische Kongruenz. In der westlichen Zivilisation hat der Mensch eine oft trügerische Vorstellung von Macht und Sicherheit. Nicht nur hat das Schutzsystem Lücken, sondern es ist so komplex geworden, dass es vielfach nur noch schwer regulierbar ist. Neue Verordnungen und Gesetze sind von so vielen Faktoren beeinflusst, dass ihre genauen Folgen kaum vorauszusehen sind. Es kommt sogar vor, dass das zum Schutz gedachte System unkontrollierbar wird und menschliches Leiden verursacht, die Menschen verunsichert und bedroht.

Demnach ist es klar, dass sich der Mensch nicht gegen alle Schicksalsschläge absichern kann. Immer wieder werden ihm Gefahren vor Augen geführt durch Bilder und Berichte über Krieg, Naturkatastrophen, Epidemien, und im Freundeskreise findet er Beispiele von schuldlosen Opfern von Krankheit und tragischen Ereignissen. Vor der Zeit der Aufklärung bewältigte der Mensch die Angst vor solchen Ungewissheiten durch Spiritualität. Damals waren es erzürnte Mächte oder Gott, denen man sich unterordnete und Gaben darreichte. Auch heute ist Spiritualität kein passives Erdulden, sondern eine Tätigkeit, die den Intellekt und die Emotionen beansprucht. Durch Spiritualität kann sich der Mensch über seine unmittelbare Umwelt hinwegsetzen. Mit dieser Verbindung zum übergeordneten Universum, die sich in Mitmenschen, der Natur oder Gott erkenntlich zeigt, kann er sich inneren Frieden, Harmonie und damit Kongruenz schaffen.

Sowohl Regulation/Kontrolle als auch Spiritualität werden gezielt und aktiv angestrebt. Beide sind notwendig im Leben eines gesunden Menschen. Die Bedürfnisse danach sind jedoch unterschiedlich. Auch ändern sich einzelne Ziele je nach Lebenssituation und Entwicklungsstand. Regulation/Kontrolle und Spiritualität sind deshalb eigenständige Dimensionen, die voneinander unabhängig sind und die jeder Mensch selbst definiert.

Durch Regulation/Kontrolle wird der Einsatz von Energie und Information innerhalb eines Systems geplant und kontrolliert. Gewünschte Einflüsse werden vom System akzeptiert und ungewollte verringert oder vermieden. Spiritualität dagegen ist immer eine Verbindung von Systemen, seien es zwei Menschen, Mensch und Arbeitsplatz, Mensch und Natur oder Universum. Gesunde Spiritualität führt zu einer emotionellen Bindung, einem Gefühl von Zugehörigkeit, Anerkennung, Achtung und Verständnis. Es handelt sich dabei um eine Verbindung zwischen Subsystemen, die in der übergeordneten Ordnung zum Ausdruck kommt. Dadurch fühlen sich die verbundenen Systeme verstanden.

Auch die beiden anderen Ziele, Stabilität und Wachstum, dienen zur Bewältigung von Angst und zur Erhaltung des Systems. Diese dynamischen Systemeigenschaften wurden von Willi und Heim (1985) folgendermaßen klärend zusammengefasst: «Zum Überleben brauchen soziale Systeme und Subsysteme eine in Tradition verwurzelte Grundstruktur. Gleichzeitig muss diese Grundstruktur aber flexibel sein, damit sich die Systeme an Änderungen von innen und außen anpassen können.» Die Fähigkeit, das Ziel der Stabilität zu erreichen, nennt man Morphostase. Es handelt sich hier um kompensierende Rückkoppelungsprozesse. Das System ist bestrebt, störende Wirkungen rückgängig zu machen, um das vorherige Gleichgewicht, Homöostase genannt, wiederzuerlangen. Das Ziel des Wachstums geschieht dagegen anhand eines Rückkoppelungsprozesses, der zu Strukturänderung oder Morphogenese im System führt. Dieser Prozess wurde von Maruyama (1960) und von Buckley (1967) als evolutionärer Prozess beschrieben, der von größter Wichtigkeit ist, damit sich soziale Systeme der Umwelt immer wieder neu anpassen, um sich damit zu erhalten. Der Mensch kann sich dabei in seinen grundlegenden Strukturen und Prozessen verändern. Dies ist oft mit Konflikten, Schmerz und großem Widerstand verbunden.

Stabilität bezieht sich auf die Persönlichkeit des Menschen. Stabilität erlaubt eine Identifikation, also jene Eigenschaften, die sowohl die Person als auch ihre Mitmenschen als kennzeichnend beschreiben. Der Persönlichkeit unterliegen Werte, Auffassungen, Verhaltensregeln und Weltanschauungen, die die täglichen Handlungen und die Entscheidungsfindung beeinflussen. Das Ziel der Stabilität erfordert, dass die Person an ihren Werten festhält und dementsprechend handelt. Die Person wehrt sich gegen Einflüsse, die diese Integrität verletzen und zu schwerer Krankheit führen könnten. Mit verletzter Integrität werden Identität und Körperbild bedroht und Werte wie Produktivität oder Nützlichsein können nicht mehr in die Tat umgesetzt werden. Der erste Impuls nach einer ernsthaften Diagnose ist meist das Bestreben, Homöostase und Stabilität wiederherzustellen. Die Person sucht Hilfe innerhalb des medizinischen Systems, um zu genesen und wieder so zu sein wie zuvor. Eine volle Genesung ist nicht immer möglich, und die Stabilität des menschlichen Systems kann nicht immer erhalten bleiben. Die Person muss sich oft mit Verlusten auseinandersetzen. Tätigkeiten, die zuvor zu Sinnfindung und Selbstbewusstsein geführt haben, können nicht mehr ausgeführt werden. Die persönliche Identität ändert sich von «gesund» auf «gebrechlich und hilfsbedürftig». Diese körperlichen Verluste fordern eine systemische Umordnung der Werte und Lebensprioritäten. Die Person ist gezwungen, ihren Selbstwert auf andere Weise aufrechtzuerhalten, zum Beispiel durch menschliche Beziehungen, Akzeptieren der Lebenssituation oder durch den Glauben.

Eine erfolgreiche Umorientierung führt zum Ziel des Wachstums. Wachstum im Laufe des Lebens geschieht anhand von neuen Erkenntnissen im Umgang mit Mitmenschen, durch Erziehung und Ausbildung, durch Anpassung an neue Lebenssituationen wie zum Beispiel eine Ehe, ein erstes Kind oder der Verlust eines Familienmitgliedes. Wachstum schließt immer eine Änderung der Grundstruktur und des Wertsystems mit ein und beschleunigt sich zwangsläufig in Fällen von plötzlichen Schicksalsschlägen. Wachstum führt zu strukturellen Änderungen, die eine neue Stabilität erwirken, die das System fördert. Wachstum ist dann notwendig, wenn die alte Stabilität des Systems infolge innerer oder äußerer Änderungen nicht mehr ausreicht oder gar zerstörend wirkt. Ein gesundes stetiges Wachstum stärkt den Menschen in seiner Anpassung an entwicklungs- und situationsbedingte Änderungen.

Die menschliche Orientierung auf Stabilität oder die Bereitschaft zu Wachstum unterscheidet sich bei jeder Person. Zu viel Stabilität mag Langeweile und Unzufriedenheit oder Angst vor Unfreiheit und Zwang mit sich bringen, wogegen zu viel Wachstum Angst vor dem Ungewissen verursachen kann. Die Risikobereitschaft, Geborgenheit aufs Spiel zu setzen, ist unterschiedlich, und ebenso unterschiedlich ist das Bedürfnis, Traditionen bzw. Vertrautes aufrechtzuerhalten. Eine gesunde Person strebt sowohl nach Stabilität als auch nach Wachstum. Demzufolge sind auch diese Ziele nicht ein Kontinuum mit zwei Polen, sondern eigenständige Dimensionen, deren Ausmaß von jedem Menschen selbst bestimmt wird.

Wie bereits erörtert, ist der dynamische Zustand von Kongruenz erreicht, wenn sich alle vier Ziele im angestrebten Gleichgewicht bewegen und das menschliche System in Muster und Rhythmus mit maßgebenden Systemen der weiteren Umwelt und des Universums übereinstimmen. Eine Kongruenz aller existierenden Systeme ist utopisch. Dauernd treten Änderungen ein, an die sich der Mensch neu anzupassen hat. Um das Diagramm des systemischen Gleichgewichts umfassend zu verstehen, muss es von der Leserin oder dem Leser als dynamisch und nicht statisch gesehen werden. Je nach Lebenslage, Alter oder Kultur des Menschen wird das eine oder andere Ziel mehr oder weniger bedeutungsvoll. Die Bewegung in Richtung der Ziele verbindet das System mit den Umweltsystemen, die sich im Laufe der Zeit auch wandeln. Um immer neue Kongruenz zu suchen, schwanken solche systemischen Bindungen, lösen sich und bilden sich neu. Jede Änderung hat das Potenzial, im Menschen Angst zu verursachen, so dass sein Leben ein anhaltendes Ringen um Wiederanpassung und In-Einklang-Bringen der vier Ziele bedeutet. Das Verständnis für das systemische Gleichgewicht wird dabei vom Prozess des Strebens nach Kongruenz getragen.

Die Prozessdimensionen des menschlichen Systems

Die gesamten menschlichen Handlungen fallen in vier Kategorien oder Dimensionen. Die oben rechts im Diagramm des systemischen Gleichgewichts ersichtliche Systemerhaltungsdimension umfasst alle Handlungen, die zugleich auf die Ziele von Stabilität und Regulation/Kontrolle ausgerichtet sind. Diese Handlungen sind Selbstpflegehandlungen (Orem 1995), die dem körperlichen und geistigen Wohl dienen, wie Schlafen, körperliche Bewegung, Arbeit und Erholung, Ernährung, Freizeitgestaltung oder kulturelle und intellektuelle Aktivitäten. Viele dieser Tätigkeiten sind reguliert und erscheinen als Routinen oder sich wiederholende Muster. Sie basieren auf den Werten der Gesundheit und Selbsterhaltung, die sich der Mensch seit früher Kindheit angeeignet hat. Da sie eine stabile kontrollierbare

Organisation darstellen und dem Menschen ein Gefühl von Sicherheit gewähren, sind solche Routinen oft nur sehr schwer zu verändern.

Zur Systemänderung hingegen benötigt der Mensch Druck von innen oder außen oder zumindest eine Unzufriedenheit mit der bestehenden Situation, die eine Neuordnung der Prioritäten oder Prüfung der Werte veranlasst. Handlungen, die zu Systemänderung führen, geschehen durch Prozesse, die das Ziel der Regulation/Kontrolle sowie des Wachstums anstreben. Zum Beispiel erfordert ein Umzug in ein neues Land eine Anpassung an eine neue Lebensweise, welche die tägliche Arbeitsroutine, Zeiteinteilung, Ernährung und Erholung und vieles mehr einschließt. Neue Denkweisen der Menschen, andere Sitten und Lebensauffassungen führen zu neuen Erkenntnissen, und alte Werte und Einstellungen werden überprüft. Dies führt zu Wachstum, indem der Mensch für sich bestimmt (Regulation/Kontrolle), welche Informationen akzeptiert und beibehalten werden sollen und welche neuen Regeln er annehmen soll. Der Prozess ist zum Großteil bewusst, denn die Prüfung der Werte ist ein kognitiver Vorgang, der zu Entscheidungen und Verhaltensweisen führt. Beim Beispiel der Migration kann die Person in der neuen Umwelt die gewohnte Lebensweise innerhalb des eigenen Kulturkreises weiterführen oder aber sich der neuen Kultur gegenüber öffnen und mit ihr bekannt werden.

Ähnlich ist das Beispiel eines Managers, der nach langer Anspannung während der Arbeit einen Herzinfarkt erlitten und überlebt hat. Eine wirkliche Genesung erfordert eine grundlegende Änderung jener Lebensmuster und Lebensrhythmen, die ursprünglich zur Arbeitsanspannung beigetragen haben, seine Kongruenz gestört und die organische Schwächung beeinflusst haben. Die Genesung schließt eine Änderung der Werte und Lebensprioritäten ein. Ohne diese Umstellung wird der Manager vielleicht die ärztliche Verordnung routinemäßig befolgen, weil er sich dazu gezwungen fühlt. Gerade dieses Verhalten mag das Spiegelbild des schädlichen Lebensmusters sein, das mit zu Schwierigkeiten geführt hat und Ursache neuer Probleme sein könnte.

Die Kohärenzdimension drückt den Zusammenhang der menschlichen Subsysteme aus. Sie erfasst jene Handlungen, die zu den Zielen von Stabilität und Spiritualität führen. Durch erfolgreiche Kohärenzaktionen erreicht der Mensch ein Gefühl von Ganzheit, Selbstsicherheit und innerem Frieden. Er erkennt seine Grenzen und akzeptiert seine Schwächen, aber gleichzeitig sieht er seine Fähigkeiten und setzt sie mit Mut in Leistungen um. Kohärenz entwickelt sich in der Kindheit durch die liebevolle elterliche Unterstützung und Herausforderung, immer Neues zu leisten. Angesichts häufiger Rückschläge und Enttäuschungen im Leben muss die Kohärenz auch im erwachsenen Leben weiter unterstützt werden. Beispiele von Kohärenzhandlungen sind Gedankenaustausch mit anderen, Wahrnehmen der eigenen Bedürfnisse, sinnliche Lebensfreuden wie Bewegung, Empfinden des Schönen oder Kunst und Entspannung durch körperliche, geistige oder religiöse Aktivitäten. Kohärenz ist die Grundlage zur Individuation.

Die Dimension Individuation und die damit verbundenen Handlungen sind nur dann möglich, wenn die Person die innere Stärke besitzt, sich nach außen zu entfalten. Individuation führt zum Ziel der Spiritualität. C. G. Jung (1954) versteht Individuation als innerseelischen Prozess zwischen dem Unbewusstsein und Bewusstsein. Nach Jung ist die letzte Instanz des Individuationsprozesses das Selbst, das dem umfassenden Kosmos unmittelbar verbunden ist. In der Theorie des systemischen Gleichgewichts stellt ein Mensch im Individuationsprozess auch Verbindungen mit anderen Personen bzw. Systemen her, und der Mensch wirkt als Subsystem jener anderen Systeme, während er als Individuum wächst. Durch Spiritualität passt er seine eigenen systemischen Muster und Rhythmen den anderen Systemen an und fühlt sich emotional mit einem größeren Ganzen verbunden, sei es in einer Beziehung zu anderen, im Aufgabengebiet des Arbeitsplatzes, der Natur oder der Religion. Diese Bindungen verleihen der Person Halt, Selbstverwirklichung und Lebenssinn. Individuation ist ein Wachstumsprozess. Willi (1987) beschreibt die Individuation in einer Zweierbeziehung als Ko-Evolution, ein Prozess des Miteinanderwachsens durch Austausch von Ideen, einer stetigen Anpassung durch gegenseitiges Verstehen und Handeln miteinander und füreinander. Durch Bindungen mit jeglicher Art von Systemen, mit denen der Mensch Kongruenz anstrebt, wächst sein Potenzial. In der Abstimmung auf andere Systeme muss aber gleichzeitig ein Teil der Selbstständigkeit aufgegeben werden. In der Vernetzung mit offenen Systemen ist die Individuation, das heißt die Entfaltung, Unabhängigkeit und Freiheit des Geistes nur durch eine Abhängigkeit in der Verbundenheit mit anderen Systemen möglich. Dies ist ein scheinbarer Widerspruch und zugleich eine uralte Lebensweisheit. Handlungen der Individuation umfassen intellektuelle und körperliche Aktivitäten, die das Verständnis erweitern und die Person selbst oder die Mitmenschen fördern. Dies kann eine soziale Aufgabe, die Berufsausübung, kritisches Nachdenken über Erlebnisse, neue Erkenntnisse durch Reisen und vieles mehr sein.

Zusammenfassend sind es die Handlungen im Rahmen der vier Prozessdimensionen, die im Einklang mit den vorhandenen Grundbedingungen von Raum, Zeit, Energie und Materie stehen und zu den vier systemischen Zielen führen:

- Systemerhaltung und Systemänderung fördern Regulation/Kontrolle;
- Kohärenz und Individuation führen zu Spiritualität;
- Systemänderung und Individuation bedeuten Wachstum;
- Systemerhaltung und Kohärenz fördern die Stabilität;

Demnach muss jeder gesunde Mensch Verhaltensweisen in allen vier Dimensionen entwickeln.

Riemann (1979) beschreibt in «Grundformen der Angst», wie kosmische Kräfte die menschliche Entwicklungsgeschichte beeinflussen können. Laut Riemann kennt der Mensch vier Grundformen der Angst und reagiert darauf mit Handlungen, die interessanterweise mit den vier Prozessdimensionen dieser Theorie vereinbar sind: Die Angst vor dem Verlust des Ichs und der Abhängigkeit von Mitmenschen (zu wenig Individuation), vor Ungeborgenheit und Isolation (zu wenig Kohärenz), vor Wandlung, Unsicherheit und Vergänglichkeit (zu wenig Systemerhaltung) und vor dem Verlust der persönlichen Freiheit und des Zwanges (zu wenig Systemänderung). Dies bestätigt die Annahme, dass die Angstbewältigung das menschliche Sein und die menschliche Beziehung zur Umwelt bestimmt.

Diese Dimensionen beziehen sich sowohl auf den einzelnen Menschen (Individuum) wie auch auf die Familie (soziales System). Sie sind in der Literatur beschrieben und durch Forschung bestätigt. Sowohl die Ziele als auch die Prozessdimensionen sind von größter Wichtigkeit für Pflegende, die die Auseinandersetzung der Patienten mit ihrer Gesundheit oder Krankheit umfassend verstehen wollen.

2.4
Propositionen zum Konzept Gesundheit

1. Gesundheit ist der Ausdruck der Kongruenz des menschlichen Systems: innere Kongruenz der Subsysteme und Kongruenz mit den Kontaktsystemen der Umwelt. Gesundheit bildet den Kern des Erlebens und Empfindens und die Grundlage des Handelns.

2. Eine Erkrankung wird als Prozess verstanden, der auf einer Systemstörung auf dem Niveau der organischen Subsysteme beruht.

3. Gesundheit und Krankheit sind Prozesse, die sich im Menschen parallel entfalten können und sich nicht ausschließen. Ein Mensch kann somit auch bei Erkrankung oder Behinderung gesund sein.

4. Der kennzeichnende Ausdruck von fehlender Gesundheit ist Angst, die bei Systeminkongruenz empfunden wird. Ein allgemeines Wohlgefühl dagegen ist das wichtigste Zeichen von guter Gesundheit.

Gesundheit ist der Ausdruck der Kongruenz des menschlichen Systems in Rhythmus und Muster sowohl nach außen mit seiner Umwelt, als auch nach innen mit seinen Subsystemen. Jeder Mensch empfindet und erlebt Gesundheit. Sie ist nährende Energie und bewegt sich nach einem Muster und in einem Rhythmus, der dem Menschen ein tiefes Wohlbefinden verleiht. Gesundheit ist die Kraft, die zum Handeln und Denken motiviert und dadurch den täglichen Störungen erfolgreich entgegenwirkt. Gesundheit fördert die Systemfunktionen und hilft, Angst abzubauen.

Dies wirkt Systemstörungen und drohender Inkongruenz entgegen. Gesundheit ist nie absolut, denn ein perfekter Zustand des Wohlbefindens ist auf Dauer nicht möglich, da immer wieder Systemstörungen auftreten. Viele dieser Störungen bewirken jedoch positive Änderungen. Sie stimulieren den Menschen, liefern neue Energie, und die systemische Neuanpassung gibt dem Menschen Sinn. Andere Störungen werden als Probleme aufgefasst, eine Anpassung mag mit Schmerz verbunden sein. Ist die Bewältigung jedoch erfolgreich, bedeutet sie Gesundheit und führt zu persönlichem Wachstum und neuer Kraft, und wird als Gesundheit empfunden.

Sowohl Angst wie Wohlbefinden sind von der organischen Struktur und den psychischen Prozessen hervorgerufene Empfindungen und Gefühle. Die Wechselbeziehung von Angst und Wohlsein ist linear und dauernd in Bewegung. Wo Angst überhandnimmt, verbreitet sie sich vertikal durch die menschlichen Subsysteme, aber auch horizontal zu angrenzenden Systemen der Umwelt. Durch den bereits beschriebenen Rückkoppelungsprozess wird sie an das System zurückgesteuert und erregt dort erneute Angst. Ein Beispiel ist ein arbeitsloser Mann, der seine Angst und Ungewissheit über seine Zukunft auf seine Frau überträgt und sich über ihr Verhalten beschwert. Die Frau reagiert verärgert und macht ihm Vorwürfe über seine Nutzlosigkeit. Dies löst in ihm noch vermehrt Angst aus, vor allem auch die Angst, noch zusätzlich die Unterstützung seiner Frau zu verlieren. Falls er als Folge wiederum negativ auf seine Frau reagiert, mag dieser Teufelskreis die Kongruenz auf die Dauer zerstören.

Der zyklische Prozess der Angst geht oft über lange Zeit weiter, auch nachdem die eigentliche Ursache der Angst behoben oder längst nicht mehr erkennbar ist. Da solche Angstkreise mit in die Lebenskultur der Menschen eingebettet sind und als solche an die nächste Generation weitergegeben werden können, ist es oft unmöglich, die eigentlichen Wurzeln der Angst und der systemhemmenden Muster zu ergründen. Verlängerte Inkongruenz ist jedoch der Grund von fehlender Gesundheit sowie körperlicher und emotioneller Krankheit.

Körperliche Krankheit ist eine Störung im organischen System. Körperliche Krankheit kann unter Umständen ein natürliches Phänomen sein und das emotionelle Wohlbefinden der Person wenig beeinflussen. Physiologische Prozesse können aus Gründen des Alters oder genetischer Veranlagung negativ beeinflusst werden. So steht die Krankheit in keinem Konflikt zur Gesundheit. Beispiel dafür ist eine alte Person, die an einer schweren Pneumonie erkrankt und daran stirbt. Die Infektion ist ein natürlicher biologischer Prozess, und dass der alte Körper die Kraft zur Abwehr nicht mehr besitzt, ist ebenso natürlich. Die Person, die ihre Sterblichkeit akzeptiert hat, richtet ihr geschwächtes System durch Spiritualität auf die Ordnung des Universums aus und findet ein neues Gleichgewicht, das Gesundheit bedeutet. In unserer nach Regulation/Kontrolle orientierten Kultur geschieht dieser Prozess selten ohne Seelenkampf und Ängste. Der Verlust der Stabilität wird oft nur mit Mühe bewältigt.

Trotzdem müssen die Konzepte der Gesundheit und körperlichen Krankheit als getrennte und unterschiedliche Begriffe aufgefasst werden. Die medizinische Behandlung und Pflege ist auf die Krankheit ausgerichtet. Wo starke Angst erlebt wird, genügt das aber nicht. Der empfundenen Gesundheit sollte Raum gegeben werden, und die Pflege bedarf aller Mittel, die zu neuer Kongruenz führen. Dazu gehören nicht nur medizinische Verordnungen, die zur besseren Funktion der organischen Systeme führen, sondern auch die Unterstützung von Handlungen, die die Kohärenz- und Individuationsdimensionen fördern. Solche Handlungen betreffen sowohl die individuelle als auch die Familiensphäre und die Verbindung der erkrankten Person mit der weiteren Umwelt. Da Regulation/Kontrolle nicht mehr ausreicht, um Kongruenz nach außen und Gesundheit nach innen zu erlangen, verlagert sich die Aufmerksamkeit der Pflege im Falle einer schweren Krankheit unweigerlich auf Spiritualität.

2.5
Propositionen zum Konzept Familie

1. Die Familie, eingebettet in der Zivilisation, hat die Aufgabe, Kultur an die nächste Generation zu überliefern. Dies betrifft die grundlegenden Werte und Lebensmuster.

2. Die Familie und die Schutzsysteme in der Gemeinde und in der weiteren Umwelt teilen die Verantwortung für Lebensraum, Sicherheit, Fortpflanzung, Erziehung und soziale Verhaltensregeln.

3. Die Familie unterstützt die persönliche Entwicklung der Angehörigen und gewährt ihnen Zugehörigkeit durch emotionelle Bindung. Sie gibt ihnen Halt bei der Suche nach einem Lebensziel durch die Übermittlung einer Lebensanschauung und spirituellen Ritualen.

4. Die Familie befriedigt das Bedürfnis nach Regulation/Kontrolle der Angehörigen, indem sie von ihnen Mitarbeit, Mitbestimmung und Verantwortung für die Familie erwartet. Durch diese Aufgaben fühlen sich die Angehörigen bestätigt.

5. Familienprozesse sind ein gegenseitig akzeptiertes Kollektivverhalten, das unter den vorhandenen Grundbedingungen von Zeit, Raum, Energie und Materie die Ziele von Stabilität, Wachstum, Regulation/Kontrolle und Spiritualität anstrebt.

Vor der Industrialisierung stellte die Familie, die als Großfamilie oder Sippe verstanden war, einen stützenden Pfeiler der Zivilisation dar. Sie sorgte für Unterkunft, Ernährung, Fortpflanzung, Unterstützung und soziale Vernetzung. Heute dagegen ist die Familie in eine Zivilisation eingebettet, die komplex und von verschiedenen Systemen beeinflusst ist. Prozesse, die früher der Familie eigen waren, werden heute mit Systemen in der Gemeinde geteilt. Aufgaben wie Kindererziehung, Körperpflege, Beschaffung und Einteilung der notwendigen Ressourcen und manchmal sogar die Fortpflanzung geschehen in Verbindung mit Systemen und Menschen außerhalb der Familie. Es versteht sich deshalb, dass viele der Familienaufgaben, die in der Abbildung 3 (siehe S. 49) aufgeführt sind, in der Zusammenarbeit von Familie und Umwelt geschehen und die Familie als solche einen großen Teil ihres Selbstbestimmungsrechtes verloren hat.

Trotzdem ist eine gesunde Familie auch heute von großer Wichtigkeit. Sie bietet den Mitgliedern Schutz in einer komplexen und verwirrenden Welt (Sennett 1983). Innerhalb einer solchen Familie können sich die Menschen bestätigt fühlen, können im kleineren Rahmen selbst über ihre Lebensweise entscheiden, finden die nötigen Bindungen und Vernetzungen, um Halt zu haben und den Mut zu finden, mit der Umwelt in Beziehung zu treten. Die Familie lebt gewisse Verhaltensmuster vor, die übernommen werden. Durch ihre Mitglieder ist die Familie mit der Umwelt, mit der Gemeinde, der Natur und dem Universum eng verbunden.

Definition der Familie

Die Familie kann auf verschiedene Arten definiert werden. Es versteht sich jedoch, dass sie eine Einheit mit Struktur und Organisation darstellt, die in einer Wechselbeziehung zur Umwelt steht. Die Familie ist ein System mit Subsystemen. Innerhalb der Familie schließen sich gewisse Mitglieder zu interpersonellen Subsystemen zusammen, um bestimmte Aufgaben zu lösen. Ein solches Beispiel ist das Elternsystem, das die Aufgabe der Kindererziehung zum Ziel hat. Einzelne Angehörige haben definierte Rollen in der Familie, innerhalb der interpersonellen Subsysteme und auch als Mitglieder von ausgewählten Umweltsystemen. Für die Definition der Familie ist entscheidend, wer als zugehörig bestimmt wird. Damit eine Familie als System wirkt, sind Zusammengehörigkeit und menschlicher Kontakt eine Vorbedingung. Dementsprechend besteht die Familie einer bestimmten Person aus all jenen Mitmenschen, die diese Person als ihre Familie betrachtet. Das heißt, dass die Familienmitglieder jene Mitmenschen sind, mit denen sich die Person verbunden fühlt und Kontakt pflegt. Sie kümmert sich um sie, freut sich über ihre Anwesenheit, macht sich Sorgen um sie oder regt sich über ihre Lebensweise auf. Familienmitglieder müssen nicht unbedingt verwandt sein. Manchmal übernehmen gute Freunde die Funktionen einer Familie.

Diese flexible Definition der Familie ist bei der Pflege oder Beratung von Familienmitgliedern, die nicht in einem Haushalt leben, aber trotzdem eine wichtige

Rolle ausüben, von Vorteil. Eine ältere Person, zum Beispiel, mag eine Familie von Kindern und Enkeln haben, die mit ihr regelmäßig telefonieren und sie gelegentlich besuchen.

Die Zugehörigkeit zur Familie ist subjektiv und muss aus der Perspektive jedes einzelnen Menschen entschieden werden. Die Definitionen der Zugehörigkeit der Familienmitglieder stimmen auch oft nicht überein. Je nach der Perspektive der Einzelperson kann sich die Familienstruktur ändern. So mag ein Ehemann seine Ursprungsfamilie in seine Definition einschließen. Seine Frau dagegen fühlt sich in seinem Verwandtenkreis nicht als Mitglied und definiert die Familie als das nukleare System von Eltern und Kindern. Die Abbildung 1 zeigt ein Beispiel eines relativ einfachen Familiensystems. Es wird gezeigt, wie sich verschiedene Einzelpersonen gleichzeitig in mehreren Familiensystemen eingeschlossen und von anderen ausgeschlossen fühlen. Pfeile führen von verschiedenen Einzelpersonen zum Rahmen, der die Familienangehörigkeit aus ihrer Perspektive bestimmt. So sehen Mutter und Vater nur ihre nukleare Familie gemeinsam. Der Vater fügt zu seiner Familie seinen Bruder, Schwägerin und Neffen hinzu, während die Mutter ihre zwei Schwestern mit Kindern dazuzählt. Die eine Schwester der Mutter dagegen hat die Beziehung mit der anderen Schwester abgebrochen, betrachtet dafür aber auch den Vater als Familie, und Vaters Bruder betrachtet Vater als Familienmitglied, schließt aber alle anderen in der Familie aus. In vielen Fällen sind Beziehungssysteme äußerst komplex, indem Großelternsysteme, Zweitfamilien oder angeheiratete Familien der jungen Generation auch noch hinzukommen.

Unterschiede der Familienzugehörigkeit sind sogar mit Nächstverwandten oft beachtlich, wie im Beispiel einer Mutter, die den drogensüchtigen Sohn als Familienmitglied betrachtet und sich täglich über seine Lebensweise grämt, während

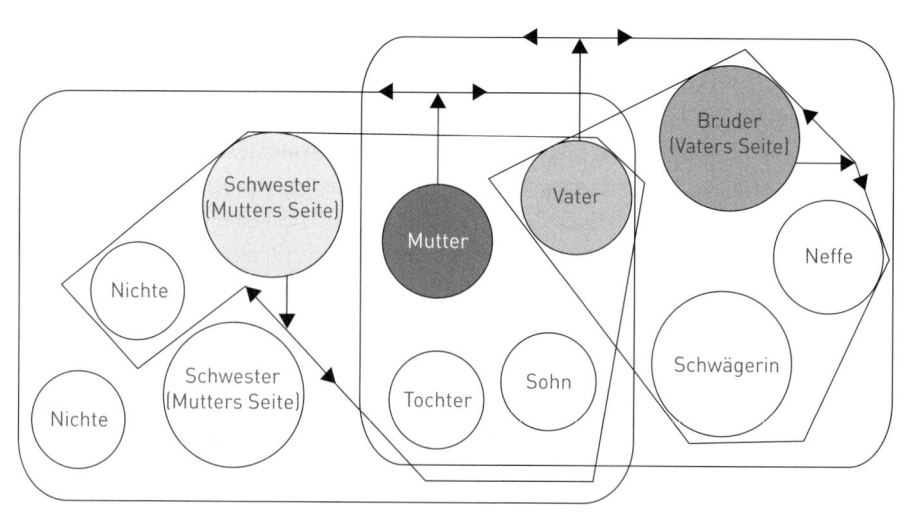

Abbildung 1: Subjektive Familienzugehörigkeit

sich der Sohn ganz den emotionellen Banden und Verpflichtungen der Familie losgesagt hat und sein Beziehungssystem mit zwei Freunden definiert. Subjektive Unterschiede in der Definition der Familie bedingen, dass die Familienzugehörigkeit aus der Perspektive des Betroffenen in der Pflege als Erstes geklärt werden muss. Dabei ist es unerlässlich zu erfahren, nicht nur wer zur Familie gehört, sondern auch, wie wichtig diese Personen für die Familie sind und welche Rollen sie im täglichen Wirken der Familie erfüllen.

Die Familienprozesse

Die Familie ist ein System, das von seinen Mitgliedern gegründet, organisiert, erhalten und angepasst wird. Es dient den Familienmitgliedern, ihre Angst zu bewältigen und Kongruenz zu erreichen. Die Familie ist ein System mit einer eigenen Organisation, das auf seine Weise Kongruenz mit der Umwelt anstrebt.

Der grundlegende Prozess der Familie ist die Erhaltung und Transformation der Kultur. Kultur wird als die Gesamtheit der Lebensmuster bezeichnet, die sich eine Bevölkerungsgruppe angeeignet hat und durch die sich eine Gruppe von anderen Gruppen unterscheidet. Als Lebensprozess ist Kultur dynamisch und wird sowohl in Systemen der Umwelt als auch in der Familie gelebt. Durch den Einfluss der Kultur und tradierte Lebensgewohnheiten und Einstellungen entwickelt die Familie ihren eigenen Stil, der sich im Familienprozess über Muster und Strategien ausdrückt. Dabei erlebt sie die Erhaltung der Kultur als Stabilität und die Transformation der Kultur als Wachstum.

Die Ziele des Familiensystems

Die Familienprozesse, gleich wie die Prozesse beim Individuum, streben nach den im Grundschema der Theorie des systemischen Gleichgewichts (siehe Umschlaginnenseite) aufgeführten vier Zielen. Auch im Familiensystem ist die Angstbewältigung von größter Wichtigkeit. Sie geschieht durch kollektive Handlungen oder Strategien, die alle vier Ziele anstreben. Angst wird von den einzelnen Mitgliedern empfunden. Deshalb ist es Aufgabe der Familie, den Mitgliedern Halt und Sicherheit zu bieten.

Die Stabilität schützt vor der Angst, das System könnte zerfallen. Sie umfasst das Überdauernde der Familie, die grundlegenden Werte, die Tradition und Lebensmuster, mit denen sich die Familie identifiziert. In einer gesunden Familie sind die Mitglieder stolz auf diese Werte und Muster und möchten sie um keinen Preis aufgeben. Dadurch, dass sie die Werte anerkennen, wird ihnen Familienzugehörigkeit, Gemeinsamkeit und Sicherheit gewährt. Das System als Ganzes ist somit bestrebt, seine Kultur zu erhalten. Werte und Muster werden bewusst und unbewusst an die Kinder weitervermittelt, mit dem Ziel, sie auch in der Familie der

Kindeskinder aufrechtzuerhalten. Die Tradition verleiht der Familie eine Identifikation und schützt vor dem Zerfall.

Wie beim menschlichen System müssen auch in der Familie Stabilität und Tradition mit dem Ziel des Wachstums ausgewogen werden, um sich immer den Änderungen im Innern und aus der Umwelt anzupassen. Wachstum schützt die Mitglieder vor Unfreiheit und Zwang, den Erwartungen und Anforderungen der Familie zu genügen, ohne sich selbst entfalten zu können. Gleich wie die Muster der Stabilität sind auch die Muster des Wachstums der Familie in der Kultur verankert, diesmal durch den Prozess der Kulturtransformation. Kulturtransformation geschieht durch die Mitwirkung der Familienmitglieder in umliegenden Systemen und durch Interaktion mit der Umwelt. Dadurch erworbene neue Erfahrungen, Information und Wissen werden in der Familie eingeführt und verarbeitet. Durch die Anpassung ändern sich Struktur und Prozess der Familie. Kurz, der systemische Prozess, die Familienkultur, erlebt eine Evolution und Transformation. Auf die Dauer wird der Systemprozess zu etwas Neuem, das langsam als Stabilität angesehen und als Tradition und Kultur der Familie an die nächste Generation weitervermittelt wird.

Das Familiensystem, gleich wie das Individuum, strebt die Ziele der Stabilität und des Wachstums zu einem gewünschten Ausmaß an und versucht, sich damit der Kongruenz zu nähern. Das Gleichgewicht zwischen Stabilität und Wachstum ist höchst unterschiedlich in der Wichtigkeit, die den Zielen beigemessen wird, aber auch in der Art, wie die Ziele kollektiv verstanden werden. So mag Stabilität für die eine Familie das möglichst genaue Wiedererleben der Verhaltensmuster der älteren Generation bedeuten, wogegen eine andere Familie das freie Denken, das Prüfen der Werte und individuelle Entwicklungsgänge der Mitglieder fördert und somit die Vielfalt als ihre Stabilität definiert. Es folgt daraus, dass die zweite Familie den Prozess der Kulturtransformation befürwortet und damit beschleunigt. Für die andere Familie dagegen scheinen diese Werte unbedeutend zu sein. Sie wird deshalb den Freundeskreis sorgfältig wählen und die Kinder in jene Schule schicken, die ihrer Meinung nach die richtigen Werte vertritt. Während bei der einen Familie Flexibilität und das Potenzial zu Wachstum in der Stabilität integriert sind, neigt die andere zu Konstanz. Beide Familienparadigmen können jedoch gesund und lebendig sein, solange sie die Kongruenz mit ihrer Umwelt aufrechterhalten können.

Das Ziel der Regulation/Kontrolle umfasst einen Teil der Lebensmuster, die die Familienkultur definieren. Das Ziel besteht darin, die Angst vor zerstörenden Kräften zu bewältigen, indem die Familie kollektiv bedrohliche Einflüsse von außen oder vonseiten einzelner Familienmitglieder reduziert und bestrebt ist, ihr ursprüngliches Gleichgewicht wiederherzustellen. Regulation/Kontrolle innerhalb der Familie ist eine Absicherung gegen Unvorhersehbares. Da der einzelne Mensch kaum mehr Einfluss auf das große Schutzsystem, die Zivilisation, ausüben kann, bedeutet die Regulation/Kontrolle innerhalb der Familie ein Schutzsystem im Kleinen, in dem alle Familienmitglieder eine wichtige Rolle für die materielle und emotionale Sicherheit haben und ihren Einfluss ausüben können.

Aber auch in der Familie ist es nicht möglich, sich gegen alle Schicksalsschläge abzusichern, und das Ziel der Spiritualität bleibt von entsprechender Bedeutung. Die Spiritualität der Familie ist ein wichtiger Teil der Familienkultur. Sie beruht auf überlieferten Werten, an denen man sich orientiert. Sie weist die einzelnen Familienmitglieder auf Quellen des Trostes und der Hilfe in der Not, durch die sie ihre Angst vor Isolation und Verlassenheit bewältigen können. Spiritualität wird von Familienmitgliedern einzeln ausgeübt, indem sie, wie zuvor erklärt, mit ihrer weiteren Umwelt Verbindungen schaffen. Je mehr aber die Familienmitglieder ihre Auffassungen und Werte miteinander teilen und zusammen bearbeiten, desto mehr bleibt oder wird die Spiritualität ein von allen definiertes Familiengut. Auch in Familien, die keine Religionszugehörigkeit haben, gibt es einen Kern von Familienspiritualität. Diese stellt die gemeinsamen Werte dar, nach denen ethische Entscheidungen getroffen werden und die den Mitgliedern Halt, einen Sinn des Lebens und Zugehörigkeit verleihen.

Die Prozessdimensionen des Familiensystems

Wie die Abbildung auf der Umschlaginnenseite zeigt, sind die Prozessdimensionen des menschlichen Systems mit denjenigen der Familie vergleichbar.

Systemerhaltung und Kohärenz führen zu Stabilität, Systemänderung und Individuation zu Wachstum, Systemerhaltung und Systemänderung zu Regulation/Kontrolle und Kohärenz und Individuation zu Spiritualität.

Systemerhaltung ist in der Familientradition verankert und schließt alle jene Strategien mit ein, die mit der Organisation des Familienlebens zu tun haben. Diese Strategien sind am leichtesten zu beobachten und zu studieren. Beispiel dafür sind die bereits intensiv erforschten Prozesse, wie eine Familie Entscheidungen trifft. Reiß und Oliveri (1980) haben solche Vorgänge klassifiziert. So gibt es Familien, in denen eine Machtperson alle Entscheidungen trifft, während alle anderen sich unterziehen. In anderen Familien werden Probleme zusammen besprochen, und die Entscheidung stellt einen allseitig akzeptierten Kompromiss dar. In wieder anderen Familien werden Entscheidungen spontan oder gar nie getroffen, und man lebt mit Problemen weiter. Aufgrund ihrer Ergebnisse haben Reiß und Oliveri (1980) festgestellt, dass sich Familien einen bestimmten Problemlösungsstil aneignen, der wiederum auf ihrem Wertsystem basiert und deshalb allgemein akzeptiert ist. Diese festgelegten Strategien werden immer dann konsequent in Kraft gesetzt, wenn die Familie mit Änderungen konfrontiert ist, die sie zu regulieren hat. Der Problemlösungsstil mag sich mit der Zeit durch den Prozess der Kulturtransformation ändern oder bleibt bestehen, falls die Familie ihre Tradition vor unerwünschten Einflüssen bewahrt.

Familienrollen sind oft genauestens definiert, indem die männlichen und weiblichen, die älteren und jüngeren Familienmitglieder geschlechts- und altersangepasste Aufgaben und Verantwortungen für die Familie und sich selbst haben. Im Gegensatz dazu ist es in anderen Familien erlaubt, Rollen auszutauschen, Familienaufgaben miteinander oder füreinander zu tun, und in noch anderen Familien legt man wenig Gewicht auf die Haushaltpflichten.

Systemerhaltungsstrategien schließen einen Großteil des Familienlebens ein: alle Routinen, Rituale, Vorschriften und Verbote, Methoden der Kindererziehung, Regulation der Finanzen, Methoden zur Erhaltung der Gesundheit, Schlaf- und Essensgewohnheiten, Planen für die Zukunft, gemeinsame Freizeitbeschäftigungen und anderes. Diese Aktivitäten müssen koordiniert und zumindest minimal vorgeplant werden, falls die Familienmitglieder die Aufgaben im Team erledigen werden und dabei zu ihrem Recht kommen können. Dadurch ist die Systemerhaltung auf das Ziel Regulation/Kontrolle gerichtet, und ihre Verankerung in der Tradition führt sie zum Ziel der Stabilität.

Auch Kohärenz führt zu Stabilität, diesmal über das Ziel der Spiritualität. Familienkohärenz ist eng mit Systemerhaltung verbunden. Familienaufgaben, Familienfeste oder Freizeitbeschäftigungen sind dann erfolgreich, wenn sie gemeinsam unternommen werden können und sich dabei ein Gefühl von Zusammengehörigkeit entwickelt. Kohärenz betrifft die Einheit der Familie, die den Mitgliedern eine Familienidentität verleiht. Familienkohärenz erwartet von den Mitgliedern eine gewisse Hingabe. Angehörige müssen Zeit, Energie und Ressourcen für die Familie einsetzen. Dabei geht natürlicherweise ein Teil ihrer Entscheidungsfreiheit und Unabhängigkeit verloren. In einer gesunden Familie verzichten die Angehörigen gerne auf einen Anteil ihrer persönlichen Freiheit, um dadurch Sicherheit, Halt und Unterstützung zu gewinnen.

Kohärenz ist nur durch Kommunikation möglich. Eine gegenseitige Verständigung geschieht über Austausch von Erlebnissen und Gefühlen, Akzeptieren von persönlichen Gleichheiten und Unterschieden, Anerkennung von Leistungen, Ausdruck der Liebe, Pflege der Kinder, Alten und Schwachen, emotionale und materielle Unterstützung. Durch solche Handlungen, die vorauszusehen sind und als selbstverständlich aufgefasst werden, wird die Stabilität gesichert. Die Prozesse sind aber zugleich Prozesse der Spiritualität, indem jedes Individuum seinen Rhythmus und seine Muster auf diejenigen seiner Familienmitglieder anpasst. Dadurch bringt es einen Teil seiner selbst mit den Prozessen der Angehörigen in Einklang und damit auch mit der höheren Ordnung des Universums. Dies geschieht durch eine systemische Bindung, die oft stärker und von längerer Dauer ist als jegliche anderen Bindungen zu Systemen der Umwelt.

Individuation ist die andere Dimension, die auf Spiritualität zielt. Bindungen der Individuation betreffen die Mitglieder sowie die Systeme der Umwelt. Eine Familie, die Individuation unterstützt, erlaubt den Mitgliedern, sich persönlich zu entfalten, sich neues Wissen anzueignen, ihre Werte zu prüfen, ihr Leben so zu gestalten, wie sie es für richtig halten, sich zu bewähren und ihre eigenen Prioritäten zu setzen.

Da Systeme und Subsysteme miteinander verbunden sind, ist eine Reaktion der Familie auf eine solche Wertumstellung zu erwarten. Dies geschieht durch Kommunikation im Familiensystem. Abbildung 2 zeigt drei Wege, die bei Familien möglich sind. Als erste Möglichkeit (1) finden die neuen Informationen bei den Familienmitgliedern einfach kein Gehör, da sie mit den Familienwerten nicht zu vereinbaren sind. Als Folge geschieht nichts, und die Familienwerte bleiben unverändert. Falls sich eine Person entschließt, die neuen Ansichten nicht aufzugeben, mag die Meinungsverschiedenheit zur Kenntnis genommen und als solche akzeptiert werden. Andererseits gibt es Familien, in denen solche Mitglieder gezwungen werden, ihre Meinung aufzugeben. Als Folge haben sie die Wahl, zu tun, als ob sie mit der Familie übereinstimmten, oder gegen die Familie zu rebellieren mit der Gefahr, von der Familie ausgestoßen zu werden.

Die zweite Möglichkeit (2) besteht darin, dass die neuen Informationen und Werte teilweise oder ganz akzeptiert werden, ohne dass in der Familie eine Systemänderung entsteht. Wie zuvor erwähnt, gibt es Familien, deren Wertesystem Änderungen erfordert. Die Flexibilität einer solchen Familie ist in die Systemerhaltung

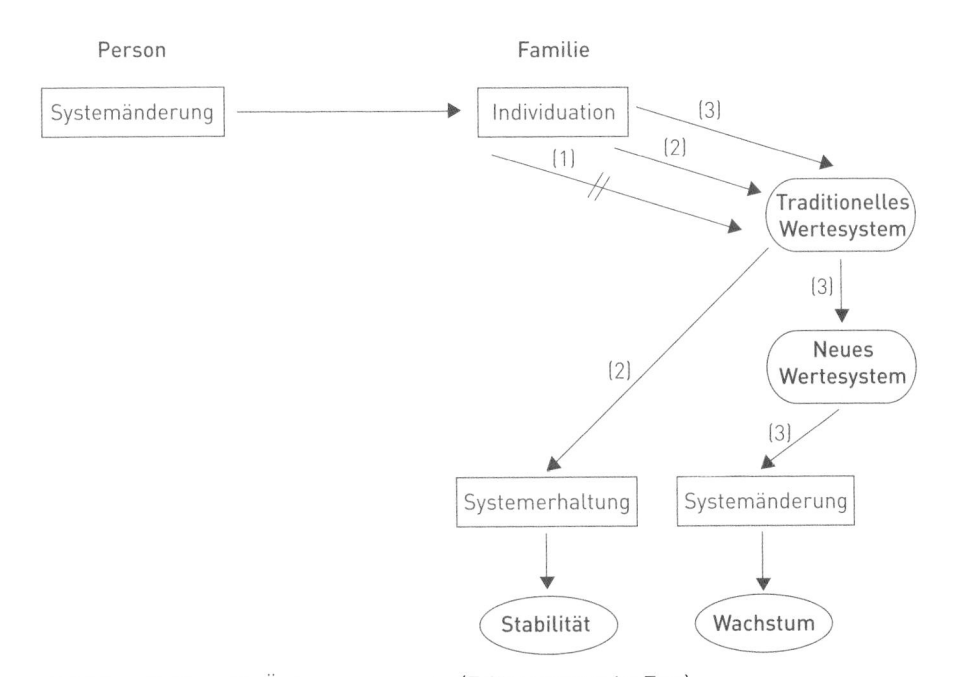

Abbildung 2: Wege für Änderungsprozesse (Erläuterungen im Text)

eingebaut und erlaubt, dass Werte geprüft und neue Ansichten integriert werden, ohne dass sich die Grundstruktur der Familie ändert.

Die dritte Möglichkeit (3), in der die persönlichen Wertänderungen in der Familie verarbeitet werden, zielt auf Familienwachstum. Da die neuen Informationen und Erkenntnisse nicht mit den bestehenden Familienwerten übereinstimmen, werden sie in die Dimension der Systemänderung eingeführt und dort von den Mitgliedern verarbeitet. Durch diesen Prozess ergibt sich, welche alten Werte geändert werden sollen, damit Familienwachstum stattfinden kann. Systemänderung bedeutet deshalb eine gezielte Regulation. Dabei ist es wichtig, nochmals zu betonen, dass dieser Prozess in den wenigsten Fällen reibungslos verläuft. Systemänderungen betreffen grundlegende Werte und Familienstrukturen. Sie sind mit Widerstand verbunden, Angst erregend und oft schmerzhaft.

Der zuvor erwähnte Prozess der Kulturtransformation geschieht durch Individuation und Systemänderung und ist im dritten Weg verankert. Der zweite und dritte Weg führten zu Änderungen im Familienprozess durch Integration neuer Erkenntnisse, jedoch nur im dritten Weg findet eine Systemänderung statt, die eine Umwandlung von grundlegenden Werten mit einschließt.

Abbildung 3 ist eine Darstellung der Wege und Richtungen der Familienprozesse und dient als zusammenfassende Erläuterung. Die Familienprozesse führen zur Erledigung der lebensnotwendigen Familienaufgaben über die Handlungen, die zu den vier Prozessdimensionen gehören und damit zu den systemischen Zielen und zur Kongruenz. Aufgrund einer intensiven Studie von gesunden, aber sehr verschiedenartigen Familien haben Kantor und Lehr (1975) ein Modell der Familiendynamik vorgeschlagen, das sowohl in der Familienforschung als auch in der Therapie weit verbreitet ist. Das Modell beruht auf der Proposition, dass alle Familienprozesse die Grundbedingungen von Raum, Zeit und Energie regulieren. Dazu wurde von Constantine (1986) noch eine vierte Grundbedingung, die Materie, hinzugefügt. Aufgrund von Kantors und Lehrs Modell ist es ersichtlich, dass diese weltlichen Grundbedingungen (Raum, Zeit, Energie und Materie) in Handlungen, die allen vier Prozessdimensionen entsprechen, zum Ausdruck kommen. Da diese Grundbedingungen eine unumgängliche Gegebenheit sind, ist es nötig, sich mit ihnen bei allen Handlungen und Familienstrategien auseinanderzusetzen.

> Zum Beispiel plant eine Familie eine gemeinsame Wanderung. Das Ziel ist, ohne dass darüber gesprochen würde, dreifach. Die Wanderung dient der Systemerhaltung. Solche Freizeitbeschäftigungen sind Tradition. Zudem dienen sie dem körperlichen und psychischen Wohl der Familienmitglieder, und alle können etwas beitragen. Zweitens führt der Ausflug zu Kohärenz, solange alle mitmachen wollen, Freude wird geteilt. Alle haben Spaß an der Natur. Sie entdecken Neues und teilen ihre Begeisterung. Die Wanderung mag drittens auch der Individuation dienen und jeden Teilnehmer anspornen, seine eigenen Interessen weiterzuentwickeln. Um diese Wanderung zu planen, muss man sich mit Raum, Zeit, Energie und Materie auseinandersetzen. Der Raum betrifft Fragen wie: Wohin? Wie weit? Wodurch (mit welchen Verkehrsmitteln)? Fragen der Zeit sind: Wie früh? Wie lange? Beispiele zu Fragen die Energie

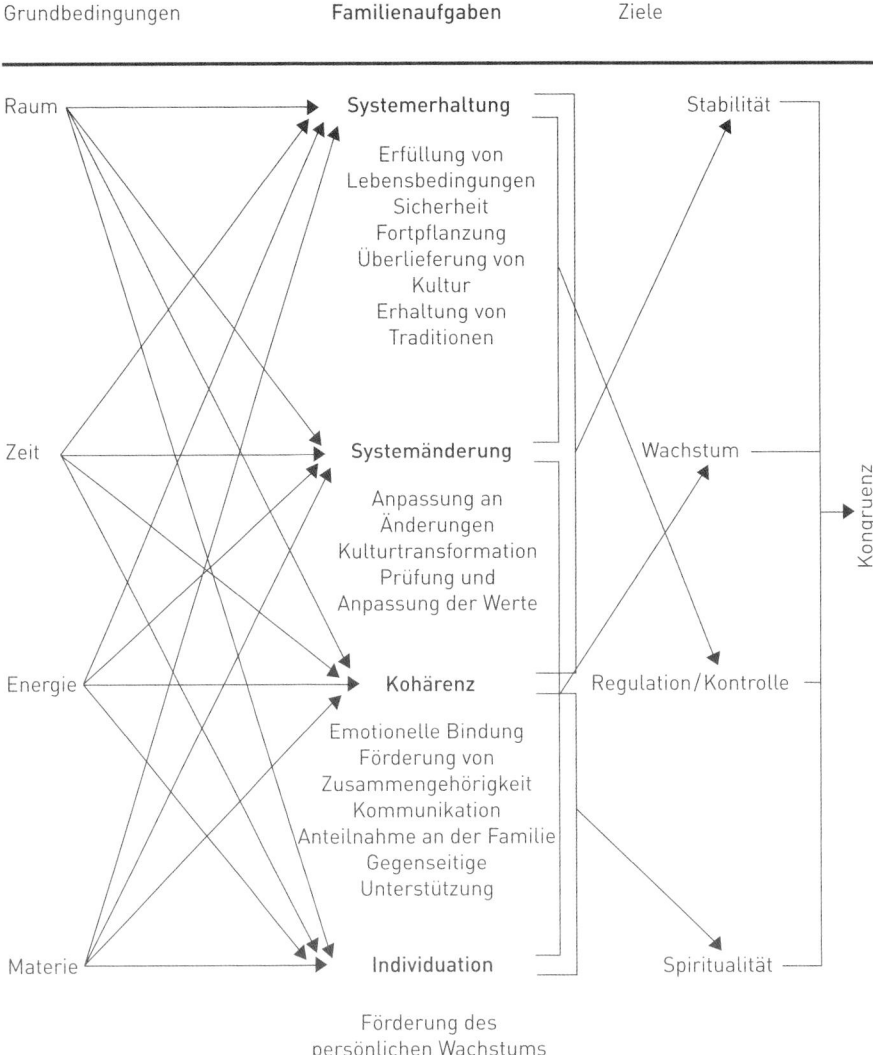

2. Konzepte der familien- und umweltbezogenen Pflege

Grundbedingungen	Familienaufgaben	Ziele

- Raum
- Zeit
- Energie
- Materie

Systemerhaltung
Erfüllung von Lebensbedingungen
Sicherheit
Fortpflanzung
Überlieferung von Kultur
Erhaltung von Traditionen

Systemänderung
Anpassung an Änderungen
Kulturtransformation
Prüfung und Anpassung der Werte

Kohärenz
Emotionelle Bindung
Förderung von Zusammengehörigkeit
Kommunikation
Anteilnahme an der Familie
Gegenseitige Unterstützung

Individuation
Förderung des persönlichen Wachstums
Sinnfindung
Akzeptieren von Persönlichkeits- und Meinungsunterschieden
Förderung von sozialen Verhaltensregeln
Unterstützung in der Suche nach Lebenszielen

- Stabilität
- Wachstum
- Regulation/Kontrolle
- Spiritualität

→ Kongruenz

Abbildung 3: Familienprozesse

betreffend sind der Schwierigkeitsgrad der Wanderung, die Ausdauer der Familienmitglieder und nötige Pausen. Materielle Fragen betreffen die Kosten oder Gepäck, Verpflegung, Kleidung und Schuhe usw. All diese Fragen müssen beantwortet werden, und die entsprechenden Handlungen müssen folgen. Dieses Beispiel zeigt, dass die vier Grundbedingungen einzeln oder kombiniert die Basis aller individuellen Aktionen und Familienstrategien darstellen.

Familien unterscheiden sich nicht nur in der Gewichtung der Prozessdimensionen, sondern auch in ihrer Orientierung auf die Grundbedingungen. So ist für einige Familien die Einteilung des Raumes und Zuteilung von Privatraum sehr wichtig, und andere bringen es fertig, ein Zimmer mit sechs anderen zu teilen. Unterschiede in der Zeitorientierung sind ebenfalls beträchtlich. Vergangenheitsorientierte Familien betonen die Tradition, sammeln alte Urkunden, stellen Bilder der Ahnen auf, sammeln Andenken und erfreuen sich an Fotoalben. Bei gegenwartsorientierten Familien fehlen solche Gegenstände. Sie planen wenig und freuen sich am Moment. Auch die Zukunft nimmt verschiedene Bedeutungen an. Viele Familien versichern sich gegen unerfreuliche Überraschungen. Sie planen ihren Lebensweg und gehen ihren Zielen bewusst entgegen. Andere Familien ergreifen Möglichkeiten, wenn sie auftauchen, und sind immer bereit, ihre Ziele umzustellen.

Die Art der Regulierung der Grundbedingungen und die Gewichtung der Prozessdimension bestimmen deshalb die Ziele sowie Auswahl und Intensität der Handlungen. Die Wege von den Prozessdimensionen zu den systemischen Zielen sind in der Abbildung 3 auf der rechten Seite mit Pfeilen angedeutet. Der Erfolg der Prozesse, die zu Familienkongruenz führen, ist von dem Zusammenspiel der vier Ziele abhängig und am Wohlbefinden der Mitglieder und ihrer Zufriedenheit mit der Familie zu erkennen.

2.6
Propositionen zum Konzept Familiengesundheit

1. Familiengesundheit umfasst drei Kriterien. Eine Familie ist gesund: a) wenn in allen vier Prozessdimensionen gehandelt wird; b) wenn Kongruenz innerhalb der Familie und zwischen der Familie und der Umwelt besteht; c) wenn die Familienmitglieder wenig Angst empfinden und mit der Familie im großen Ganzen zufrieden sind.

2. Familiengesundheit ist ein dynamischer Prozess, der je nach Situation immer wieder auf neue Art Kongruenz herstellt.

3. Ein Familienstil ist durch die spezifischen Familienprozesse gekennzeichnet und unterscheidet sich von anderen Familien.

4. Kein Familientyp kann als gut oder schlecht bewertet werden. Die Funktionalität hängt allein von der Familiengesundheit ab (wie unter 1. definiert).

Die bereits beschriebenen Familienprozesse bedeuten Gesundheit, wenn die Familie damit ihre gewünschten Ziele erreicht, wenn der systemische Prozess zu Kongruenz führt und wenn die Familie ihre notwendigen Aufgaben erfüllt. In einer gesunden Familie fühlen sich alle Mitglieder wohl, haben wenig Angst und beurteilen ihre Familie positiv. Familienprozesse schließen Handlungen, die allen vier Prozessdimensionen angehören, mit ein, denn ohne Systemerhaltung hätte die Familie keine Zukunft, ohne Kohärenz würde sie sich auflösen, ohne Individuation wären die Mitglieder «Sklaven» ohne Rechte, und ohne Systemänderung könnte sich die Familie nicht mehr in die Umwelt eingliedern. Gesundheit der Familie bedeutet Kongruenz im Innern und mit der Umwelt.

Die in der Ursprungsfamilie erworbenen Handlungen und Familienwerte der Kindheit sind als eine Art «Skizze» eines Familienplans bei jeder Person integriert und werden in allen Lebensphasen und in vielerlei Situationen mit einbezogen. Der Plan kommt später in einer neu gegründeten Familie trotz Änderungen teilweise zum Ausdruck.

Handlungen einer gesunden Familie beziehen sich auf alle vier Prozessdimensionen, doch die Bedeutung jeder einzelnen Dimension unterscheidet sich je nach Situation oder Lebensphase der Familie. So gewinnt zum Beispiel die Systemerhaltung an Wichtigkeit, wenn die Familie durch eine schwere Krankheit eines Mitgliedes bedroht ist. Eine Anpassung mag von den Mitgliedern erfordern, dass sie ihre Wünsche auf Individuation wenigstens temporär einschränken müssen. Ein anderes Beispiel wäre das junge Ehepaar, das mit der Geburt und Erziehung des ersten Kindes zuerst die Kohärenz in der Partnerschaft fördern muss. Solche Verlagerungen sind wichtig, um gesund zu bleiben. Sie sind jedoch nicht mit Systemänderung gleichzusetzen.

Eine Tradition oder Kultur, die in einer gesunden Familie integriert ist, umfasst die bereits erwähnte Skizze der systemischen Prozesse, die sich über alle Lebensphasen einer Familie zieht. Es ist anzunehmen, dass junge Leute, die eine Familie gründen, die Kindererziehung beobachtet haben und sich erinnern, wie sie während ihrer eigenen Pubertät unterstützt wurden. Sie haben miterlebt, wie alte und schwache Mitglieder durch die Familie betreut wurden. Ihre Familien haben ihnen Werte vorgelebt und Beispiele von Krisenbewältigung demonstriert, anhand derer sie ihre Werte angepasst haben. Die zum großen Teil im Unterbewusstsein verankerte Skizze schließt deshalb nicht nur Tradition, sondern auch Flexibilität und Anpassungsfähigkeit ein, die es der jungen Familie ermöglichen, Strategien zu wechseln, ohne dabei die Grundstruktur der Familie aufzugeben.

Die Unterschiede in der Gewichtung der Prozessdimensionen und die Art der Handlungen bestimmen den Familientyp. Allerdings muss man dabei die situationsbedingten Schwankungen in Betracht ziehen. Der Familientyp ist in der Pflege viel weniger wichtig als die Familiengesundheit. Allein anhand ihrer Strategien und Gewichtung der Prozessdimensionen kann keine Familie als gesund oder ungesund bezeichnet werden. Auch die Flexibilität innerhalb ihrer Systemerhaltung mag wenig über die Gesundheit aussagen. Maßgebend dagegen ist die Kongruenz der Familie mit ihrer Umwelt. Zum Beispiel können fundamental religiöse Familien, die ihren Kindern sehr wenig Individuation erlauben, gesund sein, wenn sie im Umkreis von gleich gesinnten Familien leben, ihren Freundeskreis auswählen können und auch Schulen zur Verfügung haben, die den Kindern jene Werte lehren, die sie selber vertreten. Dieses enge Unterstützungsnetzwerk schützt die Familie vor Unvorhersehbarem. Die Mitglieder fühlen sich gegenseitig verstanden und bestätigt im Denken und Glauben, und große Angst ist nicht vorhanden. Es besteht keine Notwendigkeit, das System zu ändern, solange sich die Mitglieder einverstanden erklären und die Familienwerte anerkennen. Schwierigkeiten treten jedoch auf, wenn eine solche Familie aus ihrer Umwelt herausgerissen wird. Wenn Mitglieder, die in einer neuen Umwelt leben, die Werte anzufechten beginnen, kann es zu schweren Auseinandersetzungen führen, wenn die Familie nicht dazu bereit ist, sich auf Systemänderungen einzulassen.

Familien haben unzählige Möglichkeiten, ihr gewünschtes Gleichgewicht zu erlangen. Der Familienstil ist die Summe aller Verhaltensweisen, kann aber nicht der Gesundheit gleichgesetzt werden. Obschon sie von großer Wichtigkeit sind, müssen Verhaltensprozesse im Kontext der Lebenssituation gesehen und verstanden werden. Gesundheit ist der Ausdruck sowohl der Prozesse des Inneren als auch der Interaktion der Familie mit der Umwelt. Eine Evaluation der Gesundheit kann nur durch die Prüfung der in der ersten Proposition genannten Kriterien geschehen. Es folgt daraus, dass Außenstehende wohl etwas zur Evaluation der Gesundheit beitragen können, aber dass niemand, außer der Familie selbst, die endgültige subjektive Bewertung durchführen kann. Was dies für Pflegende bedeutet, wird auf den folgenden Seiten diskutiert.

Zum Schluss ist zu bemerken, dass hier mit Absicht gesunde Familien und ihre Dynamik beschrieben wurden. In Ergänzung dazu werden vor allem im dritten und vierten Teil dieses Buches ausschließlich Familienprobleme besprochen. Es ist jedoch auch beim Pflegen einer stark beeinträchtigten Familie von größter Wichtigkeit, sich zuerst ihre Gesundheit vor Augen zu führen und ihre Stärken zu entdecken, um diese im Pflegeprozess zu betonen.

2.7
Propositionen zum Konzept Pflege

1. Die Pflege ist eine Dienstleistung auf allen Systemebenen (Individuum, Interaktionssysteme, Familien, Organisationen, Gemeinden und Bevölkerung).
2. Die Pflege beim Individuum schließt die Familie und vernetzten Systeme der Umwelt mit ein.

3. Die Pflege der Familien oder größeren Systeme schließt die Individuen und ihre Subsysteme mit ein.
4. Das Ziel der Pflege ist der Prozess, der das Streben nach Kongruenz im System erleichtert oder ermöglicht. Das Ziel des Patientensystems ist die Gesundheit.
5. Individuelle Pflege und die Pflege der Familie sind kaum unterscheidbar. Die Kunst der Pflege zeigt sich darin, inwieweit die Pflegeperson als Teilnehmerin im Familiensystem in der Lage ist, zu handeln und bei Bedarf in die Rolle einer objektiven Beobachterin zu wechseln. Dabei sollte sie zudem die Fähigkeit haben, in der jeweiligen Situation von der Individuumsperspektive zur Familienperspektive zu wechseln.
6. Pflege ist ein Prozess, der alle Dimensionen einbezieht und Spiritualität, gemeinsames Wachstum, Regulation/Kontrolle und Stabilität zum Ausdruck bringt.

Die Pflege nach der Theorie des systemischen Gleichgewichts ist eine Pflege der systemischen Einheit, sei es Individuum, Familie oder Gemeinde. Das Ziel ist ein Prozess, an dem sowohl Pflegende als auch Patientensysteme aktiv beteiligt sind. Das Individuum ist die kleinste Einheit der sozialen Systeme und kann als solche nicht in Körper, Geist und Seele unterteilt werden. Die individuellen Muster, Rhythmen und Verhaltensweisen sind der untrennbare Ausdruck der Einheit. So sind auch körperliche Symptome ein Ausdruck der Einheit und können nur in Verbindung mit der systemischen Kongruenz bewertet werden. Das Streben nach Kongruenz und Gesundheit ist der dynamische Prozess aller sozialen Systeme. Die Pflege muss, um wirksam zu sein, mit dem Streben nach Gesundheit des Patientensystems übereinstimmen. Der Pflegeprozess führt bei allen an der Pflege Beteiligten durch Wachstum zu Gesundheit. Deshalb wird die Pflege nicht «verabreicht», sondern mit dem Patientensystem zusammen aktiv ausgeführt. Im Gegensatz dazu nennt Milz (1985) ein für die Kranken passives Modell der Versorgung, ein «verlogenes Übertünchen institutionalisierter sozialer Bevormundung» (S. 267), und Stark und Bobzien (1988) warnen vor dem Risiko der Hilfsbedürftigkeit der Patienten: Der Empfänger der Pflege wird gänzlich von der «barmherzigen Krankenschwester» abhängig und verliert jegliche Autonomie, wobei sie ihre eigenen Bedürfnisse befriedigt statt diejenigen der Patientin bzw. des Patienten. Dies mag extrem ausgedrückt sein, denn es gibt auch Pflegesituationen, in denen sowohl umfassende, vollständige Versorgung als auch emotionelle Anteilnahme notwendig sind und in denen man sich fragt, wie viel Autonomie zum Beispiel eine bewusstlose Person noch haben kann.

Diese Fragen können durch Verständnis der systemischen Welt angesprochen werden. Die Aufmerksamkeit der Pflegeperson richtet sich auf das Patientensystem. Das Patientensystem mag eine Person sein, eine Familie, eine Gruppe oder sogar ein Teil der Bevölkerung. In jedem größeren System ist jedoch auch das einzelne Individuum als empfindendes und leidendes Subsystem von gleich großer Wichtigkeit.

2.8
Systemische Pflege des Individuums

Der Mensch als individuelles Patientensystem mag organische Störungen, Schwierigkeiten mit der Angstbewältigung oder eine Kombination von beiden haben. Um die Pflege für sich nutzen zu können, muss der Mensch die Notwendigkeit und Möglichkeit erkennen, durch die Pflege seine Lebensqualität und Gesundheit zu verbessern.

Der Prozess der Pflege beim Individuum entwickelt sich innerhalb eines temporären Interaktionssystems, innerhalb dessen das Individuum und die Pflegeperson die Subsysteme darstellen. Wie es Wolfgang Stark (1993) beschreibt, bemüht sich dieses Interaktionssystem um den Prozess, der zur Gesundheit führt. Es handelt sich dabei nicht um das Vorschreiben von therapeutischen Maßnahmen oder um die Befriedigung der Bedürfnisse des Individuums, sondern um die gemeinsame Erfassung und kreative Nutzung der Situation. Die Pflege richtet sich vor allem auf die Fähigkeiten und Ressourcen des Individuums und weniger auf die Probleme und Bedürfnisse. In der englischsprachigen Literatur nennt sich dieser Prozess «Empowerment» (Rappaport 1987) oder die Möglichkeit, eigene Kräfte zur Verbesserung der Situation zu mobilisieren. In der Pflege bezieht sich «Empowerment» auf die Aufgabe der Pflegeperson, mit dem Menschen die innewohnende Kraft zu entdecken, um Gesundheit anzustreben. Im Sinne der Theorie des systemischen Gleichgewichts ist dieser systemische Prozess auf die Befähigung des Patienten gerichtet, eigene Ziele zu setzen und sich dementsprechend der Kongruenz oder Gesundheit anzunähern. Das Zusammenarbeiten von Pflegeperson und Patient bedingt vorerst, dass eine systemische Verbindung zwischen den beiden Personen geschaffen wird.

Aufbau der Beziehung

Der erste Schritt zur Bildung eines Interaktionssystems geht meistens von den Pflegenden aus, um einander näherzukommen. Dieser Schritt ist unumgänglich. Eine stützende, offene Atmosphäre im Krankenzimmer oder der Klinik wird von der Persönlichkeit der Pflegekräfte mitgetragen (Veit 2004; Bauer 1996), und doch ist eine solche Atmosphäre eine Vorbedingung für eine systemische Verbindung mit dem Patienten.

Jeder Mensch spürt eine Affinität zu bestimmten Mitmenschen. Die Affinität basiert auf einer bereits vorhandenen systemischen Kongruenz, einer Ähnlichkeit oder Ergänzung der Muster beider Menschen, die es ihnen ermöglicht, ihre Energie frei fließen zu lassen. Im Gegensatz dazu verspüren Menschen, die sich grundsätzlich in Muster, Rhythmus, Werten und Denkweisen unterscheiden, ein gegenseitiges Fremdsein. Dies wird durch aufeinanderprallende Energien verursacht, deren Fluss gehemmt wird. Oft kommt ein Verstoß gegen eigene Werte und angelernte Einstellungen sehr schnell zum Ausdruck. Zum Beispiel mag eine ungepflegte Patientin einer Pflegeperson, die viel Wert auf Hygiene und Sauberkeit legt, auf den ersten Blick unsympathisch erscheinen, während eine Pflegende, die im Leben gelernt hat, stark zu bleiben und keinen Schmerz zu zeigen, schwer auf eine hilflos weinende Person eingehen kann.

Die Ursache einer solchen Inkongruenz ist oft schwer definierbar. Trotzdem ist umfassende, sensible Pflege möglich, denn als einzige Vorbedingung sollte die Pflegeperson die Anwesenheit der Inkongruenz erkennen. Die Pflegeperson wird die nötige Gedankenarbeit leisten und sich die Sachverhalte bewusst machen, um die Pflegebedürftigkeit zu erfassen.

Menschen, denen es schwer fällt, Beziehungen aufzunehmen, mögen an fehlender Kongruenz leiden, enttäuscht, vergrämt und verbittert sein. Um am Leben dieser Personen teilnehmen zu können, müssen Pflegepersonen zuerst eine gesunde Neugier haben. Dann müssen sie den Mut fassen, sich zu öffnen und ihre eigenen Rhythmen und Muster auf diejenigen der Person einzustellen. Pflegende stellen dabei ihr berufliches Wissen in den Hintergrund und lassen die Person auf sich einwirken, bis sie deren Werte und Gesundheit erkennen. Es geht darum, sich in der Situation auf die betreffende Person einzulassen, ohne schnelle Einschätzungen oder Urteile über diese Person abzugeben. Es braucht dazu eine persönliche Reife und Selbstsicherheit, um Angst und Unsicherheit zu überwinden. Darüber hinaus braucht es die Bereitschaft, mit Menschen zusammen die eigene Individuation über die Pflegerolle zu entfalten und durch neue Erfahrungen und Erkenntnisse zu wachsen.

Gegenseitiges Vertrauen kommt dann zustande, wenn die Individuen während der Interaktion auf diese Offenheit eingehen und die Einladung zur systemischen Interaktion akzeptieren. Nicht immer ist dieser erste Schritt leicht. Pflegebedürftige Menschen hegen Ängste und errichten Barrieren um sich herum. Es gibt jedoch weder Gelingen noch Misslingen, weder Verdienst noch Schuld bei der Pflege. Nicht in jeder Beziehung gelingt volles Vertrauen und Wachstum. Pflege ist nur so weit möglich, wie es beide Partner zulassen.

Poletti (1985) erläutert, dass Pflegende, die ihre Persönlichkeit zu entwickeln vermögen, zu reicher Kommunikation und Pflege fähig sind.

Es braucht menschliche Erfahrung, um gegenseitiges Vertrauen durch Spiritualität wachsen zu lassen. Das heißt, dass solche Pflegenden ein allgemein verwerfliches Verhalten eines Menschen, zum Beispiel das Misshandeln eines Kindes, zwar als unakzeptierbar beurteilen, aber dennoch aus der Perspektive des Täters und seiner Vernetzung mit seiner oft brutalen Umwelt seine Nöte sehen und versuchen, zu verstehen.

Der Prozess, mit Menschen Beziehungen herzustellen, wird mit zunehmender Erfahrung leichter. Oft gibt es Kranke, die den Prozess des Sichverbindens selbst einleiten und suchen. Unerfahrene Pflegende sollten solche Gelegenheiten wahrnehmen und daraus den Mut schöpfen und lernen, wie sie sich selbst an andere, schwierigere Menschen heranwagen können. Spiritualität bietet den Zugang auch zu sprachbehinderten, verwirrten, psychisch kranken und sogar bewusstlosen Mitmenschen. Der Prozess ist derselbe. Um Kongruenz zu erreichen, braucht es Kommunikation, aber nicht unbedingt verbale. Offenheit, Anteilnahme und Empathie werden durch Blick und Gesten, Berührung und Gesichtsausdruck ausgestrahlt, und das Empfinden der Kranken, so eingeschränkt es auch sein mag, spiegelt sich in ihrem Verhalten wider.

Pflegeprozess

Nachdem die beiden Systeme, pflegebedürftige Person und Pflegeperson, eine Pflegebeziehung aufgebaut haben, gewähren sie sich gegenseitig Eintritt in ihre Welt. Da die Gesundheit aller Menschen dauernd angefochten wird, kann jede Person von einer systemischen Bindung und Pflege profitieren, falls sie das Verlangen hat, ihren Lebensprozess in verstärktem Maß auf Kongruenz und Gesundheit auszurichten. Zum Beispiel mag eine Frau nach einem einfachen chirurgischen Eingriff zu einem komplexen «Fall» werden, wenn sie der Pflegenden von ihren Nöten berichtet. Körperlich erkrankte Menschen bedürfen nicht nur der körperlichen Pflege. Oft sind sie sehr besorgt, ihre Stabilität zu verlieren. Altgewohnte Handlungen der Systemerhaltung sind nicht mehr möglich, und ihr verändertes Körperbild bedroht das Gefühl der Kohärenz. Falls sie eine chronische Behinderung haben oder sich im Endstadium einer Erkrankung befinden, müssen sie Kohärenz immer neu erringen und durch Individuation und Systemänderung andere Lebensprioritäten setzen. Es liegt in der Rolle der Pflegenden, diesen schwierigen Prozess zu unterstützen.

Die Pflege nach der Theorie des systemischen Gleichgewichts wird im Idealfall gemeinsam, offen und aufrichtig durchgeführt. In diesem Sinne führt ein neues Durchdenken der Situation mit der Betrachtung von maßgebenden Faktoren aus beiden Perspektiven zu neuen Erkenntnissen und vielleicht zu Wachstum. Zentral sind die angestrebten Prozessziele (Spiritualität, Wachstum etc.) der erkrankten Person, um dem Ziel der Gesundheit näher zu kommen. Dazu sind die folgenden grundlegenden Schritte des Pflegeprozesses notwendig (einprägsam durch das Akronym Kongruenz):

1 – K – lassieren der systemischen Prozesse innerhalb der vier Prozessdimensionen
2 – O – ffen, in einfachen Worten, die Theorie und die systemischen Prozesse erklären
3 – N – achforschen, welche Änderungen stattfinden sollen
4 – G – utheißen und Fördern der geeigneten Handlungen
5 – R – epetieren und Verstärken der geeigneten Handlungen
6 – U – mlernen bei unangebrachten Handlungen
7 – E – xperimentieren mit neuen Handlungen
8 – N – ützlichkeit und Erfolg der Änderungen prüfen
9 – Z – usprechen, ermuntern, loben.

Diese Punkte müssen nicht in der genauen Reihenfolge durchgeführt werden, sondern können untereinander ausgetauscht werden. Die Punkte fünf bis sieben fallen gewöhnlich zusammen. Oft müssen Fortschritte und Probleme im Laufe der Pflege neu eingeschätzt werden. Dies bedingt, dass der Prozess mit dem dritten Schritt wiederum neu beginnt. Punkt neun sollte nicht nur am Schluss, sondern während der ganzen Dauer der Pflege ausgeführt werden.

Bei der Pflege geht es um konzentriertes Zuhören, gezieltes Fragen und einfühlende Führung bei der Interpretation von Daten. Pflegende und Patientensystem besprechen zusammen körperliche Symptome, so wie sie Betroffene erleben, und interpretieren zusammen die krankheitsbezogenen Verhaltensmuster. Gleichzeitig erproben sie gemeinsam Zusammenhänge zwischen körperlichen Prozessen und gesundheitsfördernden Faktoren. Wo Meinungen auseinandergehen, suchen sie Übereinstimmung im Rahmen des Möglichen.

Der erste Schritt im Pflegeprozess, das Klassieren oder Einschätzen der systemischen Prozesse, führt durch Datenerhebung zum Verständnis des Lebensprozesses des Patientensystems.

Die Tabelle 1 auf S. 58 ff. schlägt theoriegeleitete Themen vor, die als Leitfaden dienen. Die Befragung einer erkrankten Person erfolgt auf individueller Basis. Der Situation gemäß werden bestimmte Themen ausführlich befragt und andere nur angedeutet oder gar übersprungen. Der Prozess der Datenerhebung und der Analyse wird in späteren Kapiteln genauer beschrieben. Pflegende benötigen dazu Kenntnisse sowohl in Gesprächsführung und Kommunikation als auch in den betreffenden Wissenschaften, um die Zusammenhänge der maßgebenden Faktoren zu erkennen.

Wie es im zweiten Schritt des Pflegeprozesses festgelegt ist, werden die Daten systematisch geordnet, um Verständnis für das Patientensystem zu erlangen. Dabei ist es empfehlenswert, soweit wie möglich die wichtigsten Konzepte der Theorie zu erklären. Dies geschieht im Anschluss an die Datenerhebung, in gewissen Situationen auch während der Datenerhebung. Anhand des Diagramms oder einer Ver-

Tabelle 1: Befragungsthemen für die Informationssammlung beim Individuum

Systemerhaltung		
Körperfunktion		• Atmung
		• Verdauung
		• Ausscheidung
		• Nervensystem
		• Herz/Blutzirkulation
		• Sexualfunktion
		• Endokrinsystem
		• Immunsystem
		• Sinnesorgane
		• Skelett/Muskeln
		• Schmerz
körperliche Selbstpflege		• Hygiene/Körperpflege
		• Ernährung/Trinken
		• Bewegung
		• Praktiken zum Einschlafen
		• Medikamente
		• Schmerzbekämpfung
		• Heilmittel/Heilpraktiken
		• Komfortmaßnahmen
		• Krankheitsprävention
		• Gefahrverhütung
Lebensmuster		• Tagesablauf
		• Berufsarbeit/Ausbildung
		• Haushaltsarbeit
		• Betreuung von Familienmitgliedern
		• Finanzhaushalt
		• Verantwortungen/Familienrollen
		• Festlichkeiten
Rhythmen		• Tagesrhythmus
		• Schlafen/Wachen
		• Arbeit/Freizeit
		• Orientierung auf Vergangenheit, Gegenwart, Zukunft
		• Tagesstruktur

entwicklungsbedingte Bedürfnisse	• körperliche
	• soziale
	• sexuelle
	• psychologische
geistige Anregungen	• Kunst/Musik/Theater
	• Literatur
	• Diskussionen
	• Interpretation des Alltags
Erholung	• Einladungen/Zusammenkünfte
	• Alleinsein
	• Naturgenuss
	• Sport
	• Basteln/Hobbys
	• praktische Tätigkeiten
	• Fernsehen/Film
	• Spiel/Vergnügen
Praktizieren der Religion	• Art der Religion
	• religiöse Rituale/Feste

Kohärenz

innere Ruhe	• Gebet/Meditation
	• Bewältigung des Ärgers
	• Akzeptanz von Schwächen
	• Verständnis von Schmerz, Leiden und Krankheit
	• Toleranz
	• Auseinandersetzung mit Menschsein, Alter, Verlusten
	• und Tod
Verbundensein	• Genuss von Kunst/Musik
	• Naturverbundenheit
	• Wertschätzung von Gegenständen/Symbolen
	• Sorge um andere
	• Anschluss an andere
	• Abhängigkeit/Unabhängigkeit

Werte/Einstellungen	• Tradition/Kultur
	• Identität
	• Rollenverständnis
	• Würdigung von Symbolen
	• Vertretung eigener Werte und Prinzipien

Individuation

Leistungen	Wachstum durch:
	• Arbeit und Gestaltung
	• Schulung/Ausbildung
	• Familienaufgaben
	• soziale Aufgaben
	• politische Aktivitäten
	• sportliche/künstlerische Leistungen
	• Dienste für andere
	• Selbstverwirklichung
Vernetztsein	Wachstum durch mitmenschliche Rollen:
	• Freundschaften
	• Ehe/Partnerschaft
	• Elternrolle
	• Pflegerolle
	• Arbeitsbeziehungen
	• Status/Einfluss auf andere
	• Meinungsaustausch
Umweltverständnis	Wachstum durch:
	• Informationen
	• Literatur/Kunst
	• Natur
	• Reisen/Erforschen
	• höhere Ordnungen
Situationen	Wachstum durch:
	• Alltag
	• menschliche Entwicklung
	• wichtige Erlebnisse
	• Krankheit und Leiden
	• Schicksalsschläge

Systemänderung	
Philosophie und Ideologien	Wachstum durch:
	• religiöse/philosophische Orientierung
	• soziale/politische Betätigung
	• ideologische Bewegungen
	• Sinnfinden
Wertänderungen	Erkenntnisse durch:
	• situationsbedingte Änderungen
	• Änderungen menschlicher Beziehungen
	• Rollenänderungen
	• Umweltänderungen
Ressourcen für Anpassung	• Flexibilität/Lebenseinstellung
	• unterstützende Mitmenschen
	• materielle Mittel
	• Bildung/Lernfähigkeit
	• bewährte Anpassungsstrategien
	• Glaube/Halt/Zuversicht
Probleme der Anpassung	• starre Systemerhaltung
	• unbeugsame Werte
	• Mangel an Selbstsicherheit/Kohärenz
	• Angst
	• Beziehungsschwierigkeiten
	• Inkongruenz mit der Umwelt

einfachung dessen können die Betroffenen ihre eigenen Schlussfolgerungen ziehen. Konzepte, wie die systemische Vernetzung, Kongruenz, die Prozessdimensionen und Gesundheit sind so wichtig, dass sie der Person erklärt werden. Die Besprechung des systemischen Prozesses mag zu weiteren Daten und zu Klärung führen. Die Betroffenen können so verstehen, aus welchem Zusammenhang weitere Fragen gestellt werden, und sie können entsprechend reagieren.

Mit dem Ziel nachzuforschen, welche Änderungen stattfinden sollen (Schritt drei des Pflegeprozesses), beginnt nun die Pflegeperson, die Zusammenhänge zwischen Symptomen, Gefühlen und Handlungen als Hypothesen zu formulieren, immer mit dem Ziel, den Lebensprozess möglichst zu verstehen. Da diese Vorgänge zunächst nur angenommen werden, müssen sie mit dem Patientensystem zur Klärung besprochen werden. Oft betreffen solche Hypothesen Reaktionen und Gefühle, die mit der Erkrankung zusammenhängen. Da von allen Beteiligten Offenheit erwartet wird, darf auch die Pflegende ihre Gefühle und Reaktionen im Pflegeprozess kundgeben, solange dies gesundheitsfördernd ist. Zum Beispiel sind Erzählungen von Ereignissen aus ihrem Leben angebracht, wenn sie zur Erhellung beitragen oder Verbundenheit vermitteln. Sie sollen jedoch nicht der Selbstbestätigung dienen. Durch das gemeinsame Durchdenken der Lebensprozesse der Betroffenen und das Abwägen der Hypothesen kann der Patient selbst bestimmen, welche systemischen Ziele gestärkt oder geschwächt werden müssen, um sich dem gewünschten Gleichgewicht zu nähern.

Mit Schritt vier des Pflegeprozesses, Gutheißen und Fördern der geeigneten Handlungen, werden die im Alltag durchgeführten Handlungen innerhalb jeder Prozessdimension näher angeschaut. Dabei kommt zum Ausdruck, welches Gewicht die Person den Zielen Stabilität, Wachstum, Regulation/Kontrolle und Spiritualität zuschreibt. Dies muss berücksichtigt werden, wenn sie die konkreten Ziele setzt. Stabilität ist zum Beispiel für die meisten Menschen von größter Wichtigkeit. Manche setzen alles daran, Systemerhaltung herzustellen. Dies kann bis zu einem bestimmten Punkt unterstützt werden, aber in gewissen Fällen ist es nicht mehr möglich. Jemand mag gezwungen sein, das System zu ändern. In einem solchen Fall ist es wichtig, dass die Schwierigkeit und das Leiden, die mit einer Änderung der systemischen Ziele verbunden sind, von den Pflegenden im ganzen Ausmaß anerkannt werden. Die Betroffenen brauchen die Unterstützung und das Verständnis einer Zweitperson oder ihrer Familie, um den nötigen Mut zu schöpfen. Die Anwendung des neunten Schrittes des Pflegeprozesses, die Anerkennung ihrer Anstrengungen, ist hier besonders wichtig.

Nachdem die Person ihre Situation diskutiert hat und fähig ist, den Weg zur Gesundheit zu sehen, kommen die Schritte fünf bis sieben zum Zug. Geeignete Strategien werden geübt und unangebrachte werden gemildert oder umgelernt. Es ist Aufgabe der Pflegenden, den Anpassungsprozess zu leiten und die Betroffenen zu ermutigen, wenn sie verunsichert sind. Genaueres wird anhand von Beispielen in späteren Kapiteln ausgeführt. Häufig kann es genügen, jene Handlungen und Lösungen zu gebrauchen, die den Betroffenen wohlvertraut sind, manchmal sind diese in vermehrtem Maße oder in neuen Situationen anzuwenden. Neue Handlungen (siehe Schritt sieben im Pflegeprozess) werden nur dann besprochen, wenn der Patient mit den vertrauten nicht mehr weiterkommt. Die Pflegenden geben Anleitungen und helfen unterstützend beim Einüben solcher Handlungen, seien es neue Verfahren der Körperpflege, Bewegungsübungen oder eine neue Art der Kommunikation mit der Familie.

Die beschriebene Pflege braucht Anpassung bei kognitiv eingeschränkten und sprachbehinderten Personen. Bei solchen Menschen liegt es vor allem an der Pflegeperson, die spezifischen Ziele zu setzen, wenn möglich zusammen mit einer Bezugsperson. Je mehr Informationen vorhanden sind, desto zielbewusster kann die Pflege gestaltet werden. Es ist wichtig, zusätzliche Datenquellen wie andere Familienmitglieder, einen Hausarzt oder einen Pfarrer zu nutzen.

Des Weiteren stellt sich die Frage nach der Möglichkeit, Verantwortung für die eigene Gesundheit zu tragen. Die Ziele einer bewusstlosen Person richten sich fast ausschließlich auf Stabilität und Spiritualität. Die Stabilität wird durch körperliche Pflege angestrebt, also über Handlungen, die in die Systemerhaltung fallen und ausschließlich vom Pflegepersonal ausgeführt werden. Ihr Ziel ist die Aufrechterhaltung und Unterstützung der körperlichen Prozesse in der Hoffnung, dass genug regenerative Energie besteht, um Heilung oder friedliches Sterben zu ermöglichen.

Die Spiritualität ist der interpersonelle Teil der Pflege und beruht auf der Annahme, dass jeder Mensch, solange er lebt, systemische Vernetzung braucht. Der Prozess konzentriert sich auf die Erhaltung der Kohärenz des betroffenen Menschen. Die Pflegenden setzen die Pflegeziele nach Möglichkeit mit einer Bezugsperson und beobachten die nonverbale Kommunikation. Falls noch Reaktionen vorhanden sind, wie Reflexe, ein Handdruck oder Entspannung der Muskeln des Patienten, lässt die Pflegende diese auf sich wirken und reagiert darauf. Dadurch entwickelt sich ein Individuationsprozess, der zu neuen Erkenntnissen und einer offenen und verstehenden Pflege führt.

Je nach Ausprägung ihrer Behinderung brauchen behinderte Personen eine Pflege, die sie in der Entwicklung ihrer Fähigkeiten fördert. Nachdem die gewünschten Ziele in der Diskussion mit den Betroffenen und ihrer Familie oder anderen Bezugspersonen festgelegt wurden, ist eine Beobachtung der bisher durchgeführten Pflegehandlungen als Grundlage für die Entwicklung neuer Strategien hilfreich. Gegebenenfalls können behinderte Menschen neue Handlungen anhand genauer Anleitungen oder Demonstrationen erlernen.

Die Evaluation der Pflege oder die Prüfung des Erfolges der Änderungen sind im Punkt 8 des Pflegeprozesses festgehalten. Auch dies ist, wenn möglich, ein mit der Familie geteiltes Vorgehen. Das klarste Anzeichen von Wirksamkeit sind eine verminderte Angst und ein verstärktes Wohlbefinden der Betroffenen. Dies ist subjektiv und muss vor allem von der Person selbst oder der Familie beurteilt werden. Die Pflegeperson kann ihre eigenen Beobachtungen hinzufügen und den betroffenen Menschen auf seine Fortschritte aufmerksam machen. Eine solche Reflexion hilft als Motivation zum Fortsetzen der Strategien. Das genaue Dokumentieren von Ergebnissen und Pflegeerfolgen ist von herausragender Bedeutung, damit dieser umfassende Pflegeprozess in seiner Wirksamkeit als offizielle Pflegearbeit des examinierten bzw. diplomierten Pflegepersonals anerkannt und entlohnt wird.

Auflösung der Beziehung

Häufig ist der Zeitpunkt der Auflösung der Pflegebeziehung, des Interaktionssystems, durch Krankenhausentlassung oder Tod der betreuten Person bedingt. Je länger eine Beziehung bestanden hat, desto mehr Aufmerksamkeit sollte man ihrer Auflösung schenken. In der Regel soll die Auflösung bereits zu Beginn angesprochen werden, indem der zusammen ausgearbeitete Pflegeplan die Rollen beider Parteien sowie die Dauer des Prozesses festlegt. Dabei sollte die Erwartung der Pflegeperson an das Patientensystem deutlich werden. Dazu gehört, dass mit ihrer Genesung eine wachsende Selbstständigkeit sowohl in der körperlichen Pflege als auch in der systemischen Anpassung angestrebt wird.

Trotzdem kommt es vor, dass mit der Auflösung einer längeren Beziehung ein großer Verlust entsteht, sowohl für die Pflegenden als auch für die Patienten. Ein Verlust wird vor allem dann empfunden, wenn die Beteiligten im Interaktionssystem eine starke Kohärenz entwickelt haben und sie sich gegenseitig viel bedeuten. Eine Aussprache über solche Gefühle ist wichtig, um negative Reaktionen wie emotionelle Distanzierung oder Ärger und Enttäuschung vor dem Abschied vorzubeugen. Die letzten Aussprachen sollen dazu dienen, das zusammen Erreichte nochmals zu überdenken und sich offen mitzuteilen, wie viel die Beziehung jedem Einzelnen bedeutet hat. Als Nächstes sollen sich beide Parteien überlegen, wie sich ihr weiteres Leben durch diese Beziehung bereichert und verändert hat.

Ein Gespräch zwischen Pflegeperson und Patientensystem trifft mit ähnlichem Inhalt auch bei der Pflege eines Sterbenden zu. Hier geht es vor allem darum, dass sich die Pflegenden mit ihren eigenen Gefühlen des Verlustes auseinandersetzen und die Beziehung als eine bereichernde Erfahrung erleben können, die ihnen in der Pflege weiterhilft.

2.9 Systemische Pflege der Familie

Die Pflege der Familie bedeutet eine Verlagerung des Pflegeansatzes auf eine höhere Systemebene, zu Interaktionssystemen, zum Familiensystem oder zu Umweltsystemen, die mit der Familie zusammenarbeiten. Die Grundlage der familien- und umweltbezogenen Pflege ist die Erkenntnis, dass die Familie die wichtigste Vernetzung für die Betroffenen bedeutet. Die Pflege der Familie, im Unterschied zur «Einzelpflege», betrifft ein soziales System als Patientensystem und schließt die Pflege der Interaktionssysteme und des gesamten Familiensystems ein. Die Interaktionsebene bezieht sich auf Familienangehörige bzw. Subsysteme einer Familie (z.B. Eltern, Geschwister) und wie sie miteinander in Beziehung stehen und kommunizieren. Das Ziel hier ist die Förderung der Gesundheit des Systems durch besseres Verständnis der Interaktions- und Beziehungsqualität innerhalb der Familie und Klärung der Probleme, die aufgrund der Erkrankung eines Mitglieds zum Vorschein kommen bzw. sich verschärfen. Idealerweise trägt die Pflege dazu bei, dass im Patientensystem (Familie) die Verteilung der Pflichten zufrieden stellend und das Miteinander von gegenseitigem Respekt und Verständnis getragen wird.

Pflege, die auf die ganze Familie als Patientensystem eingeht, ist auf die Unterstützung gesunder Familienprozesse ausgerichtet. Sie beruht auf der Annahme, dass durch bessere Familienkongruenz auch die einzelnen Familienmitglieder Gesundheit finden. Dies basiert auf der systemischen Vernetzung und auf der Zuteilung von Rollen, die der Familie dienen, die aber zugleich auch die persönliche Kohärenz stärken.

Die höchste Ebene der familienbezogenen Pflege bewegt sich in der Umwelt, in der Zusammenarbeit mit unterstützenden Systemen in der Gemeinde, wie zum Beispiel Sozialämter, Kirche, Schule oder Arbeitsplatz. Das Ziel der Familie ist die Kongruenz mit ihrer Umwelt und das Beschaffen der nötigen Ressourcen von außen, um das System zu erhalten.

Das Einbeziehen der Familie in die «Einzelpflege» ist überall dort nötig, wo Angehörige nach der Krankenhausentlassung der Person für die Pflege mitverantwortlich sind. Die Pflegeplanung mit Familienangehörigen ist eine der wichtigsten Aufgaben in der ambulanten Pflege. Aber nicht immer ist das Potenzial vorhanden. In Situationen im Krankenhaus, dem Pflegeheim, der Klinik oder bei Hausbesuchen stellt sich oft heraus, dass eine Inkongruenz auf der Ebene des Familiensystems besteht, die einen negativen Einfluss auf alle Familienmitglieder ausübt. Dies geschieht in Situationen, in denen die gewohnten Anpassungshandlungen die Fähigkeit verlieren, das System zu erhalten. Die Zusammenarbeit in der Familie leidet, und schwere Konflikte entstehen. Die Familienmitglieder sind dann weder in der Lage, die Familie zu unterstützen, noch ihren eigenen Bedürfnissen nachzugehen. In solchen Situationen ist die Pflege der Familie angebracht. Der Pflegeprozess geht dieselben Schritte wie bei der «Einzelpflege».

Aufbau der Beziehungen

Der Ansatz der familien- und umweltbezogenen Pflege geschieht auf jener Ebene, auf der die Inkongruenz am stärksten spürbar ist. Der Ansatz im Interaktionssystem betrifft Situationen, in denen Schwierigkeiten mit Kommunikation, Entscheidungsfindung oder Anerkennung bestehen. Beispiele sind die Frau mit einem Partner in der Endphase seiner Krankheit, die alle Sorgen für sich behält, um den Mann zu beschützen, unter der Belastung jedoch sehr leidet; eine alte Frau, die sich ganz von ihrer Tochter abhängig fühlt und deshalb keine Entscheidungen über ihre Zukunft zu treffen getraut; ein an Diabetes erkranktes Kind, das gegen die Diät verstößt, um sich selbst zu behaupten, da die Mutter es dauernd kritisiert und seine Anstrengungen nicht anerkennt.

Einen Ansatz im gesamten Familiensystem erfordern Situationen, die alle Familienmitglieder betreffen. Es sind Situationen der Inkongruenz, die eine Anpassung der Werte und Einstellungen und damit eine Systemänderung verlangen. Die Pflege unterstützt hier den Prozess, der zu erneuter Kongruenz führt. Beispiele betreffen den Tod eines Familienmitgliedes, die Geburt eines behinderten Kindes oder die AIDS-Erkrankung eines Sohnes. Die Familie, die machtlos dem Schicksal ausgesetzt ist, kann, um ihr Gleichgewicht wiederzufinden, größeres Gewicht auf Spiritualität oder Wachstum legen. Die Familienmitglieder müssen sich mit dem Ereignis auseinandersetzen und ihre Werte prüfen. Durch die Kohärenz müssen sie sich wiederfinden, sich gegenseitig unterstützen und durch Systemänderung neue Werte als familieneigen integrieren. Energien müssen dazu freigelegt werden, um den Mitgliedern die Individuation zu ermöglichen, die ihnen über das Durchleben des Leides bzw. der Trauer zu neuen Lösungen verhilft.

Um Familien in diesem schwierigen Prozess zu unterstützen, muss die Pflegeperson ein Familiengespräch organisieren. Sie soll dazu alle Familienmitglieder einladen und ihnen dabei die Zusammenhänge der eigenen Betroffenheit erklären und aufzeigen, wie wichtig sie selber für die Lösung des Problems sind. Auch Kinder sind mit ihren aufrichtigen Antworten und frischen Ideen wertvoll (Stierlin, Rücker-Embden, Wetzel & Wirsching 2001; Boszormenyi-Nagy & Spark 2006), müssen aber altersgemäß einbezogen werden.

Während des Pflegeprozesses gliedert sich die Pflegeperson zeitweise als Subsystem der Familie ein und nimmt die Energien, Rhythmen und Muster in sich auf. Abwechslungsweise soll sie sich jedoch als außen stehende Beobachterin des Geschehens aus dem System bewegen. Außerdem bewegt sie sich, je nach Bedarf, vom Familiensystem zu einzelnen Personen, ohne dabei ihre objektive Identität zu verlieren. Eine Beziehung mit einer Familie zu erreichen ist ähnlich wie die Bindung mit einem Individuum. Bei Sitzungen mit der Familie muss die Pflegeperson zuhören und Anteil nehmen, statt Ratschläge zu erteilen. Sie muss sich selbst sorgfältig beobachten und hinterfragen, wie wohl sie sich selbst fühlt im Gespräch und als «Teil» der Familie. Sie ist die Spiegelung der Gefühle der Familienmitglieder in der ungewohnten Situation. Sich Zeit zu nehmen für ein scheinbar «belangloses» Gespräch und etwas Humor einzubringen ist wichtig, um die Spannung zu lockern. Wenn das innere «Barometer» Wohlbefinden anzeigt, ist die Bindung zufrieden stellend genug, um den Pflegeprozess einzuleiten.

Pflegeprozess

Wie beim Individuum gewähren sich eine Familie und die Pflegeperson gegenseitig Eintritt in ihre Welt. Die Welt der Familie ist sowohl das individuelle als auch das gemeinsame Erleben der Situation. Ansichten, die sich unterstützen, und andere, die sich gegenseitig widersprechen, kommen zum Ausdruck. Die Pflegende hört zu und nimmt die Dynamik, Koalitionen und Konflikte wahr. Schweigsame Mitglieder fordert sie auf, auch ihre Ansichten mitzuteilen und «Übergesprächige» bittet sie zuzuhören. Während sich das Gespräch vermehrt auf die problematische Situation bezieht, hört die Pflegende aufmerksam auf einzelne Interpretationen, stellt genauere Fragen und beginnt den Prozess der Datenerhebung.

Die Schritte des Pflegeprozesses sind die gleichen wie bei der Einzelperson:
1 – K – lassieren der systemischen Prozesse innerhalb der vier Prozessdimensionen
2 – O – ffen, in einfachen Worten die Theorie und die systemischen Prozesse erklären.
3 – N – achforschen, welche Änderungen stattfinden sollen
4 – G – utheißen und Fördern der geeigneten Handlungen
5 – R – epetieren und Verstärken der geeigneten Handlungen
6 – U – mlernen der unangebrachten Handlungen
7 – E – xperimentieren mit neuen Handlungen
8 – N – ützlichkeit und Erfolg der Änderungen prüfen
9 – Z – usprechen, ermuntern, loben.

Die strukturierte Datenerhebung und das Klassieren der systemischen Prozesse geschehen mit Bezug auf die vier Prozessdimensionen und nach Möglichkeit anhand des Diagramms. Dabei wird die Familie gefragt, wie sie nicht nur ihre täglichen Routinen, sondern auch die Probleme, die mit der schwierigen Situation zusammenhängen, meistert. Während des Gesprächs zeigt sich, welche Interaktionssysteme in der Familie von Wichtigkeit sind. Je nach Rolle und Aufgaben der

erkrankten Person innerhalb der Familie ist davon auszugehen, dass große Änderungen stattfinden müssen. Dementsprechend werden die nötigen Daten erhoben. In Tabelle 2 werden auf die Familie bezogene Themen vorgeschlagen.
Wieder sind diese Themen eine unvollständige Liste. In verschiedenen Fällen müssen sie erweitert, in anderen gekürzt oder übergangen werden. Die Liste dient als Leitfaden, um Verständnis für den Familienprozess zu erlangen. Die Datenerhebung geschieht anhand von strukturierten Familiengesprächen oder im informellen Umgang mit der Familie. Die Gespräche sollen zwar die Themen auf der Liste ansprechen, sollen aber den Familienmitgliedern die Gelegenheit geben, offen das zu erwähnen, was für sie von Wichtigkeit ist. Von jedem Individuum wird eine Einzelperspektive der Familie dargestellt, und es liegt an der Pflegeperson in Zusammenarbeit mit der Familie, die Gesamteinschätzung der Familiensituation (Familienperspektive) davon abzuleiten. Bausteine sind nicht nur gemeinsame Ansichten und Verständnisse, sondern auch Wertkonflikte und unterschiedliche Auffassungen.

Nun muss die Frage gestellt werden, wie die Einzelperspektive innerhalb der Familienperspektive zum Ausdruck kommen kann. Es gibt Situationen, in denen Bedürfnisse von Einzelpersonen maßgebend werden. Dies bedeutet, dass die Pflegende auch anlässlich der Datenerhebung ihre Position von der Systemebene der Familie auf das des Individuums und zurück verlagern muss. Praktisch bedeutet dies eine Verbindung der Themen der Tabellen 1 und 2 (vgl. S. 58 ff.). In einer Anamnese der Familie wird zeitweise, falls ein Problem eines Familienangehörigen angesprochen wird, zum systematischen Erfragen des Lebensprozesses dieses Individuums gewechselt, bis genug Daten vorhanden sind, um das Problem und seine Wirkung auf die ganze Familie verstehen zu können.

Die Prozesse der Datenerhebung und der eigentlichen familienbezogenen Pflege sind schwer auseinanderzuhalten. Die Datenerhebung, verbunden mit dem Aufbau der Familienperspektive in Bezug auf Ressourcen und Probleme, verleiht den Mitgliedern oft neues Verständnis ihres Verhaltens und ihrer Ansichten. Ein solches Verständnis dient als Grundlage zur gemeinsamen Systemänderung, in der sowohl Einzelbedürfnisse und -fähigkeiten als auch Familienziele berücksichtigt werden müssen. Damit sind die Vorraussetzungen geschaffen, dass der Familie die Theorie des systemischen Gleichgewichts erklärt werden kann. Die Erläuterung der Familienprozesse wird in das Gespräch über Familienressourcen und -probleme eingebaut mit der Absicht, ihre Situation zu überdenken und im Sinne des dritten Schrittes eigene Familienziele festzulegen. Die Pflegende denkt mit und stellt Fragen nach allfälligen Auswirkungen der vorgeschlagenen Änderungen auf die einzelnen Mitglieder und die Familie als Ganzes. Um die Ziele in ihrem Bewusstsein zu verankern, sollen sie genauestens besprochen und schriftlich festgehalten werden. Andere Möglichkeiten sind Zeichnungen, Rollenspiele oder ein bildliches Sichvorstellen von Symbolen für die Familie.

Tabelle 2: Befragungsthemen für die Informationssammlung bei Familien

Systemerhaltung Familiensystem	
Familienstruktur	• Mitglieder im Haushalt (in den Haushalten) • weitere Familienmitglieder/Bezugspersonen • Kinder • unterstützende Personen • Personen, die zur Last fallen
Wohnsitz(e)	• Ortschaft, Stadtviertel • Art von Wohnhaus, Wohnung • Lebensstandard • Einrichtung (Notdürftig? Zweckmäßig? Luxus?) • Dekoration, Symbole • Raum für Einzelne
Rollenstruktur	• Entscheidungen • Haushaltsarbeit • Finanzhaushalt • Kindererziehung • Disziplin und Konsequenz • Förderung der Gesundheit • Förderung des Umgangs mit Menschen • Förderung der geistigen Entwicklung • emotionelle Unterstützung • Pflege von Kranken/Alten/Behinderten
Lebensmuster	• Tagesablauf • Haushaltsroutine • berufliche Betätigungen • Entspannung, Vergnügen • religiöse Aktivitäten • gemeinsame Aktivitäten • individuelle Aktivitäten • Kommunikation • Tradition, Feste • Zeit- und Energieeinsatz für die Familie

Rhythmen	• Aktivität/Entspannung (Tagesrhythmus)
	• Schlafen/Wachen
	• Arbeit/Freizeit
	• Orientierung auf Vergangenheit, Gegenwart, Zukunft
	• Zeitplanung, Strukturieren
	• planlos, unstrukturiert leben
	• Entwicklungsstufen der Angehörigen
geistige Anregungen	• Kunst/Musik/Theater
	• Literatur
	• Diskussionen/Argumentationen (Wer? Wie oft?)
Erholung	• Einladungen/Zusammenkünfte
	• Alleinsein
	• Naturgenuss
	• Sport/Körperbau
	• Basteln/Hobbys
	• praktische Tätigkeiten
	• Fernsehen/Film
	• Spiel/Vergnügen
Praktizieren der Religion	• Art der Religion
	• religiöse Rituale/Feste
Problemsituation	• widersprüchliche Interpretation der Rollen
	• unterschiedliche Ansichten über Familienpflichten
	• widersprüchliche individuelle Lebensmuster
	• widersprüchliche Tagesrhythmen
	• entgegengesetzte Werte und Interessen
	• unflexible Lebensmuster (wenig Anpassung)
	• zu wenig Struktur/Organisation
	• zu viel Struktur/Organisation

2. Konzepte der familien- und umweltbezogenen Pflege

Systemerhaltung Interaktionssystem	
Struktur/Ziel	• Ziel, Nutzen der Bindung
	• Kriterien der Zugehörigkeit
Rollen/Lebensmuster	• Machtverteilung (Wer entscheidet was über wen?)
	• Verteilung der Verantwortung
Problemsituation	• fehlende Koordination
	• widersprüchliche Erwartungen
	• Abhängigkeit
	• Rollenzwang
	• Misshandlung
Kohärenz Familiensystem	
Verbundensein	• gemeinsame Familienidentität
	• Sorge um die anderen
	• Anschluss an die anderen
	• Energieeinsatz
	• Kommunikation (verstehen, sich zu verstehen geben)
	• Geborgenheit
	• Genuss von Kunst/Musik
	• Naturverbundenheit
	• Wertschätzung von Gegenständen/ Symbolen
	• Abhängigkeit/Unabhängigkeit
	• gemeinsame Interessen
	• gegenseitige Anteilnahme am Erleben der Umwelt
	• geteilte Ressourcen
Werte/Einstellungen	• geteilte Werte
	• Tradition/Kultur
	• Rollenverständnis
	• Rituale und Symbole der Familie vertreten

Problemsituation	• Ärger über ungerechte Erwartungen • Wertekonflikte • fehlende Toleranz • Ausnutzung • fehlende Loyalität
Kohärenz Interaktionssystem	
Vernetztsein	• emotionelle Bindung • Einverständnis mit der Rolle • gegenseitige Verpflichtung
Problemsituation	• Missverständnisse • unfreiwillige Unterdrückung der eigenen Bedürfnisse • Misshandlungen/Gewalt
Individuation Familiensystem	
Familie	• Förderung von Wachstum • Verständnis für unterschiedliche Auffassungen
neue Erfahrungen	neu erworbene Erkenntnisse durch: • Arbeit und Gestaltung • Ausbildung/Schule • soziale Aufgaben • politische Aktivitäten • sportliche/künstlerische Leistungen • Dienste für andere • Selbstentwicklung
Vernetztsein	Erkenntnisse durch: • mitmenschliche Beziehungen • Meinungsaustausch • Familienaufgaben • Selbstentwicklung
Austausch mit der Umwelt	Erkenntnisse durch: • Information • Literatur/Kunst/Medien • Reisen/Kulturen erforschen • Naturverbundenheit

Situationen	Erkenntnisse durch: • Alltag • menschliche Entwicklung • wichtige Erlebnisse • Krankheit/Leiden • Schicksalsschläge
Philosophie und Ideologien	Erkenntnisse durch: • Suche nach Sinn des Lebens • religiöse, philosophische Orientierungen • ideologische Bewegungen • Prüfung der Werte
Problemsituation	• keine Individuation • Bedrohung der Stabilität/Angst • Krisen • Sucht • Isolation
Systemänderung Familiensystem	
Wertänderungen	• situationsbedingte Änderungen • Änderungen in menschlichen Beziehungen • Rollenänderungen • Umweltänderungen • Wertänderungen in Angehörigen
Ressourcen für Anpassung	• flexible Ansichten/Lebenseinstellung • unterstützende Mitmenschen • starke Kohärenz • materielle Mittel • Bildung/Lernfähigkeit • bewährte Anpassungsstrategien • Glaube/Halt/Zuversicht
Probleme mit Systemänderungen	• unbeugsame Werte der Systemerhaltung • rigide Rollen und Einstellungen der Angehörigen • Verlust der Kohärenz und Selbstvertrauen • fehlende Individuation • Angst um die Stabilität • Inkongruenz mit der Umwelt/Mitmenschen

Mit den Punkten vier bis sieben des Pflegeprozesses werden Handlungen besprochen, welche die Mitglieder ihren Zielen näher bringen. Es geht hier um Verhaltensweisen innerhalb der vier Prozessdimensionen. Die Mitglieder einigen sich auf Handlungen, die in ihrer Situation angebracht sind, beibehalten oder verstärkt werden sollen. Diese sollen geübt und praktiziert werden. Ein Anfang kann schon während des Gespräches gemacht werden.

Hier kann es vorkommen, dass ein neues Kollektivverhalten einer oder mehrerer Personen benötigt wird. In solchen Fällen ist es angebracht, die Perspektive temporär auf die betroffene Person zu wechseln. Jede Person, von der verlangt wird, sich zu ändern und anzupassen, muss sich unterstützt fühlen und darf sich niemals als schuldig oder als Grund des Übels vorkommen. Dies geschieht durch Allparteilichkeit (Stierlin, Rücker-Embden, Wetzel & Wirsching 2001), ein Prozess, in dem die Pflegeperson die Problematik von allen Mitgliedern versteht und ihnen vermittelt, dass sie wertvolle Menschen sind. Es mag dabei nötig sein, dass die Pflegeperson für einzelne Familienmitglieder zeitweise Partei ergreift. Sie unterstützt verletzbare Personen durch ermutigende Worte und Gesten oder wechselt ihren Platz und setzt sich neben sie. Interaktionssysteme, zum Beispiel ein Ehepaar, werden dazu angehalten, ihre Kohärenz zu beleuchten. Die Mitglieder sollen sich ihre gegenseitigen Erwartungen im Sinne von Verhaltensweisen, Anerkennung, Unterstützung und gemeinsamer Zeit mitteilen und zusammen besprechen, welche Erwartungen der Realität entsprechen und in Ziele umgesetzt werden können.

Das Experimentieren mit neuen Verhaltensweisen kann durch Rollenspiel während der Besprechung geschehen. Anschließend werden die Angehörigen aufgemuntert, bestimmte Verhaltensweisen miteinander zu Hause weiterzuüben. Von größter Wichtigkeit dabei ist die Betonung des Positiven, nämlich der Gesundheit. Statt der Familie ihre Schwächen darzulegen, weist die Pflegeperson sie auf jene Prozesse hin, die erfolgreich zu gewünschten Zielen führen, und verleiht ihnen damit Mut und neues Selbstvertrauen. Die Pflegende muss sich dabei immer erneut bewusst werden, dass sich jede Familie mit ihrer schwierigen Lage bestmöglich und ihren Ressourcen entsprechend auseinandersetzt. Deshalb hinterfragt sie sich ständig selbst, damit sie keine Vorurteile über eine Familie entwickelt und der betroffenen Familie unreflektiert Ratschläge über das Verhalten von so genannten normalen Familien erteilt. Statt die Familie zu ändern, überlässt sie es den Mitgliedern, ihr System nach ihren Vorstellungen zu stärken. Daraus zieht sie auch einen persönlichen Nutzen, indem sie ihr eigenes Verständnis erweitert und neue Wachstumsmöglichkeiten innerhalb des Berufs erkennt. Spezifische Methoden einer solchen Pflege werden anhand der Beispiele später angeführt.

Falls die Möglichkeit besteht, sind mehrere Familiengespräche zu empfehlen, vor allem in der Langzeitpflege. Oft ist eine systemische Denkweise neu für die Familie. Wenn Angehörige Zeit haben, erste Schritte der Änderung mit Unterstützung der Pflegeperson zu gehen, nehmen sie bald erste Reaktionen wahr. Nach kurzer Zeit können solche Ergebnisse gemeinsam angeschaut und bewertet werden. Die Prüfung der Nützlichkeit der erprobten Handlungen und Anzeichen des Erfolges führen zu neuer Motivation.

Zusammenfassend hat die Pflege das Ziel, den Mitgliedern zu helfen, ihren gewählten Weg klarer zu sehen, ihre Ressourcen und Fähigkeiten zu erkennen und sich tatsächlich in Richtung ihrer Ziele zu bewegen. Die Rolle der Pflegeperson ist beratend, hinweisend und unterstützend.

Auflösung der Beziehungen

Meist ist die Beendung des Pflegeprozesses situationsbedingt. Auch wenn die Möglichkeit besteht, den Beratungsprozess über längere Zeit fortzusetzen, muss die Familie unabhängig bleiben. Im Unterschied zu einer Therapie ist die Pflege die Unterstützung des oft schon vorhandenen Gesundheitsprozesses. Dadurch bleibt die Familie während des ganzen Prozesses aktiv und bestimmt ihre Richtung selbst. Sobald die Familie versteht, wie sie selbst weitere Lösungen finden kann, kann sie selbstständig nach Gesundheit streben. Die Pflegeperson löst sich zu diesem Zeitpunkt aus dem temporären Interaktionssystem.

Je nach der Situation mag ein Erfolg der Pflege leicht zu erreichen sein, oder es braucht interdisziplinäre Unterstützung. Von großer Bedeutung für die Pflegende ist das Erkennen ihrer Grenzen. Wo bittere Anschuldigungen, offener Hass oder Hoffnungslosigkeit das Familiengespräch beherrschen, müssen andere Wege eingeleitet werden. Vielleicht gelingt es, solche Familien zu einer intensiven Therapie zu bewegen. Die Beurteilung der Einzelfälle beruht auf dem sachkundigen Erkennen der Fähigkeiten und Grenzen der Pflegenden.

Es kommt oft vor, dass Pflegende den Mut nicht aufbringen, sich an die Pflege der Familie zu wagen. Die systemische Pflege ist eine deutliche Erweiterung im Bereich der Gesundheitspflege. In der Zusammenarbeit erwarten sowohl Einzelpersonen als auch Familien ein offenes Ohr und schöpfen Mut, wenn ihre Anstrengungen anerkannt werden. Fragen über Diagnose, Krankheit und Pflege können sachlich beantwortet werden, wogegen Fragen über Verhaltensweisen oder Bewältigung von Problemen sowohl für Pflegepersonen als auch für Patienten zunächst ungewohnt, vielleicht auch unerwünscht sind. Die Entwicklung dieser Expertise erfordert aber Fähigkeiten, die von Grund auf mit Begleitung geübt werden müssen.

Folgt man oben genannten Grundsätzen mit dem Bewusstsein, dass die höchsten Ansprüche an die Pflegeperson von ihr selbst herrühren, ist ein Versagen kaum möglich. Dass sie vorübergehend Teil des Systems wird, kommt vor und ist wünschenswert. Als Teil des Systems bekommt sie Einblick in die Dynamik der Familie und erhält die Möglichkeit, Kontakte mit den einzelnen Mitgliedern herzustellen. Zudem lernt sie, dadurch ihre Grenzen zu setzen und sich wechselweise innerhalb und außerhalb des Systems zu bewegen (Stierlin, Rücker-Embden, Wetzel & Wirsching 2001). Sich aus dem System zu lösen, um die Aufgabe des Beobachtens anzunehmen, geschieht durch eine Pause in der Interaktion, eine sachliche Bemerkung oder eine sachliche Frage nach der Beurteilung des Geschehens.

Es gibt Familien, die überhaupt nicht auf die Pflege ansprechen. Dies sagt nichts über die Fähigkeiten oder Qualitäten der Pflegeperson aus und hat nichts mit einem etwaigen Versagen der Pflegeperson zu tun. Wahrscheinlich sind solche Familien noch nicht an einem Punkt angelangt, an dem eine Systemänderung wesentliche Erleichterung in einer schwierigen Familiensituation bringen würde. Manche Familien können das nötige Vertrauen nicht entwickeln, das für die Pflege notwendig ist. Pflegende, die trotzdem weiterhin ihre Offenheit und Bereitwilligkeit zum Zuhören an Einzelne und Familien signalisieren, werden oft zu einem späteren Zeitpunkt überraschenderweise erneut angefragt.

Zweiter Teil:

Einflussfaktoren im Familienprozess

1 Einführung

Die Familienstruktur, die Entwicklungsphasen der Familie und die Kultur sind drei wesentliche Einflussfaktoren, die das systemische Gleichgewicht beeinflussen und sich auf die Gesundheit der Familie und ihrer Mitglieder auswirken.

In diesem Teil wird kurz die historische Entwicklung der Familie aus soziologischer Sicht beschrieben. Dabei geht es nicht um eine vollständige Darstellung, wie sich die heutigen Familienformen aus dem Bürgertum entwickelt haben. Es geht vielmehr darum, Pflegende auf die historischen und sozialpolitischen Zusammenhänge aufmerksam zu machen und die Neugier zu wecken, sich nach eigenen Interessen weiter damit auseinanderzusetzen. Verschiedene Formen des Zusammenlebens werden vorgestellt und mit Beispielen veranschaulicht. In der Denkweise der Theorie des systemischen Gleichgewichts wird in diesen Beispielen die Wirkung der Einflüsse auf die Gesundheit der Familie hin analysiert. Die Beispiele wie auch die anschließenden Analysen sind unvollständig; sie sollen Anregung geben, eigene Beispiele nach der Theorie des systemischen Gleichgewichts zu analysieren.

2 Familienstrukturen

2.1
Vielfalt von Familienstrukturen

Dieses Kapitel beschreibt die heute anzutreffenden Formen des Zusammenlebens. Die Familienstruktur ist von besonderer Wichtigkeit für die Pflege, da sie niemals vom menschlichen System und dem Familiensystem getrennt werden kann. Die Struktur umfasst die Anzahl der Familienmitglieder, die Rollen- und Arbeitsverteilung, die Interaktionsmuster innerhalb der Familie und die Beziehungen der Familie zur Umwelt. Die Struktur ist in der Theorie des systemischen Gleichgewichts in der Dimension der Systemerhaltung eingebettet und trägt zu allen Prozessen, die Kongruenz anstreben, bei.

Die Datenerhebung für die Pflege einer Familie schließt die Untersuchung der Familienstruktur mit ein (siehe Tab. 2, S. 69 ff.). Die Struktur ist deshalb maßgebend, weil sie gewisse Familienprozesse erschwert oder erleichtert. Ob eine Familie jedoch ihre Kongruenz erfolgreich anstrebt oder nicht, ist nie allein auf die Struktur zurückzuführen. Andere, ebenfalls in der Systemerhaltung und Kohärenz verankerte Faktoren, wie zum Beispiel die Entwicklungsphase einzelner Mitglieder oder die prägende Kultur (siehe folgende Kap.), haben einen Einfluss auf den Prozess der Familie. Auch sind innerhalb jeder Struktur unzählige Arten von Familienprozessen möglich. Deshalb sollten Pflegepersonen vorsichtig sein, Familienstrukturen mit einem «Familienstereotyp» zu definieren. Dieses Kapitel soll den Leserinnen und Lesern anhand von Beispielen, die den Einfluss der Struktur auf gewisse Familienprozesse andeuten, zu einem besseren Verständnis der komplexen Prozesse verhelfen.

Familienstrukturen beziehen sich nicht nur auf Stabilität, sondern auch auf das Wachstum der Familie. Die historische Perspektive der Soziologie weist auf eine Evolution der Familienstruktur unter Einwirkung verschiedener Ursachen und deren komplexer Interaktion hin. Auch im Sinne der Theorie des systemischen Gleichgewichts, gemäß dem Prozess der Kulturtransformation (s. Zweiter Teil,

Punkt 4.1, S. 109), bedeutet Systemänderung eine Evolution, die durch die Interaktion der Familienmitglieder mit ihrer Umwelt oder durch Individuation ermöglicht wird. Die Individuation ist jedoch für die Ideale, die in einer Familie gelten, bedeutend. Diese sind wiederum von den Werten der Gesellschaft geprägt, denn das gesellschaftspolitische System hat sowohl ideologischen als auch ökonomischen Einfluss. Ein Blick auf den Werdegang des Familienideals macht dies besser verständlich.

In der Soziologie ist die historische Entwicklung der mitteleuropäischen Familie von großem Interesse. Die Wandlung der Familienformen während des 17. und 18. Jahrhunderts (Sieder 1987; Gugerli 1991; Lüscher, Schultheis & Wehrspaun 1990; Hennings 1995; Rosenbaum 1996; Hettlage 1998) sowie in neuerer Zeit (Gestrich, Krause & Mitterauer 2003) ist erforscht und ausführlich diskutiert worden. Bereits Messmer (1991, in Fleiner-Gerster et al., S. 56) fasst die Ergebnisse der historischen Demographie westeuropäischer Länder folgendermaßen zusammen: «Pro Ehe wurden fünf bis sechs Kinder geboren, die durchschnittliche Haushaltsgröße lag bei vier bis fünf Personen. Die Bevölkerung passte ihr Wachstum den knappen Ressourcen durch restriktives Heiratsverhalten und Geburtenkontrolle an.» Die Größe der zusammenlebenden Familie ergab sich unter anderem durch die hohe Sterblichkeit der Kinder, und nur jede zweite Person wurde 60 Jahre alt. Tyrell (1990) beschreibt in Lüscher, Schultheis und Wehrspauns Buch «Die Familie als Urinstitution», wie sich die bürgerliche Familie geradlinig über Jahrhunderte zur heutigen Kernfamilie entwickelt hat. Vor allem aufgrund von sozialen und ökonomischen Veränderungen durch die Industrialisierung haben sich Familien verkleinert (Rosenbaum 1996) und ihre Struktur durch das Abspalten der wirtschaftlichen Funktion vom Familienhaushalt vereinfacht (Hennings 1995). Die wohlhabende «bürgerliche Familie» des 18. Jahrhunderts soll sich dabei als vorherrschender Familientypus durchgesetzt haben. Dies ist insofern von Bedeutung, als die bürgerliche Familie bis in die heutige Zeit als Leitbild und Familienideal erhalten blieb. Gugerli (1991) beschreibt die familienzentrierte Politik des modernen Sozialstaates im 20. Jahrhundert. Das bürgerliche Familienbild erwuchs in der Schweiz aus dem protestantischen Milieu und wurde auch zivilrechtlich abgesichert. Die sozialstaatlichen Bemühungen setzten somit bei der Familie an und versuchten, mit diesem Instrument soziale Probleme zu mildern (Hettlage 1998).

Auf der Grundlage dieser Untersuchungen lässt sich die idealtypische Kleinfamilie wie folgt beschreiben: Sie schließt zwei Generationen ein. Ihre Lebens- und Wirtschaftsgemeinschaft ist durch strikt getrennte männliche und weibliche Rollen gekennzeichnet, wobei der Vater außerhalb des Hauses arbeitet und die Mutter den Haushalt und die Kinder versorgt. Die Stärke der bürgerlichen Familie des 18. Jahrhunderts sowie der Idealfamilie von heute beruht auf der ehelichen Beziehung und den Beziehungen zwischen Eltern und Kindern und der Abschaffung von Kinderarbeit. Diese Beziehungen stützten sich auf Liebe, Bindung und geschlechts- und altersspezifische Segregation. Als Oase in der kapitalistischen Umwelt erlaubt die Familie ihren Mitgliedern Spielraum und Möglichkeiten der Selbstverwirklichung. War noch vor kurzem die Kindererziehung die wichtigste Aufgabe der Mutter (Sieder 1987), ist jetzt festzustellen, dass sowohl die Mutter als auch die Vaterrolle einen zeitgeschichtlichen Wandel erfährt. Dieses liegt zum Teil an der gestiegenen Erwerbstätigkeit der Mütter und der damit verbundenen Rollendifferenzierung in den Familien von heute (Nave-Herz 2002). Erziehung ist und bleibt vordringlichste Aufgabe der Eltern und dient den Kindern als Weg zur Selbstverwirklichung (Sieder 1987).

Die Auffassung von einer linearen Entwicklung von der Großfamilie zur bürgerlichen Kernfamilie als idealer Endform hat sich jedoch historisch als mangelhaft erwiesen. Zum Beispiel ist man sich heute bewusst, dass es schon immer andere Familienformen gegeben hat, welche Historiker auf ihrer Suche nach verbindenden Elementen bewusst außer Acht ließen (Hettlage 1998). Auch wurde festgestellt, dass Familientypen je nach Bevölkerungsschicht, ökonomischer Situation oder räumlichen Bedingungen sowohl in der Vergangenheit als auch heute beachtliche Unterschiede aufweisen (Ley 1991; Lettke & Lange 2007).

Diese Befunde stimmen mit der Perspektive der Theorie des systemischen Gleichgewichts überein. Die Vernetzung der Familie mit der Umwelt prägt sie fortwährend, und die Veränderungen erfordern eine kontinuierliche Anpassung. Familien streben ihre Ziele auf verschiedene Weise an und reagieren verschieden auf ihre Umwelt. Die gleichen Umwelteinflüsse werden je nach Bevölkerungsschicht, Status, Religion, Beruf, kurz, je nach den Werten und Auffassungen, die in der Kohärenzdimension festgehalten sind, verschiedentlich interpretiert, integriert und verarbeitet. Entsprechend unterscheiden sich auch ihre Auswirkungen in den einzelnen Familien.

Systemisch gesehen hat sich der bürgerliche Familientypus als einer von vielen entwickelt, weil sich relativ homogene wohlhabende Familien in den Städten ähnlichen ökonomischen Bedingungen angepasst haben (Rosenbaum 1996). Der Familientypus wurde durch Erfolg gestärkt, da bürgerliche Familien Prestige und Status erwarben. Gleichzeitig wurden die grundlegenden Prinzipien der Kindererziehung, der Ehe und der Partnerschaft zum Gedankengut des Zeitalters der Aufklärung und schufen aus der bürgerlichen Lebensweise eine Ideologie (Sieder 1987; Hettlage 1998). Dieses Gedankensystem hat sich auch mit der Entwicklung der Wissenschaften zu einem überall vorhandenen ideologischen Leitbild weiterentwickelt, was dazu beigetragen hat, die gesellschaftliche Realität von Familien bis heute zu verklären, zu idealisieren und zu mythologisieren. Unterschiedliche Familientypen, die sich in einem anderen geographischen und ökonomischen Umfeld entwickelt hatten, wurden ebenfalls von diesem ideologischen Umweltsystem berührt und integrierten bürgerliche Ideale. Das von Wirtschaft, Politik und

Medien gestützte Familienverständnis und die damit verbundenen übergreifenden Normen beeinflussen und leiten familienbezogene Entscheidungen und Handlungen bis zum heutigen Tag (Sieder 1987; Hettlage 1998; Beck-Gernsheim 2000; Nave-Herz 2002).

Die «moderne Kernfamilie» ist der Familientyp, der die Struktur der bürgerlichen Familie übernommen hat. Aber auch die moderne Kernfamilie entwickelt sich weiter und passt sich immer neu dem politischen, wirtschaftlichen und juristischen Wandel an.

Neueste Ergebnisse der vielfältigen Weiterentwicklung werden unter dem Begriff «postmoderne Familie» zusammengefasst. In der Soziologie wird heute vielfach von einer «Pluralisierung der Familienformen» gesprochen. Fux (1994) bezieht das Phänomen der Vervielfältigung der Lebensformen insbesondere auf junge Erwachsene sowie auf spätere Lebensphasen. Beck-Gernsheim (2000) richtet ihren Blick auf die Frage, was nach der Familie kommt, und kommt zu dem Schluss, dass die Antwort ganz einfach ist: Die Familie wird nur anders und vielleicht sogar besser! Sie spricht von der Verhandlungsfamilie, der Wechselfamilie, der Vielfamilie, der Scheidungs- und Wiederverheiratungsfamilie oder der gleichgeschlechtlichen Familie. Auch wenn diese Aufzählung unvollständig ist, so zeigt sie doch die Spannbreite neuer Lebensformen. Beck-Gernsheim unterstreicht die Chancen, die darin für die Familie liegen, und widerspricht demzufolge, dass Auflösungstendenzen überwiegen. Auch Nave-Herz (2002) spricht sich für eine Pluralität der Lebensformen aus, bezieht in ihre Überlegungen zudem die Auswirkungen des Wandels der Familienstrukturen auf Erziehung und Bildung der Kinder ein. Dass dieser Wandel Auswirkungen auf nachfolgende Generationen haben wird, ist unvermeidlich. Unklar ist jedoch bisher, wie diese in Gänze aussehen werden. Für die Theorie des systemischen Gleichgewichts ist entscheidend, dass man heute von einer immer größeren Vielfalt von Familienformen ausgeht, die sich an ein immer vielfältigeres und kulturell unterschiedliches Umfeld anpasst. So umfasst die postmoderne Familie heute unter anderem kinderlose Ehen, so genannte Konsensualpartnerschaften mit oder ohne Kinder, die unverheiratet, aber eheähnlich zusammenleben, allein erziehende Eltern, wiederverheiratete Familien, sukzessive Polygamie, Wohngemeinschaften und erweiterte Familien, so genannte Patchworkfamilien. Diese Formen sind als Prozess aufzufassen, und sie weisen mit zunehmenden Einflüssen aus der Umwelt immer weniger Stabilität auf (Beck-Gernsheim 2000).

Eine Kategorisierung der familialen Vielfalt wird zunehmend schwieriger, und die Pflege fordert, dass jede Familie individuell betrachtet und verstanden wird. Wie zuvor erwähnt, sind Familien an ihren beobachtbaren Handlungen zu erkennen, die Aufschluss über ihre Ziele und ihre Kongruenz geben. Das Leitbild der idealen Familie, das bis heute von der Familienpolitik und den Medien vertreten wird, soll nicht als Stereotyp für die normale Familie gebraucht werden. Vielmehr soll sein Einfluss auf die Formation der Normen, Werte und systemerhaltenden

Strategien der Einzelfamilien und auf die durch entgegenwirkende Ideologien verursachten Konflikte genauestens untersucht werden. Auswirkungen auf die Familienmitglieder werden anhand von Beispielen erläutert.

2.2
Moderne Kernfamilie

Die Struktur dieser Familie wird hier bewusst vom Ideal der bürgerlichen Familie getrennt. Die Kernfamilie hat zwei Eltern mit ihren biologischen Kindern. Im deutschen Familienreport von 2009 wurde erstmals wieder von steigenden Geburtenzahlen und weniger Scheidungen berichtet (Bundesministerium für Familien, Senioren, Frauen und Jugend [BMFSFJ] 2009). Die Geburtenrate stieg von 2006 auf 2007 von 1,33 auf 1,37 Kinder pro Frau an und nahm erstmals seit 2004 wieder zu. Besonders zugenommen haben die Geburten von 2006 auf 2007 in der Altersgruppe der 27- bis 45-jährigen Frauen, dabei besonders stark in der Gruppe von 33 bis 37 Jahren, in den Jahren also, in denen die «Rush Hour» des Lebens zu Buche schlägt. Ein Grund dafür ist wohl in dem 2007 von der Bundesregierung eingeführten Elterngeld zu sehen, das Familien mit berufstätigen Eltern entlastet und es zunehmend Vätern ermöglicht, Elternzeit mit einem akzeptablen Verdienstausgleich wahrzunehmen. Zudem wurde von drei Viertel der Menschen angegeben, dass ihr wichtigster Halt die Familie sei (ebd.). Laut Mikrozensus des Statistischen Bundesamtes von 2007 leben 8,6 Millionen Ehepaare mit Kindern unter achtzehn Jahren in Deutschland (74 Prozent aller Familien) und machen damit die größte Gruppe der Familien mit Kindern aus (ebd.). Dabei hat mehr als die Hälfte der Familien lediglich ein Kind (53 Prozent) und elf Prozent mehr als drei Kinder (ebd.). In der Schweiz beklagte man dagegen 2004 die Geburtenrate von 1,37 Kindern pro Frau als Rekordtief. Sie stieg in 2007 ebenfalls leicht an und lag bei 1,46 Kindern pro Frau, wobei 83,8 Prozent aller Neugeborenen in eine eheliche Partnerschaft hineingeboren werden. Damit liegt die Rate von 16,2 Prozent unehelichen Kindern im europäischen Durchschnitt relativ niedrig, in Deutschland sind es 30 Prozent der Neugeborenen. Als Ursache für diesen Umstand macht man in der Schweiz eher pragmatische Gründe aus, da viele Bereiche des Lebens so vereinfacht und verbindlicher gestaltet werden können (Bundesamt für Statistik 2008). Diese Struktur selbst ist weder problematisch noch gesundheitsfördernd. Sie ist vielmehr unter den bestehenden Bedingungen vieler Familien die bestmögliche Form. Bei einer wesentlichen Änderung der Bedingungen wäre ein Kollaps der Struktur durchaus möglich. Welche Bedingungen die Struktur erhalten oder bedrohen, wird an einem Beispiel aufgeführt:

> Herr K. arbeitet als Korrespondent in einer Versicherungsgesellschaft. Frau K. hat eine Ausbildung als Verkäuferin gemacht. Vor der Heirat lebten Herr und Frau K. in einer Partnerschaft.

Das gemeinsame Einkommen gab ihnen die Möglichkeit, ihre Freizeit nach Wunsch zu gestalten. Die Entscheidung zu heiraten und Kinder zu haben, fiel insbesondere für Frau K. nicht leicht. Es bedeutete für sie Verzicht auf ihr Einkommen und die sozialen Kontakte zur Umwelt. Auf der anderen Seite konnte sie sich ein Leben ohne Kinder und Mutterrolle kaum vorstellen. Mit großer Freude gebar sie 30-jährig das erste Kind. Nach kurzer Zeit setzte ein Realitätsschock ein. Frau K. fand sich eingeschlossen im Haushalt und verlor den Anschluss an ihre Berufskolleginnen. Herr K. wollte sich, wenn er müde nach Hause kam, nicht viel mit dem Kleinkind abgeben. Er erwartete, von seiner Frau umsorgt zu werden. Auch die finanziellen Mittel waren knapper, und Luxus musste wegfallen. Um ihren Bedürfnissen nachzukommen, nahm Frau K. eine Teilzeitstelle als Verkäuferin an. Am Samstag übernahm Herr K. die Kinderpflege, und unter der Woche organisierte sie sich mit gegenseitiger Nachbarschaftshilfe. Dies ging gut, bis ungeplant das zweite Kind kam. Frau K. entschloss sich, auf die Arbeit zu verzichten, weil der Druck und die Schwierigkeiten die Vorzüge der Arbeit überschatteten. Sie vertiefte sich immer mehr in die Kindererziehung, förderte ihre Kinder bei den Hausaufgaben und bereicherte beide mit Freizeitbeschäftigungen. Frau K. fühlte sich verantwortlich für die Gesundheit der Kinder und ihre soziale Entwicklung. Herr K. spielte ab und zu mit ihnen und diskutierte abends mit Frau K., wie die täglichen Kinderprobleme gehandhabt werden sollten. Sie schätzte seine rationale Art, und er erlebte ein befriedigendes Familienleben.

Der Erfolg der Familie in dem Beispiel bezieht sich vor allem auf die Systemerhaltung und Kohärenz der Familie. Dabei sind Arbeitsteilung und geschlechts- und altersspezifisch bestimmte Rollen maßgebend. Der ausschlaggebende Faktor ist jedoch die Übereinstimmung der Familienorganisation mit den Werten und Erwartungen der Mitglieder. Die Übereinstimmung ermöglicht sowohl Kohärenz als auch die Individuation innerhalb ihrer zugeteilten Rollen. Eine befriedigende Organisation, welche die Struktur der Kernfamilie aufrechterhält, muss aber erarbeitet werden. Die Kernfamilie erlaubt viel Handlungsspielraum, der jedoch nur zum Zug kommt, wenn er mit den bestehenden Werten übereinstimmt.

In der Familie K. ist ersichtlich, wie sich nicht nur die beobachtbare Organisation der Familie, sondern mit der Entscheidung, Kinder zu haben, und später durch die Kinder selbst auch die Werte wandelten. Die ursprüngliche Partnerschaft basierte auf Gleichberechtigung der Geschlechter und der Selbstverwirklichung im Beruf. Ein Konflikt entstand aufgrund der Wertvorstellungen einer bürgerlichen Familie, die vermutlich schon die Kindheit von Herrn und Frau K. geprägt hatten. Der Zeitpunkt zum Kinderhaben wurde zwar hinausgeschoben, doch mit Mitte dreißig hatte Frau K. Angst, die Gelegenheit zum Kinderhaben zu verpassen.

Die darauf folgenden Jahre zeigten, wie die Familie K. versuchte, Gleichberechtigung und Elternrollen miteinander zu vereinbaren. Zuerst war ihre Strategie erfolgreich. Mit zunehmender Komplexität stützte sich die Familie auf die bürgerlichen Familienwerte. Vor allem Frau K. musste ihre Werte langsam ändern. Sie gab ihre Werte nach beruflicher Selbstverwirklichung zugunsten der Rolle als

Mutter auf und erkannte persönliche Befriedigung und Gesundheit darin. Einerseits hat Frau K. ihre ursprünglichen Ziele aufgeben, andererseits aber hat sie innerhalb ihrer Mutterrolle Individuation erfahren, und die Beziehung zu den Kindern wirkte sich positiv aus. Sie selbst erlebte Kongruenz, ihre berufliche Karriere außerhalb der Familie wurde weniger maßgebend und wäre für Frau K.s Gesundheit eher belastend. Dies muss allerdings nicht so bleiben, denn mit dem Größerwerden der Kinder mögen sich auch die Werte der Frau K. wieder ändern.

Herrn K.s Rolle als «Versorger» der Familie musste sich im Gegensatz zur Rolle seiner Frau wenig ändern. Seine Individuation bezieht sich vor allem auf Leistungen außerhalb der Familie. Allerdings hat er in der Familie die Vaterrolle im Lauf der Zeit zu seiner Befriedigung ausgebaut. Die Systemerhaltung der Familie schreibt ihm nun eine gewisse Verantwortung für die Kinder zu, durch die auch er sich bestätigt fühlt. Durch die Beziehung zu Frau und Kindern erlebt er nun vermehrt Individuation im Familienkreis.

Die Familienaufgaben werden von Familie zu Familie definiert. Meist werden sie in Haushaltsarbeit, Erziehungsarbeit und Erwerbstätigkeit außerhalb des Hauses aufgeteilt. In der Landwirtschaft mag die Aufteilung fließende Übergänge haben und für die Familie wichtige Vorteile bieten. Auch kommt es vor, dass Berufspartner gleichzeitig auch Ehepartner sind und eine Arbeits- und Haushaltsgemeinschaft führen, und die Fähigkeit eines Partners zur beruflichen Mitarbeit mag in gewissen Fällen bei der Partnerwahl in Erwägung gezogen werden.

Das Arbeitsfeld ist heute für Frau und Mann einer der wichtigsten Wege zur Individuation, während Kindererziehung, Haushaltsarbeiten und Gelderwerb zur Familienorganisation und damit zur Systemerhaltung gehören. Die Rollen der Familienangehörigen hängen von deren Wertvorstellungen, Belastbarkeit, aber auch von der Verfügbarkeit der Mitglieder und deren Fähigkeiten ab. So wäre Frau K. als Hausfrau und Mutter schwerer belastet, wenn sie noch Berufsarbeit leisten würde. Solange die Kinder zur Mithilfe zu klein sind oder ihnen Mithilfe wegen Schulverpflichtungen nicht zugemutet wird, bleibt die Last auf Frau K. liegen. Herr K. hat Bereitschaft gezeigt, neben seiner Erwerbstätigkeit bei der Kinderpflege nach seinen Möglichkeiten einzuspringen. Dafür ist es unerlässlich, dass Frau K. ihm die entsprechenden Fähigkeiten zutraut und bereit ist, ihm mehr Verantwortung zu überlassen. Das Beispiel illustriert das veränderte Bewusstsein und die Ansprüche der Frau. Dagegen sind die Wertvorstellungen über Familie und vollzeitige Erwerbstätigkeit des Mannes weitgehend dieselben geblieben.

Zusammenfassend ist die Struktur der Kernfamilie weder ideal noch problematisch. Die Mitglieder müssen in jeder Form des Zusammenlebens ihre Ziele und Werte durch Systemänderung, Kohärenz und Individuation erreichen. Gefahren, die die Kernfamilien bedrohen, sind Wertkonflikte. Lüscher (1991) und Hettlage (1998) schlagen deshalb vor, die Diskussion über die Familienformen zu differenzieren und das Bild der Familie vom «Ballast der Idealisierung» zu entlasten. Dies ist eine schwierige Aufgabe für ein System, dessen Erhaltung von nur zwei Erwachsenen abhängt. Durch Werte und Ansichten, die aufeinanderstoßen, wird die Familienkongruenz angegriffen und die Stabilität der Familie bedroht. Diese Gefahr ist beträchtlich, was an den hohen Scheidungsraten zu ersehen ist. Die Familie im Wandel kann nicht nur im Austausch mit befreundeten Familien diskutiert werden, eine sozialpolitische Diskussion in der Gesellschaft ist ebenso notwendig. Denn andere für die Familie bedeutende Systeme wie Ausbildungsinstitutionen, Berufswelt und Sozialversicherung basieren auf dem Bild der Kernfamilie mit Hausfrau und Familienernährer.

Als Letztes muss bemerkt werden, dass laut der Familiendefinition nach der Theorie des systemischen Gleichgewichts in der Tat nur wenige Familien als reine Kernfamilien betrachtet werden können. In der Datenerhebung für die Pflege muss die Familienstruktur definiert werden. Dabei ist nicht nur wichtig, wer innerhalb eines Haushaltes wohnt, sondern wer zum familiären Netz oder zu der erweiterten Familie gehört (Nave-Herz 2002). Ein solches Netz übernimmt oft Funktionen der Systemerhaltung und wird zu einem wichtigen Faktor für Stabilität in der Kernfamilie.

2.3
Familie mit einem allein erziehenden Elternteil

In Deutschland besteht beinahe jede fünfte Familie aus einem allein erziehenden Elternteil, wobei «allein erziehend» als ohne Partner oder Partnerin mit einem oder mehreren Kindern im Haushalt lebend verstanden wird (BMFSFJ 2009). Dieser Definition folgend leben 2007 1,57 Millionen Alleinerziehende, mit einem Frauenanteil von 90 Prozent, mit insgesamt 2,18 Millionen Kindern in dieser Familienform, was einem Anteil von 18 Prozent aller Familien entspricht (ebd.). 1997 waren es lediglich 14,2 Prozent. In den vergangenen zwei Jahren gab es sogar einen leichten Rückgang von 0,2 Prozent des Anteils Alleinerziehender. In der Schweiz zeichnet sich eine ähnliche Entwicklung ab. Hier sind besonders hohe Wachstumsraten der Alleinerziehenden in den städtischen Räumen zu verzeichnen. Die Zahl der Haushalte von allein erziehenden Eltern mit Kindern unter 16 Jahren hat sich im Vergleich mit allen Familien zwischen 1970 und 2000 von rund 36000 auf rund 90000, d.h. von knapp 5 Prozent auf 12,5 Prozent in diesem Zeitraum mehr als verdreifacht (Bundesamt für Statistik 2008). In der Schweiz sind ebenfalls knapp 90 Prozent der Alleinerziehenden Frauen. In Deutschland waren 42 Prozent der Alleinerziehenden zuvor verheiratet und sind nun geschieden, 17 Prozent leben in Scheidung und 5 Prozent sind durch den Tod des Partners/der Partnerin allein erziehend geworden (Statistisches Bundesamt, Mikrozensus 2007). Bei 5 Prozent der nicht verheirateten Paare trennte man sich während der Schwangerschaft (Schneider 2003).

Die Familienform «allein erziehend» ist allerdings nicht statisch, sondern einem dynamischen Prozess innerhalb der Lebensläufe unterworfen. Viele Alleinerziehende gehen neue Partnerschaften und Hausgemeinschaften ein. In Deutschland wünschen sich 83 Prozent ein Zusammenleben mit einem neuen Partner oder einer neuen Partnerin, nur 14 Prozent bevorzugen das Leben ohne neue Paargemeinschaft (Institut für Demoskopie Allensbach 2008). Eine neue Beziehung ist begehrt, denn eine Partnerschaft verspricht liebevolle Kommunikation und sexuelles Glück ohne langfristige Verpflichtung.

Fthenakis (1995, 1998) geht davon aus, dass seit der zweiten Hälfte der 1980er-Jahre Ehescheidungen vor dem Hintergrund eines «Family-Transitions-Ansatzes» zu verstehen und als ein möglicher Familienentwicklungsprozess in der Scheidungstheorie zu konzeptualisieren sind. Das nachfolgende Beispiel zeigt, wie die weitere familiäre Vernetzung bedeutend sein kann.

> Frau A. arbeitete als ungelernte Angestellte in einer Druckerei. Dort lernte sie ihren Mann kennen, den sie noch sehr jung heiratete. Sie hatten innerhalb von fünf Jahren drei Kinder, die Frau A. sehr viel bedeuteten. Es waren die Kinder, die ihr Kraft verliehen, wenn sie über ihren Mann verzweifelte. Schon bald nach der Heirat schenkte er der Familie wenig Aufmerksamkeit. Er ging seinen Interessen nach und verbrachte seine Freizeit mit Kollegen im Stammlokal. Herr und Frau A. stritten sich oft über finanzielle Nöte. Das bescheidene Einkommen reichte nicht für die Familie und die Bedürfnisse des Mannes. Frau A. entschloss sich nach sechs Jahren, wieder zu arbeiten, um den Familienunterhalt zu sichern. Glücklicherweise fand sie dank ihres guten Rufes in der gleichen Druckerei wieder eine Anstellung. Ihre Mutter hatte sich bereit erklärt, die drei Kleinen tagsüber gegen ein bescheidenes Entgelt zu übernehmen. Die Arbeit machte Frau A. Spaß, und sie war stolz, dass sie fähig war, ihre Probleme zu meistern. Als sie einige Male von ihrem betrunkenen Mann geschlagen wurde, entschloss sie auf Rat ihrer besten Freundin hin, sich trotz der Liebesbeteuerungen des Mannes scheiden zu lassen.
>
> Nach der Scheidung fühlte sie sich gestärkt und zuversichtlich, ihre Aufgaben zu bewältigen. Die Kinder erlebten keinen Luxus, aber sie waren selbstständig, hilfsbereit und offen. Frau A. war vorsichtig mit weiteren Beziehungen. Die Verantwortung für die Kinder wollte sie niemals einem anderen Mann übergeben. Sie bahnte zwar zweimal eine neue Beziehung an, beendete sie aber nach kurzer Zeit, als sich herausstellte, dass die Männer versuchten, sie auszubeuten. Ihre Freundin, mit der sie Freud und Leid teilte, verhalf ihr immer wieder zu Mut, selbstständig zu sein und auf sich selbst zu vertrauen.

Das Beispiel von Frau A. zeigt, dass eine alleinstehende Frau mit Kindern Schwierigkeiten zu überwinden hat, die in einer Kernfamilie ebenfalls enthalten sind. Frau A. gehört einer unteren sozialen Bevölkerungsschicht an. Dies bietet ihr den Nachteil der Finanzknappheit mit wenig Möglichkeit auf eine weitere Ausbildung. Andererseits verlieh ihr ihre eigene Familie eine stützende Struktur, um ihr Familienleben erfolgreich zu gestalten.

Die Familie der Frau A. umschloss ihre Eltern und Geschwister mit ihren Kindern und dazu ihre Freundin, die für sie in der Systemerhaltung eine entscheidende Rolle spielte. Auch die Wohnung ihrer Eltern war eine Ausdehnung von Frau A.s eigenem Haushalt. Sie war ein Treffpunkt, wo die Geschwister und Familien häufig ein und aus gingen, wo man sich über Neuigkeiten informierte und, wenn nötig, Hilfe fand. Die Organisation der Familie war auch nach der Scheidung kein Problem, und die Kohärenz wurde durch die erweiterte Familie aufrechterhalten.

Die offene Struktur der Familie von Frau A. unterscheidet sich wesentlich von einer abgekapselten Kernfamilie. So ist es auch zu verstehen, dass Frau A. die Persönlichkeitsentwicklung der Kinder als weniger wichtig betrachtet. Ihre Kinder sollen Zusammengehörigkeit erleben und lernen, wie man sich im Leben durchbringt. Elternberatung ist für Frau A. bedeutungslos – man soll die Kinder nehmen, wie sie sind. Diese Denkweise schützt Frau A. vor Schuldgefühlen, die sie unweigerlich verspüren würde, wenn sie die bürgerlichen Familienwerte zu sehr in ihr Wertesystem integriert hätte. Ihre geistige Anregung und Individuation erlebt Frau A. durch ihre Arbeit und im Austausch mit ihrem Freundeskreis. Dabei ist anzunehmen, dass ihre Ansprüche auf intellektuelle Stimulierung gering sind.

Die Scheidung der Frau A war viel weniger schwierig zu bewältigen, als dies in einer traditionellen Kernfamilie der Fall gewesen wäre. Erstens waren Frau A.s Enttäuschungen über die gescheiterte Beziehung weniger groß, weil ihre Ansprüche an die Beziehung allgemein nicht sehr hoch waren. Eine Scheidung wurde deshalb auch nicht als persönliches Versagen ausgelegt. Zweitens kam sich Frau A. nie isoliert vor. Der Erfolg einer allein erziehenden Familie hängt davon ab, ob der Elternteil eine befriedigende Individuation erreicht. Hier führen hohe Ansprüche auf ein ausgefülltes Leben zu häufigen Enttäuschungen, was Frau A. erspart blieb. Zur Ergänzung der Elternrolle ist es wichtig, dass der alleinstehende Elternteil sich zusätzlichen Aufgaben, Interessen oder Beschäftigungen widmet, die ihn mit der Umwelt verknüpfen und Befriedigung bringen.

Zusammenfassend weist das Beispiel auf Faktoren hin, die maßgebend sind für die Gesundheit der allein erziehenden Familie. Es zeigt sich, dass eine Vernetzung mit der erweiterten Familie und, falls dies nicht möglich ist, ein soziales Unterstützungsnetz von größter Wichtigkeit sind. Dies erlaubt dem Elternteil, seine Bedürfnisse nach Individuation zu erfüllen. Für die Gesundheit der Kinder ist die Kongruenz, vor allem in der Dimension Stabilität, bedeutend. Die Ein-Eltern-Familie belastet die Gesundheit, wenn der Weggang des Elternteils als großer Verlust beurteilt wird.

2.4
Wiederverheiratete Familie

Diese Familienstruktur betrifft etwas weniger als 50 Prozent der vorerst geschiedenen Familien. Es sind vorbestehende Familien, die miteinander eine neue Lebensgemeinschaft eingehen. Darunter gibt es verschiedene Typen: Beide Ehepartner können kinderlos sein. Meistens aber hat mindestens ein Elternteil biologische Kinder. Der andere Elternteil mag kinderlos sein, eigene Kinder in die Ehe mitbringen oder Kinder haben, die den Großteil ihres Lebens mit dem Elternteil verbracht haben. Zusätzlich zu den in die Ehe gebrachten Kindern können die neuen Ehegatten noch ein oder mehrere gemeinsame Kinder haben.

In all diesen Familienformen handelt es sich um die Vereinigung zweier Familien. Beide sind bestrebt, ihre Familienprozesse und Lebensmuster in verbesserter Form in einem neu geschaffenen System zu vereinen. Ähnlich wie bei einer Erstheirat müssen unterschiedliche Werte, Einstellungen und Verhaltensweisen aufeinander abgestimmt oder miteinander vereinbart werden. Oft ist die strukturelle Komplexität der neuen Familie problematisch und führt zu konfliktgeladenen Beziehungen der Kinder mit abwesenden Eltern, der Stiefgeschwister untereinander, der Kinder mit den Stiefeltern oder auch der Familie mit den Großeltern.

Eine gesunde Familie in dieser Komplexität aufzubauen, erfordert viel Geduld, Arbeit und große Flexibilität.

Herr W. ist Informatiker bei einer Bank und hat eine Tochter, für die er die Verantwortung mit seiner ersten Frau teilt. Sie ist vierzehn Jahre alt und verbringt jedes Wochenende und die Schulferien mit Herrn W. Neuerdings teilt sie ein Zimmer mit der zwölfjährigen Tochter der zweiten Frau von Herrn W. Der erste Mann von Frau W. ist vor zehn Jahren nach Australien ausgewandert, bezahlt der Familie keinen Unterhalt und lässt nichts mehr von sich hören. Frau W. hat sich notgedrungenerweise selbstständig gemacht und arbeitet jetzt vollzeitig in einem Reisebüro. Die beiden lernten sich auf einer Reise kennen und entschieden sich, zu heiraten und nach ihren Enttäuschungen ihr Leben gemeinsam aufzubauen. Die Tochter von Frau W. hat sich mit der neuen Situation leicht abgefunden. Sie ist glücklich, endlich einen Vater zu haben. Herr W., dessen Büro nicht weit von zu Hause entfernt ist, verbringt die Mittagszeit regelmäßig mit ihr, da Frau W. nicht von der Arbeit weg kann. Die zwei genießen die gemeinsame Zeit.

Die Tochter des Herrn W. kann dagegen ihre neue Stiefmutter nur schlecht akzeptieren. Sie ist nur ein temporäres Mitglied der neuen Familie. Nach der Scheidung hatte sie sich sehr eng an ihren Vater angeschlossen. Er war nachlässiger und verständnisvoller als ihre Mutter und verwöhnte sie oft, wenn sie ihm ihre Wünsche mitteilte. Im neuen Familienhaushalt fühlt sie sich nicht wohl. Sie teilt Frau W. mit, dass sie ihre Regeln nicht akzeptiere, da ihre Mutter es nicht so mache. Sie neckt und belästigt die kleinere Stiefschwester. Disziplin ist schwierig. Frau W. kann ihre Stieftochter nicht in die Zusammenarbeit einbinden, ohne Wutanfälle zu riskieren. Sie überlässt dies ihrem Mann. Schlechtes Betragen wird oft übergangen, um keine Schwierigkeiten zu erregen. Allerdings kann dies nicht zu weit geführt werden, denn die kleine Tochter entrüstet sich über die Ungerechtigkeit. Seit einem Monat, da alle Gespräche in der Familie erfolglos verliefen, gehen Herr W. und seine Tochter in die Psychotherapie. Seit einem Gespräch, zu dem auch die erste Frau des Herrn W. herbeigezogen wurde, scheint die Spannung etwas gewichen zu sein. Herr und Frau W., obschon ihre neue Familie ihre Erwartungen oft nicht erfüllt, fühlen sich gestärkt und wollen zusammenbleiben. Kontakte mit der erweiterten Familie haben sie bis auf weiteres bewusst beschränkt. Die Großeltern scheinen sich noch nicht ganz mit der neuen Lösung abgefunden zu haben und fördern bei den Kindern Misstrauen und Ärger.

Probleme in der Art dieses Beispiels sind fast unumgänglich.

Die erste Aufgabe eines solchen Ehepaares ist die Stärkung der Kohärenz. Herr und Frau W. haben sich regelmäßig Zeit für Diskussionen genommen. Sie haben sich über verschiedene Auffassungen ausgesprochen, was die Disziplin der Kinder betrifft. Der Schlüssel zum Erfolg in der Bewältigung stets neuer Probleme ist ihre unentwegte Suche nach neuen Lösungen und Kongruenz. Statt die Tochter zu zwingen, ihr Verhalten zu ändern, haben die zwei Eltern ihre Bereitschaft gezeigt, ihr eigenes System auf das der Tochter einzustellen, um Kongruenz zu erreichen. Dieser Prozess der Spiritualität ist schwierig und braucht viel Geduld. Fehler werden unweigerlich begangen, aber durch die Aussprachen der Eltern wird ein Erfolg mit der Zeit sichtbar werden.

Eine neue Systemerhaltung kann in solchen Familien meist nur durch Systemänderungen geschehen. Flexibilität ist erforderlich, um sich von alten Werten zu lösen; der Prozess der Anpassung ist oft schmerzhaft. Erwartungen an Harmonie und Zuneigung treffen nicht ein, und ein guter Wille reicht nicht aus, um verletzte Kinder und Erwachsene nach der erlebten Krise emotional zu unterstützen. Die erweiterte Familie kann in gewissen Fällen herangezogen werden, um die Aussprache über Probleme zu erleichtern. Oft aber sind auch solche Beziehungen problembeladen. Großeltern zum Beispiel, die alte Wunden immer wieder öffnen, sind in der Lage, Fortschritte zunichte zu machen.

2.5
Alternative Familienformen und Alleinstehende

Unter diesem Titel werden weitere Familienformen beschrieben. Diese alternativen Familientypen werden durch demographische, wirtschaftliche und zwischenmenschliche Tendenzen geprägt. Dabei ist zu betonen, dass Formen wie der Einpersonenhaushalt, die Partnerschaft oder die zweckbedingte Kollaboration meist nicht eine in sich abgeschlossene Familienstruktur darstellen. Sie sind vorübergehende oder permanente Lösungen, die selbst- oder fremdbestimmt sein können. Wirtschaftliche, soziale oder interpersonelle Faktoren beeinflussen die Vielfalt des Zusammenlebens.

Man spricht heute von einer nicht nur absoluten, sondern auch relativen Zunahme an Menschen in Einzelhaushalten, die zurzeit in Deutschland 38,7 Prozent aller Haushalte ausmachen (Statistisches Bundesamt 2007). Viele dieser Einzelpersonenhaushalte bilden die unter 30-jährigen erwerbstätigen Einzelpersonen und die über 60-Jährigen. Ältere Leute wollen allein haushalten, um Autonomie zu bewahren. Sie lieben ihr Heim und wollen ihrer Familie nicht zur Last fallen. Wirklich allein sind sie jedoch kaum, denn sie bleiben in einem Geflecht von Bekannten und Verwandten eingebunden. Sofern sie in der Nähe wohnen, sind viele dieser Kinder, meistens Töchter oder Schwiegertöchter, bemüht, ihre Eltern bzw. Schwiegereltern zu unterstützen, oder sie bemühen sich darum, Sozialdienste in der Gemeinde zur Unterstützung für die zunehmend abhängige Person zu engagieren. Manchmal gehören auch Nachbarn, die regelmäßig ihre Hilfe der hilfsbedürftigen Familie anbieten, zu diesem Netz. Ein solches Netz stützt sich auf liebevolle Verbindungen oder ein Gefühl der Verpflichtung, erstreckt sich zwar über mehrere Haushalte, aber umfasst wie eine Großfamilie mehrere Generationen, die sich zum Zweck der Lebenserhaltung zusammenspannen. Solche Familien haben viele Vorteile, aber nur dann, wenn sie einer für alle gerechten Arbeitsteilung unterstellt sind. In Situationen, in denen die Systemerhaltung von einer Person abhängt, mag es Schwierigkeiten geben, wenn diese überlastet ist; meist handelt es sich um die älteste oder die unverheiratete Tochter. Man spricht hier von der «Sandwich-Generation», die Verpflichtungen gegenüber der älteren und jüngeren Generation zu erfüllen hat und dabei weder Energie noch Zeit aufbringen kann, den eigenen Bedürfnissen Rechnung zu tragen (Künemund 2002).

Die bürgerliche Ideologie und die wirtschaftliche Entwicklung verlangen von den Jugendlichen eine lange Ausbildung, bevor sie finanziell selbstständig sein können. Dies bedeutet eine große Belastung für die Familie während der Jahre, in denen die Jungen lieber ihre Selbstständigkeit anstreben. Die Heranwachsenden entziehen sich der elterlichen Kontrolle mehr und mehr, beanspruchen aber gleichzeitig die Familienressourcen, um ihrer Meinung nach standesgemäß zu leben (Lempp 1993). Durch den Wohlstand hat sich eine neue Familienstruktur entwickelt, in der die Jungen ihre eigenen Haushalte unterhalten, allein, in Partnerschaft oder in Wohngemeinschaften mit Altersgenossen. Die Beweggründe des nicht-verwandtschaftlichen Zusammenlebens sind die gemeinsame Betroffenheit, wie zum Beispiel Ausbildung, Lebensphase, Ideologien u.a. Solange die Jugendlichen in der Ausbildung sind, wird die elterliche Abhängigkeit oft in loser Form aufrechterhalten. Die Mutter wäscht, erledigt die finanziellen Angelegenheiten und steht mit Ratschlägen bei. Diese Bindung an die Eltern ist eine Abhängigkeit, oft verbunden mit einer starken emotionalen Zuneigung. Diese Lösung, sofern sie finanziell zu verantworten ist, wirkt den natürlich auftretenden Konflikten der Autonomie entgegen, indem sich die Jugendlichen der direkten Kontrolle der Eltern entziehen und sich die Eltern dank der fortwährenden Abhängigkeit ihrer Kinder eine Zwischenstufe vor dem völligen Loslassen geschaffen haben.

Eine weitere Alternative ist die zweckbedingte kollaborative Familie. Das ist eine auf Ideologie oder Religion basierende nicht-verwandtschaftliche Wohngemeinschaft, die in den späten 1960er-Jahren zum Ziel hatte, die gesellschaftlichen Strukturen aufzulockern. Aus gesellschaftskritischen Gründen versuchten die Menschen, sich von der bürgerlichen Kernfamilie abzugrenzen. Die heutigen kollaborativen Formen kommen oft aus finanziellen Motiven zustande, die Qualität der menschlichen Beziehungen ist jedoch von gleicher oder sogar höherer Bedeutung. Beispiele von Kollaborationen sind die zuvor beschriebenen Jugendlichen in der Ausbildung, die als Sparmaßnahme eine Wohnung teilen; zwei alleinstehende Mütter, die ihre Ressourcen zusammenlegen; zwei Homosexuelle, die sich als Familie zusammenschließen; zwei oder mehrere junge Leute, die ihrer Familie entflohen sind, um den misslichen Verhältnissen zu entrinnen; zwei obdachlose Menschen, die zwar an verschiedenen Orten Unterschlupf suchen, sich aber regelmäßig treffen und ihr kärgliches Geld miteinander teilen. Einsame Menschen, die nie zu einer kongruenten Familie gehört haben oder die Familie aus irgendeinem Grund verloren haben, können durch eine Kollaboration ihre Familie ersetzen. Andere Mitglieder einer Kollaboration erhalten ihre Verbindung mit der Ursprungsfamilie oder anderen Bezugssystemen.

In der Pflege wird diese Familienform wie andere als Familiensystem bewertet, dessen Mitgliedschaft, komplexe Rollen und Beziehungen im Innern der Kollaboration und Verbindungen zu erweiterten Bezugssystemen zuerst erfragt wird. Daraufhin wird untersucht, ob ihre Struktur und Organisation ihr Fortbestehen gewährleistet (Systemerhaltung), ob sich die betreffenden Menschen als kohärente Einheit definieren (Kohärenz), ob sie durch diese Bindung die Sicherheit und den Mut finden, sich selbst zu entfalten (Individuation), und ob die Kollaboration flexibel genug ist, um auf die Bedürfnisse und Situationsänderungen der Mitglieder einzugehen (Systemänderung). Kurz, die Gesundheit der Familienprozesse wird eingeschätzt.

Zusammenfassend muss bemerkt werden, dass alle besprochenen Familienstrukturen von Pflegenden auf diese Weise bewertet werden sollen. Die Struktur umfasst alle Personen, die zum Wohlbefinden des Individuums und der Familie beisteuern oder sie beeinträchtigen. In der Arbeit mit Familien ist deshalb die erweiterte Vernetzung, die Stabilität und Qualität der Beziehungen wichtiger als die Struktur des Haushaltes.

Jede Isolation eines Individuums sowie einer Familie birgt Gefahren. Die Bedürfnisse dieser Menschen nach Vernetzung können auf diese Weise nicht erfüllt werden, und die Isolation muss im schlimmsten Fall durch eine Institution oder Heim behoben werden. Probleme dieser Art sind häufig: vernachlässigte Menschen, isolierte Migrantinnen und Migranten, Drogensüchtige, geschiedene Väter, Menschen in Institutionen, Familien von Alkoholikern und viele mehr. Einsame Menschen suchen Hilfe wegen körperlicher Probleme, können jedoch kaum gesund werden ohne Anschluss an ein gesundes Bezugssystem.

Die Familienstrukturen sind hier im Zusammenhang mit der historischen Entwicklung der Familie und einflussreichen demographischen und sozialen Faktoren anhand von Beispielen besprochen worden. Vor allem wichtig in Bezug auf die Pflege ist das immer noch in der Gesellschaft vorherrschende und prägende Familienideal. Pflegende sollten sich davor hüten, alternative Familienformen mit diesem Ideal zu vergleichen und auf der Basis traditioneller Normen zu bewerten. Alle Beispiele beziehen sich auf gesunde Familien, die bestrebt sind, Kongruenz zu gewinnen. Die Gesundheit dieser Systeme beruht auf der Flexibilität, sich immer neu anzupassen und dabei die Bedürfnisse der Mitglieder zu respektieren. Dies zeigt, dass nicht die Struktur der Familie, sondern die Prozesse ausschlaggebend sind. Die Einflüsse der Familienstruktur auf die Prozesse, die zur Gesundheit führen, müssen gut verstanden werden, um die Situation einer Familie oder eines kranken Familienmitgliedes zu analysieren und Stärken sowie Probleme des Systems zu erfassen. Dieses Verständnis dient als Basis zur holistischen, umfassenden Pflege, die in den späteren Kapiteln weiter beschrieben wird.

3 Entwicklungsphasen der Familie

3.1 Entwicklungsphasen im Überblick

Bei der Entwicklung der Familie geht es um die Anpassung der Familie an die Entwicklungsphasen der Mitglieder. Dabei muss man sich im Klaren sein, dass das Verständnis der Entwicklung der Familie und der Beziehung der Familie zu Kindern und Erwachsenen in verschiedenen Entwicklungsphasen keineswegs einheitlich ist. Das Verständnis der Familienentwicklung ist vom jeweiligen gesellschaftlich vorherrschenden Zeitgeist gekennzeichnet. Die Familienstruktur und die von der jeweiligen Gesellschaft befürworteten Prozesse beeinflussen die Art und Weise, wie Bedürfnisse der Familienmitglieder verschiedenen Alters befriedigt werden können. Zum Beispiel beschreibt Rosenbaum (1996) in krassem Gegensatz zu der heutigen auf das Kind orientierten Kernfamilie die historische Bauernfamilie des 17. und 18. Jahrhunderts, in der Kinder als unfertige Erwachsene angeschaut wurden, die langsam zur Arbeit und Mithilfe in der Produktion erzogen wurden. In gleicher Hinsicht spricht Sieder (1987) von einer durch die hohe Kindersterblichkeit hervorgerufenen Gefühlsdistanz der Eltern zum Kind. Er ist der Ansicht, dass sich die eigentliche Mutterliebe erst dank weniger harscher ökonomischer Bedingungen und der bürgerlichen Familienstruktur entwickeln konnte.

In der heutigen Zeit ist die Förderung der Persönlichkeit des Kindes zu einer der Hauptaufgaben der Familie geworden. Das Wohlbefinden, die Selbstständigkeit des Kindes, ist ein zentrales Anliegen der Erziehung. Familien werden vom Staat unterstützt und wenn nötig unter Druck gesetzt, für die Kindererziehung zu sorgen (Vinken 2007). Bei den Bemühungen einer «Politik für die Kinder» (Lüscher 1991) sollen sich die Eltern an ihren Kindern freuen können, ihnen eine behütende Lebenswelt schaffen, damit sich die Kinder entwickeln und entfalten können. Gesellschaftspolitisch gesehen hat Kindererziehung den Auftrag, Werte und

Normen der in der Gesellschaft vorherrschenden Kultur zu vermitteln, wobei in den letzten Jahrzehnten eine Veränderung des Erziehungsverhaltens, weg von Ge- und Verboten hin zu mehr Handlungsspielraum und Entscheidungsmacht für Kinder, zu verzeichnen ist, mit dem Ziel «Erziehung zur Selbstständigkeit» und damit zu einer verantwortungsbewussten Person (Nave-Herz 2002). Dazu werden Eltern Beratungen angeboten, und sie werden mit Information über die Medien versorgt. In Kursangeboten mit Beratung und pädagogischem Spielzeug werden sie dazu aufgefordert, ihr Kind zu einer autonomen Persönlichkeit zu erziehen. Vertreter des Staates und der Sozialberufe sind bemüht, Lücken zu überbrücken und bedürftige Familien zu den gesellschaftlichen Normen hinzuführen. Damit hat die Familienpolitik erste Erfolge über alle sozialen Schichten hinweg geerntet (Berger & Berger 1983; BMFSFJ 2009). Die Förderung des Kindes stellt hohe Ansprüche an die Familie: Sie hat sich dem wachsenden Kind anzupassen und muss die Familienprozesse immer neu auf die Entwicklungsphase des Kindes einstellen, ohne dabei die Beziehungen der Erwachsenen zu beeinträchtigen. Dies wird besonders schwierig, wenn Kinder mit großen Altersunterschieden oder andere Erwachsene der älteren Generation berücksichtigt werden müssen. Fux (1994) stellte in seiner Untersuchung in der Schweiz fest, dass die derzeitige Familienpolitik vermehrt die Frage nach der besseren Harmonisierung von Beruf und Familie diskutieren sollte. Seit 2007 startet die Bundesregierung in Deutschland mit der Einführung des Elterngeldes und den Ausbau von Kinderbetreuungsplätzen einen Versuch in diese Richtung, um dem Nachholbedarf in Deutschland diesbezüglich entgegenzuwirken (BMFSFJ 2009).

Zur zielbewussten Unterstützung war das Modell zum Familienzyklus von großem Nutzen; die Konzepte wurden von Glick (1947) aus Amerika eingeführt und weiter ausgebaut. Laut Glick hat die Familienentwicklung sechs Phasen: Gründungsphase, Erweiterungsphase, Phase der abgeschlossenen Erweiterung, Schrumpfungsphase, Phase der abgeschlossenen Schrumpfung (leeres Nest) und Auflösungsphase. Diese Phasen beschreiben die Aufgaben der Ehepartner in Bezug auf Eheschließung und gegenseitige Anpassung, Zeugung und Erziehung der Kinder, Vorbereitung der Kinder auf ein selbstständiges Leben, Loslassen der Kinder, Alleinleben der Ehepartner und Auseinandersetzung mit der Sterblichkeit. Der Familienzyklus war auf die Normen der bürgerlichen Idealfamilie abgestimmt und von großer Nützlichkeit. Anhand demographischer Daten und Tabellen konnten mit den Eltern die Längen der Phasen berechnet werden, und sie erhielten dementsprechend phasenspezifische Beratung.

Obschon diese Phasen mangels eines besseren Entwicklungsmodells auch heute noch berücksichtigt werden, müssen sie kritisch betrachtet werden (Diekmann & Weick 1993). Als Erstes ist das Modell nur schwer auf Familienformen, die von der Kernfamilie abweichen, anzuwenden. Zudem verlaufen die Phasen nicht schematisch. Sie vermischen sich oder treffen zu anderen Zeitpunkten ein. Zum Beispiel können in wiederverheirateten Familien die Altersunterschiede der Kinder beträchtlich sein. Letzten Endes besteht wenig Einverständnis über das, was Kinder wirklich brauchen. Konsens unter Sozialwissenschaftlern existiert nur in Bezug auf selbstverständliche Bedürfnisse des Kindes, wie Schutz gegen Gefahren, Nahrung, Behandeln von Krankheiten und Ermuntern zum Lernen. Bedingungen dazu sind eine stabile Familienstruktur, Fürsorge und Liebe (Berger & Berger 1983). Spezifische Handlungen werden empfohlen, ohne Rücksicht auf die Vielfalt der Familien; damit werden Normen ohne ihre Überprüfung fixiert.

In Anbetracht dieser Schwierigkeiten geht es in diesem Kapitel nicht darum, die besten Strategien für verschiedene Altersstufen zu empfehlen. In der Pflege ist es wichtig zu erkennen, ob die Handlungen zu Familiengesundheit führen. Wenn dies der Fall ist, sind sie richtig für die Familie, unabhängig von gesellschaftlichen Normen. Dieser Grundsatz schützt vor Vorurteilen; er hält die Pflegenden auch davon ab, gewisse Normen anzustreben und die Familie nutzlos über «bessere» Strategien zu belehren. Pflegen bedeutet auch hier Prozesse zu unterstützen, die der Gesundheitsförderung dienen. Das Ziel jeder Familie besteht darin, sich die Ressourcen anzueignen, um entwicklungsbedingte Spannungen wahrzunehmen, sich damit auseinanderzusetzen und Lösungen zu finden, die allen zu Kongruenz verhelfen.

Die verschiedenen Entwicklungsphasen werden auch in die Diskussion der Theorie des systemischen Gleichgewichts einbezogen. Die Entwicklungsphasen sind der Dimension der Systemerhaltung zuzuordnen. Die Systemerhaltung spannt sich über den ganzen Lebenslauf einer Familie, so dass Strategien der Erziehung mit fortschreitendem Alter dem Kind angepasst werden können, ohne die grundlegende Familienorganisation und Werte zu ändern, also ohne Systemänderung. Normalerweise eignen sich beide Eltern anhand von Erfahrungen im Umgang mit Kindern, durch den Austausch und durch Informationen über die Medien eine Sammlung von Werten und Ansichten über die Kindererziehung an. Zu Beginn einer neuen Entwicklungsphase geschieht das oft unbewusst, ihren Ansichten entsprechend. Solche erstmals gebrauchten Strategien sind keine Systemänderung, da sie bereits bestehenden Werten und Zielen unterliegen. Eine Familie, deren Systemerhaltung die für die Erziehung wichtigsten Lebensmuster enthält, erlebt wenig Schwierigkeiten. Familien, deren Mitglieder widersprüchliche Lebensmuster und Werte vertreten oder sich die nötigen Muster der Anpassung nicht angeeignet haben, müssen Kongruenz durch Systemänderung erarbeiten. Ob sie dazu Hilfe brauchen, hängt von den Ressourcen zur Problemlösung ab. Die Beispiele veranschaulichen die Zusammenhänge zwischen Systemerhaltung und Systemänderung.

3.2
Familie mit Kleinkindern

Frau S. und Herr K. haben zwei Kinder im Alter von vier Jahren und zwei Monaten. Diese Eltern sind voller Idealismus, was ihre Beziehung und die Kindererziehung betrifft. Sie haben nicht geheiratet, weil sie überzeugt sind, dass ihre Beziehung, die zurzeit auf völliger Freiwilligkeit beruht, durch die Gesetzlichkeit der Ehe den Sinn verlieren würde. Die Kinder bedeuten für sie die Verkörperung ihrer Bindung. Die Familie wohnt in einer bescheidenen Stadtwohnung, deren viertes Zimmer als Atelier für Herrn K. dient.

Herr K. ist ein Kunstmaler und malt in seiner Freizeit. Zusätzlich arbeitet er zu 50 Prozent als Graphiker in einer Werbefirma. Frau S. spielt Cello in einem Kammerorchester und unterrichtet fünfzehn Schüler an der Musikschule. Die Eltern haben die Verantwortung für Haushalt und die Kinder gleichmäßig aufgeteilt und ihre Arbeitszeiten auf die Kinderbetreuung abgestimmt. Es ist Herrn K. ein großes Anliegen, für seine Kinder ein guter Vater zu sein, und er genießt die Kinder. Wenn Frau S. an der Arbeit ist, übernimmt er den Haushalt und das ältere Kind. Frau S. nimmt den Säugling mit in die Musikschule, um ihn dort zu stillen. Manchmal geschieht dies zwischen Musikstunden, oft aber während des Unterrichts. Frau S. hat die Literatur über natürliches Gebären, Ernähren und Erziehen von Kindern studiert; dementsprechend hat sie ihr älteres Kind während zwei Jahren gestillt. Herr K. ist nicht ganz überzeugt von den Ansichten seiner Frau, hat sich aber längst damit abgefunden. Wenn er mit dem vierjährigen Knaben allein ist, erlaubt er ihm ab und zu eine Süßigkeit, womit er anfangs in Schwierigkeiten mit Frau S. geriet, aber schließlich ließ sie ihn gewähren.

Die Eltern hatten lange Schwierigkeiten mit dem Knaben. Bis er zwei Jahre alt war, schlief er regelmäßig im elterlichen Bett; und wenn er in der Nacht aufwachte, wurde er gestillt. Frau S. wollte damit gegen unnötige Ängste vor der Dunkelheit und des Alleinseins vorbeugen. Herr K. meinte, das wäre nicht nötig, er müsse langsam lernen, selbstständig zu werden, überdies hätten sie das Recht zum Alleinsein. Nach zwei Jahren willigte Frau S. ein. Der Junge bekam ein großes Bett geschenkt und war sehr stolz. Er wachte aber in der Nacht regelmäßig auf und legte sich in das elterliche Bett zum Wiedereinschlafen. Frau S. konnte nicht Nein sagen, und Herr K. versuchte zweimal, ihn zurückzubringen, was zu einem Riesengebrüll führte. Seither wurden die Eltern jede Nacht gestört, und Frau S. meinte, es wäre viel besser gewesen, er hätte weiterhin in ihrem Bett geschlafen. Nachdem das zweite Kind zur Welt kam, wurde es Herrn K. zu bunt. Er gab Frau S. zu verstehen, dass er auch Rechte habe und diese nun durchsetzen müsse, er halte sonst die Situation nicht mehr aus. Frau S. müsse zwischen ihm oder den Kindern wählen. Frau S. gab unter Tränen nach. Herr K. erklärte seinem Jungen, er sei nun groß genug, um nachts allein zu schlafen, und dass die Besuche nun nicht mehr erlaubt seien, denn er wolle nicht gestört werden. Er erklärte auch, er werde das Schlafzimmer abschließen. Während der Nacht weinte der Junge laut vor der Tür, kroch aber nach einer halben Stunde wieder in sein eigenes Bett. Die zweite Nacht hörte er nach zehn Minuten schon auf, danach gab er auf. Für Frau S. war dies sehr schwierig. Sie musste jedoch Herrn K. recht geben und sah ein, dass sie zu nachgiebig gewesen war. Kinder müssen gewisse Grenzen einhalten, um nicht «Tyrannen des Hauses zu werden». Seither respektiert Frau K. die Rechte ihres Mannes, und sie diskutieren beide über Erziehungsmaßnahmen, wenn Disziplin nötig ist.

Dieses Beispiel zeigt, wie die Eltern ihren Sohn lehrten, in seinem eigenen Bett zu schlafen. In einer solchen Situation sind Pflegende normalerweise schnell bereit,

Ratschläge zu erteilen, oder sie erklären vielleicht, dass man nicht so lange stillen soll, weil das Kind ergänzende Nahrung brauche. Obwohl die Situation ungewöhnlich erscheint, ist es unangebracht, solche Ratschläge zu erteilen, ohne das Familiensystem zu verstehen. Die Struktur und Organisation dieser Familie sowie die starke Kohärenz erlauben eine offene Kommunikation. Herr K. und Frau S. haben viele Stärken und sind bewundernswert in ihrer Haltung den Kindern gegenüber.

Bezüglich der Systemerhaltung haben die Eltern ihre Aufgaben und Verantwortungen befriedigend koordiniert. Herr K. hat eine bestimmende Rolle als Vater übernommen, womit er sich in den Augen seiner Frau Respekt verschafft hat. Sich an zwei heranwachsende Kinder anzupassen, ist eine schwierige Aufgabe; das Beispiel zeigt, wie Herr K. unter der gestörten Nachtruhe leidet. Seine eigene Systemerhaltung ist davon angegriffen, und diese Spannung löst Ärger aus, der sich in der Beziehung zu Frau S. bemerkbar macht. Herr K. ergreift die Initiative zu einer Lösung und stellt ein Ultimatum, was zum Ausgleich nötig ist, um seine Autorität als erwachsene Person in der Familie wiederherzustellen. Eventuell hat er von seinen Eltern gelernt, dass Kinder manchmal eine «starke Hand» bzw. deutliche Grenzen brauchen. Frau S. lässt sich durch die Wirkung seiner Intervention überzeugen. Ihre Einstellung, dass man Kinder nicht zwingen dürfe, sondern ihre Bedürfnisse voll respektieren müsse, macht einer neuen Einstellung Platz: Sie hat eingesehen, dass auch Kinder lernen müssen, sich an Regeln zu halten und auf andere Rücksicht zu nehmen. Frau S. hat eine Systemänderung erlebt, die sich weiter auf die Kinder auswirken wird.

Diese Familie hat die Fähigkeit, sich mit entwicklungsbedingten Spannungen, die Änderungen erfordern, auseinanderzusetzen, was wichtiger ist als wissenschaftliche Kenntnisse über die Entwicklung der Kinder. Es ist anzunehmen, dass sie auch zukünftige Spannungen wahrnehmen, ihre eigenen Bedürfnisse und die des Kindes miteinander abwägen und daraus eine Strategie zur Lösung des Problems ableiten. Familien, die diese Fähigkeit nicht besitzen, brauchen Unterstützung. Demzufolge ist eine optimale Pflege jene, die den Familien hilft, die nötigen Ressourcen zu mobilisieren, um Probleme unterschiedlicher Art zu lösen. Dadurch werden die Familien zu Neuanpassungen in der Kindererziehung befähigt.

3.3
Familie mit Jugendlichen

In der neueren Zeit sind mehrere Entwicklungen in Familien besonders folgenschwer für die Jugend. Lempp (1993) diskutiert diese Entwicklungen ausführlich in seinem Buch «Familie im Umbruch». So ist seit der Trennung der Erwerbstätigkeit vom Familienhaushalt eine Absplitterung der Jugend von der Erwachsenenwelt stark spürbar. Vermehrt führen die einzelnen Generationen getrennte Leben, zum Beispiel sorgen Jugendorganisationen für bestimmte Freizeitbeschäftigungen, und einige Kinder verbringen einen Großteil ihrer Zeit bei Tagesmüttern, in der Schule oder in Kindertagesstätten. In einer aktuellen Studie im Auftrag der UNICEF macht Adamson (2008) darauf aufmerksam, dass die heranwachsende Generation in den reichen, westlichen Staaten in einem Ausmaß von außerhäuslicher Kinderbetreuung groß wird, wie keine vor ihr. Er unterstreicht die Bedeutung anhand von neurowissenschaftlicher Forschung, dass Liebe, Stabilität, Sicherheit und eine anregende Beziehung zu den Eltern bzw. Bezugspersonen insbesondere in den ersten Lebensmonaten und -jahren entscheidend für jeden Aspekt der kindlichen Entwicklung sind. Dabei stellt er heraus, dass heute noch nicht abzusehen ist, welche Bedeutung das für die Gesellschaft von morgen und die Lebensläufe dieser Kinder hat und fordert daher mehr Forschung zu dieser Entwicklung (ebd.). Schon Lempp (1993) spricht von der Gefahr, dass Eltern ihre Autorität verlieren können, wenn die Erziehung auch an andere Personen delegiert wird. Die Wertvorstellungen der Jugend rühren weniger von der Familie her, sondern werden vom Staat und der Schule vermittelt.

Durch einen solchen Zwiespalt der Werte und Autoritätsverlust der Eltern mögen viele Kinder und Jugendliche verunsichert werden, wobei die Pubertät an sich eine Zeit der Verunsicherung ist, bedingt durch plötzliche Veränderungen des Körpers und seiner Funktionen. Erikson (1965) hat diese Phase als eine Periode beschrieben, in welcher der Mensch sich selbst, also seine Identifikation, zu finden hat. Die Phase der Adoleszenz wird seither als Prozess anerkannt, bei dem sich der junge Mensch von der Familie zu entfernen sucht und selbstständig wird.

Die bereits angeführten Schwierigkeiten, der Autoritätsverlust der Familie, der die Erziehung erschwert, und die Verunsicherung der Jugendlichen, können zu Familienkrisen führen. Die Jugendlichen suchen primär bei Gleichaltrigen nach Zuflucht und Unterstützung (Berger & Berger 1983), wodurch sich eine eigene Jugendkultur entwickelt hat. Eine solche von der Gesellschaft separierte Kultur kann für die Gesellschaft selbst irritierend sein.

Auch gesunde Familien haben in dieser Entwicklungsphase der Kinder vielfach Probleme der Anpassung. Manche müssen einsehen, dass traditionelle Erziehungsstrategien aufgrund umwälzender Änderungen im gesellschaftlichen Umfeld nicht mehr erfolgreich sind. Auch wenn in den vergangenen Jahrzehnten der Erziehungsstil, der traditionelle Erziehungswerte vertritt, dem eines liberaleren mit Aushandlungsmöglichkeiten für die jüngere Generation gewichen ist (Nave-Herz 2002), gelingt es nicht allen Eltern, sich diesen neuen Erziehungswerten anzunähern. Die folgende Situation dient als Beispiel dafür:

> Herr und Frau H. haben einen 16-jährigen Sohn. Sie wohnen in einer Stadtwohnung mit drei Zimmern. Die Familie fühlt sich der Tradition verbunden und ist stolz auf ihre Wurzeln; es ist wichtig, dass die Familie nach außen einen guten Eindruck macht. Sauberkeit, ordentliche Kleider, ein gemäßigter Lebensstil sind verankerte Werte. Herr H. geht früh zur Arbeit in einer Liegenschaftenverwaltung und kehrt abends oft erst spät zurück. Frau H. ist Hausfrau und

größtenteils verantwortlich für die Erziehung des Sohnes, Herr H. hilft wenig mit, und nur in Konfliktsituationen nimmt er Stellung und fordert Disziplinarmaßnahmen wie Hausarrest oder Taschengeldentzug. Frau H. hat ihrem Sohn schon immer bei Problemen geholfen, macht Hausaufgaben mit ihm zusammen und gibt ihm Anweisungen, wie er sich gegenüber Lehrern und Mitschülern verhalten soll. In allen schwierigen Situationen setzt sie sich für ihn ein. In letzter Zeit fühlt sie sich überfordert wegen des rebellischen Verhaltens des Sohnes. Er setzt sich nicht mehr ein, weigert sich, bei den Hausaufgaben kontrolliert zu werden und will abends bis spät mit seinen Freunden zusammen sein. Seine Schulzeugnisse sind schlecht, und sein Aussehen verstößt gegen die Familienmoral: ungewaschene Haare, Ohrringe und schmutzige Hosen, die er zu wechseln verweigert. Frau H. hat lange auf die Zähne gebissen, aber vor ein paar Tagen eskalierte die Situation. Frau H. entdeckte vor dem Schlafengehen, dass sich der Junge aus dem Staub gemacht hatte, obwohl er eine Stunde vorher Gute Nacht gesagt hatte. Frau H. saß die ganze Nacht im Wohnzimmer und wartete auf seine Heimkehr um vier Uhr morgens. Herr H. donnerte auf ihn los und drohte, ihn den Rest des Jahres abends in seinem Zimmer einzuschließen, und Frau H. weinte.

Anschließend machte sie sich Gedanken über das, was wohl an ihrer Erziehung fehlgeschlagen sei. Sie hat Angst, das Vertrauen ihres Sohnes zu verlieren, und sieht ein, dass er mehr Unabhängigkeit braucht, was aber mit Gefahren verbunden ist. Nach der Schule sucht sie das Gespräch mit dem Sohn, erklärt ihm ihre Enttäuschung über sein Verhalten und gesteht ihm ihre Angst um seine Zukunft. Sie fragt ihn, was denn die Familie falsch gemacht hätte, bekommt aber keine Antwort. Darauf sagt sie ihm, dass sie ihn als einen liebenswürdigen und auch intelligenten Menschen einschätzt und einsehe, dass es ihm zu schaffen mache, dass es in der Schule nicht gut geht. Auch sehe sie ein, dass er selbstständig sein wolle und ihre Aufsicht bei den Aufgaben nicht mehr wolle. Sie möchte gern jemanden finden, der ihm zeigen kann, Hausaufgaben konzentriert ohne Zeitverlust zu machen. Diese Fähigkeiten müsse er sich aneignen, dann gehe alles besser in der Schule. Sie würde in der Schule nachfragen, ob eine solche Person zur Verfügung stünde. Der Sohn fühlt sich sehr erleichtert, nicht nur, weil er bei der Mutter nicht das Gesicht verloren hat, sondern auch, weil er sich verstanden fühlt. Er hat keine Einwände. Frau H. spricht darauf mit ihrem Mann, legt ihm das Problem vor und erhält von ihm die Erlaubnis, Nachhilfestunden in die Wege zu leiten. Heute ist der Sohn wieder fröhlicher zu Hause. Zwar sind seine Hosen immer noch schmutzig, aber die Eltern haben sich damit abgefunden, um sich auf wichtigere Sachen zu konzentrieren. Er seinerseits respektiert die Eltern, fühlt sich verpflichtet, sie nicht wieder zu enttäuschen.

In diesem Beispiel hat die enge Beziehung der Frau H. zu ihrem Sohn die Situation gerettet. Sie konnte sich in ihn hineinversetzen, obwohl der Sohn nicht gewillt war, sich auszusprechen und seine Situation zu diskutieren. Auch Herr H. kam durch seine Frau zu neuen Erkenntnissen, nachdem sich seine Wut gelegt hatte. Anfänglich hatte sich der Sohn dagegen aufgelehnt, dass seine Mutter sein Leben zu sehr bestimmte – er brauchte Raum für sich selbst und musste gegen die elterlichen Normen bis zur Konfrontation verstoßen. Die Mutter hat ihm durch ihre Intervention geholfen, sich selbst wiederzufinden und die Bindung an die Eltern zu akzeptieren, da die Mutter gewillt war, ihm mehr Raum zu gewähren und ihn mit Hilfe von außen zu unterstützen. Die Familie ist eine Systemänderung eingegangen. Frau H. hat ihre Werte der Sauberkeit und der äußeren Erscheinung durch wichtigere menschliche Werte ersetzt. In diesem Beispiel fand ein Wertewandel über eine gegenseitige Wechselwirkung zwischen Sohn und Mutter statt.

Wohl sind viele Familien fähig, solche Probleme zu bewältigen, aber die zunehmenden Jugendprobleme zeugen davon, dass manchen Familien die nötigen Ressourcen fehlen. Die Pflege erfordert vor allem Verständnis für die jungen Menschen, aber auch deren Familien, die an Lebensmustern festhalten, die in der heutigen Gesellschaft nicht mehr zum Erfolg führen. Von Erwachsenen, die Kinder in verschiedenen Altersstufen haben, womöglich noch eigene pflegebedürftige Eltern haben und dazu selbst in einer schwierigen Phase ihres Lebens sind, werden noch größere Fähigkeiten verlangt. Gefangen in dieser Sandwich-Position müssen sie sich mit eigenen Konflikten und Jugendkrisen auseinandersetzen, obwohl sie noch von Kleinkindern und Eltern gebraucht werden, die ihre Zeit und Energie sehr in Anspruch nehmen. Ihre Verantwortung ist groß, und doch sind ihre Autorität und ihr Einfluss den Kindern gegenüber nicht mehr selbstverständlich und müssen immer neu mit der jungen Generation ausgehandelt werden (Clignet 1990; Nave-Herz 2002). Die Gefahr von Verletzungen zwischen den Betroffenen ist groß. Solche Menschen brauchen das Verständnis der Pflegenden, um wieder fähig zu sein, ihre Situation klar zu sehen und dementsprechend zu handeln.

3.4
Familie mit Erwachsenen

Familien ohne Kinder umfassen Erwachsene jeder Altersstufe. In Deutschland leben 3,7 Millionen Familien, in denen das jüngste Kind mindestens achtzehn Jahre alt ist (im Vergleich zu 8,6 Millionen Familien mit Kindern unter achtzehn Jahren, BMFSFJ 2009) und in der Schweiz machen 67 Prozent aller Haushalte Familien bzw. Lebensgemeinschaften ohne Kinder aus (Bundesamt für Statistik 2008). Die am häufigsten vertretenen Familien sind Paare ohne Kinder. Dazu kommen Eltern mit erwachsenen, noch wirtschaftlich abhängigen Kindern, Erwachsene mit Eltern und andere Lebensgemeinschaften. Die Familienpolitik ist jedoch vor allem an Familien mit Kindern interessiert, und die Forschung bezieht sich größtenteils auf die Rolle der Mutter in der Familie und die Kinder, deshalb ist bisher relativ wenig über Familien mit Erwachsenen geschrieben worden.

Solche Familien entstehen aus vielerlei Gründen. Zum Beispiel verzichten Paare wegen der beruflichen Selbstverwirklichung, finanziellen Engpässen oder aus Pessimismus gegenüber der Weltlage auf eigene Kinder. Dabei mögen das größere Zielbewusstsein der Frauen und neue Wertevorstellungen der Selbstverwirklichung der Paare eine Rolle spielen (Beck-Gernsheim 1997; Hettlage 1998; Konietzka & Kreyenfeld 2007). Das kinderlose Paar ist vor allem ein Interaktionssystem, dessen Systemerhaltung eine befriedigende Rollenzuteilung beinhaltet, durch welche die Autonomie für beide Parteien erhalten bleibt. Die Bindung muss stark genug sein, um gegenseitige Unterstützung zu gewährleisten, muss den Erwachsenen aber gleichzeitig die Freiheit geben, ihre Individualität zu entfalten. Ein kinderloses Paar versteht sich jedoch in den wenigsten Fällen als vollständige Familie. Meistens gehören Mitglieder wie Eltern, Geschwister oder andere Kinder mit zur Definition der Familie. Auch diese Mitglieder nehmen eine wichtige Rolle ein, die in der gesunden Familie zur Erhaltung des Systems beitragen. Innerhalb eines größeren Netzwerkes ist ein Paar nicht allein auf sich selbst angewiesen. Andere Mitglieder dienen bei Meinungsverschiedenheiten als Vermittler, in Konflikten als «Blitzableiter» und verleihen dem System eine bessere Chance des Überlebens.

Sowohl Familien mit erwachsenen Kindern als auch Familien mit betagten Eltern bestehen aus erwachsenen Menschen zweier Generationen. Dadurch erleben sie ähnliche Schwierigkeiten. Familien mit erwachsenen Kindern sind eine Entwicklung der Neuzeit. An die heranwachsende Generation werden hohe Ansprüche gestellt, was die Ausbildung betrifft. Sie werden erst spät wirtschaftlich unabhängig und können sich oft lange Jahre nicht von den Eltern lösen (Sieder 1987). Ihre Emanzipation wird weiterhin erschwert, solange die Arbeitslosenquoten steigen.

Eine für die Familie wachsende Aufgabe ist die Pflege und Betreuung pflegebedürftiger Angehöriger. In Deutschland ist die Familie weiterhin die wichtigste Pflegeinstitution und in der häuslichen Versorgung der «größte Pflegedienst der Nation» (Landtag Nordrhein-Westfalen 2005). Im Jahr 2003 wurden 92 Prozent aller in Privathaushalten lebenden Pflegebedürftigen von ihren Familienangehörigen betreut und gepflegt (Infratest Sozialforschung 2003). Das bringt neue Belastungen und Konflikte mit sich. Die größte Zahl der Pflegebedürftigen wird in ihren eigenen vier Wänden versorgt. Die Gründe dafür sind unterschiedlich. Oft ist der Raum nicht vorhanden, oft wollen die Familien diese Last nicht auf sich nehmen, aber vielfach sträuben sich die betagten Eltern, jemandem zur Last zu fallen, und bleiben in ihrem Heim, solange es geht. Wenn man Familien, in denen Eltern und ihre erwachsenen Kinder in geteilten Haushalten leben, zu den Erwachsenenfamilien zählt, wird die Anzahl beträchtlich. Die allgemeine Tendenz der Individualisierung und bedrohliche Generationenkonflikte führen zu Distanz untereinander. Die Individuationsbedürfnisse der drei Generationen sind sehr unterschiedlich. Junge Menschen sind normalerweise während ihrer Ausbildungszeit wirtschaftlich unselbstständig; sie können die Befriedigung einer sinnvollen Arbeit noch wenig erleben und müssen bis auf weiteres auf das Sozialprestige, das der Beruf mit sich bringt, verzichten (Lempp 1993). Im Gegensatz dazu sind sie sexuell reif und bereit, zu experimentieren und außerfamiliäre Erfahrungen zu sammeln. Die bürgerliche Familie setzt meist Grenzen mit Regeln und Verboten. Die Jungen lehnen sich dagegen auf und wünschen Freiheit, verlangen jedoch von den Eltern, dass sie ihnen zur Verfügung stellen, was sie brauchen, um unter ihresgleichen beachtet zu werden, zum Beispiel Taschengeld, modische Kleidung oder das Familienauto. Manche Eltern fühlen sich überfordert, und ihre Großzügigkeit hat Grenzen. Sie halten an Werten wie Bescheidenheit und Dankbarkeit fest und stoßen auf heftigen Widerstand.

Die Kluft zur älteren Generation ist ähnlich, im Sinne von entwicklungsbedingten Unterschieden der systemischen Bedürfnisse. Betagte Leute müssen sich mit abnehmenden Kräften und verminderten körperlichen Fähigkeiten abfinden. Da sie meist zu keinen großen Leistungen mehr fähig sind, ist für sie die Aufrechterhaltung ihrer Selbstständigkeit von größter Wichtigkeit. Das Altern ist ein langsamer Prozess, durch den sich der Mensch in vielen Aspekten seines Lebens vom Ziel der Regulation/Kontrolle loslösen muss und sich vermehrt der Spiritualität zuwendet. Oft interessieren sich betagte Leute weniger für das hektische Geschehen in Familie und Gemeinde, genießen dagegen die Ruhe und Besinnlichkeit. Im Haushalt einer jungen Familie fühlen sie sich oft fehl am Platz: Die Hektik des Berufslebens, Besuch von Kindern, heftige Diskussionen und laute Musik können sie schlecht ertragen. Gestörtes Gleichgewicht offenbart sich durch zornige Ausbrüche oder ein Zurückziehen in sich selbst, aus Angst, den Platz im Haus der jüngeren Generation zu verlieren.

In beiden Situationen ist es die mittlere, die Sandwich-Generation, von der großes Verständnis und Rücksicht verlangt wird, oft unter Beeinträchtigung der eigenen Bedürfnisse. Spiritualität ist hier der Schlüssel zur Familiengesundheit. Offene Kommunikation, Liebe, Zuneigung und die Fähigkeit, Konflikte der Mitglieder zu erkennen und zu mildern, erlauben es der gesunden Familie, Krisen abzuwenden und ein befriedigendes Zusammenleben zu gestalten.

Die obige Diskussion zeigt, dass die Entwicklungsphasen der Familienangehörigen zusammen mit der Familienstruktur als Faktor, der das systemische Gleichgewicht der Familie beeinflusst, in der Pflege berücksichtigt werden muss. In der Erhebung von Daten mit Familien sind Verhaltensweisen, die sich auf die menschliche Entwicklung beziehen, unter Systemerhaltung aufgeführt (s. Tab. 2, S. 69). Für die pflegende Person ist es wichtig zu erfragen, wie Kinder intellektuell angeregt und sozial gefördert werden, ob die Erwartungen der Familie altersgemäß sind und die Erziehung zu den gewünschten Resultaten führt, ohne die Individuation des Kindes übermäßig einzuschränken. Aber auch die Bedürfnisse der erwachsenen Familienmitglieder müssen berücksichtigt werden. Jene der betagten Person sind zuvor angedeutet worden. Personen im mittleren Alter dagegen sollen zu ihrem Recht auf Individuation und Zusammengehörigkeit kommen.

Falls bei der Datenerhebung mit einem Individuum nach Tabelle 1 (S. 58 ff.) Probleme der Anpassung festgestellt werden, müssen ihre Auswirkungen auf das Familiensystem hin untersucht werden. Zum Beispiel müssen Beschwerden wie «keine Zeit», «kein Interesse» oder «fehlendes Verständnis» für den großen Aufwand, die Kinder intellektuell anzuregen, auf die Ziele der anderen Mitglieder und die des ganzen Systems erkannt werden. In der Datenerhebung bezieht sich die Pflegeperson dabei sowohl auf «Rollenstruktur» und «Lebensmuster» innerhalb der Systemerhaltung als auch auf «vernetzt sein» und «Umweltbeziehung» innerhalb der Kohärenz (siehe Tab. 2, S. 69 ff.).

Um Familiengesundheit von Problemen, die Hilfe erfordern, zu unterscheiden und wissenschaftlich basierte Hinweise zu geben, müssen Pflegende solide Grundkenntnisse der menschlichen Entwicklung haben, die sich durch dieses Buch allein nicht erwerben lassen.

Die Beispiele haben gezeigt, wie gesunde Familien zusammen Lösungen finden, um den Änderungen, die von der Entwicklung der Mitglieder herrühren, gerecht zu werden.

Flexibilität, Empathie und Kommunikation sind erforderlich. Der Erfolg hängt davon ab, wie viel Flexibilität die Systemerhaltung enthält, wie viel Individuation dem einzelnen Mitglied zugestanden wird. Wie gut sich die Familie bei der Suche nach Lösungen mit ihren Werten auseinandersetzt, hängt von ihren Bestrebungen nach Kohärenz ab.

4 Der Einfluss der Kultur

4.1 Kultur und Kulturtransformation

Das Ziel dieses Kapitels besteht darin, die Beziehung der Familie zur Umwelt aufzuzeigen. Dabei wird vorgestellt, wie beeinflussende Faktoren aufeinander wirken und die Familie veranlassen, auf die für sie richtige Weise Gesundheit und damit Kongruenz mit der Umwelt anzustreben.

Die Kultur ist dabei ein zentraler Teil des Prozesses. In der Theorie des systemischen Gleichgewichts bezieht sich der Begriff Kultur nicht auf das geistige Erbe oder die literarischen und künstlerischen Ebenen des Lebens. Sie bedient sich vielmehr der soziologischen Definition des Begriffes, nach der die Kultur die Gesamtheit der überlieferten menschlichen Lebensmuster umfasst. In der Theorie des systemischen Gleichgewichts versteht sich die Kultur als Zusammenspiel von zwei Prozessen, Kulturerhaltung und Kulturtransformation, wobei der erste Prozess die obere Hälfte des Diagramms mit Fokus auf Stabilität beinhaltet und der letztere die untere Hälfte mit Fokus auf Wachstum.

Die Ausführungen zu den Familienstrukturen zeigten, wie die Lebensmuster in der Dimension der Systemerhaltung als Tradition weitergegeben werden, um die Familie aufrechtzuerhalten. Dies bezieht sich auf den Prozess der Kulturerhaltung. Weiterhin wurde gezeigt, dass eine langsame Wandlung dieser Tradition stattfinden kann, wenn durch Individuation der Mitglieder neue Informationen in das System eingeführt werden. Falls diese die zu Grunde liegenden Werte beeinflussen, erlebt die Familie eine Systemänderung oder Kulturtransformation. Auf diese Weise beeinträchtigen geänderte Werte oft unbewusst die Struktur und Prozesse der Familie. Das neue Wertesystem und damit die transformierte Kultur wird der nächsten Generation als Tradition oder Systemerhaltung überliefert. Zusammenfassend kann bemerkt werden, dass die systemischen und kulturellen Prozesse identisch sind. Der Familienprozess ist die «Wiege» der Kultur, durch den die Angehörigen das kulturelle Erbe der Familie überliefert bekommen und im

Erwachsenenalter an ihre eigenen Familien weitergeben. Kulturtransformation beginnt allerdings auf individueller Ebene durch neue Erkenntnisse und damit geänderte Werte, muss dann jedoch in die Familie integriert werden, um diese neuen Werte und Handlungsweisen zu legitimieren.

Dieses theoretische Verständnis der Kulturtransformation steht in keinem Gegensatz zu historischen Beobachtungen der Familie oder generell akzeptierten soziologischen Erklärungen. Schon 1932 wies Geiger (1967) darauf hin, dass sich die sozioökonomische Lage einer Bevölkerungsschicht durch eine typische Mentalität ausdrückt. Menschen, die in einem bestimmten Produktionszweig ihren Lebensverdienst erwerben, hegen gemeinsame Interessen und sind gemeinsamen Problemen ausgesetzt, dadurch eignen sie sich gewisse Denk- und Lebensweisen an. Der Ausdruck der gemeinsamen Auffassungen und Werte wird auch von ihren Familien stark vertreten. Geigers Klassentheorie schlägt vor, dass der Produktionsprozess nicht nur Produkte für den Konsum, sondern auch gesellschaftliche Lebensmuster schafft, denen entsprechend sich die Menschen in Klassen eingliedern. Rosenbaum (1996) bekräftigt diese These und betont ihre Übereinstimmung mit Theorien von Marx, Durkheim und anderen, laut derer sich aufgrund gemeinsamer Interessen und der Bedrohung der ökonomischen Existenz eine Solidarität entwickeln kann, die den Menschen Identität oder Klassenbewusstsein verleiht.

Trotzdem weist Rosenbaum (1996) auf Unzulänglichkeiten dieser theoretischen Beschreibungen hin. Bei Klassen handelt es sich um sehr globale Kategorien, die wichtige Differenzierungen in der täglichen Lebensführung verunmöglichen. Klasseninterne Gliederungen, die nicht auf der Produktion beruhen, können häufig ebenfalls beobachtet werden. Bourdieu (1984) beschreibt dieses Phänomen als symbolische Gliederung der Gesellschaftsstruktur, die sich nach Status und Ehre hierarchisch ausrichtet. Laut Bourdieu bezieht sich die Klasse auf die Wirtschaft, der Stand dagegen auf persönliche Beziehungen und die Stellung innerhalb der Gesellschaft.

Rosenbaum (1996) erklärt weiter, dass auf gewisse Werte und Normen basierte Kulturformen Eigenständigkeit entwickeln können. Gewisse Werte behaupten sich demnach, während sich andere ändern und zu einer immer stärker ausgeprägten Differenzierung innerhalb der Kulturform führen oder sich nicht durchsetzen können. Im Sinne der Familie greift die Theorie des systemischen Gleichgewichts dieselben Themen der Stabilität (das Weiterleben des Kulturbewusstseins und der damit verbundenen Lebensmuster in der Familie) und des Wachstums (die Entwicklung neuer Familienstrukturen und Lebensmuster) auf. Durch Systemerhaltung und Kohärenz in der Familie werden die schon vor langer Zeit geprägten Muster erhalten und an die nächste Generation weitergegeben. Durch Individuation der Familienmitglieder und Prozesse der Systemänderung, wie sie in den Propositionen zu den Konzepten Mensch und Familie beschrieben wurden, findet die Anpassung der Familie an ihre Umwelt statt.

Der Prozess zur Anpassung einer Familie wird auf unterschiedliche Weise soziologisch erläutert. Die Theorie der verspäteten Anpassung, des «cultural lag», weist darauf hin, dass sich Familien nur langsam und deshalb verzögert an die Strukturen der Gesellschaft anpassen (Schelsky 1967). Das Beispiel der historischen Bauernfamilie zeigt, wie sich die dominanten Werte einer Wohn- und Arbeitsgemeinschaft mit mehreren Generationen im Laufe der Zeit zur heutigen Kleinfamilie entwickelt haben. Entgegengesetzte Ansichten kommen von Planck (1964) und anderen Agrarsoziologen. Sie weisen darauf hin, dass strukturelle Unterschiede zwischen modernen Bauern- und Kleinfamilien nie verschwinden werden, da Struktur und Lebensmuster der Bauernfamilie auch heute noch durch die Einheit von Arbeit und Familienleben bestimmt sind.

Die Theorie des systemischen Gleichgewichts bringt beide Positionen in Übereinstimmung. Bei einer kulturellen Anpassung handelt es sich meist um Systemänderungen. Die Struktur und Prozesse der Familie sind an ihrem eigenen kulturellen Wandel beteiligt, die grundlegenden Werte und die Verhaltensmuster der Systemerhaltung bestimmen, welche Informationen aus der Umwelt ins System integriert werden sollen. Falls die Systemerhaltung Flexibilität und die kritische Überprüfung von verschiedenen Denkweisen, Ideologien, Meinungen und Argumenten beinhaltet, haben Informationen gute Bedingungen, integriert zu werden. Diesbezügliche Änderungen können innerhalb der Dimension Systemerhaltung relativ problemlos stattfinden, ohne das System als solches und sein grundlegendes Wertesystem zu beeinflussen (siehe Erster Teil: Konzept Familie, Punkt 2.5, S. 40 ff.).

Dagegen schirmt sich jede Familie nach Möglichkeit gegen Informationen ab, die mit ihren Werten kollidieren, mit dem Ziel, ihr System zu erhalten. Die Anpassung an neue Gesellschaftsstrukturen ist ein langsamer Prozess, denn Informationen und Ideen, die eine Familie veranlassen, ihre Werte anzupassen, werden selten rasch integriert, und umwälzende Systemänderungen geschehen meist nur unter großem Druck. Dies erklärt die Theorie der verzögerten Anpassung.

Jede Familie ist jedoch bestrebt, Kongruenz mit ausgewählten Systemen in der Umwelt herzustellen, nämlich jenen, deren Werte und Prozesse am besten mit den eigenen übereinstimmen. Dies verhindert konfliktgeladene Systemänderungen. Unter den heutigen differenzierten Umweltsystemen, Ideologien und Gesellschaftsstrukturen, die sich oft in Werten und Zielen völlig widersprechen, sollten die meisten Familien eine befriedigende Auswahl treffen können. Zum Beispiel hat eine fundamental religiöse Familie die Möglichkeit, die Kontakte zu ihrer Umwelt so zu gestalten, dass sie nur mit gleich gesinnten Familien aus ihrer Religionsgemeinschaft befreundet ist und die Aktivitäten und Beziehungen ihrer Kinder entsprechend beeinflusst und prüft, damit sie nicht unter aus ihrer Sicht schlechten Einflüssen zu leiden haben.

Die Theorie des systemischen Gleichgewichts bekräftigt damit auch Plancks (1964) Befund, dass sich jegliche Art Familie weiterhin ihrer spezifischen Umgebung anpasst. Es ist deshalb nicht verwunderlich, dass die heutigen Bauernfamilien trotz des Einflusses der bürgerlichen Ideologie auf ihre traditionellen produktionsverbundenen Werte zurückgreifen und ihre Verhaltensmuster dementsprechend anpassen.

Die Transformation der Kultur ist in manchen Situationen für die Pflege wichtig. Ihr Einfluss auf das Familiensystem muss im Zusammenhang mit den bereits diskutierten Faktoren der Familienstruktur und Entwicklungsphasen der Mitglieder verstanden werden.

Der Rest dieses Kapitels befasst sich mit drei relevanten Themen: das widersprüchliche Leben einer Familie nach dem bürgerlichen Bild, die kulturelle Anpassung von Familien aus anderen Kulturkreisen und das Leben zwischen zwei Kulturen.

4.2
Widersprüche im bürgerlichen Familienbild

Wie bei den Familienstrukturen erklärt wurde, haben sich die Normen der historischen Bürgerfamilie zur Ideologie entwickelt und als solche den dauerhaften Charakter eines Systems angenommen. Die Ausstrahlung dieser Ideologie auf andere Familientypen wurde dadurch erleichtert und beschleunigt. Viele Familien haben die bürgerliche Familienideologie übernommen. Ihre Normen und Werte wurden auch Teil der sozialen und politischen Überzeugungen, wie sie im Steuerrecht und Sozialversicherungsrecht zur Umsetzung kamen.

Heute jedoch befindet sich die Gesellschaft in einer Zeit der Diversifikation. Neue Normen gedeihen und finden fruchtbaren Boden und Zugang zu Familien. Familien haben die Wahl, Werte unterschiedlicher Art zu integrieren oder abzulehnen. Bürgerliche Werte wie Mutterliebe, Selbstverantwortung und Disziplin werden von gegensätzlichen ideologischen Strömungen wie Materialismus, Feminismus, Selbsterkennung, Selbstverwirklichung, religiösen Ideologien oder ökologischer Verantwortung in Frage gestellt. Je nach politischer Ideologie kritisieren Vertreter der Familienpolitik die bürgerliche Familie, andere betrachten die pluralistische Entwicklung als schädigend für die Familie und nennen sie die Wurzeln der Dekadenz. Das folgende Kurzbeispiel beschreibt eine Familie, die widersprüchliche Ideologien in ihrem Lebensmuster vereint. Sieder (1987) nennt diesen Zwiespalt Doppelmoral.

> Herr L. ist Zahnarzt und hat sich einen beachtlichen sozialen Status erarbeitet. Seine Frau hat die Verantwortung für die Erziehung des elfjährigen Sohnes. Die beiden Erwachsenen kennen sich schon seit der Kindheit, wo sie in einem Dorf auf dem Land aufwuchsen. Zusammen gingen sie in die nächstgrößere Stadt; er studierte, und sie verdiente den Lebensunterhalt als Bankangestellte. Heute gibt sie den Anschein einer umsorgenden Hausfrau, die ihren Sohn bei den Schulaufgaben, beim Klavierspiel und im Sport fördert. Sie zwingt dabei das Kind zu fast

übermenschlichen Leistungen. Nicht nur in der Schule muss der Junge erfolgreich sein, auch im Klavierspiel, Schach und Wettschwimmen. Um Prestige zu erwerben, fühlt sie sich dafür verantwortlich, den Sohn aufs Gymnasium vorzubereiten, obschon er sowohl beim Rechnen als auch in Deutsch Schwierigkeiten hat. Herr und Frau L. führen fast gänzlich getrennte Leben, und beide klagen über fehlende Zeit für Gemeinsamkeit. Er ist ein fanatischer Segler, und sie führt eine Galerie, schmückt das eigene Haus mit entsprechend kostbaren Bildern. An sozialen Anlässen täuschen sie Familienharmonie vor und heben die besonderen Leistungen des Sohnes hervor. Sie verdecken ihre Gefühle der gegenseitigen Entfremdung. Der Sohn empfindet den übermäßigen Druck, lehnt sich aber nicht dagegen auf, aus Angst, die Zuneigung der Mutter zu verlieren.

Über den Beruf von Herrn L. ist die Familie in einen sozialen Raum gewachsen (Bourdieu 1988), der Herrn und Frau L. unbekannt ist. Sie können nur wenige der erlernten Verhaltensweisen ihrer Eltern nachahmen.

Eine Doppelmoral zwischen Idealfamilie und Individualismus ist in dieser Familie klar spürbar, auch wenn nicht darüber gesprochen wird. Frau L. handelt nach außen gänzlich im Sinn der bürgerlichen Ideologie. Sie ist eine umsorgende Mutter, die sich voll für die Entwicklung ihres Sohnes und für ein gepflegtes Haus einsetzt. Daneben aber bedrohen Zwang nach Prestige und ein starker Individualismus der beiden Elternteile das Leben der Familie. Die Zusammengehörigkeit und menschliche Anteilnahme, also die Familienkohärenz, wird für Materialismus und Leistung geopfert. Solche Familien erziehen oft jugendliche Zweifler, die später die Antithese der Familie zu verwirklichen suchen. Eine Doppelmoral gefährdet auf Dauer auch die Gesundheit der Familienmitglieder. Gesundheitsrisiken können Flucht in Drogen- oder andere Suchtverhalten oder körperliche und psychische Krankheiten sein (Sieder 1987).

Wie weit verbreitet diese oder ähnliche Formen des Zusammenlebens sind, ist unbestimmt. Dagegen muss man sich im Klaren sein, dass Ansätze von Doppelmoral in allen Familien vorhanden sind. Es gibt Unehrlichkeiten, Themen, die man vermeidet, oder Geheimnisse, die man sich nicht mitteilt aus Angst vor moralisierenden Reaktionen der Familienmitglieder und Ausschluss. Durch eine offene Beziehung der Pflegenden zu Familienangehörigen und eine detaillierte Datenerhebung mögen solche Probleme offenbar werden. Es liegt an den Pflegenden, das Ausmaß der Doppelmoral anhand der übrigen Prozesse und Ziele der Familie und der Mitglieder zu beurteilen. Statt Familien, in denen Doppelmoral existiert, als dekadent anzusehen, sollen Pflegende jene Prozesse, die als Ausgleich dienen und damit die Gesundheit erhalten, entdecken und betonen.

Die Sozialwissenschaft ist in eine noch immer ungelöste Debatte verwickelt, ob die heutige Familie wahrhaftig dekadent sei oder sich nur in einem vorübergehenden Krisenzustand befinde (Berger & Berger 1983). Nach Hettlage (1998) wird der Trend der Individualisierung voraussichtlich anhalten. Das Leben in der Familie erhält Konkurrenz; wenn auch widersprüchlich, haben die vielfältigen Formen des

Zusammenlebens ihre Anziehungskraft und gewinnen an Attraktivität. Die Gefahr, jede Familie, die von den Normen der bürgerlichen Familie abweicht, als dekadent zu bezeichnen, ist allerdings groß, insbesondere wenn sich der Wandel der Familie nicht auf beide Geschlechter und in der Familienpolitik auswirkt. Fux (1994) stellte fest, dass das Festhalten an traditionellen Werten wie der Ehe mit einer ablehnenden Haltung gegenüber der Gleichberechtigung von Frau und Mann einhergeht. Immer neu müssen sich Pflegende bewusst werden, dass die weit reichende Differenzierung der gesellschaftlichen Werte unumgänglich zu einer genauso weit reichenden Differenzierung der Familienformen führt, die von ihrer Struktur und ihren Prozessen her als gesund betrachtet werden kann, sich aber mit bürgerlichen Idealen wenig verträgt.

4.3
Familien aus anderen Kulturkreisen

Riedo (1991) beschreibt die Schwierigkeiten von Familien aus anderen Kulturkreisen bei ihrer Ansiedlung in der Schweiz. In den 1960er-Jahren wurden Spanier und Italiener, später auch Portugiesen und Türken mit offenen Armen empfangen, weil sie hoch industrialisierten Ländern Europas zu Wohlstand verhelfen sollten. Wer geblieben ist, lebt oft mit einem Existenzminimum und in sozialer Isolation, denn am Wohlstand können sie nur schwer teilhaben. Die relativ hohen Lebenskosten im Verhältnis zu den ihnen ausbezahlten niedrigen Löhnen erschweren die Integration. Die staatlichen Gesetze zur Regelung der Einwanderung versuchen die eigenen vorherrschenden kulturellen Normen rechtlich zu verankern. Auf der Grundlage der Arbeitsgesetze wird zum Beispiel eine Arbeitserlaubnis nicht selbstverständlich auch auf den Ehepartner erweitert, dieser muss zuerst um eine Arbeitserlaubnis nachsuchen.

Die hier für die Schweiz skizzierte Situation lässt sich auch auf Deutschland übertragen. In den 1960-Jahren empfing man die ersten «Gastarbeiter» mit offenen Armen, wobei die Bezeichnung schon deutlich macht, dass man weder mit einem Bleiben der Arbeitsemigranten gerechnet hat noch mit dem Nachzug ihrer Familien. Heute wird in den Medien die Frage gestellt, was die «Ausländerpolitik» dazu beigetragen hat, das die Integration dieser Menschen in die hiesige Gesellschaft so erschwert hat. Diese Frage stellt man sich nach 40 Jahren zu einem Zeitpunkt, wo über 7,3 Millionen Menschen (8,9 Prozent) mit Migrationshintergrund in Deutschland leben (Bundesministerium des Innern 2004).

Vielfach kamen diese Menschen und Familien aus ländlichen Großfamilien, haben eine minimale Ausbildung und keine Kenntnisse der Landessprache. Aber sie arbeiten tagsüber hart, häufig als billige Arbeitskräfte unter sehr schlechten Bedingungen (Loncarevic 2001). Ihre Freizeit verbringen sie mit Familien aus ihrem Herkunftsland oder reisen in ihr Herkunftsland. Als Erstes versuchen sie, ihr System zu erhalten. Sie pflegen ihre ethnischen Lebensweisen, und ihre Traditionen werden weit höher gewertet als im Herkunftsland, wo diese Werte weniger beachtet werden (Riedo 1991). Aus der ethnischen Verbundenheit heraus versuchen die Familien mit beiden Kulturen umzugehen. Eine Studie mit Italienerinnen hat ergeben, dass sogar die zweite Generation eine nahezu unveränderte ethnische Verbundenheit demonstriert (Allemann & Meyer 1991). Im neuen Land sind Familien gezwungen, ihre Prozesse, die meist auf der Großfamilie basieren, umzugestalten. Ihr gesellschaftlicher Hintergrund basiert häufig auf einem familienzentrierten Verständnis, das in der Fremde auf Werte der individuumszentrierten Sichtweise trifft und heftige Irritationen auslösen kann (Tuna 2001). Im familienzentrierten Verständnis haben Großfamilien Vorteile wie Sicherheit, Zusammenhalt, Sozialkontrolle und geteilte Verantwortung für die Kinder. Diese Vorteile überschatten die damit verbundene Unterordnung des Individuums, vor allem der Frauen. Viele Familien hatten keine Gelegenheit ihre Fähigkeiten zu entwickeln, noch stehen ihnen die Ressourcen zur Verfügung, dem Verlust der Großfamilie entgegenzuwirken und neue Rollen in der Familie und im Beruf in den hoch industrialisierten Ländern anzunehmen. Stattdessen halten sie an ihren gewohnten kulturellen Lebensmustern in der neuen Umwelt fest. Dies wird im folgenden Beispiel gezeigt:

> Herr M. aus der Türkei ist seit fünf Jahren in der Schweiz. Ein Bruder hatte ihm zu einer Stelle bei einer Baufirma verholfen. Er wohnte zuerst mit seinem Bruder und zwei Freunden zusammen in einer kleinen Wohnung. Vor einem Jahr aber holte er seine Familie zu sich, die Frau und drei Kinder. Zwar hatte er sich dazu etwas Geld gespart, aber der höhere Mietzins und die großen Unterhaltskosten bereiteten ihm bald finanzielle Schwierigkeiten. Beschäftigt mit seinen Sorgen, verlor er seinen guten Humor. Auch ärgerte er sich sehr über die Kollegen, die sich über seinen moslemischen Glauben lustig machten, wenn er mit ihnen kein Bier trank. Er empfand dies als Autonomieverlust. Sein persönliches Ziel der Familienzusammenführung und beruflichen Zufriedenheit wurde nicht erreicht, und er fühlte sich hilflos. Im Kreise seiner Familie versuchte er, all das an sich zu reißen, was noch von seiner traditionellen Rolle übrig blieb, um seine Ohnmacht zu kompensieren. Das kulturell zweckmäßige Beschützen seiner Frau artete aus und wurde zu einer strengen Kontrolle ihres Lebens, aus Angst, auch sie noch zu verlieren. Er fühlte sich sogar gerechtfertigt, sie zu schlagen, als sie Anstalten machte, sich gegen ihn aufzulehnen. Sie hatte nämlich die Idee, dass sie selbst auch arbeiten sollte, um der Familie auszuhelfen. Auch die Kinder züchtigte er streng und verbot ihnen, mit schweizerischen Kameraden zu spielen. Die Entfremdung der Kinder bedeutete eine zusätzliche Bedrohung. Herr M. war gezwungen, seinen siebenjährigen Sohn einer schweizerischen Schule zu übergeben. Die Lehrer zeigten wenig Verständnis für seine Kultur und mischten sich in die Kindererziehung ein. Herr M. fühlte sich bedroht, obschon auch er realisierte, dass die Schule der Schlüssel zum sozialen Aufstieg seines Kindes bedeutet. Frau M. war auch unglücklich. Sie hatte starkes Heimweh nach ihrer Familie und ihrem Dorf in den Bergen der Türkei. Das Leben war dort schrecklich arm, aber viel weniger kompliziert. Dort war sie sich ihrer Rolle sicher und hatte immer Unterstützung, wenn sie Hilfe brauchte. In der Schweiz fühlte sie sich trostlos einsam, besonders an Tagen, wenn sie von Herrn M. in die Wohnung

eingeschlossen wurde. Von der deutschen Sprache hatte sie keine Ahnung, und in schweizerischen Läden kannte sie sich nicht aus. Herr und Frau M. kauften in türkischen Kleingeschäften. Dafür bezahlten sie hohe Preise.

Eine Besserung trat durch die Mithilfe eines türkischen Arbeitskollegen des Herrn M. ein. Dieser hat sich in der Schweiz gut eingelebt, und seine Frau arbeitet als Reinigungskraft. Er gab Herrn M. zu verstehen, dass eine solche Arbeit der Frau keine Gefahr bedeute. Seine Frau sei seither viel glücklicher, und der Familie gehe es auch finanziell besser. Er vermittelte ihr eine Familie, die eine Reinigungskraft brauchte. Frau M. trat die Stelle an und bewährte sich sehr. Seither hat sie mehrere Aufträge und fühlt sich freier. Sie hat viel gelernt über den schweizerischen Lebensstil und hat sogar Herrn M. dazu überredet, mit ihr im großen Lebensmittelgeschäft einzukaufen. Zusammen haben sie Spaß daran, neue Spezialitäten auszuprobieren. Eine der Arbeitgeberinnen gibt Frau M. das Geld, an einem Deutschkurs teilzunehmen. Das macht ihr Spaß, und sie übt die Sprache mit ihren Kindern zusammen.

Die Kinder haben weniger Probleme als die Eltern, sich den schweizerischen Verhältnissen anzupassen und die Sprache zu erlernen. Oft geraten sie jedoch auch heute noch mit ihren Eltern in Schwierigkeiten, welche ihre kulturelle Anpassung als Unart interpretieren und verlangen, dass sie ihre Rolle in der Familie den alten Sitten gemäß wahrnehmen.

Dieses Beispiel berührt nur wenige der immensen Anpassungsprobleme und Konflikte mit der wenig verständnisvollen Umwelt, die Migranten erleben. Es zeigt aber gleichzeitig die Fähigkeiten einer Familie. Die Idee einer Arbeit außer Haus von Frau M. war für Herrn M. inakzeptabel, solange sie von Frau M. geäußert wurde, denn solche Gedanken der Emanzipation wirkten bedrohend auf sein traditionelles Verständnis seiner Beschützerrolle. Die Darlegungen seines Freundes dagegen und der starke finanzielle Druck veranlassten ihn zu einer Systemänderung, die der Frau mehr Autonomie einräumte und dabei die finanzielle Grundlage verbesserte. Herr M. war mit widersprüchlichen Werten konfrontiert. Das Verständnis seiner Rolle als Beschützer seiner Frau wurde gelockert, um damit einem besseren Lebensunterhalt Platz einzuräumen. Eine Verbessung der finanziellen Lage war nur möglich, als Frau M. die Freiheit bekam, eine Arbeit anzunehmen. Ein dauerhafter Erfolg der Anpassung dieser Familie ist nicht garantiert; es könnten ungezählte Konflikte und Missverständnisse betreffend Lebensstil, Geburtenkontrolle, Kindererziehung, persönliche Rechte usw. aufkommen. Und doch hat die Familie eine gewisse Flexibilität gezeigt, die verspricht, auch in anderen Konfliktsituationen ähnlich aktiviert zu werden. Die Anpassungsprobleme des Herrn M sind nicht allein auf Kulturdiskrepanzen zurückzuführen, sondern auch auf die Einstellung der Mitmenschen in seiner direkten Umgebung. Im Unterschied zur Definition innerhalb der Theorie des systemischen Gleichgewichts besteht die Gefahr, dass Kultur als ein differenzialistischer Begriff verstanden wird. Dabei werden gewisse Eigenschaften, Sprache, Sitten und Werte einer Bevölkerungsgruppe uniform als kultureigen zugeschrieben und diese dadurch als «fremd» von der eigenen abgegrenzt (Dibelius & Uzarewicz 2006). Solche konstruierten Kulturbilder oder Stereotypen dienen dazu, die eigene Kultur und Verhaltensweisen zu rechtfertigen, während «Fremde» als minderwertig eingestuft werden. Solche Diskriminierung bekam Herr M. von vielen Seiten her zu spüren, so dass er nicht in der Lage war, sich als sozial gleichberechtigt fühlen zu können.

Angehörigen des Pflegeberufes wird empfohlen, solche Vorurteile zu reflektieren. Schnell ist man bereit, mit eigenen Normen zu argumentieren, Herrn M. als brutal zu bezeichnen und ihn unter Druck zu setzen, die Misshandlung seiner Frau aufzugeben. Ein solcher Druck, der von kulturell uneingeweihten Außenstehenden ausgeübt wird, hätte für Herrn M. eine riesige Bedrohung bedeutet und große Angst und verzweifelte Wut ausgelöst, die das Gegenteil des Gewünschten bezweckt hätte. Zwar litt Frau M. als Opfer unter der Brutalität, aber in ihrer Situation war dies einfacher zu ertragen als der Verlust der Beziehung zu ihrem Mann und der Familie. Sie versuchte verzweifelt, die Kongruenz in der Beziehung zu ihrem Mann durch Spiritualität wiederzuerreichen, auch wenn es ihr jegliche Möglichkeit zur Individuation kostete. Worte wie abhängig, schwach, unselbstständig, unmündig beschreiben ihr Verhalten aus der Perspektive mitteleuropäischer Norm- und Wertevorstellungen und bedienen sich eines differenzialistischen Kulturverständnisses (ebd.). Aus der Sicht ihrer eigenen Kultur dagegen ist Frau M. eine bewundernswerte Frau, die Schweres auf sich nimmt für das Wohl ihres Mannes und der Familie und bereit ist, ihre eigenen Bedürfnisse und Wünsche in den Hintergrund zu stellen.

Um anders denkende Menschen zu verstehen, müssen die Pflegenden den Zugang zum Verständnis ihrer Kultur gewinnen. Dabei sollten Pflegende sich in der konkreten Interaktion nicht vom Wissen über die vermeintliche Kultur des anderen leiten lassen, sondern von seiner konkreten Lebenssituation, seiner individuellen Biografie und persönlichen Interessen (Dibelius & Uzarewicz 2006). Die Reflexion der Kultur ist nicht nur relevant im Zusammenhang mit Menschen und Familien aus einem anderen Kulturkreis. Unsere eigene Kultur ist in unseren systemischen Familienprozessen verankert. Das Verständnis für unsere Kultur ist gleichzeitig Verständnis für unsere Familie, ihre Identität, Werte, Ansichten und Verhaltensmuster. Um uns über kulturelle Unterschiede zu informieren, können Hinweise auf kulturelle Besonderheiten in Büchern oder dem Internet dann wertvoll sein, wenn sie eventuell beobachtete Handlungsweisen verständlich machen und uns helfen, mit den Menschen in Kontakt zu treten. Andererseits werden in diesen Quellen allzu oft kulturell verschiedene Menschen als Stereotypen dargestellt, weshalb Vorsicht geboten ist. Wie zuvor angedeutet, bestehen auch innerhalb der gleichen ethnischen Gruppe große Unterschiede in Flexibilität und Anpassungsfähigkeit der Familien. Ein echtes Verständnis der Familiengesundheit kann nur durch Fragen über systemische Prozesse erworben werden. Schwierigkeiten mit der Sprache sind oft beträchtlich, und die Kommunikation erfordert einen Übersetzer. Trotzdem soll ein ehrlicher Versuch gemacht werden, eine offene Beziehung aufzubauen, denn nur so können Hindernisse überwunden werden. Eine offene, menschliche Beziehung ist dann möglich, wenn Pflegende weniger nach Unterschieden schauen, sondern Gemeinsames im Mitmenschen zu entdecken suchen. Spiritualität führt zu einer Gleichsetzung des eigenen Systems mit dem des Kranken. Ein Mensch, der sich akzeptiert und verstanden fühlt, ist in der Lage, Vertrauen zur Pflegeperson zu schöpfen und ihr zu erlauben, ihm beim Suchen von Lösungen beizustehen. Dies ist von noch größerer Bedeutung bei der Pflege von Menschen mit Migrationshintergrund, insbesondere, wenn sie aus ihrer Heimat geflüchtet sind. Flüchtlinge kommen oft ohne ihre Familie in das Asylland. In Ländern, in denen Krieg herrscht, sind es oft junge Männer, die in einer sehr bescheidenen Wohngemeinschaft mit anderen Flüchtlingen zusammenleben müssen. Ihre Lebenssituation ist voller Ungewissheit über die Zukunft sowohl im Herkunfts- als auch im Asylland, und die Wohngruppe bildet ihre temporäre Ersatzfamilie.

Bei der Pflege von Menschen mit Migrationshintergrund, die, wie eben skizziert, schwer belastet sein können, wird transkulturelle Kompetenz von den Pflegenden gefordert. Dibelius und Uzarewicz (2006) erklären, dass der Mensch in der aktuellen Lebenssituation mit seinen Migrationserfahrungen den Ausgangspunkt der Pflege bilden soll. Die transkulturelle Kompetenz soll dabei Folgendes umfassen:

- die Reflexion der eigenen Persönlichkeit und Kultur;
- das Erschließen der systemischen Prozesse des Patienten bzw. der Patientin;
- den Prozess der Verbindung, bei dem die eigenen Muster mit denen des Patienten bzw. der Patientin zusammengeführt werden, ohne dabei eigene Werte und Normen als Grundlage des Handelns zu gebrauchen, denn dieser Prozess schließt die Prüfung eigener Werte mit ein;
- das Herausfiltern von Gemeinsamkeiten und Unterschieden als Ansatzpunkt für gemeinsame Handlungsstrategien.

Transkulturelle Pflege kann somit nicht allein auf kognitivem Wissen beruhen, sondern schließt Selbstreflexion, Verständnis der komplexen Situation des Patienten bzw. der Patientin und Empathie im Umgang mit anderen ein. Eine Datenerhebung nach der Theorie des systemischen Gleichgewichts verleiht das nötige Hintergrundwissen über Patienten, Familie und Kultur als Basis für strategische Interventionen.

4.4
Leben zwischen zwei Kulturen

Berger und Berger (1983) beschreiben die Überlebensweise von Personen, von denen verlangt wird, sowohl traditionell als auch modern zu leben. Extreme Kulturspaltungen kommen in fundamentalistischen oder anderen, ganz allgemein dem Traditionalismus verbundenen Familien vor. Wenn von Kindern, die ihr Leben lang mit modernen Gesellschaftsstrukturen in Berührung stehen, verlangt wird, sich voll dem extrem unterschiedlichen Wertesystem der Familie einzufügen, entsteht notgedrungenerweise ein Zwiespalt in ihrem Wertesystem. Dieser Zwiespalt erschwert oder verunmöglicht sogar ihre persönliche Kohärenz. Zwiespältigkeit können auch die Kinder aus Migrationsfamilien erleben.

> Die Familie von W. kam 1962 aus Neapel in die Schweiz. Sein Vater arbeitete als Maurer. Bald darauf wurde W. in der Schweiz geboren. W. ging mit seiner kleineren Schwester in die Volksschule. Von seinen Kameraden wurde er oft wegen seiner Herkunft gehänselt. Er fühlte sich nicht akzeptiert. W. hatte den Vorteil, dass er im Vergleich zu seinen Kameraden mathematisch sehr begabt war. Zudem hatte er das Verlangen, Respekt bei den Mitschülern zu erwerben. Das stetige Necken brachte W. zur Weißglut. Er begann seine mathematische Überlegenheit auszuspielen, woraufhin die Kameraden seine Hilfe anforderten. W. war der triumphierende Sieger, insbesondere, weil er auch vom Lehrer bevorzugt wurde. Als Folge war seine Freundschaft begehrt, und W. gewann beachtliches Selbstvertrauen im Freundeskreis. Im Unterschied zu seiner Schwester, die sich von allen freundschaftlichen Beziehungen in der Schule fernhielt und ihre Individuation auf die italienische Kultur beschränkte, fand W. Anerkennung innerhalb der für ihn neuen Kultur und war eifrig bestrebt, wie seine Freunde zu werden. Als Folge lehnte er sich gegen Verbote auf und empfand insbesondere die Vorstellungen seines Vaters altmodisch. Zu Hause entwickelte er sich zum «schwarzen Schaf» der Familie. Er erkannte seine Grenzen, sowohl in der Familie als auch im Freundeskreis, und bewegte sich vorsichtig, um nicht zu riskieren, von einer der beiden Gruppen ausgestoßen zu werden.

Das gesunde Leben als erwachsener Mensch beinhaltet eine Übereinstimmung der Werte mit den Lebensmustern. Dies war schwierig für W. Seine Möglichkeiten waren ein vollkommenes Sichloslösen von der Familie und ihren Werten oder ein Sicheingliedern in die italienische Gemeinde unter Verzicht seiner Individualität. Die erste Möglichkeit verursachte eine akute Angst vor dem Verlust der Sicherheit und seiner Identität. Die zweite machte W. zornig auf die Familie, die ihm seine freie Entfaltung erschwerte und seine Fähigkeiten nicht förderte. Sein Konflikt war eine erzwungene Wahl: entweder Familienkohärenz oder Individuation, aber nicht beides. Er war aber nicht bereit, diese Wahl zu treffen. Vorerst lebte er eine Doppelmoral im Sinne des ersten Beispiels, indem er seine Familienrolle vorschriftsgemäß ausführte und den Anschein gab, von den Werten überzeugt zu sein, wobei er aber in seinem zweiten Leben andere Werte vertrat. In seiner kreativen Schizophrenie, wie dieses Verhalten von Berger und Berger (1983) genannt wird, suchte er nach einer befriedigenden Lösung, um innere Kohärenz zu erlangen. Als Folge verlegte er den Wohnsitz weg von der Familie, was ihm erlaubte, unangefochten mit Rollen in der Gemeinde und im Umgang mit Mitmenschen zu experimentieren. Als Nächstes, um eine befriedigendere Systemänderung zu erlangen, überlegte er sich, wie sich seine Identität aus seiner eigenen Perspektive von der von seiner Familie geprägten Identität unterscheide. Dann teilte er seine Auffassungen in jene, die er gemeinsam mit seiner Familie pflegte, und jene, die von der

Familie verworfen wurden. Auf der Suche nach einer Lösung kam er zu einem neuen Bewusstsein. Er sah ein, dass er die Fähigkeit hat, zwei Leben zu führen, die beide auf einem getrennten Wertesystem beruhen und kohärent sein können. Dazu braucht er die Auffassung, dass Werte relativ und kulturell bedingt sind und geändert werden müssen, um sich in kulturell unterschiedlichen Systemen bewegen zu können. Das Ziel, die gewünschte Rolle seiner Familie nicht mehr zu spielen, sondern tatsächlich seine eigene zu leben, war erreicht.

Das Beispiel zeigt, wie W. seine Identität aufrechterhalten und seine Kohärenz bewahren konnte, trotz des unlösbaren Zwiespalts seiner Wertesysteme. Die Ressourcen von W., Intelligenz und kühle Urteilskraft, sind jedoch nicht allen gegeben. Obwohl ähnliche Lösungen öfters beobachtet werden, ist nicht bekannt, wie dauerhaft die Entwicklung der Systemänderung ist. Zum Beispiel könnte sich W. für eine Frau außerhalb der italienischen Gemeinde entscheiden; falls diese nicht von seiner Familie akzeptiert wird, ist er gezwungen, auf seine Familienmitgliedschaft zu verzichten. Im anderen Fall ist es nicht ausgeschlossen, dass eine Frau aus der italienischen Gemeinde von ihm wahrscheinlich ein traditionsbewussteres Leben verlangen würde.

Das Beispiel schildert einen Extremfall, dessen Problemstruktur jedoch bei Nachkommen von Migrantenfamilien, eventuell sogar bei der zweiten oder dritten Generation, häufig beobachtet werden kann. Leser (1995) zeigt mit seinem Buch «Alter und Migration», welche Probleme das Leben in zwei Kulturen in fortgeschrittenen Lebensphasen der Familie erzeugt. Die pensionierten Migranten müssen zum Teil unter dem Existenzminimum leben, die Integration, die während des Erwerbslebens nicht stattfinden konnte, führt im Alter zu weiteren Benachteiligungen und Schwierigkeiten. Mit dem Ersparten ist es für viele möglich, in ihr Herkunftsland zurückzukehren, doch die Rückkehr nach mehreren Jahrzehnten ist wie eine zweite Migration. In der eigenen Familie sind sie zwar herzlich willkommen, aber für die offiziellen Behörden sind die Rückkehrenden «Zwitter», halb Migranten, halb Rückkehrer.

Zusammenfassend gibt es Zwiespältigkeit in verringertem Maß in jeder Familie. Die Spaltung der Generationen bezieht sich auf Wertunterschiede. Die finanziell abhängige jüngere Generation führt oft eine gewisse «kreative Schizophrenie» innerhalb ihrer Familie. Probleme solcher Art beziehen sich häufig auf das Ausleben sexueller Wünsche der Jüngeren. Die Familie schreibt ihnen ein sexuell enthaltsames, erfolgsorientiertes Leben vor, und die meisten jungen Leute sind sich klar, dass sie gewisse Aspekte ihrer Erlebnisse mit der Familie teilen können, während andere verschwiegen werden müssen und empfinden dabei wenig Schuldgefühle.

Es gibt Normen, die von Gruppen gleicher ethnischer Herkunft, Produktionstätigkeit oder sozialer Umwelt geteilt werden. Solche Gruppen sind soziale Klassen, Stände oder Berufsschichten. Innerhalb dieser Gruppen jedoch ergeben sich durch die unterschiedlichen Ziele und Prozesse der einzelnen Familien oft beträchtliche Differenzierungen. Unterschiede in den Entwicklungsphasen der Menschen in der Familie und der Familienstruktur verstärken die Differenzierungen weiter. Die Pflege befasst sich einerseits mit gemeinsamen Normen oder Kulturmustern, um ein allgemeines Verständnis für Lebensmuster von Patienten unterschiedlicher Herkunft zu gewinnen, andererseits darf jedoch die Differenzierung der Familien nie aus dem Auge gelassen werden, denn stereotype Sichtweisen sollten vermieden werden.

Die Gesundheit der Familie ist nicht allein von der Struktur, der Entwicklungsphase oder der Kultur abhängig, sondern vom Zusammenspiel aller drei Faktoren und ihrer Auswirkung auf den Familienprozess und die Kongruenz mit der Umwelt. Beispielsweise kommt es vor, dass sich die Gesundheit zweier Familien mit identischen Lebensmustern stark unterscheidet, indem die Ziele und Prozesse der einen Familie von der Umwelt unterstützt werden, wogegen die andere keine Möglichkeit findet, kongruente Kontaktsysteme in der Umwelt zu finden.

Familien, die sich stark von allgemein akzeptierten Normen unterscheiden, dürfen nicht ohne weiteres als dekadent bezeichnet werden. Eine Einschätzung muss auch hier durch eine Erhebung der nötigen Daten geschehen, die Aufschluss geben über die Prozesse der Familie innerhalb der vier Dimensionen, die Familienziele und die Kongruenz der Familie mit ihrer Umwelt. Falls ein Mensch zwei Bezugssystemen mit stark unterschiedlichen Normen angehört, sollen vor allem die Gemeinsamkeiten wie die Diskrepanzen und ihre möglichen Wirkungen auf die persönliche Gesundheit in der Pflege angesprochen werden.

Als Letztes muss erwähnt werden, dass auch die Klinik als Kultur mit vorgeschriebenen Normen verstanden werden soll, in der sich Patienten zurechtzufinden haben. Sie mögen damit Erfolg haben, falls ihre eigenen Werte mit denen des Krankheitssystems übereinstimmen. Unkooperatives Verhalten von Patienten hingegen beruht oft auf kultureller Inkongruenz. Dies wird im dritten Teil dieses Buches näher beschrieben.

Dritter Teil:

**Die Pflege der Familie
in Fällen von Krankheit,
Gebrechen und nahendem Tod**

1 Einführung

Der Inhalt des dritten Teils dieses Buches ist in zwei Kapitel aufgeteilt. Während das erste Kapitel die Pflege bei akuter körperlicher und psychischer Krankheit und die Begleitung beim Sterben erläutert, befasst sich das zweite mit der langzeitigen Anpassung an körperliche und geistige Verluste. Im Abschnitt über die Pflege eines Kindes wird dagegen deutlich, dass die langzeitige Gesundheitsstörung eines Kindes und die damit einhergehenden physischen und psychomotorischen Einschränkungen nicht durch das Gefühl des Verlustes geprägt sind, sondern durch die Hoffnung an das potenziell Mögliche. Die Pflege umfasst dabei nicht nur die Patienten selbst, sondern auch die Angehörigen, die sich mit der Infrastruktur des Krankenhauses, der Klinik oder psychiatrischen Institutionen auseinandersetzen müssen. Es ist zu empfehlen, dass die Leserinnen und Leser auf die Ausführungen über die gesunden systemischen Prozesse zu Beginn dieses Buches zurückgreifen. Dies ist äußerst wichtig, denn auch in Fällen von akuten körperlichen oder psychischen Problemen ist die Suche nach gesunden Prozessen und deren Einbezug maßgebend. Im ersten Kapitel wurde erklärt, dass eine systemische Gesundheit des Menschen auch in Fällen von körperlicher Krankheit vorhanden sein kann. An dieser Stelle muss wiederholt betont werden, dass Gesundheit sogar in angeblich hoffnungslosen Krisen zu finden ist und dass die Kunst der Pflege gerade darin besteht, diese gesunden Prozesse ohne Vorurteile wahrzunehmen und zu unterstützen.

Trotz allem wissen Pflegende aus eigener Erfahrung, dass sich viele Patientinnen und Patienten mit schweren Erkrankungen sowie auch ihre Angehörigen in einer Krise befinden. In Langzeitsituationen mag eine solche Familienkrise zu einer Langzeitkrise werden, die pflegende Familienangehörige nur schwer bewältigen können. Sie haben Schwierigkeiten, ihre Stabilität zu erhalten, und der anhaltende Druck bedroht das eigene Wohlbefinden und den ganzen Familienprozess. Damit sich Pflegende in solchen Situationen zurechtzufinden lernen, brauchen sie Kenntnisse über die Psychodynamik von Krisen.

Gerald Caplan (1964) wird allgemein als «Vater der Krisentheorie» angesehen. Laut Caplan beginnt eine Krise dort, wo das individuelle Vermögen zur Problemlösung seine Nützlichkeit verliert. Sie wird durch plötzlich auftretende Geschehnisse verursacht und durch die bereits bestehenden Umstände (Faktoren) eventuell weiterhin intensiviert oder verringert (Liken 2001). Solche Faktoren können von persönlicher, interpersoneller und/oder externer Natur sein und bestimmen, ob die Familie eine Lösung der Krise erreicht. Persönliche Faktoren wie frühere Erfahrungen mit Krisen, psychische und physische Gesundheit beeinflussen die Wahrnehmung der Krise. Weiterhin wird die Bewertung der Bedrohlichkeit der Krise auch durch Familienunterstützung oder Anteilnahme von außen beeinflusst. Schließlich sind auch externe Faktoren wie die finanzielle Lage, die Situation am Arbeitsplatz oder, im Fall einer Erkrankung, der Verlauf der Erkrankung selbst maßgebend. Das Zusammenspiel dieser Faktoren bestimmt die Widerstandskraft der Familie (Greef, Vansteenwegen & Ide 2006). Kurz, der sich entwickelnde Prozess gestaltet sich wie der Familienprozess, so wie er mit dem Diagramm der Theorie des systemischen Gleichgewichts verstanden werden kann. Laut Caplan (1964) wenden Familien ihre altbewährten Problemlösungsstrategien an, deren Erfolg jedoch von der Wahrnehmung der Situation und den Ressourcen abhängig ist. Zeit heilt viele Krisen, und Familien werden durch ihre Erfahrung gestärkt. In manchen Fällen jedoch ist Hilfe von außen erforderlich, und Pflegende sollten die am nächsten Beteiligten einbeziehen.

Kantor und Lehr (1975) haben mittels ihrer Großstudie beobachtet, dass in manchen Familien die gewohnten Verhaltensmuster, die trotz Versagen immer intensiver angewendet werden, zu verstärkten Krisen führen. Pflegende sollten deshalb Daten über den Familienprozess erfragen und beobachten. Das typische Diagramm einer Krise ist in Abbildung 4 (siehe S. 127) zu sehen.

Jedes Mitglied in der Familie fühlt sich isoliert, im Innersten bedroht, und seine Kohärenz ist minimal. Als Reaktion auf Inkongruenz und Angst vor Zerfall des Systems werden die Muster der Systemerhaltung verstärkt, um Kontrolle zu gewinnen. Die Muster sind jedoch kaum der Situation angepasst und deshalb wenig wirksam. In der Familie stoßen diese verzweifelten Versuche der Selbstbehauptung unter den Mitgliedern oft auf Widerstand und führen zu Streit. Gleichzeitig verhindern sie die Kohärenz der ganzen Familie und die gemeinsame Erhaltung der Familienorganisation. Dem System fehlt Organisation, es droht der Zerfall, und geordnetes Wachstum ist nicht möglich. Das ausschlaggebende Merkmal eines Systems in einer Krise ist folglich mangelnde Individuation und Systemänderung. Krisen sind durch Angst geprägt, die vorübergehend lähmend wirkt (Whyte 1997).

Das Entscheidende zur Bewältigung einer Krise ist die Fähigkeit der Familie, zusammenzukommen, ihre Möglichkeiten, Kompetenzen und Ressourcen zusammenzubringen, um miteinander zu beginnen, die Probleme zu lösen. Die Krise ist in solchen gesunden Familien als positiv zu werten. Sie macht den Mitgliedern bewusst, dass der Status quo schmerzhafter ist als eine grundlegende strukturelle Umgestaltung der Familie. Deshalb eröffnet die Krise der ins Chaos geworfen

1. Einführung

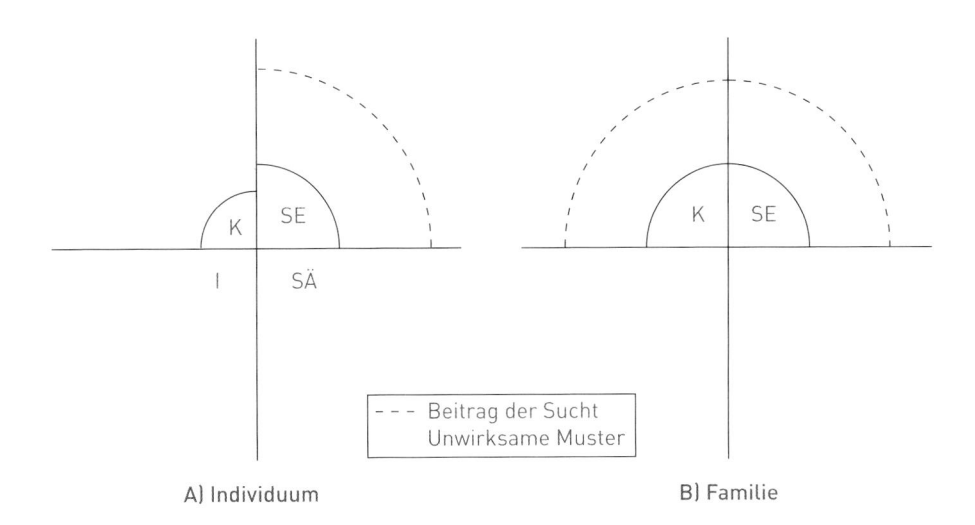

```
         |                                              |
         |                                              |
      ___|___                                        ___|___
     /   |   \                                      /   |   \
    /    |    \                                    /    |    \
   / ___ |     \                                  /  ___|___  \
  | / K \| SE   |                                |  | K | SE | |
──┼─┼───┼┼──────┼──                          ────┼──┼───┼────┼─┼──
  |  I  | SÄ   |                                 |  |   |    | |
                                                  
         |          ┌─ ─ ─ Beitrag der Sucht ─┐
         |          │      Unwirksame Muster  │
         |          └─────────────────────────┘
    A) Individuum                                    B) Familie
```

Abbildung 4: Diagramm der Krise
K = Kohärenz, I = Individuation, SE = Systemerhaltung, SÄ = Systemänderung

Familie eine Chance zur Systemänderung. Sie bringt Wachstum und neue Gesundheit über alternative Wege der Problemlösung, die die erforderlichen Verhaltensmuster offenbaren. So beschreiben Wells, Cagle, Bradley und Barnes (2008) die Überwindung einer Krise als Systemänderung in Form eines Wechsels bzw. Veränderung von inneren Werten.

Die Pflege von Familien in einer Krise umfasst wie beschrieben, die Unterstützung des systemischen Prozesses, der zur Gesundheit führt, also den Prozess durch die Krise als solchen. Um Krisen zu verarbeiten, brauchen Familienmitglieder in ihrem schmerzhaften Prozess Verständnis und Kohärenz. Sie müssen befähigt werden, den Sinn zu erfassen und die Herausforderung zur gemeinsamen Problemlösung zu akzeptieren (Greef, Vansteenwegen & Ide 2006). Nur dann können sie neue Lösungen erkennen und in Energie umsetzen. Die nächsten Kapitel werden durch Fallbeispiele anschaulich machen, wie sich Pflegende in diesen Prozess einbringen können.

2 Pflege bei akuter körperlicher und psychischer Krankheit

2.1 Zur Situation der Betroffenen

Dieses Kapitel bezieht sich auf Situationen der Pflege bei akuter körperlicher Krankheit, die oft mit hoch entwickelten technologischen Methoden behandelt wird, psychiatrischer Akutpflege und der Begleitung beim Sterben. Anhand von Beispielen werden Pflegeplanung und Pflegehandlungen nach der Theorie des systemischen Gleichgewichts abgeleitet und erläutert. Ein Großteil dieser Pflege findet in Akutkrankenhäusern statt. Die meisten Menschen unserer Gesellschaft erblicken heutzutage hier das Licht der Welt und nehmen vom Leben Abschied. Die Institutionen befassen sich aber nicht nur mit diesen zwei wichtigsten Stationen des menschlichen Lebens, sondern haben es sich zum Ziel gesetzt, die menschliche Gesundheit zu fördern und die Lebens- und Leistungsfähigkeit wiederherzustellen. Zu diesem Zweck unterziehen sich Menschen Operationen, diagnostischen Verfahren, intensiven medizinischen Behandlungen und psychiatrischen Therapien. Krankenhäuser sind soziale Systeme mit den üblichen systemischen Prozessen. Als solche stellen sie das Umfeld dar, sowohl für Patienten aller Altersstufen mit ihren Angehörigen als auch für die medizinischen, pflegenden, therapeutischen und anderen mitwirkenden Dienste.

2.2 Pflege des akut körperlich erkrankten Menschen

Die Einlieferung in ein Krankenhaus ist oft ein überwältigendes Erlebnis, bei dem die Angst vor der Vergänglichkeit voll zum Ausdruck kommt. Ochsmann (1993) beschreibt die philosophisch-psychologischen Erkenntnisse von Ernest Becker. Laut Becker (1992) verdrängen alle Menschen die Angst durch die Verleugnung des Todes, und ohne diese Verleugnung seien die menschliche Charakterbildung und der Erwerb von Selbstwert nicht möglich. Im Sinne der Theorie des systemischen Gleichgewichts ist deshalb anzunehmen, dass zum Zeitpunkt, zu dem physische Symptome nicht mehr ignoriert werden können, verdrängte Angst erneut entfacht wird. Eine Krankheit bedroht die persönliche Kohärenz sowie die gewohnten Lebensmuster der Systemerhaltung. Dies wirkt sich also auf das Erlangen der Ziele von Stabilität und Regulation/Kontrolle aus und beeinträchtigt die Kongruenz des menschlichen Systems sowie die Gesundheit.

Im Krankenhaus steht die Krankheit des Menschen und nicht er selber im Vordergrund. Ziel aller Bestrebungen ist es, die Krankheit zu heilen oder zu lindern und weitere Krankheiten zu verhüten. Krankheit wird sowohl von der Gesellschaft als auch von vielen Mitarbeitenden des Krankenhauses als etwas Unerwünschtes und Bedrohliches wahrgenommen, welche fachkundige Hilfe erfordert. Im sozialen Umkreis und oft auch im Familienkreis mag sich die kranke Person als versagend vorkommen und von Schuld geplagt sein, da sie den Mitmenschen zur Last fällt, weil sie ihre Rolle nicht mehr ausfüllen kann. Im Krankenhaus wird nun die erkrankte Person zum Patienten, wird zwar von den normalen Rollenverpflichtungen befreit, läuft aber deshalb in Gefahr, als unmündig betrachtet zu werden, Identität und Status zu verlieren und ganz und gar der medizinischen Autorität ausgeliefert zu sein (Rhode 1962; Ulcar 1991). Aus unbewusster Angst, von der Befriedigung bestimmter Bedürfnisse abgeschnitten zu werden, kann der Patient sich in eine abhängige Krankenrolle fügen oder auch mit Aggressivität oder resignierter Passivität reagieren, weil kaum ein Mensch seine Welt und sein wirkliches Leiden zu verstehen scheint (Rhode 1962).

Das Krankenhaus wird nicht nur zum Umfeld des Patienten, sondern auch zu dem seiner Familie. Wie der Patient selbst sind auch Angehörige gezwungen, sich Regeln zu unterwerfen, und verlieren dabei ihre Individualität (Deppe, Friedrich & Müller 1989; Stucki 1994). Das Familiensystem ist in der Regel bemüht, trotz Krankheit des Patienten seine Muster der Systemerhaltung und damit Stabilität zu bewahren. Geplagt von Sorge um die Lebensqualität des kranken Angehörigen und um den drohenden Verlust fühlen sie sich ohnmächtig in einer Institution, in der sie nichts zum Ablauf des Tages beitragen können, in der Wärme und Geborgenheit oft fehlen und sich kaum jemand um sie kümmert (Käppeli 1989; Stucki 1994).

Das folgende Beispiel erläutert die Pflege nach der Theorie des systemischen Gleichgewichts. Die Pflege bemüht sich um die Kongruenz zwischen Patient, Familie, Pflegeperson und Krankenhaus. Um Kongruenz zu erlangen, müssen sich alle beteiligten Systeme aufeinander abstimmen, ohne dabei ihre lebenswichtige Stabilität aufzugeben. In dieser ersten Fallbeschreibung werden Datenerhebung und Pflegeprozess schrittweise gemäß Tabelle 1 (S. 58 ff.) erläutert. Damit dient dieses Beispiel als Schema für alle folgenden Fallbeschreibungen, die weit weniger ausführlich beschrieben werden.

Herr F., 55 Jahre alt, liegt auf der Überwachungsstation in einem Zentralkrankenhaus. Er wurde vor fünf Tagen infolge einer schweren rektalen Blutung eingeliefert. Während einer Notfalloperation wurde eine Kolonmetastase festgestellt, der Dickdarm wurde entfernt und ein Anus praeter erstellt. Vor drei Tagen war der Gesundheitszustand von Herrn F. lebensbedrohlich infolge einer allergischen Reaktion auf eine Bluttransfusion. Zurzeit ist sein Zustand stabil, jedoch ist er noch sehr schwach und unfähig, ein längeres Gespräch zu führen. Seine Schmerzen werden noch mit Narkotika gelindert.

Der Arzt hat Herrn F. die Diagnose mitgeteilt und ihn über den Anus praeter informiert. Herr F. hat aber wenig dazu bemerkt und keine Fragen gestellt. Die Pflegende geht mit Emphatie auf Herrn F. ein; während der Körperpflege denkt sie daran, wie schwierig es für ihn sein muss, seine Diagnose zu akzeptieren. Bei der Pflege des Anus praeter bemerkt sie, dass alles gut funktioniert, und muntert Herrn F. auf, Fragen zu stellen. Sie versteht aber, dass er zurzeit noch nicht bereit ist, sich damit auseinanderzusetzen. Herr F. nimmt ihre Pflege dankbar an und fragt nach ihr, wenn er etwas benötigt. So kommt es, dass er sie bittet, seine Frau über seine Krankheit aufzuklären, da er sich sehr viele Sorgen um sie mache. Die Pflegende hat schon mit Frau F. kurz gesprochen, ihr die Routine auf der Station erklärt und sich nach ihrem Wohlergehen erkundigt. Sie entschließt sich nun aber zu einem geplanten Gespräch mit ihr, um abzuklären, welche spezifische Pflege Herr F. und seine Familie benötigen. Die Pflegende geht in der Befragung systematisch vor, macht aber dazwischen an Frau F. persönlich gerichtete Bemerkungen, um das Interview aufzulockern.

Was folgt, ist eine Zusammenfassung der Daten, die für den Pflegeplan maßgebend sind (Datenerhebung nach Tab. 1, s. S. 58 ff.).

Systemerhaltung

Herr F. vertraut den kompetenten Fachpersonen in Medizin und Pflege. Außer postoperativen Schmerzen hat er keine physischen Beschwerden. Herr F. beteiligt sich an den Übungen der Physiotherapeutin zur Erhaltung der Muskulatur, er bewegt seine Arme selbstständig, spreizt die Beine mit etwas Hilfe. Bei der Körperpflege putzt er seine Zähne selbst und wäscht Gesicht, Hals, Nacken und Arme. Bei solchen Aktivitäten ist er jedoch schnell erschöpft und klagt über starke Schmerzen. Herr F. beklagt sich, dass er nicht schlafen kann, da er wegen der Pflege und den medizinischen Verfahren öfters gestört wird.

Herr F. ist Inhaber eines Malergeschäftes mit sieben Angestellten. Vor seiner Krankheit hatte Herr F. einen langen Arbeitstag und wenig Zeit für Freizeitbeschäftigungen. Nebst Büroarbeit beteiligte er sich manchmal selbst an Malarbeiten. In letzter Zeit wurden die Aufträge spärlicher und die Finanzen knapper. Herr F. sorgte sich über die Zukunft. Frau F. meint, er habe sich aber schon immer unnötige Sorgen gemacht. Schon kleine Aufregungen mit den Angestellten habe er immer schlecht verkraftet. Immer wenn er ungehalten war, hat Frau F. festgestellt, dass etwas im Geschäft nicht stimmt. Er könne einfach die Sorgen nicht abladen, meint sie.

Das Familienleben war meist Routine. Herr F. blieb den ganzen Tag im Geschäft und machte nur eine kurze Mittagspause. Abends kam er heim zum Essen, zog sich aber dann mit der Zeitung zurück und schaute fern bis zur Schlafenszeit. Er war zu müde, sich mit der Familie zu beschäftigen. Herr F. schlief sechs Stunden und stand vor Frau F. auf, selbst an den Wochenenden. Außerhalb dieser Routine fanden wenige Aktivitäten statt. Ab und zu wurde das Auto gewaschen oder im Haushalt etwas repariert. Sonst ging Herr F. selten von zu Hause weg. Kulturelle Veranstaltungen interessieren ihn nicht, er liest keine Bücher, auch religiöse Aktivitäten interessierten ihn seit der Kindheit nicht mehr. Seine Interessen kreisen um das Malergeschäft.

Herr F. hat einen Freund aus dem Militärdienst, mit dem er gelegentlich ein Fußballspiel oder ein Volksfest besuchte. Auch trank er am Wochenende gern mit ihm Bier. Die Ferien verbrachte er jedes Jahr ähnlich in einem gemieteten Ferienhaus in den Bergen. Dort hatte er einen Fluss gefunden, wo er lange sitzen und fischen konnte; es sei entspannend, auch wenn er nichts fange. Frau F. berichtet, ihr Mann sei in letzter Zeit eher unzufrieden und launisch gewesen. Warum, wisse sie nicht, aber irgendwie war er mit seinem Leben nicht mehr zufrieden.

Kohärenz

Herr F. ist ein Einzelgänger. Auch im Kreis der Familie ist er teilnahmslos und spricht nicht viel. Es ist nicht klar, was in ihm vorgeht; er spricht nicht darüber. Er zeigt keine Initiative, etwas zu unternehmen. Wenn seine Frau etwas vorschlägt, macht er allerdings mit. Vor einigen Jahren hatte Herr F. seinen Traum verwirklichen wollen. Er hatte sich mit seinem Ersparten ein Grundstück gekauft und wollte darauf ein Haus bauen. Frau F. meint, er sei während der Planung aufgeblüht. Daraufhin wurde er jedoch enttäuscht, denn die Kanalisation wäre unmöglich teuer gewesen. Frau F. hatte ihm vom Projekt abgeraten, denn sie war von vornherein nicht begeistert, so weit abseits von einer Stadt zu wohnen. Danach zog sich Herr F. noch mehr zurück. Oft saß er im Lehnstuhl und schaute vor sich hin. Auch an der Arbeit schien er Energie verloren zu haben.

Herr und Frau F. sind sehr eng verbunden. Frau F. ist die Person, der er vertraut und die ihn versteht. Er teilt ihr wenig mit, aber mehr scheint nicht nötig zu sein. Die zwei sind eine Einheit, und es bedarf keiner Worte, um zu wissen, dass sie ganz füreinander da sind. Über Frau F. bekommt Herr F. Zugang zu Bekannten und Verwandten; durch sie bekommt er Leben und Energie. Herr F. hat keine Eltern mehr und hat sich von seinen Geschwistern entfremdet.

Herr F. sieht in seiner Arbeit seine Hauptaufgabe mit dem Ziel, seine Frau und Familie finanziell zu erhalten und vor Unvorhergesehenem zu schützen. Berufliche Leistung und Anerkennung für gute Arbeit stärken sein Selbstwertgefühl. So empfindet er auch Stolz auf seine erwachsenen Kinder, die sich tüchtig für ihre gewählten Berufe einsetzen. Für andere Werte, menschliche, philosophische, ist Frau F. hauptverantwortlich. Herr F. akzeptiert sie voll und ganz. Es scheint, als ob er seine Frau braucht, um ein voller Mensch zu sein.

Individuation

Herrn F.s Individuation geschieht durch das Interaktionssystem mit seiner Frau. Durch sie ist er ein Ganzes. Sie steht ihm bei, schwierige Situationen anders anzuschauen, wenn er sich aufreibt. Sie zeigt ihm, wie er das Leben bejahen und das Schöne entdecken kann. Trotz ihrer Vitalität und geistigen Überlegenheit berichtet Frau F., dass auch sie ihren Mann benötigt und seine Rationalität schätzt, wenn es um finanzielle Angelegenheiten geht oder um Streitereien, die er als nutzlos betrachtet. Spiritualität ist ein Thema, das er höchst selten berührt. Frau F. meint, so wie sie ihn kenne, suche er eine Antwort am ehesten durch sie. Seine größte Angst sei, sie zu verlieren, und sein größter Wunsch, mit ihr im Jenseits vereint zu sein. Ob er an Gott glaubt, weiß sie nicht so recht.

Systemänderung

Herr F. hat Schwierigkeiten, mit seinen erlebten Verletzungen umzugehen. Er hatte eine schwere Kindheit, mit der er sich nicht auseinandergesetzt hat. Leuten, die ihm Unrecht getan haben, kann er nicht verzeihen, sogar den Kindern nicht. Seine Frau nimmt ihn an, wie er ist, allerdings denkt sie, dass er die Enttäuschung mit dem Hausbau schlecht verarbeitet hat. Sie weiß, dass er darin seine Selbstbestätigung sah und nicht in der Lage ist, diese Werte zu ändern. Irgendwie sieht er jetzt sein Leben als abgeschlossen an, denn er sieht keine erstrebenswerten Ziele mehr. Frau F. hat Angst, dass seine Krankheit eine weitere Bestätigung dafür sein könnte, dass sein Leben für ihn keinen Sinn mehr habe.

Synthese der Daten

Das Gespräch mit Frau F. war sehr informativ. Es scheint, dass sie besser über die Bedürfnisse ihres Mannes sprechen kann als er selbst. Die Pflegende hat über die Frau einen recht umfangreichen Einblick in die Lebensmuster des Herrn F. erhalten. Sie bespricht nun mit Frau F. das systemische Diagramm, um mit ihr abzuklären, welche Änderungen ihrer Meinung nach stattfinden sollten (s. Diagramm nach dem Systemischen Gleichgewicht, Umschlag Innenseite). Sie einigen sich auf die folgende Synthese (vgl. Abb. 5, S. 134):

Das wichtigste systemische Ziel des Herrn F. ist die Stabilität. Er erhält sie durch Arbeit, tägliche Routinen und Bindung an seine Frau. Er hat wenig Verlangen nach Wachstum, im Gegenteil, jeglicher Verlust der bestehenden Stabili-

A) Vor der Krankheit

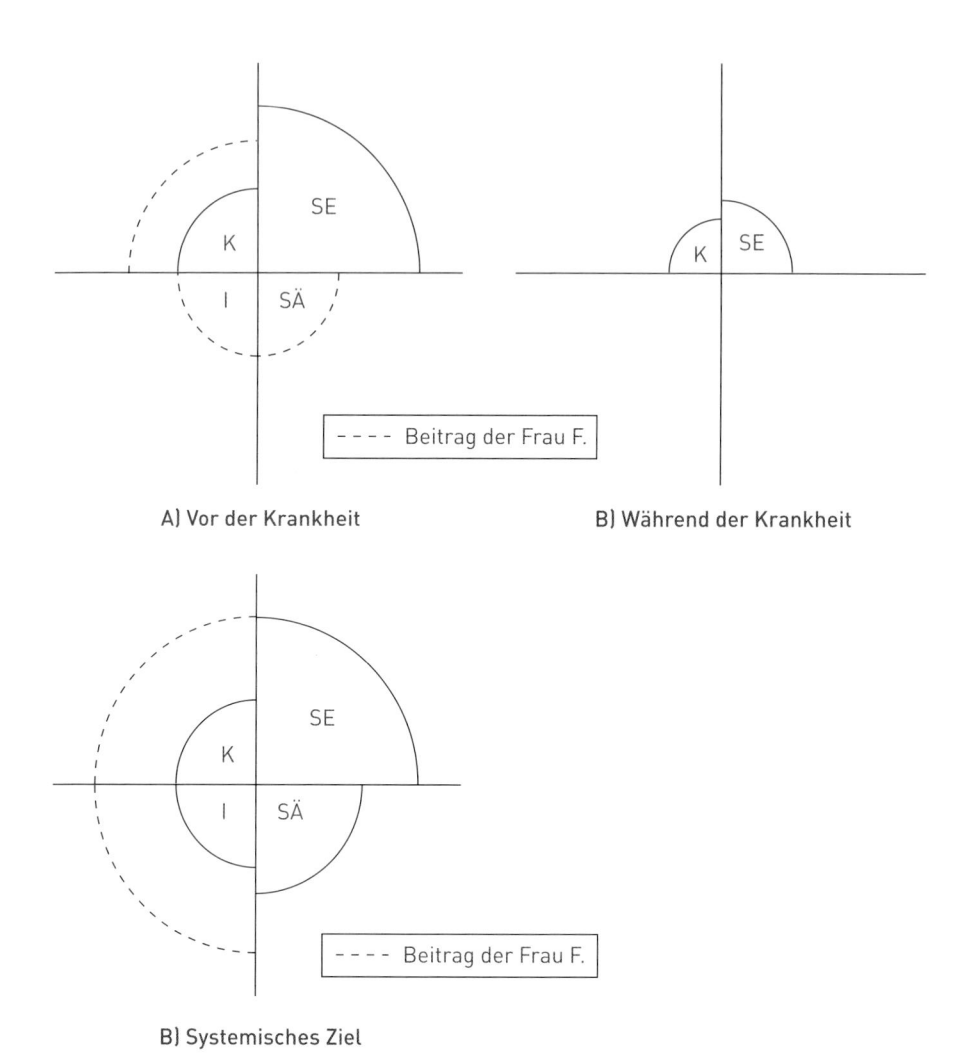

B) Während der Krankheit

---- Beitrag der Frau F.

B) Systemisches Ziel

Abbildung 5: Diagramm des Herrn F.
K = Kohärenz, I = Individuation, SE = Systemerhaltung, SÄ = Systemänderung

tät verängstigt ihn sehr. Die beiden weiteren Ziele, Regulation/Kontrolle und Spiritualität werden ziemlich gleichwertig angestrebt. Herr F. hat Kontrolle in seinem Malergeschäft, sorgt für gute und disziplinierte Arbeit. Zu Hause besorgt er finanzielle Angelegenheiten, sorgt für den Unterhalt des Autos und macht allerlei Reparaturen im Haushalt. Er fühlt sich für die Sicherheit seiner Frau verantwortlich. Seine Frau bietet ihm Spiritualität; mit ihr ist er eins. Durch sie findet er Zutritt zu menschlichen Werten, Familie, Natur; kurz, zum Leben. Durch seine Frau erhält er seine Kohärenz, sie bedeutet den Sinn seines Lebens. Falls

Herr F. zu Individuation fähig ist, geschieht dies durch seine Frau, die liebevollen Zugang zu seinem Innenleben finden kann.

Die Verletzungen aus der Kindheit hat Herr F. nicht verkraftet, und sie beeinträchtigen seine Kohärenz. Er braucht die Energie seiner Frau, um sich als Ganzes zu fühlen. Seine Kohärenz hängt von Leistungen und Anerkennung ab und ist gefährdet, da er seinen Traum, der Frau ein Haus zu erschaffen, nicht erfüllen konnte und die finanzielle Zukunft nicht sichergestellt ist. Seine Lebensmuster in der Systemerhaltung sind äußerst rigide, dies bedingt, dass Herrn F. jegliche Systemänderung schwerfällt. Individuation ist allerdings durch seine Frau möglich, wozu es jedoch viel Einfühlung und Vorsicht braucht.

Zusammenfassend ist für Herrn F. eine Systemänderung notwendig, die durch Individuation zu erreichen ist. Herr F. muss sich mit einem physischen Problem auseinandersetzen, das seine Kohärenz und Gesundheit bedroht. Gleichzeitig muss er seinen unerfüllten Traum gehen lassen und sich selbst als wertvollen Menschen wiederfinden. Er muss seine Werte ändern, indem er seine finanziellen Erfolge nicht mehr als Vorbedingung zur Menschenwürde betrachtet.

In der Einschätzung der Situation des Herrn F. besteht die große Gefahr, dass das Pflegepersonal Herrn F. als total abhängig betrachtet. Nach der üblichen Meinung müsste Herr F. zuerst einmal lernen, unabhängig und selbstständig zu sein. Nur so sei er in der Lage, seine Krankheit zu bewältigen. Ein solche Auffassung könnte ein Irrweg sein, denn sie basiert auf Werten, die für Herr F. systemfremd sind, und wäre in der Zielerreichung kontraproduktiv. Das systemische Diagramm gibt zu erkennen, dass gerade die Abhängigkeit des Herrn F. die größte Stärke bedeutet, da ihm die Zusammengehörigkeit mit seiner Frau das Leben aufschließt. Diese Einsicht führt weiterhin zur Erkenntnis, dass es wichtig ist, die Vernetzung des Herrn F. mit seiner Familie auch auf der Ebene des Interaktionssystems mit seiner Frau und dem ganzen Familiensystem zu verstehen.

Nach der ausführlichen Aussprache fühlt sich Frau F. etwas beruhigter; sie versteht jetzt besser, was in der Zeit vor der Krankheit ihres Mannes vor sich ging. Schon immer hat sie sich Sorgen gemacht und Schuldgefühle gehabt, dass sie Herrn F. unglücklich gemacht habe. Sie fragt die Pflegende um Unterstützung für den Zeitpunkt, wenn sie versuchen wird, das Thema Neubau und Krankheit mit Herrn F. aufzugreifen, sobald er sich etwas gestärkt fühle. Die Pflegende schlägt aber vor, vorerst noch zu untersuchen, wie die Familie als Ganzes zu einer Lösung beitragen könnte.

Ein zweites Gespräch wird verabredet für die Sammlung von Informationen über die Familie nach Tabelle 2 (siehe Erster Teil, Punkt 2.9, S. 69 ff.).

Systemerhaltung

Das Ehepaar F. hat zwei Söhne, 27 und 20 Jahre alt. Der ältere ist verheiratet und hat zwei kleine Kinder. Der jüngere wohnt noch zu Hause und ist nahe am Abschluss des Lehrerseminars. Die Mutter von Frau F. wohnt im gleichen Dorf und ist im Alter von 85 Jahren noch sehr selbstständig. Zwei Schwestern von Frau F., die in der Umgebung leben, besuchen sich gegenseitig mindestens einmal jährlich an einem Festtag. Andere Personen von Wichtigkeit sind der bereits erwähnte Freund von Herrn F. und seine Frau, die eng mit Frau F. befreundet ist, sowie zwei Schulfreundinnen von Frau F., die jahrelang den Kontakt aufrechterhalten haben.

Die Familie hat eine Vierzimmerwohnung in einem größeren Dorf und lebt bequem, aber ohne viel Luxus. Frau F. ist Hausfrau und fühlt sich für Kinder und Enkel verantwortlich. Sie organisiert Besuche und ist damit über die Geschehnisse informiert. Herr F. nimmt am Familienleben teil, meist als stiller Betrachter, der sich nur dann beteiligt, wenn er angesprochen oder um Rat gefragt wird. Manchmal regt er sich über die lebhaften Enkel auf und lässt eine beißende Bemerkung fallen. Frau F. meint dann gleich, es sei doch nicht so schlimm, und versucht zu schlichten.

Das tägliche Familienleben spielt sich mit dem jüngeren Sohn zusammen ab. Dieser hat eine Freundin, mit der er seine Freizeit verbringt. Er kommt oft spät nach Hause und richtet sich wenig nach dem Familienrhythmus. Zum Essen ist er selten da oder aber bringt die Freundin mit. Frau F. kocht immer etwas mehr für jene Fälle oder damit etwas im Kühlschrank ist, wenn der Sohn heimkommt. Die Beziehung zwischen Mutter und Sohn ist verständnisvoll. Er wünscht Raum für sich selbst; die Mutter kann es verstehen und drängt wenig darauf, dass er seine Gefühle mitteilt. Er ist ganz wie sein Vater, meint sie. So mögen sich die beiden im Grunde gerne, haben aber immer kleine Reibereien wegen Meinungsverschiedenheiten, die Frau F. schnell zu schlichten versucht.

Die Beziehung von Herrn und Frau F. ist bereits beschrieben worden. Sie besteht in gegenseitigem Verständnis und einer erstaunlichen Synchronie im täglichen Rhythmus. Frau F. ist im großen Ganzen zufrieden, denn ihr Bedürfnis, gebraucht zu werden, ist erfüllt. Früher beklagte sie sich über Herrn F., da er sich nur minimal um die Kinder kümmerte und nie die Initiative ergriff, Familienaktivitäten zu unternehmen. Auch in sexueller Hinsicht ist die Ehe befriedigend für Frau F. Herr F. habe Einfühlungsgabe und sei rücksichtsvoll.

Zurzeit, gesteht Frau F., erleben sie etwas Spannungen wegen Herrn F.s Niedergeschlagenheit und übler Laune, über die er nicht sprechen will. Frau F. hat das Gefühl, dass er sie für das misslungene Bauunterfangen verantwortlich macht. Sie hat immer gehofft, dass sich sein Ärger mit der Zeit legt. Es braucht viel Selbstkontrolle, damit sie nicht mit unfreundlichen Worten reagiert. Ihre Söhne nehmen diese Launen nicht persönlich, da sie sich von ihrem Vater eher distanzieren.

Kohärenz

Herr F. wirkt in seiner Familie als Fremdkörper. Seit jeher ist klar, wofür er sich interessiert oder eben nicht interessiert. Die Jungen müssen sich auf eine besondere Weise in seiner Anwesenheit verhalten und bedauern, dass sie nie ganz sie selbst sein dürfen. In Herrn F.s Abwesenheit sind Familieninteraktionen gelöster und herzlicher. Herr F. ist traditionsbewusst und erwartet gewisse Ansichten und Verhalten von seinen Familienmitgliedern. Frau F. ist toleranter und meistert Spannungen mit Humor. Mit dem jüngeren Sohn hat Herr F. die beste Beziehung und nimmt Anteil an seiner Ausbildung.

Es scheint, als ob gewisse Werte besonders ausgeprägt sind in der Familie F. Von Herrn F. vertreten, aber allgemein akzeptiert sind Arbeitseifer, Gründlichkeit und Fleiß. Weiterhin ist es unerwünscht, miteinander zu streiten. Man soll Unannehmlichkeiten ertragen, ohne sich groß zu beklagen, denn das gehöre zum Leben. Besonders Frau F. scheint beflissen zu sein, niemanden mit ihren Wünschen und Emotionen zu belasten. Für sie ist es am wichtigsten, wenn sie es fertigbringt, die Familienangehörigen zu befriedigen und gütig zu stimmen. Die Pflegende fragt sich, ob dabei nicht eventuell ein gewisser Zwang entsteht, zu tun, als ob man glücklich sei, um Frau F. zu befriedigen. Frau F. meint dazu, dass sie noch nie an diese Möglichkeit gedacht habe; sie wolle es sich aber einmal überlegen.

Individuation

Der Individuation wird innerhalb der Familie F. wenig in den Weg gestellt. Die Jungen können relativ frei ihren Interessen nachgehen – allerdings fühlen sie sich dabei verpflichtet, das Allerbeste zu leisten. Das Elternpaar hat recht wenig Kontakt mit der Außenwelt. Die wenigen Freunde sind gleich gesinnt und bringen wenig Ansporn für neue Ideen. Frau F. dagegen liest gern, besonders Bücher, die sie dazu bewegen, über ihr eigenes Leben nachzudenken. Neue Ideen kommen auch durch den älteren Sohn ins Familiengespräch, der in seiner Wohngemeinde ein politisches Amt übernommen hat. Herr F. ist für wenig Neues offen.

Systemänderung

Herr F. sträubt sich gegen jegliche Änderung. Trotzdem hat die Familie Wege gefunden, um Änderungen durchzuführen. Frau F. weiß Herrn F. auf eine subtile Art zu beeinflussen, so dass er seine Ansichten lockert, ohne es zu merken. Der ältere Sohn gibt Frau F. Ratschläge, wenn sie etwas ändern möchte, aber nicht weiß, wie Herr F. von ihrer neuen Idee zu überzeugen ist. Herr F. ist im Nachhinein eher empfänglich für eine Änderung, wenn es sich herausstellt, dass diese Änderung auch für ihn positive Auswirkungen hat.

Die jetzige Situation hat Auswirkungen auf die ganze Familie. Herr F.s Krankheit hat alle beunruhigt. Vor allem machen sich die Jungen und die Mutter von Frau F. Sorgen, wie Frau F. wohl mit der Situation fertig werde.

Es stellt sich nun die Frage, inwieweit der gegenwärtige Familienprozess beibehalten werden kann, um den Gesundheitsprozess des Herrn F. zu unterstützen.

Synthese der Daten

Der Familienprozess hat sich über die Jahre recht gut eingespielt, und Frau F. erkennt keinen Grund, warum er geändert werden soll. Regulation/Kontrolle scheint das wichtigste Ziel, um Kongruenz zu erreichen. Dieses Ziel wird durch Strategien der Systemerhaltung (vgl. Abb. 6) erreicht, die vor allem dazu dienen, die verschiedenartigen Auffassungen aufeinander abzustimmen, Verhaltensregeln aufzustellen und den Angehörigen Familienrollen zuzuschreiben. Frau F. ist die Schlüsselperson, von der die Kontrolle des Haushalts, wichtige Entscheidungen für die Familie, Aktivitätenplanung und Koordination abhängen. Herrn F. steht vor allem die Rolle des Gelderwerbs und der finanziellen Planung zu. Die Rollen der restlichen Angehörigen sind ebenfalls wichtig, die mehr der Kohärenz als der Systemerhaltung dienen. Der ältere Sohn unterstützt die Mutter in ihren geschickten Strategien, Systemänderungen einzuführen, wobei der jüngere Sohn, als Gegenpol, sich auf die Seite seines Vaters stellt. Da diese Polarisierung zu Gleichgewicht führt, ohne ernsthafte Reibereien zu verursachen, kann sie positiv gewertet werden.

Die Kohärenz ist zwar stark in den einzelnen Interaktionssystemen (Eltern, Mutter und älterer Sohn, Vater und jüngerer Sohn), bedeutet aber keine Familien-

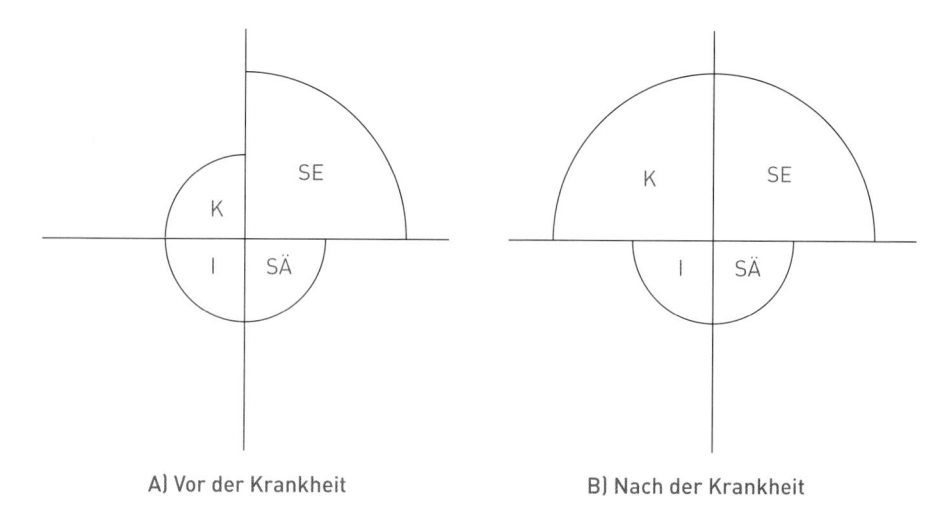

A) Vor der Krankheit   B) Nach der Krankheit

Abbildung 6: Diagramme der Familie F.
K = Kohärenz, I = Individuation, SE = Systemerhaltung, SÄ = Systemänderung

einheit. Die Kohärenz in einer Familie dieser Art ist gemäßigt, aber genügend, um Individuation zu erlauben. Der Individuationsprozess wird von Frau F. gefördert, aber viele neuen Ansichten und Ideen werden von Herrn F. gebremst, um ihren Einfluss auf das Familiensystem zu verhindern. Ein geringes Maß an Systemänderung ist jedoch dank Frau F.s inszenierten Strategien möglich. Die Angehörigen beklagen sich nicht wesentlich über ihre Familie, und es ist anzunehmen, dass die innere und äußere Kongruenz genügt, um den systemischen Gesundheitsprozess zu fördern. Frau F. und die Pflegende beschließen, die bereits bestehenden Familienprozesse zu benützen, um Herrn F. mit seiner Anpassung an die schwierige Situation zu helfen.

Förderung der Gesundheitsprozesse

Die Pflegende rät Frau F., nochmals über das systemische Diagramm von Herrn F. nachzudenken und mit ihrem älteren Sohn zu besprechen, wie Herr F. am besten unterstützt werden könnte. In der Zwischenzeit informiert die Pflegende Herrn F., dass seine Frau sehr besorgt sei um ihn, da er ihr viel bedeute. Nach ein paar Tagen fühlt sich Herr F. körperlich stärker. Der jüngere Sohn hat ihm auf die Bitte der Mutter hin einen Kurzbrief geschrieben, in dem er ihm seine Neuigkeiten mitteilte und ihm schrieb, dass er zu Hause sehr fehle.

Beim nächsten Besuch der Frau F. nimmt die Pflegende, wie vereinbart, am Gespräch als aktive Zuhörerin teil. Frau F. erzählt ihrem Mann vom Gespräch mit der Pflegenden und bemerkt, dass sie dabei einsehen musste, wie sehr Herr F. von dem missglückten Neubau betroffen war. Herr F. scheint in Gedanken versunken. Frau F. fügt hinzu, dass sie genau wisse, wie sehr er dies ihr zuliebe tun wollte. Dass es aber nun doch nicht ging, wäre nicht seine Schuld, und sie halte ihm nichts vor. Vielmehr denke sie sich, dass nach dieser schlimmen Zeit ein neuer Anfang zwischen ihnen nötig sei. Frau F. meint, dass sie durch die Krankheit sehr verängstigt gewesen sei und Angst gehabt habe, ihn zu verlieren. Sie fragt Herrn F., ob er nicht auch denke, Geld sei nicht so wichtig. Darauf antwortet er, dass er sich überlegt habe, dass es eigentlich gut sei, das Haus nicht gebaut zu haben, denn so hätte sie das Geld zur Verfügung, falls er doch noch sterben müsste. Frau F. ist gerührt und beginnt zu weinen, worauf sich die beiden die Hände halten und die Pflegende unbemerkt das Zimmer verlässt.

Evaluation des Prozesses

Die Pflegende war erstaunt, wie wenig sie zum Prozess beizutragen hatte. Die Annahme, dass die Familie am besten fähig ist, ihre eigene Lösung zu finden, war richtig. Die Pflegende hat der Familie den Weg angedeutet, ihre eigene Gesundheit zu suchen, und ihr mit dem systemischen Diagramm ein Werkzeug gegeben. Zwar ist die Lösung anders ausgefallen, als Frau F. geplant hatte, denn Herr F. hat selbstständig und unverhofft seinen Teil dazu beigetragen. Nun kann er sich aber befreit fühlen von der Last des Versagens, denn er hat die Möglichkeit erkannt, seine Frau finanziell sicherzustellen, ganz gleich, was die Zukunft bringt. Frau F. hat ihn verstanden. Ihre Rührung war ein klares Zeichen ihrer Kongruenz. Dank frischen Mutes und dem verstärkten Gefühl der Zusammengehörigkeit wird sich die Familie besser mit der Ungewissheit der Prognose von Herrn F. abfinden. Die angebotene Pflege trug dazu bei, dass Herr F. bereit war, sich seinen Anus praeter anzusehen, ihn seiner Frau zu zeigen und ihn selbst pflegen zu lernen. Die nächste Aufgabe der Pflegeperson wird nun die Vorbereitung der Entlassung sein.

Die Akutpflege ergibt unzählige Möglichkeiten, Patientenprobleme mithilfe der Angehörigen zu lösen. Oft aber sind die Angehörigen hilfsbedürftiger als die erkrankte Person selbst und benötigen ebenso Pflege. Das obige Beispiel zeigt, dass es sich lohnt, sich die Zeit zu nehmen und zu einem Familienangehörigen eine pflegerische Beziehung aufzubauen. Die Tatsache, dass Frau F. ernst genommen wurde, hat ihre Autonomie wiederhergestellt und ihre Ohnmacht der Institution gegenüber verringert. Auch Herr F. fühlte sich weniger hilflos, dafür aber bestätigt durch die Bemühung der Pflegeperson, seine Situation zu verstehen. Die Theorie des systemischen Gleichgewichts verleiht den Pflegenden und den Betroffenen die Struktur, um das Problem zu erfassen und eine Lösung zu finden. Für Personen mit wenig Bildung kann das Diagramm vereinfacht werden. Die vier Prozessdimensionen sind vor allem maßgebend und können solchen Leuten mit äußerst einfachen Worten erklärt werden.

2.3
Pflege des akut psychisch erkrankten Menschen
Mit Elisabeth Schreier

Im Vergleich zu körperlich erkrankten Menschen suchen psychisch Kranke seltener von sich aus eine Behandlung auf. Das Bundesamt für Gesundheit (BAG) der Schweiz (2004) bezieht sich auf nationale und internationale Studien, welche schätzen, dass 20 bis 25 % der gesamten Bevölkerung an einer diagnostizierbaren psychischen Störung leiden. Psychische Krankheiten entstehen auch häufiger unter belastenden sozialen Bedingungen (Kocher & Oggier 2007). Diese Angaben weisen darauf hin, dass nicht nur die psychisch Erkrankten betroffen von psychischen Störungen und deren Auswirkungen sind, sondern auch deren Umfeld und Familie.

Benötigen Menschen psychiatrische Behandlung, werden sie nicht nur selber mit Bedenken, Vorurteilen oder gar Stigmata konfrontiert, sondern auch deren Familien oder Umfeld. Nebst dem großen Unsicherheitsfaktor, den die psychische Krankheit selber auslöst, können diese Aspekte für alle Beteiligten behindernde bis traumatisierende Erfahrungen bedeuten und tragen zu einer nicht zu unterschätzenden Einschränkung der Lebensqualität bei (Rüsch, Berger, Finzen & Angermeyer 2004).

Der Alltag in einer psychiatrischen Klinik unterscheidet sich vom Alltag einer somatischen Klinik, sowohl für die Patienten als auch für die Pflegeperson und alle weiteren Mitarbeitenden. Nicht nur werden andere Behandlungs- und Betreuungsmethoden angewandt, auch die Gestaltung und Umsetzung der disziplinären und interdisziplinären Zusammenarbeit weisen andere Schwerpunkte auf. Schon länger ist das systemische Denken auch in der Psychiatrie vorhanden. So wird u. a. gezielt mit dem Einfluss und der Dynamik von Milieu und Gruppe gearbeitet (Sauter, Abderhalden, Needham & Wolff 2006). Für die Pflegeperson bietet die Definition der Pflege, wie sie von Spichiger, Kesselring & DeGeest (2006) präsentiert wurde, eine Orientierung für ihre Kernaufgabe: «Professionelle Pflege fördert und erhält Gesundheit, beugt gesundheitlichen Schäden vor und unterstützt Menschen in der Behandlung und im Umgang mit Auswirkungen von Krankheiten und deren Therapien. Dies mit dem Ziel, für betreute Menschen die bestmöglichen Behandlungs- und Betreuungsergebnisse sowie die bestmögliche Lebensqualität in allen Phasen des Lebens bis zum Tod zu erreichen.» Umfassend gelingt dies letztendlich nur, wenn das Umfeld und die Familie mit gestützt und mit einbezogen werden.

Die Theorie des systemischen Gleichgewichtes betrachtet den psychisch Erkrankten nicht isoliert, sondern als vernetzten Menschen im interaktiven Milieu der Familie und der weiteren Umwelt. Die Theorie kann hier als Leitfaden dienen, um die psychische Krankheit und ihre Auswirkungen aus systemischer Perspektive zu betrachten. Hierbei kann das Modell der Theorie eine Grundlage darstellen, den Lebensprozess zu erklären. Wo und in welchen Bereichen setzen der psychisch kranke Mensch und seine Familie ihre ganzen Kräfte ein? Kann es sein, dass eine andere Schwerpunktsetzung einen Beitrag zu einem kongruenteren Gleichgewicht des Individuums und des Systems beitragen könnte? Wo wird hierbei welche Unterstützung nötig sein? Die Theorie des systemischen Gleichgewichtes kann helfen aufzuzeigen, wo ein Handlungs- und Unterstützungsbedarf besteht, ebenso wie sie auch aufzeigen kann, wo gesunde Kräfte vorhanden sind. Das folgende Beispiel soll diesen Punkt verdeutlichen.

> Herr T., 26-jährig, wird mit paranoider Schizophrenie zum dritten Mal in die psychiatrische Klinik eingewiesen. Nach sechs Monaten im Hause seiner Familie wurden seine Symptome wieder akut. Die Mutter veranlasste in Panik eine unfreiwillige Hospitalisation, denn Herr T. hatte sie zweimal nachts aufgeweckt, indem er über ihrem Bett stand und etwas Unverständliches vor sich hin murmelte. Er hielt ein auf sie gerichtetes Küchenmesser in der einen Hand und strich mit Zeigefinger und Daumen der anderen Hand langsam über dessen Klinge, während sein Blick hohl und fixiert ins Leere starrte.
>
> Als Kind war Herr T. recht unbeliebt bei den Schulkameraden. Er war ein Einzelgänger und äußerst strebsam. Im Alter von 19 Jahren, vor einem Examen im Gymnasium, kurz nach der

Auflösung einer kurzen Freundschaft mit einem Mädchen, brach seine Krankheit erstmals aus. Herr T. hatte panische Angst, da er sich von der Polizei verfolgt fühlte. Stimmen befahlen ihm, sich nackt auszuziehen und sich unter dem Bett zu verkriechen. Er verharrte unter seinem Bett, zitternd vor Kälte und Angst, und verweigerte jegliche Nahrung. Aggressive Impulse fehlten beim ersten Ausbruch seiner Krankheit, nahmen aber mit jeder Episode zu. In Zeiten der Remission wohnte er zu Hause und wurde von seiner Mutter umsorgt.

Anhand des systemischen Diagramms kann sein verzweifelter Kampf um Gesundheit und Kongruenz nach den Angaben der Mutter etwa folgendermaßen beschrieben werden: Die Angst von Herrn T. vor allem vor einer Wiederholung der akuten Phase ist auch jetzt noch überwältigend. Damals brach sein Gesundheitsprozess vollkommen zusammen. Es war, als ob er von einem Teufel besessen sei, der ihm jegliche Regulation/Kontrolle entzog. Er hatte weder Einfluss auf die Stimmen, die ihn plagten, noch hatte er eine Wahl, wie er darauf reagieren sollte. Noch schlimmer, er vergaß, wer er eigentlich war. Seine Stabilität war zerstört, sein Wachstum eine unkontrollierbare Metamorphose und die Spiritualität ein vernichtender Zwang, diesem «Teufel» zu gehorchen. Nach seiner Besserung, wieder im Elternhaus, versuchte Herr T. mit einer fast verzweifelten Intensität, eine neue Stabilität zu gewinnen. Er schaltete dazu jegliche Wachstumsprozesse aus. Zudem strebte er danach, die verlorene Regulation/Kontrolle wiederzuerlangen. Dies war aber nur durch Spiritualität möglich. Dafür klammerte er sich wie ein hilfloses Kind an seine Mutter, um damit die eigene verlorene Kohärenz mit der seiner Mutter zu ersetzen.

In der Datenerhebung nach Tabelle 1 (siehe S. 58 ff.) stellt sich das von Frau T. beobachtete Verhalten folgendermaßen dar:

Systemerhaltung

Herr T. legt viel Wert darauf, seinen Tagesrhythmus selbst zu bestimmen. Wenn auf ihn Druck ausgeübt wird, etwas zu tun, übt er starken Gegendruck aus. Es geht ihm vor allem darum, seine Macht zu beweisen. Er sitzt bis nachts spät vor dem Fernseher und schläft tagsüber bis in den Nachmittag. Er weigert sich hartnäckig, irgendetwas im Haushalt zu tun oder der Mutter zu helfen. Wenn es ihm passt, geht er zu einem nahe liegenden Kiosk, um Zigaretten und eine Zeitung zu kaufen, oder bummelt durch das Einkaufszentrum in der Hoffnung, eine schöne junge Frau zu entdecken. Er weigert sich, mit der Familie gemeinsam zu essen, stattdessen holt er sich aus dem Kühlschrank, was ihm passt, und nascht Süßigkeiten zwischendurch. Seine Medikamente nimmt er zu sich, wenn ihn die Laune dazu bewegt. Manchmal verbringt er Tage ohne Medikamente, schluckt dann aber plötzlich mehrere Tabletten auf einmal. Persönliche Kontakte außerhalb der Familie hat Herr T. kaum. Er schwärmt von einem Jazz-Bass-Saxophonisten, der ihm vor zwei Jahren eine signierte Fotografie gab. Seither besitzt er alle existierenden Schallplatten und CDs mit dessen Musik. Er hat selbst ein Saxophon und versucht, darauf seinem Idol nachzueifern. Wenn niemand zu Hause ist, improvisiert er auf eine rudimentäre Art. Vor einem Jahr gewährte ihm seine Familie einige Musikstunden, was jedoch ein Misserfolg war, denn Herr T. war nicht im Stande, diszipliniert zu üben. Sein Versagen trug zu seiner zweiten Einweisung in die psychiatrische Klinik bei. Neben der Erhaltung des Systems bezwecken die Aktivitäten des Herrn T., seine Autonomie zu erhalten und damit auch seine Kohärenz zu verstärken.

Kohärenz

Das Selbstwertgefühl des Herrn T. war schon vor seiner Krankheit mangelhaft, da er von seinen Kameraden nie als voll akzeptiert und von seiner Mutter überbeschützt wurde. Damals hatte er mit Höchstleistungen in der Schule zu kompensieren versucht; nun scheint seine Kohärenz gänzlich zerstört, und sein Selbstbild beruht auf Wahnvorstellungen. Herr T. sieht sich als berühmten Saxophonisten, der von einer Menge Fans umjubelt wird. Er hegt Träume, eine Anstellung in einer berühmten Jazzband zu finden, die ihm einmal viel Geld und Erfolg einbringen wird. Im Gegensatz dazu wird er von akuten Ängsten geplagt, wagt sich weder in ein Restaurant noch in die Straßenbahn oder ans Telefon und muss zum Haareschneiden oder Kleiderkaufen begleitet werden. Er behandelt seine Mutter als «Bedienstete» oder Ersatz-Ich, das all das für ihn tut, was ihn beängstigt. Er klammert sich an sie, stößt sie aber kurzum wieder ab, sobald sie verlangt, dass er seine Verantwortung selbst übernimmt.

Individuation und Systemänderung

Aktivitäten, die zu Wachstum führen, sind im System des Herrn T. kaum möglich (vgl. Abb. 7, S. 144). Er traut sich keine Leistung mehr zu und hat eine panische Angst zu versagen. Die Neuroleptika haben ihn zwar von den verfolgenden Stimmen befreit, aber die Angst beklemmt ihn schlimmer denn je, außerdem findet er, dass er jegliche Fähigkeiten verloren hat, und fühlt sich träge, müde und ohnmächtig. Die Flucht in die Unwirklichkeit bietet Erleichterung, und seine Fantasie wird lebendiger, wenn er seine Medikamente nicht einnimmt. Individuation bedingt Beziehungen mit anderen Menschen und Umweltsystemen, was schon immer ein Problem für Herrn T. war. Seit der gescheiterten Beziehung mit seiner Freundin bindet sich Herr T. nur noch an illusorische Ideensysteme, so dass seine Systemprozesse erstarren.

Wie zuvor erwähnt, erleiden Menschen, die einzelne Ziele oder Prozessdimensionen extrem betonen und dabei andere ausschalten, einen Verlust ihrer Gesundheit. Herr T.s systemischer Prozess ist äußerst labil und kann ohne Wachstum und Kohärenz auf die Dauer nicht aufrechterhalten werden. Allerdings ist dieser labile

A) Vor der Einweisung   B) Während der Krankheit

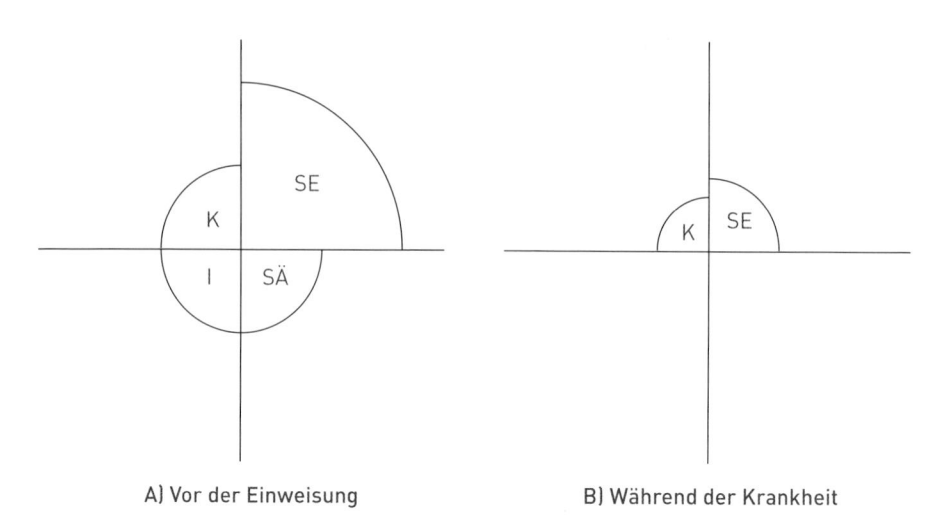

Abbildung 7: Diagramme des Herrn T.
K = Kohärenz, I = Individuation, SE = Systemerhaltung, SÄ = Systemänderung

Zustand der Gesundheit den chaotischen Prozessen, die während der akuten Krankheit herrschen, überlegen. Mithilfe einer unterstützenden Umwelt besteht die Möglichkeit zu neuem Wachstum. Umgekehrt ist anzunehmen, dass Herrn T.s Familie unter ihm sehr leidet, überfordert ist und Herrn T. die nötige Unterstützung nur schwer geben kann. Die Familiendynamik kann nach der in Tabelle 2 (siehe S. 69 ff.) festgelegten Datenerhebung folgendermaßen beschrieben werden:

Systemerhaltung

Die Familie besteht aus Mutter, Vater und dem Einzelkind, Herrn T. Weder Vater noch Mutter haben Kontakt mit anderen Verwandten. Der Vater kommt aus einer Arbeiterfamilie mit Alkoholproblemen. Er konnte studieren, wurde Ingenieur und arbeitet nun für eine große Maschinenfabrik. Die Mutter wurde wegen ihrer Heirat aus ihrer intellektuellen Familie ausgeschlossen. Sie ist Hausfrau und betreut das Einfamilienhaus und den Sohn. Trotz seiner Stellung ist der Vater seiner Frau intellektuell unterlegen. Sie übernimmt die Kontrolle und trifft die wichtigen Entscheidungen. Die beiden haben sich entfremdet: Der Vater zieht sich gerne in seine Welt der Arbeit zurück, und Frau T. macht ihm innerlich Vorwürfe, die sie aber nie äußert. Aus Ärger erlaubt sie ihm keine sexuellen Annäherungen. Herr T. ist das Ein und Alles seiner Mutter, während sich sein Vater aus dem engen Bund ausgeschlossen fühlt. Allerdings war der Vater sehr stolz auf seine guten Schulleistungen, ist nun aber doppelt aufgebracht darüber, dass ihn seine Frau zurzeit so schrecklich verhätschelt und ihm jede Gelegenheit entzieht, den eigenen Mann zu stellen.

Frau T. leidet darunter, dass sie es weder ihrem Mann noch ihrem Sohn recht machen kann. Sie ist sehr besorgt um Herrn T., beobachtet alle seine Regungen, versucht jeglichen Konflikt aus dem Weg zu räumen und versteckt ihren Ärger und Schmerz über seinen rücksichtslosen Lebensstil und die gefühllosen Äußerungen aus Angst, er könne wieder in eine Psychose zurückfallen. Herr T. ist hin- und hergerissen zwischen totaler Abhängigkeit und dem Bedürfnis, sich von den zwingenden Banden der Mutterliebe zu befreien. Die Dynamik, die die Einnahme der Medikamente betrifft, ist ein Beispiel dieses Konfliktes. Die strikte Kontrolle veranlasst Herrn T., seine Medikamente zu «vergessen», worauf Frau T. ihn auf übertriebene Weise mahnt und er mit einem Wutausbruch reagiert. Anschließend ist er dann von starken Schuldgefühlen geplagt, welche ihn schon mehrmals dazu veranlasst haben, zu viele seiner Tabletten zu schlucken. Ein solcher symbolischer Suizid treibt die verängstigte Mutter zur verschärften Kontrolle, und die Dynamik beginnt von neuem.

Die Lebensmuster dieser Familie beruhen auf einer panischen Angst vor dem Zerfall des Familiensystems. Es herrschen Rituale des Schweigens, und man geht sich aus dem Weg, um keinen Ärger zu erzeugen. Jedes Familienmitglied leidet ein stilles Märtyrertum, sehnt sich nach Wärme und Kontakt, erhält sie aber nicht und ergibt sich resigniert in die erstarrte Wirklichkeit der Familie ohne Hoffnung auf die geringste Möglichkeit einer Änderung.

Kohärenz

Trotz des fehlenden Verständnisses für die gegenseitigen Nöte und die quälenden Spannungen sind die Angehörigen wie «Hörige» vom Familiensystem gefesselt. Die Nöte seiner Frau und des Sohnes glaubt der Vater selbst verschuldet zu haben. Seine Schuldgefühle verpflichten ihn moralisch so, dass er sich unfrei fühlt, sich aus dem System zu lösen. Die bereits erwähnten Systemerhaltungsaktionen dienen auch zur verzweifelten Konservierung dieser Kohärenz, ohne die sich die Mitglieder bedroht fühlen. So vereinsamt jedes Familienmitglied in seiner Gebundenheit und ist von den anderen beherrscht, während es seine eigene Individualität kaum mehr erkennen kann.

Individuation und Systemänderung

Wachstum ist nicht nur für Herrn T. unmöglich, sondern auch für seine Familie. Wohl geht sein Vater täglich zur Arbeit und seine Mutter ist im Haushalt beschäftigt, aber sie verrichten diese Pflichten routinemäßig und fühlen sich innerlich verarmt und leer.

Synthese der Daten

Die psychiatrische Pflegeperson von Herrn T. hat diese Daten anhand eines Gespräches mit der Mutter und einem Telefongespräch mit dem Vater erhoben und daraufhin die Synthese mithilfe des Diagramms gemacht. Herrn T. hat sie auf der Abteilung beobachtet, um zu prüfen, wieweit sein Verhalten mit anderen Patienten oder dem Pflegepersonal mit den Interaktionen gegenüber den Familienangehörigen zu vergleichen ist. Jedoch geben weder die Beobachtungen noch die Gespräche mit dem Psychiater darüber Aufschluss.

Es ist auffällig, dass das Diagramm des Herrn T. mit denjenigen der übrigen Familienmitglieder übereinstimmt (vgl. Abb. 8). Man muss sich nun fragen, wer in dieser Familie der eigentliche Patient ist. Die Erkenntnis, dass der Symptomträger nicht allein krank und nicht viel kränker ist als die anderen in der Familie, beruht auf einer Beobachtung, die in der Familientherapie häufig gemacht wird (Bateson & Jackson 1964). Die Pflegeperson erkennt deshalb die Sinnlosigkeit, Herrn T. wieder nach Hause zu schicken, ohne der Familie zu helfen, ihre erstarrten Prozesse zu lockern und Kongruenz zu suchen. Sie sieht die Lösung in der Individuation von Frau T. Das starke Zusammengehörigkeitsgefühl und die Bereitschaft zur Aufopferung in der Familie schaut sie als Stärke an. Nun kann aber die Kohärenz in der Familie nur dann auf eine gesunde Ebene geführt werden, wenn die Familienmitglieder von den Fesseln gelöst werden und sich selbst entfalten können. Nachdem sie seine Synthese dem Team vorgelegt hat und die Beteiligten sich einverstanden erklärt haben, lädt die Pflegeperson Frau T. allein zu einer zweiten Besprechung ein, denn ihr Mann ist nicht dazu zu bewegen.

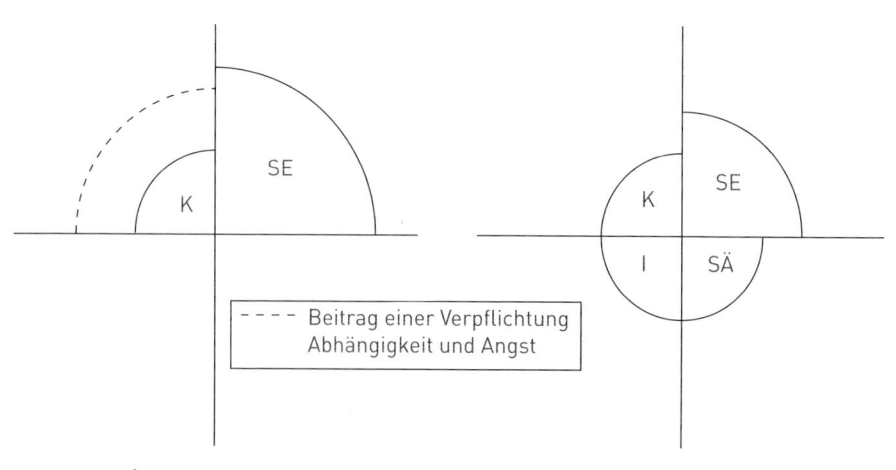

A) Während Herrn T.'s Krankheit   B) Nach der Krankheit

Abbildung 8: Diagramme der Familie T.
K = Kohärenz, I = Individuation, SE = Systemerhaltung, SÄ = Systemänderung

Als Frau T. die Schilderung ihrer Familie hört, bricht sie schluchzend zusammen und sagt nach einigen Minuten, die Pflegende solle entschuldigen, aber es sei das erste Mal, dass jemand ihre Probleme wirklich verstehe. Es sei eine unbeschreibliche Qual, vollkommen isoliert vom Rest der Welt zu leben. Das weitere Gespräch dreht sich zunächst um ihre Nöte, wozu die Pflegende auf den Prozess ihrer persönlichen Gesundheit umlenkt. Was braucht Frau T. für sich selbst, und wie stellt sie sich ein glücklicheres Leben vor? Frau T. hat Angstzustände und Alpträume, was die Heimkehr ihres Sohnes betrifft, jedoch Herrn T. in ein psychiatrisches Gruppenheim mit Rehabilitationsprogramm zu platzieren, scheint ihr zurzeit nicht möglich, denn es bedeutet für sie ein großes Versagen. Daraufhin schildert ihr die Pflegende die Bedürfnisse des Erwachsenwerdens und betont, dass auch in einem Heim die Beziehung zu ihrem Sohn keineswegs abgebrochen werden müsse. Frau T. äußert ihren Wunsch, wieder auf ihrem Beruf zu arbeiten, um etwas unter die Leute zu kommen und intellektuell gefordert zu sein. Die Pflegende bestätigt dies als eine gute Möglichkeit, die aber bedingt, dass Herr T. anderswo wohnt, und rät Frau T., darüber zu schlafen.

Frau T. kommt noch einige Male auf die Abteilung, um über ihren schwierigen Konflikt zu sprechen. Inzwischen hat sie eine Stelle gefunden und ist vollauf begeistert. Schließlich ist sie bereit, Herrn T. die Entscheidung, in ein Heim einzutreten, selbst zu überlassen. Frau T. wirkt wie neugeboren und hegt seit langem das erste Mal Hoffnung auf eine bessere Zukunft. Ihr Vorschlag zu einer Lösung ist der folgende: Herr T. geht in ein Heim, kommt aber an Wochenenden zu Besuch. Sie beginnt ihre Arbeit, vorerst nur mit wenigen Stunden, um zu sehen, wie es geht. Ganz überraschend bringt sie ihren Mann erstmals ins Gespräch und meint, er werde dabei vermutlich auch glücklicher. Sie erzählt, dass sie die Idee mit ihm geteilt hat und er sie sehr in ihren Plänen unterstützt hat, und übrigens, sagt sie verlegen und schelmisch lachend, habe sie gestern seit langem wieder einmal die Nacht mit ihm zusammen verbracht.

An diesem Punkt wird auch Herr T. in den Pflegeprozess einbezogen, da sich sein Zustand wesentlich verbessert hat. Anhand des Diagramms spricht die Pflegende mit ihm über die Zustände zu Hause und seine persönlichen Bedürfnisse. Das Thema wird auch vom Psychiater aufgegriffen, der Herrn T. über das Rehabilitationsprogramm und tägliche Routine solcher Heime aufklärt, ohne dabei den Eindruck zu erwecken, dass er zu Hause nicht mehr erwünscht sei. Nach einem Besuch in einem Heim und dem Versprechen seiner Mutter, dass sie ihn viel besuche und nach Hause hole, ist Herr T. einverstanden. Der Übertritt wird mit dem Arbeitsbeginn von Frau T. abgestimmt. Als Letztes empfiehlt die Pflegende Frau T. und ihrem Mann intensive Paartherapie und überlässt ihr die Namen eines Psychiaters und einer Psychiaterin.

Die erfolgreiche Pflege kann auf die Anwendung der Theorie des systemischen Gleichgewichts zurückgeführt werden. In solchen Familien sind die Stärke und die

Fähigkeit, eigene Lösungen zu finden, immer wieder faszinierend. Die Fähigkeiten sind aber nur deshalb zum Ausdruck gekommen, weil die Pflegeperson sie wahrgenommen hat. Zu einem Zeitpunkt unerträglichen Leidens ringt sich das System zu neu gefundener Kreativität und Wachstum durch. Als Zeuge und Katalysator im Prozess der Systemänderung, der Geburt einer neuen Struktur, kann die Pflegeperson nicht unberührt bleiben.

2.4
Pflege des sterbenden Menschen und seiner Familie

Mit Elisabeth Schreier

Noch deutlicher wird diese Aufgabe bei der Begleitung des Sterbens eines Familienmitgliedes. Sterben und Tod sind in unserer Gesellschaft nach wie vor mehrheitlich ein Tabuthema. Sterben und Tod finden heute meist nicht mehr in der Familie statt. Das Sterben und der Tod haben sich zu von der Gesellschaft tabuisierten Themen entwickelt, welche im Verborgenen stattfinden. Auch im Krankenhaus haben das Sterben und der Tod eine besondere Stellung inne. Es kommt immer noch vor, dass dieser Teil des Lebensprozesses ignoriert, verdrängt oder gar abgelehnt wird (Nuland 1994). Die Konfrontation mit Sterben und Tod kann für Pflegende sehr unterschiedlich erlebt werden. Sie werden mit der eigenen Lebensgeschichte und auch mit der eigenen Endlichkeit des Lebens konfrontiert und müssen dabei zudem eine professionelle und empathische Haltung den Sterbenden und deren Angehörigen gegenüber einnehmen (Sauter, Abderhalden et al. 2006). Tritt der Tod unerwartet ein oder zu einer vermeintlichen Unzeit auf, kann dies von der Gesellschaft und auch von der Institution Krankenhaus als «illegitim» betrachtet werden (Lau 1975). In der Gesellschaft wird oft implizit davon ausgegangen, dass wer ins Krankenhaus kommt, dieses wieder gesund verlässt. Diese Aspekte führen dazu, dass die Begleitung und Pflege von Sterbenden und deren Angehörigen eine besondere Herausforderung für die Pflegenden bedeuten. Es kann sein, dass die Pflegenden die ausbleibende Heilung der Patienten als wenig befriedigend betrachten. Sie können sich hilflos fühlen, den Zerfall eines Menschen mit anzusehen und zu begleiten, diesen fortlaufenden Verlust zu erleben und dabei mit den eigenen Gefühlen konfrontiert zu werden (Ulcar 1991; Nuland 1994). Pflegenden können auch das Selbstvertrauen und die Erfahrung fehlen, das Thema des Todes mit den Patienten oder deren Angehörigen anzusprechen (Lau 1975; Rička 1994). Dies alles kann dazu führen, dass es manchmal sehr lange dauert, bis Pflegende und Ärzte mit den Sterbenden und seiner Familie offen über den Tod sprechen. So kommt es vor, dass die Angehörigen den Tod ahnen, aber aus

Rücksicht gegenüber dem Sterbenden oder aus eigener Angst schweigen. Der Sterbende seinerseits weiß oder vermutet sein Schicksal, denkt aber, keiner der Angehörigen wisse davon (Schmitz-Scherzer 1992). Diese Situationen unterbinden jegliche produktive Kommunikation und fördern die Vereinsamung, den «sozialen Tod» des Patienten (Glaser & Strauss 1965).

Sterbende brauchen Nähe, Wärme und Unterstützung (Ochsmann 1993). Solche Bedürfnisse können in der kalten Isolierung des Krankenhauses nicht leicht gewährt werden. Für diese Betriebskultur ist das Pflegepersonal mitverantwortlich. Pflegende können sie aber nicht anbieten, ohne sich zuerst selbst mit dem Tod auseinandergesetzt zu haben. Ochsmann beschreibt die Angst vor dem Tod als etwas Zentrales in der Person und greift auf Rollo May (1977) zurück, der vorschlägt, dass man die Angst nicht direkt bewältigen kann, da man Angst nicht hat, sondern ist. Dies stimmt mit der These der Theorie der systemischen Ordnung überein, dass die Angst vor dem Tod durch den systemischen Lebensprozess überwunden wird und der Tod nur dann bejaht werden kann, wenn man nach Sinn und Möglichkeiten sucht, die das Leben in sich birgt (Kruse 1988; Schmitz-Scherzer 1992). Während Ochsmann (1993) das Sterben als Höhepunkt und Gipfel des Individualismus und damit die letzte Form der Einsamkeit betrachtet, ist diese Ansicht von der Theorie des systemischen Gleichgewichts widerlegt. Das Sterben ist vielmehr die endgültige Systemänderung und größte Lebensaufgabe, die den Menschen von seinem einschränkenden Bewusstsein befreit und ihm den Weg zu einer neuen Verbundenheit weist. Man kann sich kaum vorstellen, dass die Bewältigung der Todesangst anders als durch ein subjektives Erleben einer Art Spiritualität möglich ist. Becker (1992) behauptet, dass jedes Verständnis des Todes religiös sei. Er spricht von Religion (Religio = Rückverbindung) als einer Beziehung zu etwas Übergeordnetem, das es dem Menschen erlaubt, seine Illusion der Allmacht fallen zu lassen. Der Ausgang des Sterbens ist uns nicht bekannt, doch Becker betrachtet es als die Aufgabe der Medizin und auch der Pflege, Vertrauen zu schöpfen in die Existenz einer übergreifenden Kraft, die durch den Tod zu heilen vermag.

Für Pflegende ist es von größter Wichtigkeit, sich mit solchen Fragen persönlich auseinanderzusetzen, denn die Pflege sterbender Menschen ist eine schwierige Aufgabe im Berufsleben. Die Forschung von Lehr (1983) zeigt, dass Belastungssituationen während des ganzen Lebens am besten gemeistert werden, wenn sie als Lebensaufgaben angeschaut werden. Das Erlernen der Kunst der Sterbebegleitung bedeutet eine der wichtigsten Aufgaben im Berufsleben der Pflegenden.

Herr Z. liegt bewusstlos, dem Sterben nahe, in einem Einzelzimmer. Er ist groß, hager und hat langes, strähniges graues Haar. Er ist 46 Jahre alt und wurde mit schweren inneren Verletzungen nach einem missglückten Suizidversuch eingeliefert. Er versuchte, sein Leben unter einem Zug zu beenden. Vor zwei Wochen schien sich sein Zustand zu bessern, jetzt aber leidet er an einer Sepsis und hat hohes Fieber. Dieser Unfall war der dritte Suizidversuch. Herr Z. war während längerer Zeit depressiv und zweimal in psychiatrischer Behandlung. Mehr weiß man nicht über sein Leben, denn er hat keine Angehörigen, die sich um ihn kümmern.

Die Pflegende ist mit seiner Körperpflege fertig. Sie ist sehr bemüht, ihn sauber zu halten und Schmerzen unter Kontrolle zu halten. Sonst wird nichts mehr unternommen. Sein Atem ist mühsam, laut rasselnd und schubweise mit Zwischenpausen von zwei bis drei Sekunden. Die Pflegende verspürt einen fast unwiderstehlichen Impuls, so schnell wie möglich das Zimmer zu verlassen, und doch hält sie etwas davor zurück. Ihre Angst wächst, ihre Schlagadern am Hals pulsieren fast hörbar, und ihre Hände sind eisig kalt. Herr Z.s Atmen hallt in der Stille des Raumes wider. Es ist kaum auszuhalten, denn bei jeder Pause scheint er stillzustehen. Um den Atem zu übertönen, beginnt die Pflegende mit Herrn Z. zu sprechen, während sie ihn intensiv beobachtet. «Herr Z., warum müssen Sie hier so ganz alleine sterben? Wo ist denn Ihre Familie? Sie können doch nicht so einsam sein.» Nach einer kurzen Zuckung seiner Arme und Hände scheint Herr Z. ungewöhnlich entspannt. Seine Atmung ist ruhiger, abgeflacht. Die Pflegende ergreift seine Hand, so kalt wie die ihre. «Herr Z., ich bleibe bei Ihnen, machen Sie sich keine Sorgen – bald werden Ihre Schmerzen vorbei sein.» Gedanken gehen durch ihren Kopf: Seltsam, ich kenne diesen Menschen nicht, und doch fühle ich mich ihm nahe. Er will mir etwas mitteilen – ich soll keine Angst haben. Komisch, ich habe auch keine mehr. Ich wünschte, ich wüsste etwas über sein Leben. Ob er darüber nachdenkt? Vielleicht ist er wirklich froh, dass er sterben kann. Hat ihn denn niemand geliebt? Er kann doch nicht ein so schlechter Mensch sein, dass er dies verdient hat. Oder war er ein Genie, ein Prophet, den alle verkannt haben? Die Pflegende schaut ihn lange an, und sie fühlt sich weit weg. Wo, weiß sie nicht. Draußen hört sie einen Vogel zwitschern. Dann zuckt seine Hand in der ihren, und sie drückt fester. Sie denkt: Er will mir etwas sagen – was wohl? Wenn ich jetzt sterben müsste, würde ich mein Leben sehr vermissen – alle meine Freunde. Nun hält er mich hier fest. Fast wie der Froschkönig, der hässliche Frosch, in dem etwas Großes schlummert. «Herr Z., bald werden Sie in Ihrem Königreich aufwachen.» Sie beugt sich über ihn und streicht mit der anderen Hand sanft über die Wange. Er seufzt auf und zieht ruckartig seine Hand zurück, sein Atem hält an, und sein Körper entspannt sich. «Gute Reise, Herr Z.», sagt sie, und eine Träne rollt ihr übers Gesicht.

Wie Kruse (1992) bemerkt, geschieht viel mit einem sterbenden Menschen, viel, das wir nicht verstehen. Die Pflegende hat die heilende Kraft des Todes gespürt, von der Becker (1992) gesprochen hat, und ist selbst davon berührt worden. Nach diesen zehn Minuten im Krankenzimmer war sie eine andere Person, denn ihr System hat sich mit dem des Herrn Z. geändert: Mit dem Tod von Herrn Z. wird ihr der eigene Tod bewusst, ihre Angst hat sich verringert. Durch sein Sterben wurde Herrn Z.s scheinbar wertloses Leben wertvoll für die Pflegende. Sie stellt für Herrn Z. die Verbindung zur universalen systemischen Ordnung her. Sterbegespräche, wie sie Kübler-Roß (1971) schildert, sind aus verschiedenen Gründen nur im Idealfall möglich. Dieses Beispiel hat jedoch gezeigt, dass eine Sterbebegleitung nicht unbedingt der Worte bedarf. Eine systemische Verbindung kommt mit einem bewusstlosen Menschen zu Stande, und der Individuationsprozess kann im Patienten und der Pflegeperson stattfinden. Dies erfolgt einerseits durch die Selbstwahrnehmung der eigenen Gefühle der Pflegenden und der Reflexion und Auseinandersetzung darüber. Andererseits durch eine offene und genaue Beobachtung der Regungen und durch Empfindungen der Energie, die der sterbende Mensch ausstrahlt, solange noch Leben in ihm ist.

Nicht immer ist jedoch der Tod ein schönes Ereignis. Pflegepersonen auf einer Notfallstation sind sich seiner Grausamkeit vollauf bewusst. Auch hat der Sterbende nicht immer Zeit, sich auf den Tod vorzubereiten. Trotzdem mag es sein, dass sich jeder Mensch im Sterben weiterentwickelt. Die Theorie des systemischen Gleichgewichts geht von der Möglichkeit aus, dass Prozesse der Systemänderung, die auf dieser übergeordneten systemischen Ebene passieren, nicht an die umweltbezogene Grundbedingung der irdischen Zeit gebunden sind.

In vielen Pflegesituationen ist es nicht nur der sterbende Patient, sondern sind es auch seine Angehörigen, die Pflege benötigen. Die wichtigste Aufgabe der Pflegenden ist die einfühlende Unterstützung, bei der ihre Angst ernst genommen werden muss. Während des Sterbeprozesses können erfahrene Pflegende Angst lindern, indem sie die Angehörigen auf schöne Erfahrungen und Offenbarungen des sterbenden Menschen aufmerksam machen, ohne ihnen jedoch fremde Ansichten aufzudrängen. Auch in solchen Situationen haben Menschen Fähigkeiten, sich auf ihre Weise zu entfalten. Pflegende sollten diese anerkennen und ihnen Selbstverantwortung gewähren (Kruse 1992). Dieses letzte Beispiel beschreibt die Angehörigenpflege nach der Theorie des systemischen Gleichgewichts:

> Im Kinderkrankenhaus steht Frau B. am Bett ihrer toten Tochter, der 9-jährigen Monika, die fast wie ein Gespenst, ohne Hautfarbe und regungslos daliegt. Während der vergangenen zwei Monate war die Mutter jeden Tag im Krankenhaus. Sie schlief oft dort, obschon sie morgens zur Arbeit musste. Zur Ergänzung ihres Einkommens ist Frau B. auf ihre Halbtagsstelle in der Bank angewiesen. Ihr Mann hatte sich vor einem Jahr von ihr scheiden lassen. Er habe zu sehr unter Monikas Krankheit gelitten. Zudem glaubt er, dass Frau B., zusammen mit ihrer Freundin ein schöneres Leben gewählt habe. Vor drei Jahren war Monika an Leukämie erkrankt. Immer wieder hatte man Hoffnung, aber ihr Körper reagierte auf die Chemotherapie schlecht, nun hat er den Kampf aufgegeben. Monika war sehr reif für ihr Alter, hat heftige Schmerzen duldsam ertragen und dabei immer versucht, ihre Mutter zu trösten. Noch vor dem Tod sagte sie: «Jetzt tut es dann nicht mehr weh, und Du kommst dann bald zu mir, und wir können zusammen spielen. Du musst nicht traurig sein, es geht nicht mehr lange.» Frau B. war immer sehr beherrscht, und die Pflegende hat ihre Stärke bewundert. Nun macht sie sich aber Gedanken und wundert sich, wie sich Frau B. mit ihrem Schicksal abfinden wird. Während der letzten Wochen hat sie Folgendes erfahren:

Systemerhaltung

Frau B. ist bei guter körperlicher Gesundheit. Sie ist stolz darauf, dass sie kaum je einen Arzt aufsuchen muss. «Man darf sich nur nicht erlauben krank zu sein», meint sie. Das einzige Problem ist ihr Schlaf. Sie kann oft nicht einschlafen oder wacht mitten in der Nacht auf, weil sie von beunruhigenden Träumen geplagt wird. Ihr Leben ist sehr strukturiert und genau geplant. Trotz der Müdigkeit leistet sie viel und stellt hohe Ansprüche an sich selbst. In der Bank wird ihre Leistung sehr geschätzt, denn sie tut mehr, als von ihr verlangt wird. Ihre Wohnung ist einfach, immer aufgeräumt und sauber. Arbeit ist ihr Leben. Frau B. weiß kaum, wie sie sich entspannen soll, und hatte seit vier Jahren keine Ferien mehr. Auch hat sie keine Zeit zum Lesen oder für Kulturveranstaltungen, obwohl sie solche früher sehr schätzte.

Kohärenz/Individuation

Religion bedeutet ihr nicht viel. Dafür hatte ihre Beziehung zu Monika eine spirituelle Qualität. Sie fand in ihr das, was im inneren Selbst verkümmert war – das Schöne, Spontane und Kreative. Zusammen mit Monika fühlte sie sich ganz. Sie fühlte, dass sie durch ihr Leiden mit Monika Mensch sein konnte. Mitmenschen gegenüber wirkte sie eher kalt und überlegen. Einmal gestand sie aber der Pflegenden, dass sie vor der rücksichtslosen, grausamen Umwelt Angst hätte und sich vorkomme, als müsse sie dauernd darum kämpfen, über Wasser zu bleiben.

Die Synthese dieser Daten zeigt, dass Frau B. ihre Energien dazu verwendet, ihre Angst durch Kontrolle/Regulation zu bekämpfen. Vor allem jetzt ist ihr System höchst strukturiert, aus Angst, Integrität durch Veränderungen zu verlieren. Man kann sich vorstellen, dass der Entzug ihrer Arbeit ziemlich sicher einen systemischen Kollaps zur Folge hätte. Ihre kreativen, spirituellen Ziele brauchen die Unterstützung von anderen Menschen. Die Pflegende fühlt mit, wie hoffnungslos ihr Leben zurzeit durch den Verlust all dessen, was Frau B.s Menschlichkeit ermöglicht hat, aussehen muss. Der Weg zur Gesundheit liegt in der Individuation, aber wie soll sie diese finden?

Die Familie von Frau B. ist ähnlich wie sie selbst: hoch strukturiert, fleißig und geregelt, Gefühle werden einander nicht gezeigt. Die geteilten Werte der Selbstbehauptung und die Erfolge im Beruf sind Basis für Kohärenz. Allerdings ist diese Kohärenz gestört, Frau B. ist eine Außenseiterin in der Familie. Zuerst arbeitete sie für ihren Mann, der Musiker war, zweitens ist sie ihrem Bruder verbunden, der homosexuelle Beziehungen hat und von der Familie ausgestoßen wurde. Seine Talente als professioneller Schauspieler fanden nie Anerkennung. Frau B. fühlt sich zu ihm hingezogen. Er war der Einzige in der Familie, der sie und Monika öfters besuchte. Frau B. meint, er hätte viel dazu beigetragen, Monika mit seinen fantasievollen Spielen glücklich zu stimmen. Interessanterweise hat dieser Bruder ähnliche Charakterzüge wie ihr geschiedener Mann. Beide können sich eine Traumwelt schaffen, in der sie ihr Leiden betäuben. Im Grunde beneidet Frau B. sie darum. Frau B. hat den Schmerz ihrer Scheidung nicht überwunden und vermisst ihren Mann. Er war für sie ein Ausgleich im harschen Leben. Sie fühlt sich von Mann und Familie missbraucht und verraten. Die Individuation in Frau B.s Herkunftsfamilie ist äußerst begrenzt, auch kann Frau B. wenig Trost von ihr erwarten. Nach der Meinung ihrer Eltern hat sie sich ihr Schicksal selbst ausgesucht. An der Peripherie jedoch bilden Frau B. und ihr Bruder ein Subsystem, in welchem Wachstum möglich ist. Die Werte, die sie gemeinsam hegen, können sie nicht mit der Herkunftsfamilie teilen, aber sie finden dadurch eine getrennte Identität, die sie verbindet.

> Die Pflegende denkt sich, dass Frau B. erstmals eine Gelegenheit braucht, ihre Beherrschtheit fallen zu lassen. Sie will Frau B. die Gelegenheit geben, mit ihr den Trauerschmerz zu erleben. Dabei ist sie sich bewusst, dass ihre eigene Angst den Fluss der systemischen Energie hemmen könnte. Sie selbst braucht dazu eine Umwelt, in der sie sich als Person kongruent fühlt. Sie meldet sich auf der Abteilung ab. Dann legt sie ihre Hand leicht auf die Schulter der Frau B. «Möchten Sie mich nicht auf einem kurzen Spaziergang begleiten? – Nur ein paar Minuten – Kommen Sie doch bitte mit.» Frau B. meint, sie könne doch Monika nicht allein lassen, worauf die Pflegende antwortete, dass eine Kollegin, die Monika gut gekannt hatte, das Mädchen in der Zwischenzeit «etwas herrichte», damit sie schön aussehe, wenn Frau B. sich von ihr verabschieden wolle. Darauf folgt ihr Frau B. automatisch, ohne dass sie zu verstehen scheint, wo sie hingeht. Die beiden begeben sich auf einen Spazierweg nahe dem Krankenhaus. Anfangs schweigend, plötzlich huscht ein Mäuschen über den Weg, und Frau B. ruft aus: «Schauen Sie, das Mäuschen! Monika wäre so entzückt! Wissen Sie, sie hat so kleine Tiere schrecklich gern gehabt.» «Ich weiß», sagt die Pflegende, «sie hatte bei uns ein süßes Stoffhäschen und Hündchen, und sie war ganz hin. Wie schwer muss das sein, jetzt an all das zu denken.» Frau B. beginnt zu weinen. Die Pflegende schließt sie in die Arme und hält Frau B. fest, während sich ihr Körper vor Schluchzen schüttelt. Dann setzen sie sich auf einen Baumstumpf. «Ich werde Monika auch vermissen», vermerkt die Pflegende, während sie die eigenen Tränen abwischt. «Sie war ein fröhliches Kind und hat immer alle aufgeheitert.» «Und jetzt hat sie keine Schmerzen mehr. Sie hat sich darauf gefreut», sagt Frau B. Die beiden sprechen noch längere Zeit. Frau B. bekennt ihre Schuld, dass sie Monika das Leben mit Ehestreit und Scheidung schwer gemacht habe, doch fügt sie bei, Monika sei so verständig gewesen und hätte ihr nichts übel genommen. Die Pflegende bestätigt dies und fügt hinzu, wie sie ihre tägliche Hingabe bewundert habe, die Monika viel Wärme vermitteln konnte.
>
> Wieder im Kinderkrankenhaus fühlt sich Frau B. trotz ihrer Erschöpfung erleichtert. Die Pflegende bemerkt: «Sie können doch heute nicht ganz allein nach Hause. Haben Sie jemanden, der bei Ihnen sein könnte?» Frau B. denkt, das sei nicht nötig, doch die Pflegende fragt, ob ihr Bruder wisse, dass Monika gestorben sei. Als Frau B. die Frage verneint, bietet sie sich an, ihn zu benachrichtigen. Frau B. akzeptiert. Am Telefon will ihr Bruder gleich mit Frau B. sprechen. Sie weint während des Gesprächs und berichtet dann der Pflegenden, der Bruder komme sie abholen und werde die Nacht bei ihr verbringen.

Die Pflege der Angehörigen nach einem Tod beinhaltet all das, was laut menschlicher Vernunft zum Trost nötig ist. Worden (1987) fasst die nötigen Aufgaben beim Trauern kurz zusammen: den Tod als Wirklichkeit akzeptieren, den Schmerz empfinden, sich an die Umwelt ohne den Toten anpassen und die Energie aus der Bindung zum Verstorbenen anderswo investieren. Die ersten zwei Aufgaben können bereits im Krankenhaus begonnen werden, und das obige Beispiel zeigt, wie die Pflegende dazu Gelegenheit schafft. Die dritte Aufgabe ist die Änderung des Systems, die im Fall von Frau B. durch neue Individuation geschehen soll; vielleicht kann ihr der Bruder behilflich sein. Leider muss die Pflege meist abgebrochen werden, obschon die Hauptaufgabe, die Suche nach neuer Kongruenz, noch lange dauern wird. Es ist heikel, sich die Trauer als Modell mit bestimmten Phasen vorzustellen, da dies zu Normvorstellungen und zur Erwartung von stereotypen Verhaltensweisen führt (Jerneizig, Langenmayr & Schubert 1991; Lutz & Künzer-Riebel 1991). Die Theorie des systemischen Gleichgewichts weist jedoch auf die Vielfalt der möglichen Strategien, das System zu ändern und neue Kongruenz zu finden. Ob die Energie einer Bindung zu einer wichtigen verstorbenen Person je wieder ganz zur Verfügung steht, ist fraglich, denn der Geist dieser Person bleibt oft ein wesentlicher Teil des Familiensystems und wirkt auf das Leben der Angehörigen weiter ein. Wie eine Person trauern soll, hängt von ihrem Lebensprozess ab. Der Erfolg der Trauer ist eher an der Angst der Hinterbliebenen zu messen als am Ausmaß des Leides. Ein Leben ohne Leiden ist eine Utopie, und Leiden kann positive Wirkungen haben, da es zu Wachstum und neuen Erkenntnissen führt.

Dieses Kapitel beschreibt die Pflege eines Menschen im Netz der Familie. Der Aufwand an Zeit und Energie ist zu bewältigen. Über vieles kann während der Körperpflege des Patienten gesprochen werden. Es muss auch bemerkt werden, dass nicht jeder Patient oder jede Patientin der familienbezogenen Pflege bedarf. Allerdings werden wir oft zu schnell dazu verleitet, die Pflege als wenig komplex zu betrachten, ohne dem betreffenden Menschen eine Gelegenheit zu geben, seine Probleme auszudrücken. Die Komplexität eines Patienten hat weniger mit seinem körperlich-medizinischen Zustand als mit seiner menschlichen Dynamik zu tun. Es kann deshalb sein, dass ein Patient, der für einen Routineeingriff eingeliefert wird, eine viel komplexere Pflegesituation darstellt, als sie wahrgenommen wird. Es besteht die Gefahr, dass solche Patienten nie die benötigte Aufmerksamkeit des Pflegepersonals erhalten. Bei der Pflege nach der Theorie des systemischen Gleichgewichts geht es vorerst um die Grundeinstellung der Pflegeperson, die sie befähigt, den Kranken als Mitmenschen zu erfassen und das zu tun, was ethisch und moralisch richtig und nötig ist.

Dass das Krankenhaussystem eine solche Pflege ablehnt, ist kaum anzunehmen, denn ein zufriedener Patient ist kooperativer auf der Abteilung, und Angehörige, die sich wohl fühlen, zeigen sich den Pflegenden gegenüber dankbar. Bei kurzen Aufenthalten ist es unrealistisch, die ganze Familie als «Patienten» zu betrachten und Pflegeinterventionen auch auf Familienprozesse zu richten. Diese systemische Pflege der Familie wird im nächsten Kapitel beschrieben.

3 Langzeitpflege bei körperlicher und psychischer Krankheit

3.1 Zur Situation der Betroffenen

Ein Mensch mit einer chronischen Krankheit muss sich mit bleibenden Verlusten abfinden und zu einer neuen systemischen Stabilität gelangen. Dies geschieht durch eine grundlegende Systemänderung des Kranken und seiner Familie. Dabei ist die oft mühsam erworbene neue Stabilität durch den Verlauf einer degenerativen Krankheit weiterhin bedroht. Broda (1987) spricht beim Anpassungsprozess von immer neuen Anforderungen, den Selbstwert zu behaupten und das Leben zu planen: also Kohärenz zu erhalten, trotz Änderungen im sozialen Bereich und der dauernden Anpassung an immer neu auftretende Krankheitssymptome.

3.2 Pflege des Menschen mit chronischer körperlicher Krankheit und körperlicher Behinderung

Jeanne Nicklas-Faust und Marie-Luise Friedemann

Einleitung

Behinderungen und chronische Krankheiten sind Erfahrungen, die im Laufe eines Lebens auf Menschen und ihre Familie zukommen können. Die Auseinandersetzung mit chronischen Krankheiten und Behinderungen beziehen sich nicht nur auf das Leben des Einzelnen, sondern wirken sich auch auf das gesamte Familiensystem aus. Es kommt zu Veränderungen, die von den Herausforderungen durch eine chronische Krankheit oder Behinderung ausgelöst werden, aber häufig viele Lebensbereiche betreffen. Diese Veränderungen haben sehr unterschiedliche Gestalt und Abläufe in den je verschiedenen Krankheitsstadien und ihren Auswirkungen, wie auch den verschiedenen Lebensphasen und unterschiedlichen Familiensystemen. Die Theorie des systemischen Gleichgewichts kann in dieser je individuellen Ausprägung eine sinnvolle Begleitung durch Pflegende ermöglichen, da sie eine Möglichkeit des Fallverstehens eröffnet, die verschiedene Aspekte des Menschseins offenlegt und gleichzeitig in ein System zusammenführt, das sowohl den Betroffenen als auch seine Familie umfasst.

Bewältigungsstrategien für chronische Krankheiten und Behinderungen

Ist ein Mensch von einer chronischen Krankheit oder einer Behinderung betroffen, erfährt er dies meist nach einer Zeit der Symptome und daraus folgenden diagnostischen Maßnahmen im Rahmen eines Diagnosegespräches. Auch wenn viele Menschen schon eine Ahnung einer Erkrankung oder Behinderung haben, geht die Diagnosemitteilung in der Regel mit einem Schock einher, bei dem sich Menschen so fühlen, als werde ihnen der Boden unter den Füßen weggezogen (Corbin & Strauss 2004). Mit diesem ersten Schritt beginnt ein Prozess, der unter dem Stichwort Bewältigungsstrategie oder Coping zusammengefasst wird. Das Ziel der verschiedenen Bewältigungsstrategien ist, die Integrität und Funktionsfähigkeit des Menschen, des Systems zu erhalten (Miller 2003, S. 41). Hierbei werden einerseits verschiedene Phasen unterschieden, die sich in der Konfrontation mit einer lebensverändernden Diagnose häufig finden lassen und zuerst von Kübler-Ross (1976) bei Sterbenden beschrieben wurden. Andererseits werden verschiedene Reaktionsmuster identifiziert, die Menschen nutzen, um sich mit der Diagnose auseinanderzusetzen und sie schließlich in ihr Leben zu integrieren.

Als klassische Theorien gelten die stresstheoretischen Ansätze von Lazarus und Folkman (1984), die im Wesentlichen die Strategien des Einzelnen im Sinne von Verarbeitungs- und Orientierungsleistungen betonen. Bei Corbin und Strauß (2004) findet sich dagegen die Berücksichtigung chronischer Krankheiten als eine Abfolge wechselnder Aufgaben, die zu Interaktions- und Aushandlungsprozessen zur Bearbeitung der jeweiligen Krankheitssituation führt. Als Versuch einer pflegewissenschaftlichen Synthese der verschiedenen theoretischen Ansätze auf der Basis empirischer Ergebnisse aus verschiedenen eigenen Untersuchungen formulieren Schaeffer und Moers (2008) ein neues Phasenmodell, das typisierend die unterschiedlichen Phasen chronischer Krankheiten aufgreift und die dazugehörenden Bewältigungsmuster skizziert. Sie betonen dabei die Bedeutung der Patientenperspektive, die in der deutschen Diskussion erst seit den 2000er-Jahren verstärkt beachtet werde (Schaeffer & Moers 2008, S. 7). Diese theoretische Aufarbeitung aus pflegewissenschaftlicher Perspektive führt Schaeffer und Moers (2008) dazu, die Krankheitsbewältigung «Überlebensstrategie» zu nennen, da weniger die Krankheit im Fokus der Bemühungen der Erkrankten stehe, sondern das (Über-) Leben und die Lebensgestaltung der Familie angesichts der Krankheit.

Für Menschen mit einer Behinderung gelten ähnliche Muster, zumal Behinderungen häufig im Rahmen von Krankheiten entstehen, in Deutschland ist beispielsweise der Schlaganfall die häufigste Ursache für Pflegebedürftigkeit (Bienstein & Halek 2007, S. 122 ff.). Die meisten Behinderungen werden im Laufe des Lebens, und hier besonders im höheren Alter, erworben. Bei angeborenen Behinderungen oder chronischen Krankheiten im Kindesalter ist das Familiensystem häufig in besonderer Weise von der Bewältigung betroffen (Lambeck 1992), oft zu Beginn stärker als das erkrankte oder behinderte Kind selbst. Für die Betroffenen dagegen ist eine solche Behinderung nicht nur Lebensrealität und Herausforderung, sondern auch identitätsstiftend für die eigene Person[2].

Eine Behinderung im Laufe des Lebens, sei sie durch einen Unfall oder eine Krankheit verursacht, stellt dagegen nicht nur für die Familie, sondern auch für den Betroffenen selbst die Herausforderung dar, sein Leben neu zu gestalten und die Beeinträchtigungen und Begrenzungen, die in der Behinderung liegen, in sein Leben zu integrieren. Die Bewältigungsprozesse ähneln denen einer chronischen Krankheit, wie oben ausgeführt. Dabei ist die Bedeutung der Individuation aus Sicht der Theorie des systemischen Gleichgewichts besonders hervorzuheben.

Allgemein lässt sich feststellen, dass das Leben mit einer chronischen Krankheit oder Behinderung von den meisten Betroffenen und ihren Familien gut bewältigt wird. Nach einer Phase der häufig schmerzlichen Auseinandersetzung und Neuorientierung zeigen sich in Studien zur Lebensqualität kaum Unterschiede zu Nichterkrankten. Für die Auseinandersetzung ist es von Bedeutung, inwieweit diese Krankheit oder Behinderung zu den normativen Lebenskrisen[3] der Lebensphase gehört, wie dies für viele chronische Krankheiten des höheren Lebensalters gilt, oder inwieweit es sich um nicht normative Lebenskrisen handelt, wie bei angeborenen oder früher im Leben auftretenden Behinderungen und chronischen

---

2 Besonders prägnant beschreibt dies Fredi Saal, ein Mensch mit starker Körperbehinderung in seinen Texten «Leben kann man sich nur selber» oder als Frage «Wie könnte ich ohne mich ich sein?» (Saal 1991).

3 Normative und nicht normative Lebenskrisen stellen Umbruchsituationen im Leben dar, in deren Verlauf es zu Veränderungen kommt. Als normative Lebenskrisen gelten beispielsweise Einschulung, Heirat, Geburt eines Kindes, Aufnahme der Berufstätigkeit oder auch Eintritt ins Rentenalter. Nicht normative Lebenskrisen sind dagegen Ereignisse, die nicht zu den erwartbaren Herausforderungen eines Lebens zählen, beispielsweise die Geburt eines Kindes mit Behinderung oder eine Krebserkrankung im jungen Erwachsenenalter oder auch ein hoher Lottogewinn (vgl. Kritische Lebensereignisse bei Filipp 2007).

Krankheiten. Als nicht normative Lebenskrisen gelten Herausforderungen an die Weiterentwicklung, die in dieser Lebensphase ausnahmsweise auftreten. Nicht normative Lebenskrisen zeichnen sich dadurch aus, dass zu ihrer Bewältigung (Rollen-) Modelle fehlen und damit die Entwicklung einer Strategie im Umgang mit den Krisen schwerer entwickelt werden kann (Heckmann 2004, S. 30). In diesen Situationen kommt der Begleitung durch Professionelle ein besonderer Stellenwert zu.

Im weiteren Verlauf suchen sich Erkrankte und ihre Familien häufig Gleichbetroffene und erhalten im Peer Counseling, z. B. in Selbsthilfegruppen, Möglichkeiten zur Information, Unterstützung und zur Modellbildung über den Krankheitsverlauf und die Lebensspanne. Bei normativen Lebenskrisen, die regelhaft auftreten, finden sich dagegen Gleichbetroffene häufig schon im näheren Lebens- und Familienumfeld. Dennoch kann auch hier die Lebenskrise für die Betroffenen und ihre Familien eine kaum zu bewältigende Herausforderung darstellen. Durch das Konzept der Salutogenese von Antonovsky (1997) oder das Modell zur Resilienz von Walsh (2006) sind die Faktoren, die eine gesundheitsförderliche Entwicklung erleichtern, stärker in den Blick genommen worden. Diese Konzepte betonen in ähnlicher Weise wie die Theorie des systemischen Gleichgewichts die Fähigkeit zur Entwicklung von Gesundheit und Kongruenz bei Betroffenen und ihren Familien. So ist in der Begleitung durch Professionelle wesentlich, Betroffene und Familien in ihrer Entwicklung zu stärken, damit sie ihren eigenen Weg finden (Koch-Straube 2001, S. 72 f.). Wie hierbei auch Herausforderungen durch Krankheit und Behinderung positiv im Leben wirken können, zeigen zahlreiche Erlebnisberichte[4], die die durch eine Krankheit oder Behinderung angestoßene Veränderung in ihrem Leben auch positiv bewerten. Sie zeichnen sich häufig dadurch aus, dass sie die Deutungshoheit für die eigene Krankheit nicht dem Gesundheitssystem überlassen, sondern sie selbst übernehmen. Hier kann die Theorie des systemischen Gleichgewichts anschließen, das ein Deutungsmuster aus systemischer Sicht bereithält, bei dem das Streben nach Kongruenz des Einzelnen und im Familiensystem im Fokus steht.

Begleitung durch Pflegende

Die Begleitung von Menschen und ihren Familien, die von chronischen Krankheiten oder Behinderungen betroffen sind, wird häufig von Pflegenden wahrgenommen, einerseits im stationären Bereich, z. B. bei der Diagnosestellung oder zur Durchführung therapeutischer Maßnahmen (Koch-Straube 2001). Andererseits

---

4 Als Beispiele mögen Titel gelten wie «Krebs hin, Krebs her – das Leben geht weiter!: Eine unspektakuläre Heilung von Brustkrebs» von Juliane Rüschenpöhler oder «Tief im Hirn: Mein Leben mit Parkinson» von Helmut Dubiel.

im ambulanten Bereich, in dem Pflegende häufig nicht nur für den Pflegebedürftigen Bezugspersonen und Ansprechpartner sind, sondern auch für Angehörige, unabhängig davon, ob diese nun ebenfalls direkt in die Pflege eingebunden sind oder nicht.

Die Theorie des systemischen Gleichgewichts betrachtet nun das individuell vorliegende System, um zu identifizieren, welche Dimensionen im Streben nach Kongruenz stärkerer Berücksichtigung bedürfen. In seiner klaren Darstellung ermöglicht es auch den Betroffenen selbst, diese Analyse nachzuvollziehen und ihren Weg zu einem neuen Gleichgewicht selbst zu sehen. Dies gibt ihnen ein Stück der Selbstwirksamkeit[5] zurück, die im Rahmen eines solchen diagnostischen Prozesses häufig verloren gegangen ist: Das Auftreten und die Diagnosestellung einer chronischen Krankheit oder Behinderung werden häufig als Schicksalsschlag bezeichnet, weil sie unvorhersehbar und unkontrollierbar ins Leben treten.

Aus diesem Schock der Diagnosemitteilung ergibt sich häufig als erster Impuls, am bisherigen Leben festzuhalten, um die Stabilität im eigenen Leben zu bewahren. Dem liegen psychologisch gesprochen Mechanismen der Verleugnung und Verdrängung zugrunde, Fachkräften im Gesundheitswesen fallen viele Beispiele hierzu ein: Der 45-jährige Lehrer, bei dem im Sommer ein Pankreaskopfkarzinom diagnostiziert wird und der nach der Aufklärung zunächst seinen Skiurlaub fürs nächste Frühjahr plant. Der 84-jährige Patient in der Klinik, der nach der Aufklärung über eine metastasierende Krebserkrankung bei der nächsten Visite wieder fragt, warum es ihm denn nun so schlechtgehe.

Im weiteren Krankheitsverlauf kommt es häufig schrittweise zu einer Auseinandersetzung mit der Erkrankung und ihren Konsequenzen. Wird beispielsweise weiterhin der Stabilität herausragende Bedeutung zugemessen und das Leben so fortgesetzt wie bisher, bringt dies häufig das ganze System an seine Grenzen, ohne dass den Beteiligten ihre Reaktionsweisen bewusst sind oder Alternativen erkannt werden. Hier kann eine Pflegende, die den Blick auf die auch nötige Veränderung im Sinne eines Wachstums richtet, eine Neuorientierung einleiten, die eine Integration der Krankheit ins Leben ermöglicht.

Im Folgenden soll an einigen Beispielen erläutert werden, wie sich dies im individuellen Fall darstellen kann. Die Betrachtung des jeweiligen Systems, sei es das System der betroffenen Person oder zumeist das System seines unmittelbaren Umfeldes, zeigt die je individuelle Situation mit den Interaktionen innerhalb eines einzigartigen Systems. Daraus ergeben sich unmittelbare Angriffspunkte für Veränderungen, die die Betroffenen in der Begleitung durch Pflegende selbst umsetzen können. Diese individuelle Herangehensweise ist der Vielzahl möglicher Kon-

---

5 Mit Selbstwirksamkeit oder Selbstwirksamkeitserwartung wird die Überzeugung bezeichnet, durch eigenes Handeln Einfluss ausüben zu können. Dieser Überzeugung wird in der Bewältigung von Krankheiten eine bedeutsame Rolle zugeschrieben (Bandura 1997).

stellationen angemessen und erlaubt Pflegenden wie Betroffenen genau auf die aktuelle Situation zugeschnittene Maßnahmen.

Herr S. in der Stroke-Unit

Herr S. ist 73 Jahre alt, leidet seit längerem an einem Hypertonus und lebt mit seiner Frau in einer eigenen Wohnung. Er ist seit fünf Tagen auf der Stroke-Unit, da er einen Schlaganfall erlitten hat, in dessen Folge eine linksseitige armbetonte Hemiparese besteht. Trotz umfassender Aufklärung über den Verlauf und die Notwendigkeit der verschiedenen therapeutischen Maßnahmen verweigert er die Mitarbeit bei der Physiotherapie und gibt lediglich an, bald nach Hause zu wollen. Er wolle ohnehin dort nur sein altes Leben wieder aufnehmen, das bestehe aus Fernsehen auf dem Sofa, gearbeitet habe er genug im Leben und von diesen Therapien halte er nichts.

In einem Phasenmodell würde sich Herr S. noch in der auf den Schock folgenden Verleugnung befinden: Er negiert die Auswirkungen der Krankheit und der durch sie hervorgerufenen Behinderung auf sein Leben, seine weitere Lebensplanung, aber auch auf seine familiäre Situation. Hier kann eine Aufarbeitung mit der Theorie des systemischen Gleichgewichts Ansatzpunkte zur weiteren Entwicklung geben, die von den Betroffenen selbst und ihren Angehörigen erkannt und aufgegriffen werden können.

Herr S. ist seit fast zehn Jahren im Ruhestand, nachdem er als Installateur selbstständig tätig war. Mit dem Übergang in den Ruhestand hat er sich auf seine Wohnung zurückgezogen, war er vorher häufig den ganzen Tag unterwegs, verlässt er nun das Haus nur noch selten. Er spielt gerne Schach, in Ermangelung eines Partners häufig auch mit einem Computer. Den überwiegenden Teil des Tages verbringt er jedoch auf dem Sofa vor dem Fernseher, er sieht besonders gern Natursendungen oder Sendungen über fremde Länder. Seine beiden erwachsenen Töchter haben Kinder, über deren Besuch er sich freut – allerdings hat er nach einem gemeinsamen Kaffeetrinken meist genug und zieht sich wieder zurück. Seine Ehefrau war Hausfrau und Mutter und ist seit langem im Turnverein aktiv. Er scheint manchmal fast erleichtert, wenn sie eigene Termine hat, weil er spürt, dass ihr ein Leben nur zu Hause nicht genügend Abwechslung und Herausforderung bieten würde. Das Verhältnis der beiden Eheleute ist gut, nur jetzt im Krankenhaus ist Herr S. ihr gegenüber sehr verschlossen und reagiert auch bei ihren Besuchen unwillig. Frau S. ist darüber unglücklich und macht sich große Sorgen, wie es weitergehen soll. Sie fand, dass sie sich ihr Leben im Ruhestand gut miteinander eingerichtet hatten: Sie hat über ihre Kontakte im Verein und zu ihren Töchtern ein für sie befriedigendes Leben. Die stillschweigende Übereinkunft in ihrer Ehe, dass sie beide sehr unterschiedliche Interessen verfolgen und dies gegenseitig akzeptieren, sieht sie gefährdet. Sie erlebt die mangelnde Kooperation ihres

Mannes auch als Verweigerung, ihr weiterhin ein unabhängiges Leben zuzugestehen. Gleichzeitig macht sie sich große Sorgen, wie er, dem Unabhängigkeit und selbstständige Lebensführung so wichtig sind, mit den Beeinträchtigungen zurechtkommen wird.

Analysiert man diese Anamnese mithilfe der Befragungsthemen für die Informationssammlung beim Individuum (siehe Tab. 1, S. 58 ff.) zeigt sich für Herrn S. eine ausgeprägte Systemerhaltung und Kohärenz, während er seit seinem Ruhestand Individuation und Systemänderung nur gering ausgeprägt und häufig vermittelt durch seine Ehefrau und erwachsenen Töchter erlebt. Bei Frau S. ist dagegen Individuation stark ausgeprägt, und auch Systemänderungen wurden von ihr in der Vergangenheit, z. B. beim Auszug der Töchter oder dem Eintritt ihres Mannes in den Ruhestand, gut bewältigt. Dies könnte auch eine Ursache für das Unverständnis ihrem Mann gegenüber sein, der sich einer Systemänderung so «unvernünftig» zu entziehen sucht. Die Bezugspflegende setzt sich für ein Gespräch über die weitere Gestaltung des stationären Aufenthaltes mit dem Ehepaar zusammen. Nach einleitenden Informationen zu dem üblichen Ablauf mit einer Fortsetzung der Therapie im Rahmen einer Rehabilitationsbehandlung und den Möglichkeiten, diese durchzuführen, fragt sie beide Partner nach den Zielen, die sie mit der weiteren Behandlung verbinden. Als Herr S. äußert, er wolle lediglich wieder nach Hause zurückkehren und möglichst schnell sein gewohntes Leben wieder aufnehmen, entgegnet seine Frau, dass dies zum jetzigen Zeitpunkt nicht möglich sei, da er ja noch nicht in der Lage sei, sich in der Wohnung allein fortzubewegen und zu versorgen. Ob er denn erwarte, dass sie nun den ganzen Tag mit ihm zu Hause verbringe? Da wird Herrn S. deutlich, welche Wirkung seine Weigerung, sich an der Therapie zu beteiligen, auf seine Frau hat. Die Pflegende greift seine Worte auf und bemerkt, wie schwierig es ist, sich auf die neue Situation einzustellen. Dabei würdigt sie das große Einvernehmen, das die beiden Partner in ihrem bisherigen Leben hatten. Nun beginnen Herr und Frau S. ein Gespräch miteinander, in dem sie über ihre weitere Lebensgestaltung sprechen. Sie kommen zu dem Schluss, dass Herr S. an therapeutischen Maßnahmen aktiv teilnehmen wird, die ihn zur Selbstpflege im häuslichen Umfeld befähigen. Die Rehabilitation will er als ambulante Maßnahme wahrnehmen, um möglichst rasch wieder zu Hause sein zu können. Für die Übergangszeit wird ein ambulanter Pflegedienst die Ehefrau in der Pflege ihres Mannes unterstützen. Neben diesen ganz pragmatischen Einigungen und gemeinsam verfolgten Zielen ist deutlich spürbar, dass die beiden Ehepartner in ihrer Beziehung mithilfe der Dimension Wachstum die Systemänderung stärker ausprägen, um die Herausforderung durch die Beeinträchtigung von Herrn S. in ihr Leben zu integrieren.

Pflegerische Interventionen zeigen jedoch meist einen längeren Verlauf, dies wird am folgenden Beispiel deutlich. Es zeigt die Pflege einer behinderten betagten Frau nach der Einlieferung ins Pflegeheim.

Frau I., 80-jährig, kam vor einer Woche ins Pflegeheim. Vor drei Jahren erlitt sie einen Schlaganfall, der eine Hemiparese und milde Aphasie verursachte. Frau I. war nie verheiratet. Bis zu ihrem Ruhestand war sie Primarschullehrerin und hat sich unermüdlich für gemeinnützige Zwecke in der Gemeinde eingesetzt. Nach dem Rücktritt aus dem Berufsleben übernahm sie weitere Aufgaben im Bereich der Kindererziehung und Schulbildung im Dienste der Erziehung und Fürsorge. Sie wohnte in einer schönen Wohnung im dritten Stock mit Aussicht auf den Zürichsee. Als der Mann ihrer Schwester starb, zog die Schwester zu ihr, da die zwei Frauen immer schon Freud und Leid geteilt hatten und sehr gut miteinander auskamen. Beide blieben aktiv und selbstständig bis zum Schlaganfall der Frau I. In der Rehabilitationsklinik des Kantonsspitals war Frau I. eine ideale Patientin. Sie hatte sich zum Ziel gesetzt, wieder gehen zu lernen und sich wieder verständlich zu machen. Ein Programm mit Physiotherapie, Ergotherapie und Sprachtherapie wurde für sie organisiert, und ihr Tag in der Klinik war ausgefüllt mit Aktivitäten. Frau I. setzte sich voll ein und ließ sich leicht durch Lob und Ermunterungen anspornen, denn sie wollte wieder nach Hause und ihr gewohntes Leben weiterführen. Frau I. lernte aufzustehen und sich zu setzen, an einem Stock zu gehen und die wichtigsten täglichen Verrichtungen ohne große Mühe zu meistern. Die Sprachfähigkeit hatte sich verbessert. Zwar fand Frau I. oft nicht das richtige Wort, aber mit etwas Geduld und Hilfe gelang es den Zuhörern meistens, ihren Gedankengängen zu folgen. Die Schwester der Frau I. erklärte sich einverstanden, Frau I. bei der Hygiene, Bekleidung und beim Ins-Bett-Gehen behilflich zu sein und das Wichtigste im Haushalt zu verrichten. Die älteste Tochter der Schwester war bereit, die schweren Haushaltspflichten zu übernehmen.

Wieder in ihrer Wohnung, freute sich Frau I. vorerst sehr, in der gewohnten Umwelt zu sein. Schon bald aber realisierte sie, wie nutzlos sie in ihrem Zustand war. Für jede kleine Handreichung musste sie ihre Schwester belästigen. Auch wirkte ihre Nichte, die sie liebevoll umsorgte und sich versicherte, dass ihr nichts fehlte, eher belastend auf sie. Frau I. antwortete ihr oft sehr unfreundlich und merkte dann gleich, dass sie ihre Gefühle verletzt hatte. Von Schuld geplagt, versuchte sie dann zu schweigen, was aber ihren inneren Ärger über ihre hilflose Situation noch verstärkte. Wenn Frau I. allein zu Hause war, realisierte sie ihren Verlust. Langsam fing sie an, sich damit auseinanderzusetzen. Sie erkannte, wie unwirklich ihre Vorstellungen, zum alten Leben zurückzukehren, gewesen waren. Statt sich wie früher zu betätigen, sah sie sich in der Wohnung gefangen, da sie die Treppen nicht mehr meistern konnte. Das Lesen bereitete ihr große Mühe, und beim Schreiben merkte sie, dass sich ihre Sprache verstümmelte und das Geschriebene nicht besser verständlich war als ihre mühsame Sprache. Frau I. empfand eine immer wachsende Wut auf ihre Krankheit, die sie in eine schreckliche Laune versetzte. Ihre Schwester und Nichte mussten darunter leiden, denn Frau I. regte sich über Kleinigkeiten auf, beschwerte sich dauernd, stellte unmögliche Ansprüche und zeigte keine Dankbarkeit für die zahlreichen Hilfereichungen. Dazu begann sie sich zu weigern, das Gehen zu üben, sich zu waschen und manchmal sogar zu essen. Eines Tages konnte die Nichte das Verhalten von Frau I. nicht mehr ertragen und brüllte, sie könne ihr Verhalten nicht mehr ausstehen, sie solle sich doch zusammenreißen. In der Nacht darauf bediente sich Frau I. einer Handvoll Schlaftabletten, um ihrem sinnlosen Leben ein Ende zu machen. Die Schwester entdeckte die leere Flasche und telefonierte der Ambulanz noch frühzeitig genug, um Frau I. das Leben zu retten.

Nach einem kurzen Klinikaufenthalt tritt Frau I. in ein Pflegeheim ein. Eine psychiatrische Evaluation deutet auf eine situationsbedingte reaktive Depression. Von ihrer Schwester erfährt die Pflegende die obige Vorgeschichte. Auch Frau I. hat von ihrer Perspektive her die Daten ergänzt. Um sich ein Bild über die Verluste von

Frau I. zu machen, muss die Pflegende in der Lage sein, Frau I.s Lebensmuster vor der Krankheit zu verstehen und sie mit ihren bleibenden Fähigkeiten und Potenzialen zu vergleichen. Als Nächstes erkundigt sie sich, wie Frau I. ihren Verlust selber interpretiert und wie er von ihren Angehörigen interpretiert wird. Sie nimmt auch ihre Vorstellungen über ihre Zukunft auf.

Systemerhaltung

Die gewohnte Systemerhaltung von Frau I. wurde durch die Krankheit schwer erschüttert. Gewohnte Lebensmuster, wie Körperpflege, Aktivitäten des täglichen Lebens, Tätigkeiten in der Familie und Gemeinde, frühere Freizeitbeschäftigungen wie Lesen, Gartenarbeit und Spazierengehen sind nicht mehr möglich. Diese Änderungen sind insofern schwierig zu ertragen, als das Ziel der Regulation/Kontrolle besonders wichtig ist für Frau I. Ihre Arbeit, Unabhängigkeit und Ansehen in der Gemeinde hatten einen starken Einfluss auf ihr Selbstwertgefühl und auf ihre Kohärenz. Nach ihrem Schlaganfall sind ihr die folgenden Fähigkeiten verblieben: intakte Denkprozesse und Intelligenz, scharfe Seh- und Hörkraft, mühsames Sprechen und Lesen, schwerfälliges Gehen mit Stock. Keine der Fähigkeiten ist optimal genützt worden, und Frau I. hat ihr Zukunftspozential als lernende, selbstverantwortliche Person nicht erkannt.

Kohärenz

Die erlittene Krankheit hat sich vor allem in der Kohärenz von Frau I. ausgewirkt, denn nur im Moment, in dem das Selbstwertgefühl gänzlich vernichtet scheint, ist der Mensch zu einer drastischen Aktion wie einem Suizid fähig. In ihrer Verzweiflung über die Verluste hat Frau I. die Zuneigung und Hilfsbereitschaft ihrer Familienangehörigen als Blockade interpretiert, die ihre verzweifelten Anstrengungen, die gewohnte Kontrolle wiederzuerlangen, zunichtemachte. Auch zeigte ihr die Betreuung, wie hilflos sie wirklich war, und Frau I. reagierte mit Ärger und Wut auf die gut gemeinte Unterstützung. Im Moment der Reaktion der Nichte realisierte Frau I., wie sehr sie auf sie angewiesen war. Sie verspürte große Angst und war überzeugt, dass sie es nun gänzlich mit ihrer Nichte verspielt hatte. Dies versetzte sie in einen Zustand der Isolation. Sie glaubte, den Respekt der Umwelt wie auch das Vertrauen in sich selbst verloren zu haben.

Individuation

Individuation ist nicht möglich, solange Frau I. in ihrer Depression verharrt und sich nicht mit ihrer Behinderung auseinandersetzt. Da sich ein gesundes Altern durch eine verstärkte Gewichtung der Spiritualität auszeichnet, mag die Behinderung eine Chance sein, um Frau I. den Weg zur Gesundheit zu weisen. Folglich umfasst die nötige Individuation eine Änderung ihrer Haltung sich selbst gegenüber. Frau I. muss lernen, sich als vollen und ganzen Menschen wiederzuerkennen. Sie muss sich vom Defizitmodell des Alterns und der Behinderung lösen, obschon dies in der Gesellschaft stark vertreten ist, und muss lernen, Werte in sich selbst zu finden, die wichtiger sind als jugendliche Selbstständigkeit, Regulation und Kontrolle. Damit kann sie ihre Kohärenz wieder aufbauen und neue Hoffnung schöpfen.

Systemänderung

Falls die oben beschriebene Individuation tatsächlich möglich ist, findet eine Änderung der Struktur ihres Systems statt. Diese Änderung umfasst neue Muster, das System zu erhalten und Kongruenz zu fördern. Wie sich diese Muster abspielen sollen, weiß einzig Frau I. Es ist nun aber die Aufgabe der Pflegenden fertigzubringen, Frau I. ihre eigenen Ressourcen erkennen zu lassen. Sie braucht dazu auch die Mithilfe ihrer Angehörigen.

Pflegeplanung

Vorerst aber ist sich die Pflegende bewusst, dass die Familie durch die Krise der Frau I. stark belastet wurde. Die Einlieferung ins Pflegeheim war ein schwerer Schritt für Schwester und Nichte. Sie mussten sich eingestehen, dass sie nicht mit der Situation fertig werden können. Ihr Versagen verursachte schwere Schuldgefühle. Vor allem die Nichte quält sich mit dem Gedanken, das Ganze durch ihren Ausbruch verschuldet zu haben. Beide haben nun das Bedürfnis, im Pflegeheim dafür zu sorgen, dass Frau I. die richtige Pflege erhält. Sie versuchen, mit dem Pflegepersonal zu verhandeln und Ratschläge zu erteilen. Leider jedoch sind die meisten Pflegenden sehr beschäftigt und gehen den zwei Frauen aus dem Weg oder hören nur halb auf sie. Frustriert versuchen Schwester und Nichte, Informationen über Frau I.s Pflegeplan zu erhalten, aber auch das ist nicht einfach. Ihre Besuche bedeuten eine große Belastung, weil Frau I. kaum mit ihnen spricht und sie dabei auch die vielen anderen hilflosen und einsamen Heimbewohner als bedrückend empfinden. Das Angebot zum Gespräch der Pflegenden kommt ihnen sehr entgegen und verspricht Erleichterung.

Die Pflegende stellt sich erstmals als Bezugsperson vor und erlaubt den Angehörigen, sie aufzusuchen oder zu telefonieren, wenn sie Informationen brauchen oder Probleme haben. Als Nächstes sprechen sie über die Pflege von Frau I. mit dem Ziel, die Pflege von Frau I. den gewohnten Lebensmustern in den täglichen Aktivitäten anzupassen. Dabei kommen sie auf die interpersonellen Probleme zu sprechen und die Pflegende merkt, wie sehr die zwei Frauen gelitten haben und auch jetzt noch leiden. Sie teilt mit ihnen ihr Verständnis von Frau I.s Problem und versichert ihnen, dass ihre Reaktion auf das Verhalten von Frau I. ganz menschlich war und dass sie nicht glaube, dass sie die Situation verschuldet hätten. Anhand des Diagramms der Theorie des systemischen Gleichgewichts erklärt sie die Probleme der Systemänderung bei Frau I. Sie versucht, ihnen klarzumachen, dass das Problem nicht bei ihnen liegt und dass Frau I. Zeit brauche, um ihre Behinderung zu akzeptieren und realistische Ziele für die Zukunft zu setzen.

Abbildung 9 zeigt den systemischen Prozess von Frau I. und ihrer Familie. Das Bild vor der Krankheit (A) stellt das Grundmuster dar, das für alle Beteiligten

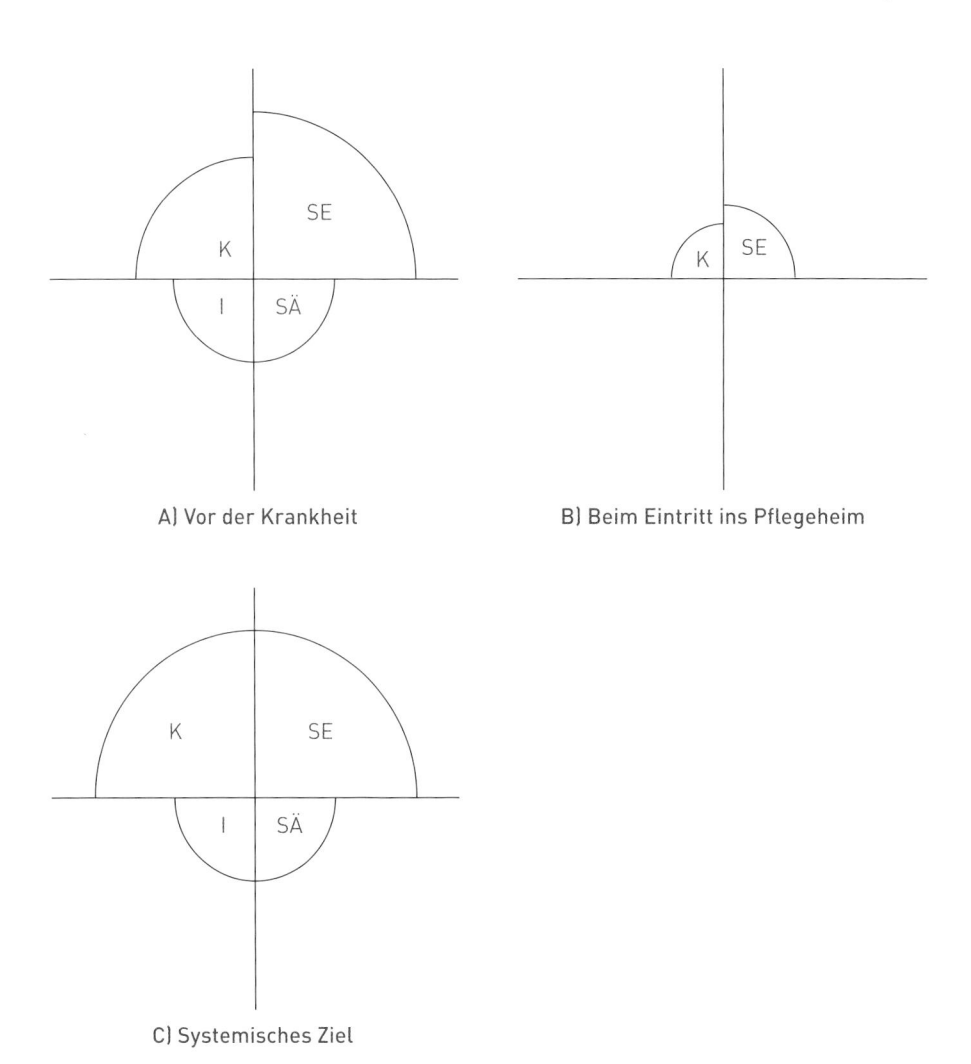

A) Vor der Krankheit

B) Beim Eintritt ins Pflegeheim

C) Systemisches Ziel

Abbildung 9: Diagramme der Frau I.
K = Kohärenz, I = Individuation, SE = Systemerhaltung, SÄ = Systemänderung

zufrieden stellend war. Frau I. selbst gewichtete die Systemerhaltung mehr als die anderen Dimensionen, die durch ihren Beruf und später den Einsatz in der Gemeinde bedingt war. Ihre einflussreiche Stellung erwarb sie sich durch harte Arbeit, disziplinierten Lebensstil, analytisches Denken und Planen für die Schulgemeinde, also durch Regulation/Kontrolle. Dieselben Aktivitäten verliehen ihr Kohärenz, und sie fühlte sich wertvoll und bestätigt. Gleich wie die Kohärenz war auch die Individuation zufrieden stellend, denn durch die Aktivitäten und im Umgang mit ihren Familienangehörigen erlebte sie Neues und erfuhr Wachstum. Systemänderung schien in Frau I.s Situation angemessen zu sein, denn sie passte sich an neue Herausforderungen und Rollen immer gut an.

Die Krankheit versetzte jedoch Frau I. in eine Krise (B). Durch den Verlust der Kontrolle über ihre täglichen Aktivitäten verlor sie die gewohnten Möglichkeiten zur Individuation. Sie fand keine anderen Aufgaben als Ersatz für die Verluste. Unfähig, die Verhaltensmuster in den Dimensionen der Systemerhaltung, der Kohärenz und der Individuation im alten Stil weiterzuführen, wurde ihr systemischer Prozess blockiert. Statt durch die Krankheitssituation Neues zu lernen, versuchte sie verzweifelt und ohne Erfolg, das alte Leben wiederherzustellen. Die Gelegenheit zur Individuation durch das Meistern ihrer Verluste nahm sie nicht wahr, und eine Systemänderung wurde dadurch blockiert.

Das Diagramm C zeigt die mögliche Lösung, die dadurch entsteht, dass Frau I. lernt, sich mit der Krankheit auseinanderzusetzen. Ihre Kohärenz wird dadurch wachsen, dass sie sich als wertvolle Person betrachtet und Hindernisse überwinden kann. Sie muss ihre Leistungen im Rahmen des Möglichen neu evaluieren und aufhören, sich mit nicht behinderten Menschen zu vergleichen. Die Gewissheit, dass sie auch jetzt noch von den Angehörigen, die nun ihre Anpassungsprobleme besser verstehen, unterstützt wird, soll ihre Kohärenz weiterhin stärken. Eine positive Grundeinstellung kann ihr zu neuer Individuation und zur vollen Akzeptanz der Behinderung verhelfen. Neue Möglichkeiten für Einsatz und Betätigung werden sich dadurch eröffnen. Eine Systemänderung kann im Pflegeheim begonnen werden. Der Pflegeprozess hat zum Ziel, Frau I.s Autonomie im Rahmen des Möglichen zu erhalten. Im Vergleich zum ersten Diagramm verlegt sich das Gewicht nun mehr auf die Spiritualität. Deshalb verstärken sich Verhaltensmuster der Kohärenz, Individuation und machen Systemänderung möglich.

In der Abbildung 10 zeigen die Diagramme der Familie, wie ein anfänglich gesundes System (A) mit ausgeprägter Organisation, starker Zusammengehörigkeit und genügender Einsicht für Wachstum plötzlich in eine Krise versetzt wird (B). Feindselige Familieninteraktionen schwächen die Kohärenz. Die emotional belasteten Familienmitglieder sind zu keiner Individuation mehr fähig, und das Familiensystem kann sich nicht an die Situation anpassen. Die Lösung bezieht sich auf neue Kohärenz und Individuation, die über ein besseres gegenseitiges Verständnis, Zusammenhalten und durch verminderte Angst und Schuldgefühle möglich sein

A) Familienprozess vor und nach der Krise

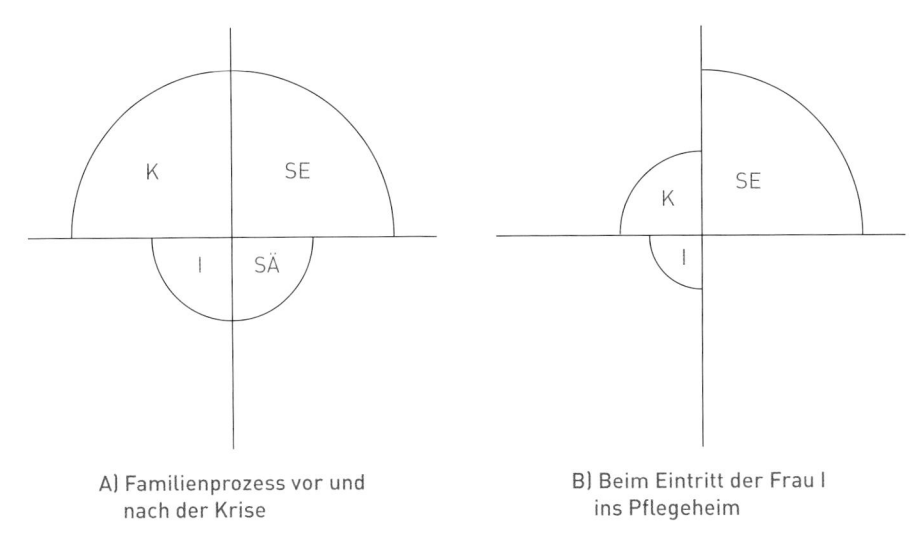

B) Beim Eintritt der Frau I ins Pflegeheim

Abbildung 10: Diagramme der Familie I.
K = Kohärenz, I = Individuation, SE = Systemerhaltung, SÄ = Systemänderung

werden. Die Familie nimmt neue Lösungen wahr und kann dadurch eine Systemänderung in Gang setzen. Das ursprüngliche Grundmuster der Familie wird mit angepassten Strategien wieder möglich gemacht.

Intervention

Der Anfang des Pflegeprozesses war schwierig, denn in ihrer Verzweiflung und Depression wollte Frau I. nichts über Zukunftspläne hören. Trotzdem versucht die Pflegende, Frau I.s Einstellung langsam zu beeinflussen, um Individuation zu erlauben. Sie berichtet ihr vom Gespräch mit den Angehörigen und teilt ihr mit, wie sehr sie sich um sie Sorgen machen. Sie bestätigt ihr immer wieder, dass sie überzeugt ist, dass sie viel erreichen könne und weist sie auf ihre Stärken hin: ihre Intelligenz, ihre Fähigkeiten und ihre Kräfte im ungelähmten Teil des Körpers. Wenn sie einwilligt, mit ihr das Gehen zu üben, besuchen sie andere Bewohner, und die Pflegende macht sie ganz sachlich auf ihre Fortschritte aufmerksam. So hört Frau I. auch von anderen Bewohnern viele aufmunternde Worte. Am dritten Tag führt die Pflegende Frau I. zu einer Heimbewohnerin, die eine ähnliche Behinderung hat und sehr positiv eingestellt ist. Sie bringt beiden eine Tasse Tee und setzt sich zu ihnen. Sie teilt ihnen mit, dass ihre Geschichten so ähnlich seien, dass sie einiges miteinander teilen könnten. Dann blendet sie zurück auf die Anfangsschwierigkeiten der anderen Bewohnerin, die bald selbst von ihren Erfahrungen erzählt. Erst stellt Frau I. einige Fragen über die Art, wie sich die Frau mit Gefühlen der Nutzlosigkeit auseinandergesetzt habe. Die Pflegende verlässt die zwei Frauen, um ihrer Arbeit nachzugehen. Da sie sich zu verstehen scheinen, trifft sie die nötigen Maßnahmen, dass sie in Zukunft beim Essen zusammen am gleichen Tisch sitzen können.

Drei Tage später ist die Laune von Frau I. sichtlich besser. Sie stellt viele Fragen an die Pflegenden und anderen Heimbewohner. Mit ihren Angehörigen ist sie jedoch immer noch sehr zurückhaltend. Die Pflegende hat den Angehörigen in der Zwischenzeit mit Frau I.s Fortschritten Mut gemacht. Sie findet es an der Zeit, miteinander zu reden. Beim nächsten Besuch setzt sie sich zu den drei Frauen und fragt sie, wie ihre Familie in der Zukunft idealerweise aussehen sollte. Eine der grundlegendsten Fragen ist, ob Frau I. in einem Heim bleiben oder wieder zurück in ihre Wohnung gehen sollte. Frau I. meint, dass sie allen zu arg zur Last fallen würde, was ihre Schwester gleich verneint. Was es denn brauche, damit Frau I. selbstständig genug wäre, fragt die Pflegende. Darauf erklärt sie ihnen das systemische Diagramm mit der Bemerkung, sie sollten sich alle einmal überlegen, was alles in der Familiensystemerhaltung geändert werden müsse, damit alle zufrieden sein können. Die Diskussion wird auf ganz konkreter Ebene geführt. Das Wichtigste sei, dass Frau I. die Treppen meistern könne ohne zu große Schwierigkeiten, damit sie kleine Spaziergänge machen und zusammen mit der Schwester an Seniorenprogrammen teilnehmen könne. Die Pflegende denkt, es sei möglich, wenn Frau I. sich anstrengen würde, täglich mithilfe der Physiotherapie zu üben. Sie vereinbaren dafür ein Ziel. Wenn es Frau I. schafft, sollte man weitersehen, welche Hausarbeiten und anderen Beschäftigungen Frau I. lernen will und soll, um ein ausgefülltes Privat- und Familienleben zu haben.

Dann wechselte das Thema zur Kohärenz und dem Problem, einander behilflich sein zu wollen. Die Pflegende stellt Fragen, die es den drei Frauen ermöglichen, ihre Gefühle, Ängste und Reaktionen in der Krise auszudrücken. Auch in der Zukunft würden Konflikte auftreten. Die Pflegende macht sie darauf aufmerksam, dass sie sich im Grunde recht gut verstehen können, gegenseitig besorgt sind und auch offen kommunizieren können. Dabei bezieht sie sich auf Beschreibungen der Familienkohärenz vor der Krankheit. Dann lässt sie die drei allein, denn sie will ihre Entscheidung über die Heimkehr von Frau I. nicht weiter beeinflussen.

Am nächsten Tag wird das Therapieprogramm geplant. Das Team, Frau I. und die Angehörigen sind dazu anwesend. Die Therapien und Aktivitäten werden gezielt auf Frau I.s Zukunft eingesetzt, und Frau I. ist glücklich, auf konkrete Ziele hinzuarbeiten. Die Pflegende sieht ihre weitere Rolle als Koordinatorin im Team, Vertreterin der Interessen der Familie, Vermittlerin wichtiger Informationen und als Beraterin, wenn Fragen, Probleme oder Missverständnisse aufkommen. Dabei unterstützt sie Frau I., macht sie auf ihre Fortschritte aufmerksam und macht ihr Mut, indem sie ihr erneut ihre Ziele vor Augen führt.

Dieses Beispiel bekräftigt die Resultate von Studien aus der Langzeitpflege, die der ersten Zeit nach der Einlieferung in ein Pflegeheim große Wichtigkeit beimessen (Meier 1989; Soder 1991; Niederberger-Burgherr 1994). Angehörige sind hilflos, denn normalerweise wollen sie den Patienten nicht ausstoßen, sondern haben keine andere Wahl (Käppeli 1989). Auch in weniger zugespitzten Situationen empfinden Angehörige Schuldgefühle, und ihre Sorgen hören nicht auf. Dazu kommt, dass die erkrankten Familienmitglieder verärgert oder entmutigt sind, weil sie in ein Heim eintreten müssen. Besonders wenn es die letzte Phase des Lebens betrifft. Angehörige haben ein starkes Bedürfnis sich auszusprechen. Sie leiden, wenn sie nicht in die Pflege mit einbezogen werden. Leider ist es oft der Fall, dass sie vom Personal kaum angesprochen und ihre Pflegeratschläge wenig beachtet werden. Sie fühlen sich unerwünscht und auf die Seite gestellt. Der Eintritt ins Heim ist ein ausgezeichneter Zeitpunkt für eine wirksame Zusammenarbeit. Angehörige brauchen eine Bezugsperson, die ihnen zuhört und gezielte Information vermittelt und die sie in die Pflegeplanung einbezieht (Stucki 1994). Das Personal darf die Pflege nicht nur als zu verrichtende Tätigkeiten betrachten (Käppeli 1988), die unabhängig vom Familienumfeld verrichtet werden. Umgekehrt ist es ebenso unangebracht, Einsatz und Opfer von allen Familienmitgliedern zu erwarten, ohne ihre Situation zu kennen (Soder 1991). Die Pflegende im Beispiel erkennt den Schmerz der zwei Frauen, zeigt Mitgefühl, erweckt ihre Bereitschaft zur Mithilfe und lässt sie an der Pflegeplanung teilnehmen. Dadurch wird ihre Mithilfe im Heim eine bedeutungsvolle Gelegenheit zur Individuation und damit zum Lebensinhalt (Meier 1989). Der psychische Schmerz kann so gelindert werden.

Langzeitpflege und Rehabilitationstherapie haben große Fortschritte erzielt. Aktivierende Pflege ist zum Schlagwort geworden. Das Ziel dieser Pflege ist Selbstverantwortlichkeit, Eigenständigkeit (Matthes 1989) und Autonomie (Kemm & Welter 1987). Welter (1991) macht jedoch darauf aufmerksam, dass die «professionalisierte Aktivierung» nicht in allen Kliniken und Pflegeheimen zu solchen Zielen beiträgt. Von überragender Bedeutung ist, dass der Therapieplan auf die individuellen Ziele des Patienten ausgerichtet ist und das Team interdisziplinär zusammenarbeitet. Nur so ist eine umfassende Rehabilitation möglich, bei der Pflegende als Bezugspersonen eine koordinierende Funktion einnehmen.

Auch unter guten Rahmenbedingungen, so warnt Matthes (1989), ist die Aktivitätstheorie nicht für alle Patienten geeignet. Lösungen, die alle Patienten gleich behandeln, schlagen fehl, wenn ihre Persönlichkeit nicht respektiert wird. Außerdem verwandelt sich das Bedürfnis der Patienten, Entscheidungen selbst zu treffen in «erlernte Hilflosigkeit» (Seligman 1979), wenn sie nicht in die Pflegeplanung mit einbezogen werden. So beschreiben Kemm und Welter (1987) anhand ihrer Forschung, wie die Fähigkeit zur Selbstbestimmung der Bewohner in ihrer Anpassung an die Institutionsroutine verkümmerte und durch Resignation ersetzt wurde.

Einige Autoren verweisen jedoch auf die Möglichkeit von holistischer Pflege (Johnstone 1992) und empfehlen den Einbezug der Biographie (Matthes 1989) und das Kennenlernen der Besonderheiten des Patienten (Richter 1980). Das Beispiel illustriert die erweiterte Rolle der Pflege, die das Kennenlernen der Lebensprozesse des Patienten und der Familie in den Vordergrund stellt. Diese Pflege gewichtet die zusätzliche Empfehlung von Kemm und Welter (1987) und Freudenberg (1990), dass die Trauerarbeit vorerst geleistet werden müsse, um die Energien der Betroffenen zu kreativer Arbeit frei zu legen. Solche Trauerarbeit muss von den Patienten selbst und von ihrer Familie geleistet werden, und keine Berufsperson ist besser vorbereitet, die systemischen Zusammenhänge zu ergründen (Christen 1989) und die Wechselwirkung des physischen und psychischen Leidens zu verstehen und anzusprechen als eine gut ausgebildete Pflegeperson.

Dass die schwierigste Anpassung erst dann geschieht, wenn die erkrankte Person angeblich rehabilitiert nach Hause geht (Mäurer 1989), hat das Beispiel der Frau I. bestätigt. Beim nächsten Versuch, nach Hause zu gehen, müssen die Lebensbedingungen der Frau I., ihre Ziele und die neu erlernten Lebensmuster unterstützt werden (Mäurer 1989). Frau I. muss neu in die Alltagsaktivitäten der Familie eingeschlossen werden (SAA 1990). Auf der einen Seite muss übertriebene Fürsorge der Angehörigen vermieden werden, und andererseits darf Frau I. wegen Überforderung nicht zu viel zugemutet werden (Freudenberg 1990). Christen (1989) empfiehlt in solchen Fällen ambulante Dienste zur Unterstützung der Familie. Allerdings ist dazu eine Förderung der Pflegequalität notwendig. Bisher sind Pflegende häufig ungenügend dafür ausgebildet, Familien in der Bewältigung ihrer persönlichen und interpersonalen Probleme zu beraten. Es ist zu hoffen, dass die praktische Anwendung der Theorie des systemischen Gleichgewichts zur notwendigen Erweiterung der ambulanten Pflegerolle führen wird. Der Einbezug des ganzen Menschen und der Familie ist eine pflegerische Haltung, um allgemein wirksamer zu pflegen.

Herr W. in häuslicher Pflege

Seit kurzem wird Herr W. von der Pflegenden Frau T. ambulant betreut. Er hat seit 15 Jahren Diabetes mellitus Typ II, ist seit eineinhalb Jahren dialysepflichtig und erhält vom Pflegedienst tägliche Verbandswechsel seines linken Vorfußes, an dem vor einiger Zeit eine Nekrose abgetragen wurde. Beim Laufen trägt er einen Entlastungsschuh und fährt, da er damit nicht selbst Auto fahren kann, nun mit dem Taxi zur Dialysebehandlung an jedem zweiten Tag. Die Atmosphäre zwischen Herrn W. und seiner Frau kommt der Pflegenden sehr angespannt vor, und sie ist nicht verwundert, als Frau W. sich eines Tages mit der Bitte um ein Gespräch an sie wendet, während ihr Mann bei der Dialyse ist. Frau W. berichtet der Pflegenden, wie schwer es ihrem Mann gefallen sei, die regelmäßige Dialysebehandlung zu beginnen, da er damit seine Unabhängigkeit verloren habe. Die dialysefreien Tage nutze er zwar nach wie vor für ausgedehnte Ausflüge mit dem eigenen Auto, aber er empfinde es dennoch als erheblichen Einschnitt in seine Freiheit, sich die Tage für solche Aktivitäten nicht völlig frei wählen zu können. Das habe dazu geführt, dass er seit dem Beginn der Dialysebehandlung häufig ihr gegenüber sehr aufbrausend und ungeduldig reagiere. Da könne sich Frau T. ja sicher vorstellen, wie schwer erträglich die jetzige Situation für ihren Mann sei. Nun reagiere er aber nicht mehr wütend, wie sie es erwartet hätte, sondern er spreche jetzt ständig davon, dass das Leben nun ja seinen Sinn verloren habe und er, ans Haus gefesselt, ein vollständiger Krüppel sei.

Die Pflegende erfragt nun die weitere Lebenssituation (siehe Tab. 1 für die Informationssammlung beim Individuum, S. 58 ff.) von Herrn W.: Er war als Bauleiter tätig, musste häufig viel arbeiten und war in seinem Beruf oft unterwegs. Als Rentner habe er begonnen, fast täglich Ausflüge in die nähere und weitere Umgebung zu unternehmen. Er sei darauf bedacht, mit seiner Frau eine schöne Zeit zu verbringen und es sich gut gehen zu lassen, nachdem er so viele Jahre hart gearbeitet habe. Kinder hat das Paar nicht, auch recht wenig Bekannte. Herr W. identifiziert sich nach wie vor mit seiner Firma und verweist immer wieder stolz auf Bauprojekte, die er betreut hat. Eine weltanschauliche oder politische Bindung hat Herr W. nicht, im näheren Lebensumfeld wie der Nachbarschaft oder den Läden des täglichen Bedarfs ist eher seine Frau bekannt, die den Haushalt versorgt. Herr W. übernimmt kleinere Reparaturen in der Wohnung und kümmert sich um den Wagen der Familie. Frau W. unterhält engen Kontakt zu ihrer jüngeren Schwester, die sie häufig besucht oder anruft. Frau W. bedauert, so wenige Kontakte zu haben, hat allerdings in der engen Beziehung zu ihrem Mann und ihrer Schwester immer einen Ausgleich gesehen. Nach der Informationssammlung vereinbaren die Pflegende und Frau W. ein gemeinsames Gespräch der Eheleute mit der Pflegenden am nächsten Tag.

Frau T. stellt fest, dass das Ehepaar W. eine sehr gering ausgeprägte Systemänderung und Individuation hat, die einer sehr ausgeprägten Systemerhaltung und mäßiger Kohärenz gegenüberstehen. Bei der Ehefrau sieht sie Ansätze für Individuation und Systemänderung, die bei Herrn W. jedoch vollständig zu fehlen scheinen. Sie möchte daher den Blick auf die Möglichkeiten der Systemänderung und der Individuation lenken und die große Verbundenheit des Ehepaares als Ressource wirksam werden lassen. Am nächsten Tag fragt die Pflegende das Ehepaar, was es sich für den Ehepartner in Zukunft wünsche. Herr W. wird nachdenklich und antwortet schließlich, er wünsche seiner Frau Freiheit und Unabhängigkeit, damit sie tun könne, was ihr wichtig sei. Frau W. ist überrascht und fragt nach, was er glaube, was sie sich wünsche. Herr W. meint, das wisse er nicht so genau, aber er nehme an, dass sie mehr unternehmen wolle, als im Augenblick möglich sei. Darauf entgegnet Frau W., dass sie zwar auch gerne mal wieder zur Frauengymnastik gehen würde, aber sich vor allem wünsche, mit ihm eine gute Zeit zu verbringen, und den Eindruck habe, er stehe sich gerade selbst im Weg, weil er mit seinen Einschränkungen so hadere, statt zu genießen, was ihr gemeinsames Leben ausmache, und zu überlegen, was sie anstelle der Ausflüge miteinander machen könnten. An dieser Stelle verabschiedet sich die Pflegende, und sie vereinbaren ein weiteres Gespräch in ein paar Tagen.

Bei diesem Gespräch zeigt sich, dass Herr und Frau W. in neuer Form ins Gespräch gekommen sind. Allerdings wird deutlich, wie Frau W. ihrem Mann zum Vorwurf macht, keine positive Sicht der Dinge zu haben, und dabei seine Einschränkung und die Auseinandersetzung damit nicht wirklich wahrnimmt. Herr W. stimmt ihr zwar zu, wenn sie anführt, er könne froh sein, mithilfe der Dialyse zu überleben, wie viele andere Männer seines Alters seien schon tot. Aber es wird deutlich, dass er sich von ihr in diesem Punkt nicht ernst genommen fühlt und von seiner Krankheitserfahrung noch immer tief verletzt ist. Daher betont die Pflegende, welche Anstrengungen für Herrn W. mit der Anpassung an die neuen Lebensumstände verbunden sind. Sie verdeutlicht seiner Frau, dass für ihn damit eine besondere Herausforderung zu bewältigen ist. Herr W. dagegen beharrt auf der negativen Sicht seiner Lebenssituation: Er sei nun fremdbestimmt und angebunden, und das mache ihn wütend. Hier erfragt die Pflegende, was er sich von seinem Leben wünsche. Hierauf entgegnet Herr W., dass unterwegs zu sein und Ausflüge zu unternehmen für ihn wichtig seien. Er wolle aber auch einfach Zeit mit seiner Frau verbringen, da er sich ihr sehr verbunden fühle.

In dieser Situation zeigt sich, wie sehr die Entwicklung der Individuation bei Herrn W. und in seiner Ehe herausgefordert ist. Es dauert ein halbes Jahr und verschiedene Gespräche mit Begleitung der Pflegenden, bis sich eine neue Lebenssituation eingestellt hat: Frau W. nimmt nun regelmäßig an der Frauengymnastik teil und plant die gemeinsamen Unternehmungen mit ihrem Mann, an den Dialyseplan angepasst. Herr W.s Wunde ist schließlich abgeheilt, und er kann wieder selbst Auto fahren. Daneben sieht er die Dialysebehandlung nun als einen neuen Lebensbereich an, bei dem er Leute trifft, seine Scherze machen kann und der zu seinem Leben dazugehört. Sein Schmerz über die verminderte Unabhängigkeit zeigt sich nur selten, aber er hat einen Weg gefunden, ruhig darüber mit seiner Frau zu sprechen. Sie zeigt in diesen Gesprächen mehr Verständnis für die Schwierigkeit seiner Lage, was für Herrn W. sehr wohltuend ist.

Zusammenfassend kann festgehalten werden, dass in den Beispielen in diesem Kapitel vergleichbare Pflegeziele verfolgt wurden. Es geht darum, Gesundheit und Kongruenz in den Lebensmustern der Betroffenen und ihrer Familien zu unterstützen und zu fördern. Dafür ist es erforderlich, die individuelle Situation zu analysieren und Anstöße zu geben, die den Betroffenen und ihren Familien die Möglichkeit geben, ihren eigenen Weg zur Integration von chronischer Krankheit und Behinderung in ihr Leben zu finden, oder diesen neu auszurichten, wenn Komplikationen auftreten. Hierbei ist in besonderer Weise die Individuation gefordert, um die Beeinträchtigung zu akzeptieren und neue Werte, einen neuen Sinn für das

Leben, zu finden. Chronische Krankheiten und Behinderungen unterscheiden sich von akuten Krankheiten, weil sie dauerhafte Auswirkung auf das Leben der Betroffenen und ihrer Familien haben. Chronische Krankheiten führen hierbei oft kurzfristiger zu Verschlimmerungen als Behinderungen, aber in ihrer Endphase führen beide zu erheblichen Einschränkungen und auch zum Tod. Dennoch werden sie von den Betroffenen und ihren Familien häufig als Herausforderungen gesehen, die das Leben zwar erschweren, aber nicht unglücklich werden lassen – was aus der Außenperspektive häufig erwartet wird.

3.3
Pflege des Menschen mit chronischer psychischer Krankheit und geistiger Behinderung

Mit Jeanne Nicklas-Faust

Behinderungen, welche die geistigen und psychischen Prozesse des Menschen und damit die systemischen Lebensprozesse im Allgemeinen beeinträchtigen, stellen eine besondere Herausforderung dar, nicht nur für die davon Betroffenen, sondern auch für ihre Angehörigen und die Gesellschaft. In diesem Feld finden sich drei Formen intellektueller und psychischer Beeinträchtigungen: geistige Behinderungen, psychische Krankheiten und Demenzen. Diese Formen sind in der Ätiologie, dem Erscheinungsbild und dem Verlauf sehr verschieden und bedürfen dementsprechend angepasster Interventionen. Geistige Behinderungen treten definitionsgemäß vor dem 18. Lebensjahr auf, bezeichnen eine intellektuelle Beeinträchtigung, die die selbstständige Lebensführung erschwert. Psychische Krankheiten treten in vielen verschiedenen Formen, zumeist im frühen oder mittleren Erwachsenenalter auf. Viele der Psychosen verlaufen in Schüben, so dass für Betroffene und ihre Familien der Wechsel zwischen Krankheitsphasen, in denen die selbstständige Lebensführung unmöglich sein kann, und Phasen ohne Symptome und Beeinträchtigungen besonders schwierig ist. Demenzerkrankungen treten dagegen im höheren Lebensalter auf und zeichnen sich durch einen progredienten Verlauf aus, bei dem Gedächtnisstörungen, Denkstörungen, Persönlichkeitsstörungen und schließlich Störungen der Motorik zu erheblichen Beeinträchtigungen der Lebensmöglichkeiten und schließlich zum Tod führen.

Bei Menschen mit geistigen Behinderungen ist eine frühzeitig beginnende und umfassende Förderung bedeutsam, ebenso wie eine inklusive Gesellschaft[6], damit

---

6 Inklusive Gesellschaft ist die Bezeichnung für eine Ausgestaltung gesellschaftlichen Lebens, bei der alle Menschen unbehindert an gesellschaftlichen Bereichen und Angeboten teilhaben können, damit ihnen eine allseitige Bildung ihrer Persönlichkeit möglich ist und sie die dafür erfor-

ihnen ein möglichst selbstbestimmtes Leben mit Teilhabe an der Gemeinschaft offensteht.

Bei Menschen mit psychischen Krankheiten wird mit verschiedenen Mitteln versucht, die Krankheit und ihre Symptome zu behandeln, um Krankheitsphasen zu verkürzen, Rezidive zu vermeiden und ein Leben ohne Beeinträchtigungen zu ermöglichen. Besonders schwierig bei Diagnose und Therapie sind die Grenze zwischen Krankheit und Normalität und die Verbindung von Krankheitszeichen und Persönlichkeitsanteilen.[7]

Bei Demenzkranken liegt der Schwerpunkt auf der Erhaltung von Selbstständigkeit, zum Beispiel durch eine an die Erkrankung angepasste Umwelt und einen entsprechenden Umgang. In den ersten Phasen treten häufig Depressionen, aber auch Verhaltensauffälligkeiten auf, da die Betroffenen ihre beginnende Orientierungslosigkeit bemerken und auf sie in dieser Weise reagieren. Daher sind Hilfsmittel und Verfahren, die Orientierung bieten für die Betroffenen, sehr hilfreich und vermindern ihre Angst.

Die Pflege nach der Theorie des systemischen Gleichgewichts ist bei allen drei Formen ähnlich anwendbar. Sie beinhaltet die Unterstützung der Lebensmuster der betroffenen Person, die zu Befriedigung, Sinn und Kongruenz führen. Dieser Pflege liegt ein Menschenbild zugrunde, das in jedem Menschen – ob mit oder ohne Behinderung – ein Potenzial zur Entwicklung sieht. Das Verlangen nach Zuwendung und Akzeptanz, das in jedem Menschen schlummert, kann durch ein einfühlend gesteuertes Zusammenleben befriedigt werden (Baier 1991). Weiterhin beruht die Pflege auf der Annahme, dass Menschen mit Behinderungen die Fähigkeit haben, ein für sie sinnvolles Leben zu führen, indem sie ihr Können auf eine individuelle, oft kreative Art einsetzen, um Kongruenz zu finden. Die Pflege zielt auch auf die mögliche Anpassung an ihre Umwelt, darf dabei aber keineswegs die schöpferische Kraft ihres Lebensprozesses einschränken. Es ist eine anspruchsvolle Aufgabe, ein Gleichgewicht zwischen den Erwartungen der Umwelt und den Bedürfnissen des Menschen mit Behinderung zu finden und ihn dabei zu unterstützen, ein möglichst selbstbestimmtes Leben zu führen. Da die Lebensmuster der Menschen mit Behinderung oft von denen anderer Menschen verschieden

---

derliche Assistenz und Unterstützung erhalten. Dies greift den Gedanken des sozialen Modells von Behinderung auf, bei der Behinderungen durch gesellschaftliche Bedingungen verursacht werden und nicht durch die Beeinträchtigungen des Einzelnen (Lebenshilfe 2007).

7 So formuliert der Bundesverband Psychiatrieerfahrener: Wir fordern eine subjektorientierte Psychiatrie, die von unseren Erfahrungen und von unserem Erleben im Zusammenhang mit unserer Lebensgeschichte ausgeht, die Dialog und Hilfe zur Verarbeitung der Inhalte der Psychosen und Depressionen anbietet und unsere Bedürfnisse berücksichtigt. Wir wollen offen und unbefangen mit unserer Erkrankung und der ihr innewohnenden Reifungsmöglichkeit umgehen und mehr Eigenverantwortung übernehmen (vgl. www.bpe-online.de, Zweck des Vereins 2009).

sind, erfordert die Pflege ein ausgeprägtes Einfühlungsvermögen, um nach außen seltsam wirkende Verhaltensweisen aus der Perspektive des Betroffenen mit seiner Kongruenz zur Umwelt zu bewerten. Die Pflege verlangt eine Wertschätzung der Fähigkeiten statt einer Betonung der Beeinträchtigungen sowie der Menschenwürde und Selbstbestimmung statt der wirtschaftlichen Nützlichkeit.

In der Vergangenheit war die Pflege nach der Theorie des systemischen Gleichgewichts vielfach nicht im Einklang mit den üblichen Modellen der Rehabilitation. Therapeutische Interventionen beruhten häufig auf Modellen, die gesellschaftliche Normen anstrebten. Sie orientierten sich an pathologischen Verhaltensmustern, die geändert werden sollen, und Defiziten, die es zu überbrücken galt (Böker & Brenner 1991). Solche Rehabilitationsmodelle wurden von diversen Autoren scharf kritisiert. Zum Beispiel erklärte Feldmann (1989), dass die Betroffenen häufig erzogen, umerzogen und trainiert wurden mit dem Ziel, sie zu sozialer Nützlichkeit zu befähigen und ihnen Funktionen und Verhaltensweisen beizubringen, die von der Gesellschaft als wichtig betrachtet wurden, ohne ihre wahren Bedürfnisse zu erfassen.

Die Konzepte des Empowerments, der umfassenden Förderung und Entwicklung der Selbstbestimmung in Verbindung mit lebenslangen Bildungsprozessen haben die Lebensmöglichkeiten für Menschen mit geistiger Behinderung erheblich erweitert und in der Praxis verändert. Dies gilt auch für Menschen mit sehr schwerer Behinderung, die in früherer Zeit als nicht bildungsfähig galten (Theunissen 2005). Konzepte der teilhabeorientierten Pflege sollten hierbei das Wachstum statt der Erhaltung in den Vordergrund stellen, die Würde aller achten und Möglichkeiten der Selbstbestimmung auch schwerstbehinderter Menschen wahrnehmen (Fornefeld 1997).

Auch in Bezug auf chronische psychische Krankheit kann die Rehabilitation schwierig sein. Die betroffenen Menschen werden zum großen Teil ambulant oder in Wohngruppen behandelt und gepflegt (Häfner & Rössler 1989). Das Ziel der Rehabilitation ist auch hier die Wiedereingliederung ins Arbeits- und Sozialleben, aber etwa ein Drittel der häufig im frühen Erwachsenenalter Erkrankten wird dauerhaft erwerbsunfähig.

Demenzerkrankte werden zu etwa 65 % von Angehörigen, häufig in Verbindung mit ambulanten Diensten oder auch Tagesstätten versorgt. Lediglich in den letzten Krankheitsphasen werden vermehrt stationäre Angebote wahrgenommen, besonders häufig in Form von Wohngemeinschaften für an Demenz Erkrankte oder Altenpflegeheimen. Da die medizinischen Einflussmöglichkeiten sehr beschränkt sind, sind die Pflegenden in der Gestaltung eines würdevollen Lebens bis zum Schluss von herausragender Bedeutung. Die Theorie des systemischen Gleichgewichts bietet dazu eine Möglichkeit.

Es besteht Einigkeit darüber, dass die Pflege von Menschen mit Behinderungen nicht allein das Management der Symptome darstellt (Feldmann 1989), sondern das Ermöglichen eines guten Lebens in einer angepassten Umgebung (Egli 1991), das eine soziale, emotionale und geistige Entfaltung erlaubt, je nach Fähigkeit (Mazenauer 1991). Systemisches Denken unterliegt einem vorurteilslosen Verständnis des So-Seins aller Menschen und erlaubt den Pflegenden und Patienten ein gemeinsames Finden von Erlebnismöglichkeiten durch die Krankheit (Guntern 1993).

Eine Umsetzung der Theorie des systemischen Gleichgewichts wird im folgenden Beispiel gezeigt:

> Frau D. ist 77 Jahre alt und seit 10 Jahren verwitwet. Mit dem Tode ihres Mannes hatte sie ihre Unternehmungslust und Lebensfreude verloren. Fünf Jahre später wurde sie zunehmend vergesslich, ärgerte sich über Kleinigkeiten und vernachlässigte ihre Haushaltspflichten. Zu diesem Zeitpunkt holten der Sohn von Frau D. und seine Frau seine Mutter zu sich, um ihr ein Pflegeheim zu ersparen. Der Sohn fühlte sich seiner Mutter sehr nahe. Unterdessen stellte der Hausarzt nach ausführlichen diagnostischen Verfahren fest, dass Frau D. an der Alzheimer'schen Krankheit leidet. Frau D. verblieb noch drei Jahre im Hause ihres Sohnes, jedoch verschlechterte sich ihr Zustand zusehends. Frau D. beschuldigte ihre Schwiegertochter, dass sie sich ihr Geld aneigne, und telefonierte täglich mehrere Male ihrer Freundin, damit sie sie aus dem Gefängnis hole, wo sie misshandelt werde. Später erkannte sie weder Sohn noch Schwiegertochter und packte jeden Abend ihren Koffer, weil sie ihren Mann suchen wollte. Man versuchte, ihr diese Ideen auszureden, und versicherte ihr, wie gut sie es habe. Dies verärgerte sie umso mehr, als sie in ihrem Sohn einen Polizisten sah, der sie aus dem Haus befördern wollte. Frau D. ließ sich zu nichts überreden, wanderte die ganze Nacht auf und ab und musste eingeschlossen werden, damit sie nicht auf die Straße gehen und verunglücken konnte. Auch mit der Körperpflege von Frau D. gab es riesige Probleme, da sich Frau D. weigerte, ihre Kleider zu wechseln und ein Bad zu nehmen. Die Schwiegertochter konnte die Situation nicht mehr ertragen und beschuldigte ihren Mann, dass er ihr solche Qualen zumute, was zu heftigen Streitereien führte. Schließlich sahen sich Sohn und Schwiegertochter gezwungen, Hilfe zu fordern.

Ihr Hausarzt verordnete ambulante Dienste: zweimal wöchentlich Hilfe für Bad und Körperpflege und eine Tagesstätte während der Woche. Diese Lösung hat sich als ideal erwiesen, denn damit kann die Einweisung in ein Pflegeheim vermieden werden. Die Schwiegertochter hat wieder Zeit, ihren eigenen Interessen nachzugehen. In der Tagesstätte steht eine Pflegende als Beraterin zur Verfügung. Sie hat sich in Gerontologie spezialisiert. Sie ist eine große Unterstützung für alle. Frau D. geht gerne zur Tagesstätte. Wenn sie sich weigert, ist sie leicht zu überreden. Nach einem langen Gespräch mit Sohn und Schwiegertochter zur Erhebung der Biographie- und Familiendaten, beobachtet sie Frau D. während drei Tagen intensiv. Ihr Ziel ist, das Lebensmuster der Frau D. zu verstehen in der Annahme, dass Frau D. in ihrer Verwirrung versucht, Stabilität zu erlangen. Sie vermutet, dass Frau D. mit ihrem Verhalten versucht, ihre Angst vor einem gänzlichen Verlust von Regulation/Kontrolle einzudämmen. Sie nimmt an, dass Frau D. geholfen werden kann, ihre Würde zu bewahren, indem sie sich weiterhin als wertvollen Menschen zu erkennen vermag. Dazu ist es vor allem wichtig, dass ihre Vernetzung mit der

Familie aufrechterhalten und verstärkt wird. Frau D. braucht die Hilfe ihrer Familie zur Erhaltung ihres Systems, und diese Hilfe muss so angeboten werden, dass sich Frau D. in ihrer Kohärenz nicht bedroht fühlt. Dies bedingt intensive Arbeit mit Sohn und Schwiegertochter, die bis jetzt für die Gedanken- und Gefühlsprozesse von Frau D. wenig Verständnis haben. Die Bedürfnisse von Sohn und Schwiegertochter müssen vorerst berücksichtigt werden, denn zurzeit sind sie stark verunsichert. Sie waren über die Ausbrüche und Anschuldigungen von Frau D. entrüstet. Die Daten zur Pflegeplanung beziehen sich erst auf das persönliche System der Frau D. und anschließend auf die Familie. Was die Pflegende über Frau D. vernommen hat und selbst beobachten kann, führt zur folgenden Synthese:

Systemerhaltung

Frau D. hat starke organische Störungen, die zu zunehmendem Gedächtnisschwund und Verlust der Zeitperspektive führen. Frau D. lebt in der Vergangenheit und der Gegenwart zugleich. Ihre Verwirrtheit ist nicht sinnlos. Im Gegenteil, die Bedeutung der verwirrten Gedankenprozesse ist, wie Feldmann (1989) erklärt, «ein Versuch, eine Welt festzuhalten, die vor dem Abgleiten ins Chaos bewahrt» (S. 33). Diese Welt, zusammengesetzt aus Episoden der Vergangenheit, soll für Fehlleistungen und Orientierungsstörungen in der Gegenwart kompensieren. Die Verwirrtheit öffnet eine andere Welt, eine Wirklichkeit, in der Frau D. trotz ihrer Behinderung die menschliche Ganzheit und Gesundheit erlangen und systemische Spannung und Angst vor dem Verlust von Kohärenz verringern kann. Die Phantasiebilder der Verwirrtheit sind so wichtig für Frau D., dass jeder Widerspruch und Versuch, ihr die gegenwärtige Wirklichkeit plausibel zu machen, immense Angstgefühle und überschießende, unkontrollierbare Reaktionen (Mace & Rabins 1991) bewirkt. Frau D. ist unfähig, tägliche Selbstpflege ohne Hilfe durchzuführen, da sie vergisst, warum sie eine Tätigkeit begonnen hat. Außerdem leidet sie unter Koordinationsstörungen (Apraxie), die ihr viele Handfertigkeiten verunmöglichen. In guten Zeiten führte Frau D. ein aktives Leben und fühlte sich bestätigt, wenn sie nützlich sein konnte. Ihre Phantasien zeugen auch heute davon, dass sie diese Werte beibehalten hat. Frau D. will so viel wie möglich selbst erledigen und zur täglichen Routine beitragen. Sie akzeptiert dabei Hilfe. Zum Beispiel ist sie fähig, nach dem Essen ihre Zähne zu putzen, wie sie es immer getan hatte, wenn sie sanft und sachlich an die Tätigkeit erinnert wird, sobald sie die Zahnbürste weglegen will. Frau D. hat immer viel Wert auf Hygiene, Sauberkeit und gepflegtes Aussehen gelegt. Sie hat große Freude, den anderen zu Betreuenden in der Tagesstätte die Haare zu kämmen oder sie mit Halsketten oder Blumen zu schmücken. Andere Tätigkeiten, zu denen sie gerne bereit ist, sind einfache Haushaltsarbeiten wie Geschirr trocknen oder Suppengemüse schneiden. Für Bastelarbeiten hat sie weder Lust noch Verständnis.

Kohärenz

Frau D. braucht Struktur, um ihre Stabilität zu erhalten. Tägliche Routinen sind für sie wichtig, denn ihr Tun soll ihr ein Wertgefühl vermitteln. Das ist aber nur möglich, wenn die Aktivitäten von Frau D. als sinnvoll betrachtet werden. Frau D. liebt Tanzmusik. Sie kann den Rhythmus und die Kehrreime der Melodien mitsingen, Stunden später kann sie sich noch daran erinnern. Dies gibt ihr eine Bestätigung von Struktur und die Versicherung ihrer menschlichen Ganzheit trotz aller Verluste. Dies ist klar ersichtlich, denn wenn Frau D. Musik hört, lösen sich ihre versteiften Glieder, und ihr Körper schwingt im Takt der Tänze. Manchmal erhebt sie sich aus dem Stuhl und versucht sogar, ihre Füße zur Musik zu bewegen. Ihr Gesicht ist von Freude erhellt, und sie scheint in sich gekehrt, absorbiert und vollkommen konzentriert, als ob das Erlebnis ihre Lebendigkeit zurückbringt, die sie verloren zu haben glaubte. Möglicherweise bietet ihr die Musik eine Transzendenz, in der sie sich mit universeller Struktur und Rhythmen verbunden fühlt und systemische Kongruenz erlebt.

Individuation

Frau D. hat ein intaktes Gefühl für Nähe und Distanz. Frau D. will gebraucht werden, und in der Tagesstätte will sie zur Gruppe gehören. Sie reagiert positiv auf Personen, die ihre Welt erkennen, und in ihrer Phantasie werden diese Personen zu Freunden oder liebevollen Familienmitgliedern, mit denen sie sich entspannen und freuen kann. Leute, die sich ihren Vorstellungen widersetzen, wirken bedrohlich und lösen in Frau D. Wut und Widerstand aus. Frau D. sucht immer wieder die Dinge, die sie verloren hat. Zum Beispiel wandert sie rastlos umher und sucht nach ihrem Mann und der Geborgenheit, die sie seit seinem Tod so sehr vermisst.

Systemänderung

Wenn Leiden und Schmerz tatsächlich über die Suche nach neuen Wegen zu Systemänderungen führen, um Kongruenz zu erreichen, ist anzunehmen, dass dies auch für Frau D. gilt. Könnte es sein, dass die Behinderungen der Frau D. eine Realität eröffnen, die für Nichtbehinderte nicht erschließbar ist? Könnte es sein, dass Frau D. gerade durch ihre Behinderung der universellen Ordnung näher kommt als Nichtbehinderte? Was Außenstehende beobachten können, ist ein kleiner Teil des Prozesses, durch den sich Frau D. immer neu den fortschreitenden Verlusten anpasst und Kongruenz sucht. Ein weit größerer Teil davon geschieht auf unbewusster und emotioneller Ebene. Das Ausbleiben von Reaktionen wie Angst und Verzweiflung würde jedoch zum Ausdruck bringen, dass Frau D. ihr verändertes System erfolgreich angepasst hat.

Auf diese Synthese bezogen, fühlt die Pflegende mit und nimmt Frau D.s verzweifelte Versuche, neue Kongruenz zu finden, wahr. Sie hat bemerkt, dass Frau D. positiv auf ihre Versuche reagiert und über den Prozess der Spiritualität ihre Gedankenwelt zu verstehen versucht. Sie erkennt, wie wichtig es für Frau D. ist, dass auch ihre Familie sie in ihrer Welt versteht. Deshalb will sie die Pflege vor allem auf das Familiensystem richten.

Die Pflege der Familie umfasst drei Ziele: 1. Frau D.s Situation muss mit den Angehörigen interpretiert werden. Sohn und Schwiegertochter haben dabei Gelegenheit, ihre eigenen Gedanken und Eindrücke hinzuzufügen, um eventuelle Fehlinterpretationen zu berichtigen. 2. Das Lebensmuster der Familie muss geklärt werden. 3. Die Angehörigen müssen in aktiver Zusammenarbeit bei der kreativen Pflege von Frau D. beraten werden. Ihre eigenen Bedürfnisse müssen dabei ebenso berücksichtigt werden, um ein erfülltes Leben zu führen.

Um das erste Ziel zu erreichen, lädt die Pflegende beide Angehörigen ein, mindestens zwei Tage in der Tagesstätte zu verbringen. Die Schwiegertochter akzeptiert das Angebot, wogegen der Sohn wegen fehlender Flexibilität am Arbeitsplatz ablehnen muss.

Die Pflegende gibt ihnen eine Auswahl von Literatur über die Pflege von Patienten über Verwirrtheit. Am ersten Beobachtungstag verbringt sie viel Zeit mit Frau D. Sie spricht mit ihr, indem sie auf ihre wirren Vorstellungen eingeht oder sie einfühlend abzulenken versucht. Zum Beispiel sagt sie zu Frau D., die unbedingt verreisen will, um ihren Mann zu besuchen, sie müsse sich nicht so beeilen, denn der Zug fahre erst morgen; ob sie nicht in der Zwischenzeit einen kleinen Imbiss mit ihr teilen wolle? Frau D. lässt sich durch das gut riechende Brötchen, das ihr die Pflegende überreicht, ablenken. Weiterhin demonstriert die Pflegende, wie man Frau D. helfen kann, eine einfache Aufgabe zu Ende zu führen. Es geht darum, den Tisch nach dem Essen zu reinigen. Jedes Mal, wenn Frau D. vergisst, was sie noch zu putzen hat, und den Lappen weglegt, zeigt ihr die Pflegende ruhig, was noch übrig ist, und gibt ihr den Lappen zurück. Dies geschieht etwa sechsmal, und Frau D. lässt es sich immer wieder gefallen. Am Schluss wird sie darauf aufmerksam gemacht, wie wunderbar sauber sie den Tisch gemacht hat. Am Ende des ersten Beobachtungstages findet eine Besprechung statt, zu der auch der Sohn der Frau D. eingeladen wird. Die Pflegende will den beiden ihre Synthese des Lebensprozesses der Frau D. vorlegen und erklären. Bei der Erklärung bezieht sie sich immer wieder auf die erfolgreichen Pflegestrategien, die sie während des Tages angewendet hat. Sohn und Schwiegertochter drücken ihr Erstaunen aus, wie einfach hier alles vonstattinginge, während man zu Hause große Probleme habe, Frau D. zu irgendetwas zu ermuntern. Die Pflegende meint, es gebe eigentlich keine Pflegeregeln, sondern man müsse sich in Frau D. hineindenken und versuchen, ihre eigenen Gedankengänge fortzusetzen. Falls etwas schiefgehe, solle man sich nicht aufregen, sondern ruhig etwas Neues versuchen. Sie schlägt vor, dass die Schwiegertochter am nächsten Tag die Leitung übernehme und sie ihr dabei mit Ratschlägen beistehe, falls sie nicht mehr weiterwisse.

Als Nächstes will sie aber die Probleme der Familie D. etwas besser verstehen lernen und lädt Sohn und Schwiegertochter zu einem Gespräch ein. Sie erhebt Daten betreffend der Prozesse des Familiensystems und wählt das Beispiel eines Wochenendtages, an dem alle drei zu Hause sind:

Systemerhaltung

Die Tagesroutine beginnt sehr früh, da Frau D. meist bereits vor Sonnenaufgang in der Wohnung umherirrt. Die Schwiegertochter bereitet das Frühstück für Frau D. um sechs Uhr, damit ihr Mann in Ruhe etwas länger schlafen kann. Dabei hat sie meistens Schwierigkeiten. Zum Beispiel kommt es vor, dass Frau D. mit dem Messer umherfuchtelt und die Marmelade auf dem Tisch statt auf dem Brot verstreicht. Wenn die Schwiegertochter versucht, Frau D. das Messer aus der Hand zu nehmen, wehrt sie sich, kreischt und flucht, und der Rest der Marmelade fliegt in weitem Bogen über den Küchentisch. Unterdessen erscheint Herr D., empört über die Ruhestörung, und setzt seine Mutter in den Lehnstuhl, während er einen Streit mit seiner Frau beginnt, die einfach nicht versteht, wie sie die Dinge handhaben soll. Dann versucht er, der Mutter Grießbrei einzugeben. Da er sie drängt, endlich etwas schneller zu essen, spuckt Frau D. einen Mundvoll Brei auf den Boden. Herr D. stürmt aus dem Zimmer und verlässt kurz danach die Wohnung, um einkaufen zu gehen und das Auto zu waschen. Ähnliche Begebenheiten geschehen fast täglich.

Am Wochenende teilen Herr D. und seine Frau die Haushaltspflichten und die Pflege der Mutter. Bei anständigem Wetter nehmen sie die Mutter mit zu einem Spaziergang. Dies hat sehr positive Wirkungen auf Frau D. Während der Essenszeit spielen sie Frau D.s Lieblingsmusik, damit sie sich beruhigt. Oft faltet und öffnet Frau D. für lange Zeit Handtücher und ist zufrieden oder schläft dabei ein. Zwischendurch wird sie jedoch unruhig, entweder aus Langeweile oder weil sie ihre eigenen Ideen hat, und abends mag sie nicht ins Bett gehen, besonders wenn sie tagsüber geschlafen hat. Früher ist Frau D. samstags ins Einkaufszentrum gegangen. Aber auch dabei hat sie Szenen verursacht, bei denen sich der Sohn und die Schwiegertochter in der Öffentlichkeit bloßgestellt fühlten. Aus Scham unternehmen sie keine gemeinsamen Ausflüge mehr und unterlassen Besuche bei Freunden und Verwandten.

Kohärenz

Der Zusammengehörigkeitssinn in dieser Familie ist durch den ungeheuren Druck, die Unsicherheit und das Gefühl von Versagen stark gestört. Man fühlt sich verpflichtet, alles für die Mutter zu tun, ärgert sich dann aber über ihre Undankbarkeit und die große Qual, die Frau D. einem auferlegt. Die Schwiegertochter kann die Pflichtgefühle ihres Mannes verstehen, betrachtet sich aber trotzdem als Opfer, denn sie muss viel schlucken, wenn ihr Mann sie dauernd als unfähig bezeichnet. Oft fühlt sie sich bedrückt und klagt über fehlende Energie. Die Spannung hat sich allerdings etwas gelegt, seit Frau D. in die Tagesstätte geht. Die Schwiegertochter findet während der Woche Zeit für sich selbst, kann sich nach der Hausarbeit mit einem Buch entspannen und hat wieder einmal ihre Freundin besucht. Herr D. dagegen findet nach wie vor keine Ruhe, denn nach der Arbeit und in seiner Freizeit erwartet seine Frau, dass er sich mit der Mutter beschäftigt. Er sehnt sich nach Ferien, nach einer Gelegenheit, wieder einmal er selbst zu sein. Er möchte sich auch mit seiner Frau wieder einmal über etwas anderes als die Mutter unterhalten. Früher gingen sie öfters mit Freunden Karten spielen, machten Wochenendausflüge und Ferien am Meer, erfreuten sich an Konzerten und arbeiteten im Schrebergarten.

Individuation

Im Allgemeinen haben Sohn und Schwiegertochter wenig Positives über ihre Erfahrungen mit Frau D. zu berichten. Trotz allem teilen sie jedoch der Pflegenden mit, dass sie reifer geworden sind und auch irgendwie sich selber besser kennen gelernt haben. Was ihnen früher wichtig war, Entspannung, Vergnügen und soziale Anlässe, wird von ihnen nur noch wenig vermisst. Die schwierige Situation gibt ihnen viel Gelegenheit, über den Sinn des Lebens und das Leiden von Frau D. nachzudenken. Bis jetzt haben sie jedoch wenig davon miteinander geteilt und besprochen.

Systemänderung

Frau D. hat viele Änderungen in der Familie verursacht. Die Familie hat die Kontrolle über diese Änderungen verloren und richtet aus Angst die Familienprozesse auf die Erhaltung der Stabilität der Familie. Allen Aktivitäten zugrunde liegt die Annahme, dass Frau D. sich an die allgemeine Routine anzupassen hat. Erst durch die neueste Krise, die von Frau D.s destruktiven Reaktionen hervorgerufen wurde, tauchten Zweifel auf, dass sich Frau D. jemals anpassen werde. Sowohl der Sohn wie die Schwiegertochter empfanden, dass es so nicht weitergehen konnte, ohne dass sie beide der Situation zum Opfer fallen. Was geschehen sollte, wissen sie zwar nicht, aber aus ihrer Verzweiflung suchten sie nach Hilfe.

Die Pflegende realisiert, dass in dieser Familie eine grundlegende Änderung stattfinden muss. Frau D.s Zustand erlaubt ihr keine Anpassung an die Familiensituation. Deshalb liegt es an Sohn und Schwiegertochter, durch den Spiritualitätsprozess Frau D.s Krankheit als Quelle der Individuation zu betrachten. Dabei ist es wichtig, dass sie nicht gegen die Krankheit kämpfen, sondern sich für eine

Lebensqualität mit der Krankheit einsetzen. Eine solche Akzeptanz mag ihnen bisher unbekannte Erkenntnisse und Erlebnisse bieten und zu einer neuen Kohärenz verhelfen.

Als Erstes erklärt die Pflegende den Angehörigen das Diagramm des systemischen Gleichgewichts und schildert Frau D.s Lebensprozess und ihren Kampf, die systemische Stabilität zu erhalten, so wie sie ihn versteht. Damit gibt die Pflegende den zwei Familienmitgliedern die verbliebenen Fähigkeiten und Menschenwerte der Frau D. zu erkennen. Weiter zeigt sie ihnen, dass Frau D.s überschießende Reaktionen keine persönlichen Angriffe, sondern Anzeichen der Gesundheit und Zeugen ihres Lebenskampfes sind. Sie drückt viel Verständnis aus für ihre Probleme mit der Pflege und für die Schwierigkeiten, Frau D. in ihrer Verwirrung zu verstehen. Die Pflegende bewundert sie für ihre Hingabe.

Als Nächstes wird der Familienprozess zusammen diskutiert. Abbildung 11 weist auf den nötigen Entwicklungsprozess der Familie. Diagramm A zeigt die Familie in der Krise. Eine Systemänderung ist überwältigend und unkontrollierbar. Sie beeinträchtigt die Kohärenz, und übliche Methoden der Systemerhaltung werden unbrauchbar. Die verzweifelten Angehörigen sind kaum mehr zu Individuation fähig. Diagramm B ist das Ziel der Familie: Neue Kohärenz durch besseres Verständnis von Frau D. Individuation wird durch wertvolle Erfahrungen im Pflegeprozess und Erfolg im Meistern der Situation möglich. Dies führt zu angepassten Handlungen zur Systemerhaltung, die es allen erleichtert, ihre persönlichen Bedürfnisse zu erfüllen. Weitere Systemänderungen sind erwünscht und werden besprochen. Mit einer gezielten Planung sind die neuen Handlungen unter Kontrolle und halten mit dem Wechsel der Persönlichkeit von Frau D. Schritt.

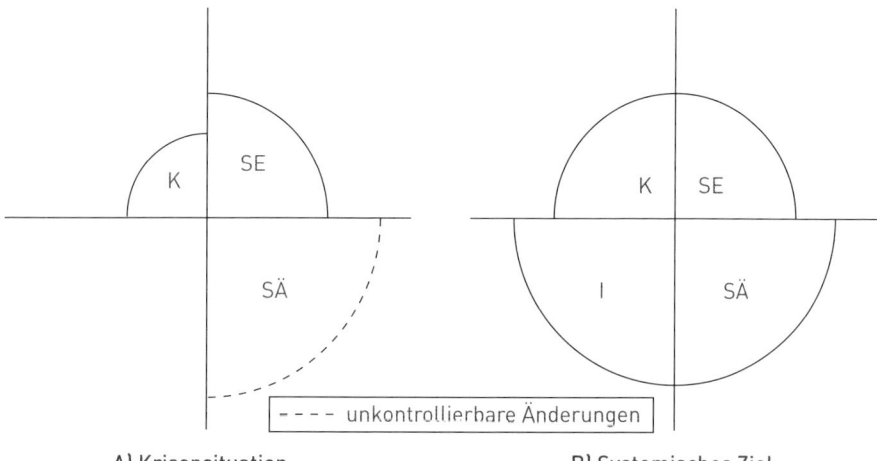

A) Krisensituation   B) Systemisches Ziel

Abbildung 11: Diagramme der Familie D.
K = Kohärenz, I = Individuation, SE = Systemerhaltung, SÄ = Systemänderung

Während des zweiten Orientierungstages der Schwiegertochter gibt die Pflegende rücksichtsvolle Hinweise und unterstützt ihre Versuche, sich in Frau D. s Verwirrtheit hineinzudenken. Immer wieder versuchen die beiden, zusammen die Beweggründe zu den verschiedenen Reaktionen der Frau D. zu deuten, und sie experimentieren mit Strategien zur Unterstützung des Gedächtnisses und versuchen, zur Beruhigung von Frau D. beizutragen. Der Wachstumsprozess geschieht langsam und muss für längere Zeit unterstützt werden. Die Pflegende hofft, dass sich die Schamgefühle betreffend Frau D.s Verhalten, mit zunehmend besserem Verständnis, mit der Zeit verringern werden. So könnten gelegentliche Ausflüge wieder etwas Abwechslung in die Routine bringen. Weiterhin erprobt sie die Bereitschaft beider Angehörigen, einer Selbsthilfegruppe beizutreten, sowie die Möglichkeit eines Ferienplatzes in einem Pflegeheim für Frau D., damit sich Sohn und Schwiegertochter gemeinsame Ferien leisten können.

In diesem Beispiel wird ersichtlich, dass ein behindertes Familienmitglied nur dann in der Familie integriert und unterstützt sein kann, wenn seine Bedürfnisse verstanden und die Familienprozesse so gestaltet werden, dass auch die Bedürfnisse der übrigen Familienmitglieder erfüllt werden. Die obige Familie ist bereit, sich für die Mutter einzusetzen, aber im Allgemeinen ist eine solche Verpflichtung nicht unbegrenzt möglich. Überforderung im Alltag, aber auch Verhaltensauffälligkeiten wie unerwartete Wutausbrüche und falsche Anschuldigungen veranlassen Familien, meist in fortgeschrittenen Stadien der Demenz, die Pflege einem Heim oder einer Institution zu überlassen. In solchen Situationen sind Handeln und Gefühle eng miteinander verknüpft und können zu heftigen Reaktionen bei allen Beteiligten und schließlich zu Beziehungskrisen führen.

Um solchen Reaktionen entgegenzuwirken, sollte der Hauptfokus der Pflege auf die Zusammengehörigkeit oder Familienkohärenz gelegt werden. Eine Familie kann sich aber nur als Einheit fühlen, wenn alle Mitglieder akzeptiert sind. Bei der Familie D. ging es darum, Frau D. trotz ihrer Behinderung als vollwertige Person zu betrachten, die sich bemüht, ihre Ohnmacht durch ein Tun zu überwinden, das auf ersten Anhieb sinnlos erscheint. Frau D.s Tun erhält jedoch in ihren Phantasien einen Sinn und trägt das Bestreben nach der Erhaltung von Menschenwürde in sich (Feldmann 1989). Es liegt an der Pflegenden, der Familie die Ziele einer befriedigenden Begleitung aufzuzeigen.

Folglich umfasst die Familienberatung als Erstes die Erklärung des Lebensprozesses der behinderten Person. Der zweite Schritt der Pflege betrifft die Systemerhaltung der Familie und eine regulierte Systemänderung oder das Besprechen und Aushandeln von Familienpflichten und Rollen. Diese müssen sich sowohl nach den Wandlungen der Verhaltensmuster von Frau D. wie auch nach den Bedürfnissen und Möglichkeiten der anderen Familienmitglieder richten. Die Pflegende hilft bei der Planung, Erprobung und Evaluation der Pflege, so dass sie im Rahmen des Möglichen bleibt und die tägliche Routine tatsächlich erleichtert.

Im obigen Beispiel hofft die Pflegende, dass die herausfordernde Situation einen Wachstumsprozess der beteiligten Angehörigen erlaubt, ihnen Befriedigung und Kongruenz ermöglicht. Weiterhin achtet die Pflegende darauf, dass die Bedürfnisse nach Individuation der Schwiegertochter und des Sohnes nicht unterdrückt werden. Ambulante Dienste erlauben der Schwiegertochter einige Freizeit. Die Bedürfnisse des Sohnes wurden bisher nicht direkt angesprochen, aber durch eine verbesserte Pflegesituation ist zu hoffen, dass Familienausflüge wieder möglich werden und dass Herr D. sich an Wochenenden bald freier fühlen, ab und zu Freunde besuchen oder im Garten arbeiten wird.

Die geschilderte Situation ist eine Krise, die bei der Pflege chronisch psychisch kranker oder geistig behinderter Familienmitglieder entstehen kann. Die Verhaltensweisen all dieser Menschen weichen von der erwarteten Norm ab. Viele betroffene Familien leiden unter sozialer Isolierung und schämen sich, in die Öffentlichkeit zu treten mit Angehörigen, die als gesellschaftliche Außenseiter betrachtet werden (Menlo 1991), obwohl sich im gesellschaftlichen Verständnis von Behinderung und Demenz eine Veränderung ergeben hat: Menschen mit geistiger Behinderung leben inzwischen häufiger in ambulant betreuten Wohnformen. Für an Demenz erkrankte Personen stehen ambulante Dienste und Angebote zur Tagesgestaltung an vielen Stellen zur Verfügung, was die Anforderungen an Pflege durch die Angehörigen vermindert und die Isolation der Betroffenen und ihrer Familien durchbricht, wie das Fallbeispiel zeigt. Wie Frau D. haben auch psychisch kranke oder geistig behinderte Menschen ein Potenzial zur Individuation und ein Bedürfnis des Zusammenlebens mit anderen. Menschen mit Behinderungen müssen von Familie und Umwelt verstanden und in ihrem Lebensprozess gefördert werden.

Laut der Theorie des systemischen Gleichgewichts führen die systemischen Prozesse aller Menschen zu einem einheitlichen Ziel, nämlich zu Kongruenz. Das Erleben der Realität dieser Menschen unterscheidet sich jedoch wesentlich von der anerkannten Norm. In Fällen von schwerster Behinderung beobachtet Oliver Sacks (1987) durch seine besondere Einfühlungsgabe ungewöhnliche Lebensmuster, die solchen Menschen Struktur verleihen und ihnen Ganzheit in der Vernetzung mit ihrer Umwelt schenken. Dies veranlasste ihn zu glauben, dass jedem Menschen Würde zustehen könnte, falls sie nicht von seiner Umwelt ignoriert wird. Dies ist zwischenzeitlich eine allgemein anerkannte Tatsache: Die Beobachtungen und Folgerungen von Sacks werden von Behindertenpädagogen wie Barbara Fornefeld (1997) ebenso selbstverständlich geteilt wie von der Ethikerin Eva Feder Kittay (2003) aus den USA. In der UN-Konvention über die Rechte von Menschen mit Behinderungen aus dem Dezember 2006 ist die Achtung dieser Würde als Zweck in Artikel 1 verankert, schon in der Präambel wird ausgedrückt, dass die Würde des Menschen unteilbar auch für Menschen mit Behinderungen gilt.

Dass auch psychisch schwer kranke Menschen versuchen, mit systemischen Bestrebungen in ihrer chaotischen Welt das Gleichgewicht wiederzuerlangen, erklärt Rufer (1991) anhand eines ausführlichen Fallbeispiels. Ähnlich wie Frau D. bedienen sich psychisch kranke Menschen einer individuellen Realität, um ihr Gleichgewicht wiederzufinden. Ihre Wahnvorstellungen, Halluzinationen oder Depressionen sind notwendig, um ihnen die Vernetzung mit Umwelt und damit den Sinn ihres Lebens zu deuten (Hatfield 1990). Die Theorie des systemischen Gleichgewichts stimmt mit Rufer in der Annahme überein, dass psychische Symptome nicht eine Krankheit, sondern die bestmögliche Anpassung an ein gestörtes Selbstbild und eine bedrohliche Umwelt darstellen können. Damit dienen sie als Wegweiser zur Gesundheit.

Nach der Theorie des systemischen Gleichgewichts müsste die Pflege solcher Menschen in der Unterstützung ihrer systemischen Bestrebungen, der Erhaltung von Autonomie und Selbstbild und der Anpassung der nahen Umgebung auf ihre Bedürfnisse bestehen. Die Pflege bei psychischer Krankheit sollte deshalb wie bei Frau D. zuerst das Verständnis der systemischen Ziele und Lebensmuster mit besonderer Gewichtung der Fähigkeiten der betroffenen Person beinhalten. Als Zweites folgt die Anpassung der systemischen Bedürfnisse an die nahe Umwelt, Familie, Betriebskultur oder den Arbeitsplatz, damit Selbstbild und Ganzheit der Person auch ohne psychotische Prozesse erhalten bleiben können.

Die Arbeit der Pflegenden mit Familien ist deshalb von besonderer Wichtigkeit. Den meisten Familien fehlt das Verständnis für ihre psychisch kranken Angehörigen. Zusammen mit Psychiatern sind sie bestrebt, Normalität durch eine funktionale Rehabilitation wiederherzustellen. Oft unterstützen sie dabei gerade jene Prozesse, die im Lebensmuster des Patienten zu Symptomen führen.

Zusammenfassend muss betont werden, dass die Beispiele dieses Kapitels vergleichbare Pflegeziele verfolgen: Die Pflege richtet sich auf das Lebensmuster der Betroffenen und versucht zu unterstützen und zu fördern, was zu Gesundheit führt. Betroffen sind aber nicht nur die behinderten Personen, sondern auch ihre Angehörigen. Deshalb muss die Pflege auch ihre Bedürfnisse berücksichtigen. In der Zusammenarbeit sollte festgelegt werden, wie das Familiensystem als Ganzes gefördert werden kann. Wo Familien fehlen oder nicht zur Verfügung stehen, gelten die gleichen Prinzipien, diesmal auf wichtige Bezugspersonen, Wohngruppen oder Abteilungen in Institutionen bezogen.

Im nachfolgenden Kapitel werden die Situation von Familien, die einen an Demenz erkrankten Angehörigen pflegen, sowie die gesellschaftliche Dimension von Demenz noch mal besonders angeschaut und analysiert.

3.4
Langzeitpflege des betagten Menschen mit Demenz

Denis Maiwald, Aenne Päplow und Roswitha Sterr

Zur Situation betroffener Familien

Die Bedeutung von demenziellen Erkrankungen gelangt immer mehr in den Fokus pflegerischen Handelns. Grund für diese Entwicklung ist die zunehmende Alterung der Gesellschaft – geprägt insgesamt durch einen hohen und stetig wachsenden Anteil der über 60-jährigen, geprägt insbesondere auch durch das Phänomen der Hochaltrigkeit. Höheres Alter ist gleichermaßen der wichtigste Risikofaktor für die Entstehung einer Demenz.

Genaue epidemiologische Angaben zur Demenz in Deutschland gibt es eigentlich nicht, und die auf Schätzungen beruhenden Daten variieren zum Teil sehr stark. Berechnungen auf Basis der 11. koordinierten Bevölkerungsvorausschätzung (Statistisches Bundesamt 2006) gehen davon aus, dass in Deutschland derzeit etwas mehr als 1,2 Mio. Menschen an mittelschwerer oder schwerer Demenz erkrankt sind, etwa zwei Drittel von ihnen an einer primär-neurodegenerativen Demenz vom Typ Morbus Alzheimer. Sofern kein Durchbruch in der Prävention und Therapierung von primären Demenzformen[8] gelingt, wird sich die Gesamtzahl der Erkrankten bis zum Jahr 2050 möglicherweise auf mehr als 2,5 Mio. Menschen erhöhen (Priester 2004, S. 11).

Aktuell veröffentlichen Ziegler und Doblhammer (2009) alters- und geschlechtsspezifische Prävalenz- und Inzidenzraten von Demenz in Deutschland, die auf Stichprobendaten von Versicherten der gesetzlichen Krankenversicherung mit 2,3 Millionen Fällen für das Jahr 2002 beruhen. Die im Rahmen dieser Untersuchung berechnete Prävalenzrate liegt bei den 60 bis 64-Jährigen noch bei unter 1 % und steigt mit dem Alter steil an. Bei den 100-Jährigen beträgt sie bereits über 40 % (siehe Tab. 3). Diese Daten verdeutlichen eindrücklich die hohe Abhängigkeit des Erkrankungsrisikos vom Alter und somit die gesellschaftliche Brisanz des Themas.

Demenzielle Erkrankungen gehören zu den am häufigsten auftretenden gerontopsychiatrischen Erkrankungen und gehen einher mit einem hohen und langen Pflegeaufwand. Wesentliche Voraussetzung für die Diagnosestellung sind nach ICD 10 eine nachlassende Gedächtnisleistung, ein Abbau des Denkvermögens und die Veränderung der Persönlichkeit, im Ergebnis dessen es zu einer deutlichen Beeinträchtigung der Selbstständigkeit im Alltag kommt. Für die Demenzdiagnose darf keine Bewusstseinsstörung vorliegen, und die Dauer der Symptome muss

---

8 Etwa 90 % der Demenzen gelten als irreversible primäre Demenzen, ca. 10 % der Krankheitsfälle als sekundäre Demenzen (Weyerer 2005, S. 7 ff.).

Tabelle 3: Demenz-Prävalenz in Prozent nach Alter und Geschlecht (Quelle: Ziegler & Doblhammer 2009, S. 12)

Alter	Gesamtdeutschland	
	Frauen	Männer
60–64	0,6	0,8
65–69	1,3	1,5
70–74	3,1	3,2
75–79	6,8	5,6
80–84	12,8	10,3
85–89	23,1	17,9
90–94	31,3	24,2
95+	38,0	29,7
100+	43,5	29,7

über mindestens 6 Monate bestanden haben (Internationale Klassifikation der Krankheiten, 10. Revision der Klassifikation 1992). Die diagnostizierten Gedächtnisstörungen betreffen die Aufnahme, die Speicherung und die Wiedergabe neuer Informationen. Der erkrankte Mensch ist also nicht mehr in der Lage, Informationen aufzunehmen, zu speichern, zu erinnern, wiederzugeben, und er ist ebenso nicht mehr in der Lage, vernünftig zu urteilen.

Was heißt das nun aber für Betroffene, für deren Familien, für die Institution Pflege? Derzeit werden etwa 60 % aller Menschen mit Demenzerkrankungen zu Hause von ihren Angehörigen versorgt (DIAS 2008). Dabei werden die Familien – sofern eine Pflegestufe vorhanden ist – häufig von ambulanten Pflegediensten unterstützt. Die familiäre und die ambulante Pflege ist aber in vielen Fällen überfordert, denn die Betreuung demenziell erkrankter Personen bedarf einer hohen fachlichen (im Sinne einer gerontopsychiatrischen) Versiertheit. Sie beansprucht zudem sehr viel Empathie, Zuwendung und ein Stück weit auch Gelassenheit. Und sie beansprucht insbesondere Zeit und Raum für die Unterstützung und Begleitung betroffener Familien, die durch die Erkrankung ihres Angehörigen an die Grenzen ihrer Belastbarkeit gebracht werden. Die Abnahme der Selbstständigkeit und die daraus folgende intensive Unterstützung bei sämtlichen Basisaktivitäten, zunehmend sinnlos anmutende Gespräche, Vereinbarungen, die kaum noch möglich sind, Hilfen, die nicht angenommen werden, Ratschläge, die nicht beachtet werden, schwieriges oder gar herausforderndes Verhalten, wechselhafte Gefühlslagen, die von Vorwürfen über Aggressionen hin zu totaler Antriebslosigkeit reichen, Wahnvorstellungen und Wahrnehmungsstörungen, ein gestörter Tag-Nacht-Rhythmus, der betroffene Familien Nacht für Nacht um ihren Schlaf bringt,

Selbst- oder Fremdgefährdung und im Ergebnis eine zwingende Rund-um-die-Uhr-Beaufsichtigung, all das führt zu einer starken Mitbetroffenheit in der Familie und wird nicht selten zur Zerreißprobe.

Erkrankt ein Mensch an Demenz, so ist nicht nur er selbst schwer belastet. Das Ganze hat unmittelbare Auswirkungen auch auf das familiäre System. Aufgrund der bis heute als nicht heilbar geltenden primären demenziellen Erkrankungen, die – wie oben beschrieben – den größten Anteil an Demenzen ausmachen, liegt der Schwerpunkt der Versorgung dieser Menschen ganz klar auf der Betreuung und der Pflege. Die Verbesserung der Situation von Menschen mit Demenzerkrankungen und deren Familien ist also eine der größten Herausforderungen – gesamtgesellschaftlich, aber insbesondere für die Institution Pflege.

Im folgenden Fallbeispiel[9] wird veranschaulicht, in welchem Ausmaß die demenzielle Erkrankung eines Familienmitglieds Familienprozesse beeinflusst:

> Der 53-jährige Herr E. pflegt und betreut seine 86-jährige Mutter, die in weit fortgeschrittenem Stadium demenziell erkrankt ist. Herr E. lebt seit vielen Jahren (und schon vor Ausbruch der Krankheit) in einem gemeinsamen Haushalt mit der Mutter. Diese Zweckgemeinschaft gründete auf der gescheiterten Beziehung zwischen Herrn E. und seiner damaligen Verlobten. Im Rahmen der Trennung bedurfte er sehr kurzfristig eigenen Wohnraumes, und so logierte er – als Zwischenlösung angedacht – zunächst bei der Mutter. Aufgrund der später diagnostizierten Demenzerkrankung blieb der Sohn dann endgültig bei ihr wohnen. Beide leben auf engstem Raum in einer kleinen Zweizimmerwohnung in Berlin. Während ihres Besuchs bei Familie E. beobachteten die Pflegenden ausgesprochen ärmliche Lebensverhältnisse.
>
> Die Mutter ist seit acht Jahren pflegebedürftig und hat Pflegestufe III. Der Abbau körperlicher und geistiger Fähigkeiten ist im Rahmen des Demenzgeschehens weit fortgeschritten. Sie kommuniziert nur mehr über Lautäußerungen und Schreie. Klopfgeräusche und Wiegen des Oberkörpers deuten auf eine ausgeprägte Wahrnehmungsstörung hin. Die Erkrankte ist sehr agil, jedoch hat sie Schwierigkeiten, ihre noch vorhandenen motorischen Fähigkeiten zu kontrollieren bzw. auszuüben. Sicheres Laufen gelingt ihr lediglich mit Unterstützung des Sohnes. Aufgrund ihrer Umtriebigkeit besteht permanente Sturzgefahr, so dass Herr E. rund um die Uhr ein wachsames Auge auf seine Mutter richten muss.
>
> Herr E. hat zwei Schwestern. Die Mutter erzog die drei Kinder weitestgehend alleine, da der Vater und Ehemann die Familie kurz nach der Geburt des dritten Kindes verließ. Er ist mittlerweile verstorben. Das Verhältnis des Herrn E. zur älteren Schwester ist zerrüttet, da diese mit der Situation der Pflegebedürftigkeit ihrer Mutter nicht zurechtkommt und sich restlos vom Pflegegeschehen distanziert. Die jüngere Schwester unterstützt Herrn E. gelegentlich bei der Pflege. Sie betreut ihre Mutter stundenweise an zwei festgelegten Tagen in der Woche, zeigt aber in unvorhergesehenen Situationen die Bereitschaft, ihrem Bruder zusätzlich zu helfen. Sie wohnt in unmittelbarer Nähe des Pflegehaushaltes, ist verheiratet und hat fünf Kin-

---

9 Im Rahmen einer empirischen Untersuchung zum Familienerleben häuslicher Pflege bei Demenz (Maiwald, Päplow & Sterr 2007) wurde ein Interview mit Herrn E. und seiner jüngeren Schwester in Anwesenheit der erkrankten Mutter durchgeführt (siehe auch Fünfter Teil, Punkt 3.6, S. 374).

der. Lediglich drei der Kinder, zwei Söhne (12 Jahre und 16 Jahre) sowie eine 17-jährige Tochter, leben noch im elterlichen Haushalt.

Herr E. und seine jüngere Schwester verfügen über ein geringes Bildungsniveau. Sie befinden sich (auch aufgrund der hohen emotionalen Belastung) in dauerhafter psychiatrischer Behandlung.

Beide sind arbeitslos. Die Geldleistung für die Pflege bezieht die Schwester. Die finanziellen Verhältnisse sind unklar. Herr E. besitzt wohl Vermögen, das Sozialleistungen für ihn ausschließt, und deshalb wird das Geld an die Schwester überwiesen.

Herr E. pflegt seine Mutter, ohne professionelle Unterstützungsangebote zu nutzen, was nicht zuletzt mit der unklaren Finanzlage zusammenzuhängen scheint. Jedoch besucht er einmal wöchentlich die Selbsthilfegruppe der Alzheimer Angehörigen-Initiative (AAI).

Die Analyse der Familiensituation der Familie E. anhand der Theorie des systemischen Gleichgewichts (Abb. 12, Diagramme A und B, S. 194) ergibt folgendes Bild:

Systemerhaltung

Der Krankheitsverlauf wird in diesem Fall als typischerweise schleichend beschrieben. Ausschlaggebende Determinanten der Pflegeübernahme sind zum einen die schon bestehende Wohngemeinschaft von Sohn und Mutter. Zum anderen wird deutlich, dass die Beziehung zwischen Herrn E. und seiner Mutter von einer starken Bindung geprägt ist, welche in einer überbordenden Fürsorge der Mutter gegenüber mündet.

Herr E. trifft die Entscheidungen – die Belange der Mutter betreffend – weitgehend alleine. Er fühlt sich dabei oft von seinen Geschwistern im Stich gelassen. Er erzählt in diesem Kontext von einem Ereignis, das den Familienrat erforderlich machte. Während einer Routineuntersuchung wurde der Thorax der Mutter geröntgt. Dabei sind Gewebeveränderungen in der Lunge aufgefallen. Zur Abklärung empfahl der Hausarzt die Entnahme einer Gewebeprobe. Das jedoch wäre zwangsläufig mit einem stationären Aufenthalt der Mutter verbunden gewesen. Herr E. rief in diesem Fall die Familie zusammen und drängte auf eine gemeinsame Entscheidung. In dieser Gesprächsphase erweckt die jüngere Schwester den Anschein von Unbehagen. Sie versichert dem Interviewer und der Interviewerin, dass sie sich auch darüber hinaus mit ihrem Bruder bespricht. Alsdann berichtet sie von einem einnehmenden Beispiel ihrer gemeinsamen Entscheidungsfindung. Ihr Bruder – so erzählt sie – würde abends mit ihrer Mutter immer beten, da Gebete auf die Mutter eine sehr beruhigende Wirkung haben. Der Bruder sähe daher im Besuch einer Kirche den Versuch, der Mutter einen Moment der Entspannung und des Friedens zu ermöglichen. Gemeinsam mit der Schwester bespricht er diese Option. Sie erzählt stolz: «Und dann haben wir das praktisch gemacht und sind zur Kirche gefahren.»

Der Tagesablauf ist relativ strukturiert, obgleich Herr E. gelernt hat, dass die Krankheit kaum die gewünschte Alltagsroutine zulässt. Die Mutter schläft – unterbrochen von einem morgendlichen Toilettengang – in der Regel recht lange, so dass sie ihr Frühstück erst zwischen zehn und elf Uhr einnimmt. Nahrung und Getränke müssen angereicht werden, auch ankleiden kann sich die alte Dame nicht mehr alleine. Den weiteren Tagesablauf macht Herr E. relativ abhängig von dem jeweiligen Moment. Ausflüge unternimmt er mit seiner Mutter täglich, zumal er sie nicht unbeaufsichtigt lassen kann und sie zu sämtlichen Besorgungen mitnehmen muss. Etwa um 20.00 Uhr bringt er seine Mutter zu Bett, schaut dann noch ein wenig fern und legt sich relativ zeitnah ebenfalls zur Ruhe.

In der Wohnung selbst wurden keine verändernden Umbauten vorgenommen. Jedoch ist von der Krankenkasse ein so genannter Treppensteiger finanziert worden, da sich die Wohnung im fünften Stock eines Mehrfamilienhauses befindet und Frau E. zunehmende Schwierigkeiten mit dem Laufen hat.

Auf die Frage nach seiner Freizeitgestaltung äußert Herr E.: «Ich habe keine Freizeit, ich habe auch kein Privatleben mehr.» Er erzählt von seinen früheren Aktivitäten, von seiner Leidenschaft für Sport. Er erzählt von seinem unbefriedigten Bedürfnis, sich über das aktuell-politische Geschehen zu informieren. Er erzählt von seinen Reiseplänen. Mit der Mutter möchte er im Frühjahr in die Oberlausitz reisen. Es ist die alte Heimat der Mutter, und es leben Verwandte dort. Auch gibt es einen Neffen, den er demnächst besuchen möchte.

Die finanziellen Verhältnisse des Herrn E. sind sehr unklar. Er scheint in Geldsorgen zu sein.

Kohärenz

Herr E. äußert nicht viel in Bezug auf sein Verhältnis zur Mutter. Jedoch wird deutlich, dass er sie liebt und sich ihr gegenüber in höchstem Maße verpflichtet fühlt. Er beschreibt seine Mutter als überaus dominante Persönlichkeit. Eine Frau, der man sich unterzuordnen hatte. Diese verfestigten Verhaltensmuster setzen sich auch während des Krankheitsgeschehens fort, was für Herrn E. einen nicht unerheblichen Konflikt darstellt.

Bemerkenswert ist, dass Herr E. mit der Mutter ein gemeinsames Bett teilt. Herr E. argumentiert auf Nachfragen, dass die räumliche Enge das Aufstellen eines zweiten Bettes nicht möglich mache. Und «im Schlaf alleine lassen» möchte Herr E. seine Mutter aufgrund der Sturzgefährdung nicht. Diese Information macht es notwendig, Herrn E.s sehr enge Beziehung zur autoritären Mutter noch einmal aufzugreifen. Herr E., der sich emotional nicht von der Pflegesituation distanzieren kann, scheint unter einem permanenten Druck zu stehen, den Erwartungen der Mutter gerecht zu werden. Diese Position deutet auf eine enge Bindung bzw. eine nicht bewältigte Loslösung von der Mutter hin, welche durch die frühe Abwesenheit des Vaters noch verstärkt worden ist. Damit wäre eventuell auch der grenzüberschreitende Akt des Schlafens in einer gemeinsamen Bettstatt zu begründen. Die schlussendliche Klärung dessen obliegt jedoch dem behandelnden Psychiater.

Die Beziehung der jüngeren Schwester zur Mutter ist zumindest seit Ausbruch der Krankheit als liebevoll zu bewerten. Ein erhebliches Konfliktfeld stellt jedoch die zerrüttete Beziehung des Herrn E. zur älteren Schwester dar. Diese unterstützte ihn noch bis vor etwa eineinhalb Jahren bei der Pflege und Betreuung der Mutter, jedoch belastete sie die Situation so immens, dass sie «vollkommen ausgestiegen ist [...] aus der Pflegetätigkeit». Herr E. zeigt im Verlauf des Interviews sehr wenig Verständnis für das Verhalten der älteren Schwester und wirft ihr ihre fehlende Loyalität vor. Er ist verärgert über die Selbstverständlichkeit, mit der vonseiten der älteren Schwester erwartet wird, fortan die Pflege und Betreuung alleine zu tragen. Und so reagiert er verbittert: «Die hat ja nun nicht gerade das große Wissen, das man für diese Krankheit braucht. Sie kann sich auch nicht darauf einstellen.» Während Herr E. aufgrund der Vorkommnisse keinen Kontakt zur älteren Schwester pflegt, tritt die jüngere Schwester als Mittlerin zwischen den verhärteten Fronten auf. Dennoch kann auch sie nicht nachvollziehen, dass sich die Schwester vollkommen von der Mutter distanziert. «Sie ruft nicht mal an und fragt, wie es ihr geht und so. Und das tut ihm natürlich weh, und mir auch.» Zu Unmut führt ebenso, dass die ältere Schwester scheinbar nicht einmal in der Lage ist, Aufgaben zu übernehmen, die nicht unmittelbar mit der Pflege einhergehen. Sie entzieht sich nach dem Empfinden der Geschwister gänzlich der Verantwortung, was sich auf den familiären Zusammenhalt entsprechend negativ auswirkt.

Mit seiner jüngeren Schwester verbindet Herrn E. sehr viel. Im Verlauf des Gespräches äußert er immer wieder, wie immens er auf ihre Unterstützung angewiesen ist. Solche Äußerungen bestätigen den Eindruck eines zunehmenden Abhängigkeitsverhältnisses.

Die Enkelkinder sind über die Krankheit der Großmutter informiert und pflegen einen liebevollen Umgang mit ihrer Oma. In feste Pflegeaufgaben sind sie nicht involviert, jedoch hilft die 17-jährige Enkeltochter mitunter, indem sie ihre Großmutter stundenweise beaufsichtigt.

Während die Schwester dank Ehemann und Kindern in einem regen Austausch mit der Umwelt steht, lebt Herr E. sozial isoliert. Freunde und Bekannte haben sich mit Fortschreiten der demenziellen Erkrankung der Mutter allesamt abgewendet.

Individuation

Als ein bedeutendes Belastungsmoment stellt sich zu Beginn der Pflegesituation die Berufstätigkeit dar. Im Rahmen dieser Doppelbelastung geriet Herr E. in eine Krise, die darin gipfelte, dass er in der stationären Psychiatrie behandelt werden musste. Nach seiner Genesung versuchte er neuerlich, Arbeit und Pflege zu vereinen, jedoch erlitt er einen Rückfall. Herr E. musste schnell spüren, dass er Beruf und Pflege nicht vereinbaren kann. Er erkrankte psychisch, weil er dem Doppeldruck nicht standhielt. Aus dieser Erfahrung lernte er, indem er seinen Beruf aufgab.

Herr E. beschäftigt sich sehr mit dem Krankheitsbild der Mutter. Er informiert sich und besucht Pflegekurse. Er geht zu den Treffen der Alzheimer Angehörigen-Initiative, um möglichst viel über den richtigen Umgang mit einem an Demenz erkrankten Menschen zu erfahren. Die angeführten Lernprozesse sind auf Erkenntnisse und Handlungskompetenzen bezüglich der Pflege ausgerichtet.

Ein solches Interesse an dem Erlernen pflegerischer Handlungen ist bei den Schwestern von Herrn E. weniger bis gar nicht vorhanden. Individuation findet hier auf einer anderen Ebene statt. Die ältere Schwester grenzt sich vom Pflegegeschehen ab, da sie mit der Erkrankung und der damit einhergehenden Betreuung der Mutter nicht zurechtkommt. Damit nimmt sie in Kauf, dass sie den Kontakt zum Rest der Familie verliert. Während die eine Schwester sich gänzlich von der Versorgung der Mutter distanziert, ist die andere bereit, für ihre Herkunftsfamilie da zu sein. Jedoch hat sie diesbezüglich eine Art Machtposition inne. Der Rahmen, in welchem sie Herrn E. ihre Hilfe anbietet, wird von ihr selbst gesteckt. Der Bruder muss dankbar sein, dass sie ihn unterstützt. Zurückzuführen ist dies auf einen möglichen Geschwisterkonflikt in der früheren Zeit, in der die Schwester sich durch den Bruder wenig respektiert fühlte: «Jetzt bin ick vielleicht nicht mehr seine kleene doofe Schwester, womit er mich immer aufgezogen hat.» Somit scheint es, als benutzt sie diese Position, um ihr (durch die früheren Erlebnisse mit dem Bruder) angeschlagenes Selbstvertrauen zu rehabilitieren. Beide Schwestern zeigen in gewisser Weise auch gute Selbstpflegehandlungen, indem sie sich durch das Bestimmen ihrer Grenzen entsprechende Freiräume zugestehen. An dieser Stelle wären weiterführende Fragen zur Individuation der Schwestern für den systemischen Prozess der Familie hilfreich gewesen, die aber leider in diesem Kontext nicht möglich waren.

Systemänderung

Die Pflegenden erleben Herrn E. im Verlauf des Interviews am Ende seiner ihm zur Verfügung stehenden mentalen und physischen Kräfte. «Also ick kann manchmal kaum schlafen, ick bin schon sehr oft woandershin geflüchtet, da kann ick denn selber och nicht mehr schlafen, immer mit der Gewissheit, [...] dass sie aus Bette vorne aussteigen will, irgendwohin gehen will. Sie hat ja vergessen, dass sie nicht mehr laufen kann.» Herr E.s augenscheinlichstes Problem wird in diesem Zitat sehr deutlich, nämlich der immense Druck der Verantwortlichkeit für die Mutter.

Wie bereits erwähnt, dominierte die Mutter das frühere Familiengeschehen scheinbar sehr. Hier geraten sowohl Herr E. als auch seine Schwester in einen bekannten Rollenkonflikt. Die Erkrankte ist nicht mehr die tonangebende Mutter, sondern hilflos wie ein Kind. Die Schwierigkeiten, welche beide im Annehmen dieser Rolle haben, werden unter anderem auch deutlich, wenn sie von dem bevorstehenden Badetag der Mutter sprechen. «Denn ist sie wieder schick, dann machen wir sie wieder schick.» Die Mutter wird in ihren Augen tatsächlich zum Kind.

Herr E. bürdet sich die Last der Pflege mit mäßiger Unterstützung durch die jüngere Schwester vollständig auf. Jedoch findet er großen Halt in der Alzheimer Angehörigen-Initiative. Insbesondere die organisierte Gruppenbetreuung erkrankter Angehöriger ist für Herrn E. eine spürbare Entlastung. Leider verschlechterte sich der Geisteszustand der Mutter in den letzten Monaten drastisch, so dass sie sehr unruhig ist und beinahe pausenlos laut schreit. Deshalb ist eine Betreuung in der Gruppe momentan nicht möglich, und so wird von den Verantwortlichen der Alzheimer Angehörigen-Initiative eine Einzelbetreuungsmaßnahme angestrebt. Zudem besucht Herr E. die Selbsthilfegruppe. Er berichtet uns im Kontext «Hilfe von außen» von freundlichen Nachbarn, die viel Verständnis für die Situation mitbringen. Jedoch verdeutlicht er uns, dass diese Hilfe nicht unaufgefordert vonstatten geht. Erneut erwähnt er, wie dankbar er seiner Schwester ist, gleichwohl aber auch, wie abhängig er von ihrer Hilfsbereitschaft ist.

Herr E. scheint Schwierigkeiten zu haben, seine Bedürfnisse gegenüber den Schwestern klar zu artikulieren. Das führt dazu, dass er sich aus der alleinigen Verantwortung nicht zu lösen vermag. Sich eigene Freiräume zu schaffen, erscheint vor dem Hintergrund der fortgeschrittenen Erkrankung unmöglich. Die sich abzeichnende Isolation des Herrn E., der physische und psychische Verfall der Mutter und nicht zuletzt der Umstand der Pflegedelegation, vielmehr die Erwartungen der Schwestern, dass Herr E. die Pflege übernimmt, sprechen für eine allmählich stattfindende Totalisierung der Lebenswelt des Herrn E.

Synthese der Daten

Es handelt sich um ein problematisches Pflegearrangement. Die Diagramme A und B (Abb. 12, S. 194) stellen die kritische Situation sowohl in der Familie E. (Diagramm B) als auch im Subsystem Herr E. (Diagramm A) bildhaft dar und werden im Folgenden näher erläutert:

Herr E. ist mit der Pflege und Betreuung der schwer dementen Mutter stark überfordert. Einzig die Hilfe und Unterstützung von außen (AAI) und vonseiten der jüngeren Schwester geben ihm die nötige Stabilität. Dabei begibt er sich zunehmend in ein von ambivalenten Gefühlen geprägtes Abhängigkeitsverhältnis. Herr E. wünscht sich familiäre Einheit und das gemeinsame Tragen der Pflegeverantwortung, jedoch stellt die Krankheit der Mutter für beide Schwestern eine Bedrohung dar. Um die Kontrolle zu behalten, ziehen sie sich mehr oder weniger aus der Pflege zurück. Und so wird Herr E., um der Pflegebelastung in irgendeiner Weise

A) Herr E. in der aktuellen Situation als Hauptpflegeperson

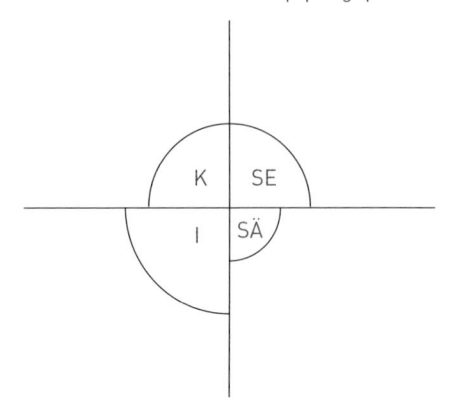

	K	SE
	I	SÄ

B) Familie E. in der aktuellen Situation

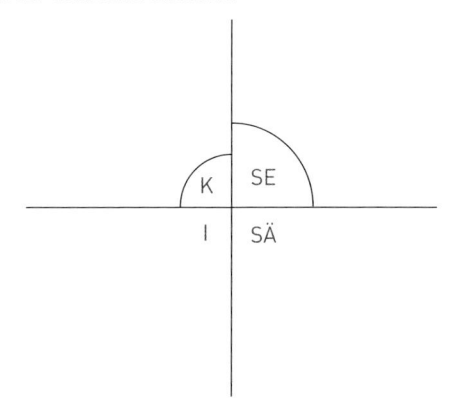

	K	SE
	I	SÄ

C) Systemisches Ziel der Familie E.

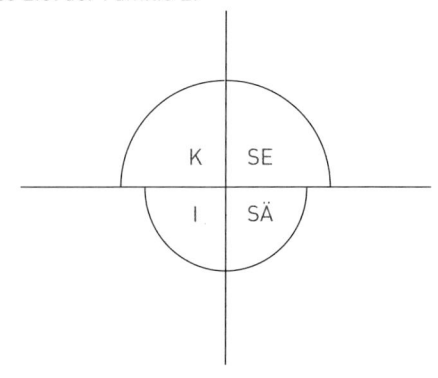

	K	SE
	I	SÄ

Abbildung 12: Diagramme der Familie E.
K = Kohärenz, I = Individuation, SE = Systemerhaltung, SÄ = Systemänderung

Herr zu werden, zunehmend zum Bittsteller, obgleich er sich eigentlich ausgenutzt fühlt. Dieser große Unmut verhindert zum einen Kohärenz im Familiensystem. Zum anderen hemmt Herr E.s Bereitschaft zur Aufopferung gewissermaßen eine Individuation im Familiensystem (siehe Diagramm B in Abb. 12).

Im Vergleich zum Familiendiagramm zeigt Diagramm A (Abb. 12) Herrn E. in der Krise. Sehr deutlich wird, dass die systemerhaltenden Prozesse sehr gering ausgeprägt sind, sowohl in Bezug auf die unklaren finanziellen Verhältnisse als auch in Anbetracht der Isolation vom sozialen Leben. Kohärenz ist aufgrund der emotionalen Abhängigkeit von der Mutter sowie der großen Unstimmigkeiten auf der Geschwisterebene ebenfalls gering, obgleich Herr E. seiner Mutter und auch seiner jüngeren Schwester gegenüber aufrichtig zugeneigt ist. Individuation ist zum Teil möglich, da Herr E. großes Verlangen nach Lernen und Wachstum hat, sehr wissbegierig ist und auch sehr bereitwillig Beratung annimmt. Systemänderung ist jedoch in höchstem Maße erschwert, da bisher kaum Ressourcen für eine Anpassung an die Pflegesituation erkundet und damit nicht genutzt wurden und da sowohl Herr E. als auch seine beteiligte Schwester sich in einem Rollenkonflikt bezüglich der vordem sehr dominanten Mutter befinden.

Im Anschluss an die Synthese auf Grundlage der Interviewdaten wäre es folglich Aufgabe der Pflegenden, Ziele zur Förderung des familiären Anpassungsprozesses zu entwickeln und weiterführend Möglichkeiten pflegerischer Interventionen mit der Familie zu besprechen. In diesem Fall kann nur ein Ist-Zustand beschrieben werden. Die Zielsetzung und Aufgabenstellung der Diplomarbeit, in deren Rahmen die Informationssammlung mittels Interview erfolgte, beinhalten die Erfassung und Analyse der Familienprozesse bei der Pflege eines demenziell erkrankten Angehörigen zu einem bestimmten Zeitpunkt (siehe auch Fünfter Teil, Punkt 3.6, S. 374). Eine pflegerische Begleitung unter Anwendung der Theorie Friedemanns ist nicht erfolgt. Die folgenden Ausführungen beschreiben aus diesem Grunde lediglich eine mögliche Vorgehensweise nach der Theorie des systemischen Gleichgewichts.

Ganz im Sinne des Pflegeprozesses wird nach dem Klassifizieren der systemischen Prozesse innerhalb der vier Prozessdimensionen im Rahmen eines Gespräches mit (idealerweise) allen Familienmitgliedern zunächst die Theorie und ihr Modell erklärt, dann werden die Analyseergebnisse aufgezeigt. Unter Zuhilfenahme der von Friedemann vorgeschlagenen Befragungsthemen zur Informationssammlung sind für Familie E. neben gesunden Aspekten Problemlagen auffallend, bei denen im weiteren Gesprächsverlauf angeknüpft werden könnte. Im Diagramm C in Abbildung 12 wird das mögliche systemische Ziel der Familie E. dargestellt. Wie daraus ersichtlich, sollte das vorrangige Ziel sich auf die Stärkung der systemerhaltenden und Kohärenzprozesse des Herrn E., dabei insbesondere das Überdenken und Ändern derzeitig im Familiensystem vorherrschender Aufgaben- und Rollenverteilungen, fokussieren.

Herr E. ist am Ende seiner physischen und psychischen Kraft und wird der enormen physischen und psychischen Belastung durch die Pflege der Mutter auf Dauer nicht gewachsen sein. Im Gespräch wird es insofern zunächst darum gehen, die körperliche und seelische Überbeanspruchung des Herrn E., begleitet vom Verlust persönlicher Freiräume und sozialer Isolation, aufzubrechen. Die Pflegende muss erkunden, welche Ressourcen innerhalb und auch außerhalb der Familie zur Verfügung stehen und bisher nicht genutzt wurden. Vor dem Hintergrund der vorliegenden Daten sind das zum einen die vorhandenen zeitlichen Ressourcen der Schwestern, insbesondere der jüngeren Schwester, die aufgrund ihrer Arbeitslosigkeit ihren Bruder weit mehr unterstützen könnte. Zum anderen sind das Leistungen, die im Rahmen der Pflegeversicherung bisher nicht ausreichend genutzt wurden. Bereits zum Zeitpunkt der Datenerhebung war es beispielsweise möglich, Zuschüsse zu Umbauten innerhalb der Wohnung zu erhalten oder eine Verhinderungspflege in Anspruch zu nehmen, um Herrn E. zu entlasten. Nach dem Inkrafttreten des Pflegeweiterentwicklungsgesetzes im Jahre 2008 wurden die Sachleistungen für demenziell erkrankte Menschen aufgestockt (vgl. § 45 b SGB XI). So wäre der Besuch einer gerontopsychiatrischen Tagespflegeeinrichtung an mehreren Tagen in der Woche möglich. Solche Möglichkeiten sollten mit der Familie besprochen werden.

Um weitere innerhalb der Familie zur Verfügung stehenden Ressourcen zu erkunden, ist es unabdingbar, beide Schwestern des Herrn E. einzubeziehen. Es ist jedoch davon auszugehen, dass die an der Pflege unbeteiligte ältere Schwester einem gemeinsamen Gespräch zunächst nicht beiwohnen wird. Deshalb bittet die Pflegende vorerst die jüngere Schwester um eine Unterredung, zusammen mit Herrn E., und befragt sie nach Gründen, die dazu führten, dass die Hauptpflegetätigkeit gänzlich auf Herrn E. übertragen wurde. Parallel dazu erkundigt sie sich nach dem Wohlbefinden der Schwester und ihrer Familie, bevor sie die Ängste und Sorgen im Umgang mit der Mutter anspricht. Sie hört mit offenem Ohr zu und, falls die Schwester bereit ist, mehr für die Mutter zu leisten, bietet sie an, ihr bei unbekannten pflegerischen Handlungsabläufen zur Seite zu stehen, sie anzuleiten und offene Fragen zu klären. Sie unterstützt Herrn E. dabei, seine Gefühle der jüngeren Schwester gegenüber zu äußern, damit sie versteht, dass er sich allein gelassen und zur Ungenüge unterstützt fühlte. Sie fragt in diesem Zusammenhang nach dem früheren Zusammenleben der Familie und nach der Stellung der Schwester im Familiensystem, als alle noch in gemeinsamer Häuslichkeit lebten. Sie versucht so herauszufinden, ob unerledigte Geschichten aus der früheren Zeit des Zusammenlebens Urheber für den Konflikt sein könnten. Damit regt sie bei der jüngeren Schwester möglicherweise einen Denkprozess und weiterführend Individuation als Grundstein für eine Veränderung im Familiensystem an.

Die Pflegende versucht einen Kontakt zur zweiten Schwester herzustellen. Zunächst ist auch hier ein vorsichtiges Erfragen der Gründe nötig. Weshalb zog sie sich aus der Pflege gänzlich zurück? Nach Angaben der jüngeren Schwester wurde der Umgang mit der verwirrten Mutter und somit die Pflegetätigkeit unerträglich. Das ist zu akzeptieren, jedoch kann die Pflegende sehr behutsam versuchen, eine Haltungsänderung herbeizuführen, indem sie zunächst über das hochkomplexe Krankheitsbild Demenz informiert und somit ein besseres Verständnis für die veränderten Lebensprozesse der erkrankten Mutter bewirkt. In einem zweiten Schritt könnte die Pflegende beispielsweise Stärken der überforderten Schwester erfragen und gemeinsam mit ihr analysieren. Die Pflegende erklärt anhand des Diagramms der Theorie des systemischen Gleichgewichts, wie überaus wichtig der familiäre Zusammenhalt für das Gelingen der Pflegesituation ist. Sie fragt die Schwester, wie in ihren Augen der Familienzusammenhalt gestärkt werden könnte. Die Pflegende nimmt der Schwester bei dem Gespräch unbedingt jegliches Scham- und Schuldgefühl. Eine Überforderung in der Betreuung mit an Demenz erkrankten Familienmitgliedern trifft sehr viele pflegende Angehörige. Möglicherweise kann die Pflegende den Besuch einer Selbsthilfegruppe empfehlen, um der älteren Schwester zu ermöglichen, dass genau solche Gefühle legitim sind und sie sich somit besser verstanden fühlt.

Sofern die Familie einverstanden ist, könnte also ein weiteres Ziel im Pflegeprozess sein, Individuation beider Schwestern zu erreichen, um die Kohärenz im Familiensystem zu stärken (siehe Abb. 12, Diagramm C, S. 194). Das allein reicht nicht, um Herrn E. im Rahmen der Pflege und Betreuung seiner schwer dementen Mutter zu entlasten. Unterstützung und auch Trost erfährt Herr E. bereits durch den wöchentlichen Besuch der Selbsthilfegruppe (AAI). Jedoch ist die Teilnahme derzeit gefährdet, weil die Mutter aufgrund ihrer zunehmenden Verhaltensauffälligkeiten nicht mehr in der parallel stattfindenden Gruppe betreut werden kann. Um die Teilnahme weiterhin zu ermöglichen, sollte für diese Zeit eine Einzelbetreuung organisiert werden. Aufgabe der Pflegenden ist es, den Kontakt zur AAI herzustellen und diese Möglichkeit zu besprechen. Sofern Herr E. eine Einzelbetreuung nicht finanzieren kann, ist zu klären, inwieweit die familiäre Unterstützung durch die Schwestern und deren Familien ausgebaut bzw. neu belebt werden kann. Der Tatbestand der Armut dieser Familie macht einmal mehr deutlich, wie wichtig bezahlbare Betreuungsmöglichkeiten, sowohl stundenweise als auch im Sinne einer Tagesbetreuung oder Kurzzeitpflege, sind. Dabei stellt sich als nicht unbeträchtliche Ressource die Hilfe durch die Nachbarn dar. Die Pflegende kann forcieren, die Nachbarn regelmäßig in kleinere Hilfsdienste einzubeziehen – im Sinne eines bürgerschaftlichen Engagements. Sinnvoll wäre in diesem Kontext eine Aufklärungs- und Informationsveranstaltung zum Krankheitsbild Demenz im Wohnkiez, vom ambulanten Pflegedienst organisiert.

In der Beziehung zwischen Herrn E. und der erkrankten Mutter deutet einiges auf ein biographiebedingtes emotionales Abhängigkeitsverhältnis hin. Vor dem Hintergrund dieses Wissens wird die Bedeutung einer interdisziplinären Zusammenarbeit mit verschiedenen Professionen im Rahmen solcher Pflegearrangements sehr deutlich. Wichtig ist hier sicherlich die vorurteilsfreie Kooperation zwischen Betroffenen, professionell Pflegenden, Hausarzt und Psychotherapeuten, Familientherapeuten bzw. in diesem Fall dem behandelnden Psychiater der Geschwister. Die Pflegende sieht sich in ihrer Rolle als auf dem Gebiet der Gerontopsychiatrie versierte Fachkraft, als Therapeutin, als Interessenvertreterin, als Beraterin und als Informationsmittlerin. Die hier zu vermutende ernst zu nehmenden Bindungsstörung übersteigt die Fachkompetenz der Pflegenden und somit wird – das Einverständnis der Familie vorausgesetzt – eine Kontaktaufnahme mit dem behandelnden Psychiater als essenziell angesehen. Die Pflegende stellt, auf die durch den Psychiater erhaltenen Informationen aufbauend, Fragen, die es den drei Geschwistern ermöglichen, Gefühle, Ängste und Reaktionen in kritischen Momenten auszudrücken. Insbesondere Herr E. wird ermutigt, seine Wünsche und Empfindungen zu artikulieren. Indem alle Geschwister ihre Gefühle und Ängste in einem gemeinsamen Gespräch offenlegen, kommt es zu einem besseren gegenseitigen Verständnis. Vertrauen wird aufgebaut und Ängste reduzieren sich.

Im Rahmen der Familienberatung sprechen alle Beteiligten über ihre Rollen bei der Pflege und Betreuung der Mutter und über ihr Erleben der Situation. Zur erkrankten Mutter und zu ihrem physischen, psychischen und geistigen Zustand gibt es noch nicht hinreichende Daten. Hier müsste die Pflegende ansetzen und anhand der Befragungsthemen für die Informationssammlung beim Individuum (Friedemann & Köhlen 2003, S. 54 ff.) zunächst gezielte Informationen bei den Geschwistern einholen. Nach Erhebung der Daten sollte die Pflegende die Erkrankte über einen bestimmten Zeitraum intensiv beobachten, um deren Lebensmuster zu verstehen.

Aufgrund der bisher vorliegenden Daten ist anzunehmen, dass bereits ein hochgradiger Abbau aller kognitiven Funktionen stattgefunden hat, im Ergebnis dessen das Gedächtnis der erkrankten Mutter weitgehend erloschen ist und sprachliche Fähigkeiten nahezu gänzlich verloren gegangen sind. Wichtig ist, dass die Pflegende Herrn E. und seine Schwester darüber informiert, dass die erkrankte Mutter, auch wenn Sie keinerlei Erinnerung an ihr Leben hat, auf der gefühlsmäßigen Ebene erreichbar ist und es bleiben wird. Und hier stellt sich die große Liebe des Herrn E. zur Mutter und das daraus folgende immense Verständnis für deren veränderte Gefühlswelt als eine sehr wichtige Ressource dar, die es gilt, auszubauen. Kitwood (2005) beschreibt die Befriedigung vorrangiger Bedürfnisse wie Liebe und Akzeptanz, Trost, primäre Bindung, Einbeziehung, Beschäftigung und Identität als maßgeblich, um das Wohlbefinden eines demenziell Erkrankten zu steigern und gleichermaßen Verhaltensauffälligkeiten zu minimieren. Die Pflegende diskutiert mit der Familie, wie die Bedürfnisse der Mutter weiterhin erfüllt, wie Respekt und Würde weiterhin erhalten werden können, auch wenn die Erkrankte die Bedeutung gesprochener Worte nicht mehr versteht und sich verbal nicht mehr äußern kann. Zuneigung, Körpersprache, Tonfall, Berührungen – alle diese kommunikativen Anteile werden von der Erkrankten wahrgenommen. Die Pflegende lobt und wertschätzt Herrn E. und seine Schwester, indem sie die gelungene Handlung der Kirchfahrt hervorhebt und unterstreicht, wie gut Herr E. hier die Bedürfnisse der Mutter beobachtet hat. Sie spornt dazu an, sich weiterhin so gut in die Gefühlswelt der Mutter hineinzuversetzen. Hilfreiche Techniken, wie das Validieren, können in Kursen erlernt werden und helfen, in angespannten Momenten ein besseres Verständnis für die Erkrankte zu erlangen.

Zusammenfassung

Nach der Theorie des systemischen Gleichgewichts müsste die Pflege der an Demenz erkrankten Mutter in der Unterstützung ihrer systemischen Bestrebungen, der Erhaltung von Würde und Selbstbild und der Anpassung der nahen Umgebung an ihre Bedürfnisse bestehen. Die Pflege der Mutter wird durch Herrn E. liebevoll sichergestellt. Aber wer stellt sicher, dass Herr E. seine Aufgabe weiterhin meistern kann? Herr E. ist die wichtigste und größte Ressource in der Pflege der an Demenz erkrankten Mutter, die es zu erhalten und zu unterstützen gilt. Prioritäre Aufgabe der Pflegenden ist es also, herauszufinden, welche Möglichkeiten der Unterstützung es für Herrn E. gibt. Um die Familienstabilität der Familie E. zu sichern und die Pflege der Mutter weiterhin zu gewährleisten, sollte die Pflegende zuerst ein Verständnis der systemischen Ziele und Lebensmuster aller Familienmitglieder entwickeln. Die Prioritäten sollten einerseits auf der Stärkung der Handlungen in der Prozessdimension Kohärenz liegen. Andererseits könnte die Pflegende in der Arbeit mit der Familie die Stärkung ihres Verständnisses für die Erkrankung der Mutter forcieren, um eine Zunahme der gegenseitigen Unterstützung im Familiensystem zu bewirken. Durch die ausgeprägten Handlungen in der Prozessdimension Kohärenz wird weiterführend Individuation und somit eine Zusammenarbeit im familiären System möglich sein, welche alle Beteiligten gleichermaßen entlastet und zu einer gelungenen Pflege der demenziell erkrankten Mutter führt (siehe Abb. 12, Diagramm C, S. 194).

Eine auf das erkrankte Individuum ausgerichtete Pflege reicht bei demenziellen Erkrankungen nicht aus. Die Auswirkungen auf das Familiensystem – insbesondere wenn das erkrankte Mitglied in der Häuslichkeit betreut wird – sind zum Teil immens. Mitunter geraten pflegende Angehörige demenziell Erkrankter physisch und psychisch derart an ihre Grenzen, dass sie – wie in dem geschilderten Fall – selbst Pflege benötigen. Professionell Pflegende haben in ihrer Funktion als Begleitende, Beratende und Unterstützende der gesamten Familie die wichtige Aufgabe, solche Prozesse, welche die Familienstabilität bedrohen, rechtzeitig zu identifizieren sind, und somit den betroffenen Erkrankten möglichst lange ein Wohnen in der vertrauten häuslichen Umgebung zu ermöglichen. Zu beachten ist dabei die hohe Komplexität familiärer Prozesse und das sehr unterschiedliche subjektive Belastungsempfinden. Familienorientierte Pflege ist dringend geboten, um Familien zu helfen, mit der Erkrankung fertig zu werden und kritische Situationen zu meistern. Dabei ist es unabdingbar, dass Ziele und Handlungen gemeinsam mit den Angehörigen erarbeitet werden und die individuellen Lebensmuster der einzelnen Familienmitglieder strikt berücksichtigt werden.

3.5
Langzeitpflege des Kindes

Christina Köhlen

Die Theorie des systemischen Gleichgewichts in der Kinderkrankenpflege

Die Geburt eines Kindes ist Anlass zur Freude. Zusätzlich stellt sie für jede Familie eine einschneidende Veränderung in ihrem Familiensystem dar, die die Kongruenz und Stabilität zunächst einmal nachhaltig beeinflusst. Die Konfrontation mit einer Erkrankung des Kindes stellt eine neue oder weitere Herausforderung für die Familie dar. Stabilität und Kongruenz werden abermals erschüttert. Die Betroffenheit der Eltern und ihre Ängste sind häufig immens groß. Das, was ihnen das Liebste ist, ist plötzlich bedroht, muss vielleicht Schmerzen und Leid ertragen. Viele Eltern möchten alles tun, um die Leiden des Kindes so gering wie möglich und Schaden von ihm fernzuhalten. Mit ängstlichem Blick wachen sie über ihr Kind und über das, was mit ihm geschieht. Manche sind von Schuldgefühlen geplagt, da sie vermuten, dass ihr eigenes Handeln die Gesundheit des Kindes gefährdet haben könnte. In dieser Situation sind die Prozessdimensionen der Kohärenz und der Systemerhaltung des Familiensystems besonders berührt, und die damit verbundenen Familienaufgaben stellen eine hohe Anforderung dar. Eltern brauchen Zeit für ihre Auseinandersetzung mit der Erkrankung bzw. Gesundheitsstörung ihres Kindes, um in der neuen Situation alternative Sichtweisen und Handlungsperspektiven zu entwickeln. Analog zur Verdrängung der eigenen Vergänglichkeit wird von den Eltern die Vergänglichkeit des eigenen Kindes ebenfalls ausgeblendet. Das Kind steht schließlich am Anfang seines Lebens. In extremen Situationen scheinen alle Hoffnungen und Träume erst einmal zerstört. Alles, was für andere Familien selbstverständlich und normal erscheint, kann in unerreichbare Ferne rücken.

Im Sinne der Theorie des systemischen Gleichgewichts muss das Kind im Familienkontext gesehen werden. In der Interaktion zwischen Pflegender und Familie gilt es die familialen Beziehungen zu berücksichtigen und Familienprozesse im

Zusammenhang mit Entscheidungsfindung, Grenzsetzung, Aufgaben- und Rollendefinition zu fördern. Die damit verbundenen Familienprozesse haben einen direkten Einfluss auf die Struktur und Funktion des Familiensystems, welcher insbesondere im Fall einer chronischen Erkrankung oder Behinderung des Kindes dauerhaft sein kann. Die damit einhergehenden Veränderungen im Familiensystem provozieren ihrerseits Wechselwirkungen bei der sozialen Interaktion mit der Umwelt. So können sich Freunde und Verwandte nach anfänglicher Hilfsbereitschaft aus Angst und Unsicherheit im Umgang mit der Familie zurückziehen. Familien reagieren darauf sehr sensibel und neigen ihrerseits dazu, sich zurückzuziehen (Dokken & Sydnor-Greenberg 1998). Es ist schwer, diesen Kreislauf zu durchbrechen.

In dieser Situation werden der Anpassungs- bzw. Bewältigungsprozess sowohl durch individuelle Eigenschaften der Familienmitglieder und durch die jeweilige Familienkultur als auch durch außerfamiliale Faktoren beeinflusst (Martin 2000; Nolan & Nolan 2000). Die Unterstützung, die sie von Pflegenden, Ärzten und anderem Gesundheitspersonal und von ihrer sozialen Umwelt erfahren, zählen dazu, ebenso die Prognose über die Gesundheitsstörung des erkrankten Kindes sowie die individuelle Persönlichkeit des Kindes und sein körperlicher, geistiger und psychischer Entwicklungsstand (Dimond 1996). Erschwerend kommt hinzu, dass das Kind je nach Alter nicht versteht, was in ihm und mit ihm passiert. So entwickelt es seinem Alter und Entwicklungsstand entsprechend subjektive Theorien und Vorstellungen im Zusammenhang mit seiner Gesundheit und dem jeweiligen Krankheitsgeschehen. Die Vorstellungen und Erklärungsmuster von Gesundheit und Krankheit stehen in einem engen Zusammenhang mit der inneren Entfaltungslogik intelligenten Verhaltens, wie sie von Piaget (1974) in den Stadien sensomotorisch, voroperational, konkret-operational und formal-operational beschrieben wurden. So wird im voroperationalen Stadium das Kind die Ursache der Entstehung seiner Erkrankung als Folge einer Regelüberschreitung verstehen, d. h. die Krankheit als eine Strafe für sein regelwidriges Fehlverhalten sehen (Lohaus 1990). Eine Krankheit kann hier u. U. als Strafe empfunden werden, wenn relativ zeitgleich eine Anweisung der Eltern nicht beachtet wurde, wie z. B. Süßigkeiten essen trotz Verbots der Eltern. Als Folge dieser Zuschreibung der Krankheitsursache kann das Kind Schuldgefühle entwickeln. Dieser Punkt sollte bei der Betreuung und Pflege von Kindern der Altersgruppe auf jeden Fall bedacht werden.

Die Pflege von Familien mit Kindern anhand der Theorie des systemischen Gleichgewichts muss daher entwicklungsorientiert in der jeweiligen Situation dem Alter und den Anforderungen entsprechend die familialen und kindlichen Anpassungsprozesse begleiten und fördern. Denn die Lebenssituation von Kindern zeichnet sich durch ein permanentes Wachstum sowohl auf der körperlichen als auch auf der psychischen, geistigen und sozialen Ebene aus. Von dem individuellen System «Kind» werden in den Prozessdimensionen Individuation und Systemänderung kontinuierliche Anpassungsleistungen gefordert, die sich in Form von altersentsprechenden Entwicklungsaufgaben äußern. Sowohl durch eine akute als auch durch eine chronische Gesundheitsstörung, Krankheit oder Behinderung kann diese grundsätzliche Lebensbedingung des Kindes nachdrücklich die Gegenwart und Zukunft seines individuellen Systems beeinflussen.

In dem emotionalen Spannungsfeld einer Familie mit einem kranken Kind werden an die Rolle der Pflegenden hohe Erwartungen und Anforderungen gestellt. Hier sind ihre ganze Persönlichkeit, ihr Einfühlungsvermögen und ihr fachliches Können gefragt. In einer eigenen Studie über die Erfahrungen von Familien mit der Pflege durch eine Pflegende der häuslichen Kinderkrankenpflege machten die Eltern deutlich, dass in der Beziehung zur Pflegenden sowohl das Interesse, das sie der Familie entgegenbringt, als auch die in vielerlei Hinsicht entlastende Funktion der Pflege hoch bewertet werden. Interesse als Voraussetzung für eine vertrauensvolle Interaktion zwischen Pflegender und Familie ist hier neben dem fachspezifischen Können die tragfähige Basis für einen gelungenen Pflegeprozess (Köhlen, Beier et al. 1999).

Die Pflege von schwer kranken Kindern und ihren Familien erfolgt grundsätzlich in zwei unterschiedlichen Pflegebereichen: der bereits erwähnten häuslichen Kinderkrankenpflege und der stationären Kinderkrankenpflege in Kliniken. Die häusliche Kinderkrankenpflege ist in der prinzipiellen Zielsetzung ihrer Pflege familienbezogen. Sie ist eine hoch spezialisierte Dienstleistung, die laut ihren Anforderungen im Bereich der häuslichen Pflege nur durch qualifizierte Pflegende ausgeübt wird. Ihr Ziel ist es, das Kind mit seiner Familie in schwierigen Lebenssituationen, wie akute und chronische Erkrankung, geistige und körperliche Behinderung und während eines nahenden Todes, in seiner häuslichen Umgebung zu pflegen, zu begleiten und zu beraten.[10] Dadurch wird die (Familien-)Gesundheit unter Berücksichtigung der individuellen Situation, der vorhandenen Fähigkeiten und Ressourcen stabilisiert. Schon durch die Tatsache, dass aufgrund der Pflege durch Pflegende der häuslichen Kinderkrankenpflege Kindern mitunter permanente Klinikaufenthalte, die einer Normalisierung ihres Familienlebens entgegenwirken würden, erspart bleiben, wird einer weiteren Beeinträchtigung der Familiengesundheit vorgebeugt (Köhlen, Beier et al. 1999). Ein zentrales Anliegen von Pflegenden der häuslichen Kinderkrankenpflege ist daher, in der Familie bei der Auseinandersetzung mit einer ernsten Gesundheitsstörung eine «Normalisierung des Alltags» erneut zu erreichen (ebd.). Insbesondere nach der Diagnosestellung einer chronischen Krankheit bei ihrem Kind reagieren viele Eltern mit Angst, Unsicherheit und Aufregung oder zumindest mit einem Gefühl, aus der «Normalität» herausgerissen worden zu sein (Burmeister et al. 1989).

---

10 Diese Definition wird ebenfalls vom Bundesverband Häusliche Kinderkrankenpflege e.V. vertreten.

«Normalisierung des Alltags» bedeutet hier nichts anderes als Wiederherstellung des Gleichgewichts bzw. der Systemerhaltung, Stabilität und der Kongruenz innerhalb des Systems Familie.

In der Kinderklinik herrschen zwar völlig andere Rahmenbedingungen und Voraussetzungen für die Umsetzung von familienorientierter Pflege als in der häuslichen Kinderkrankenpflege, dennoch kann man davon ausgehen, dass die Theorie des systemischen Gleichgewichts auch hier neue Ansätze und Perspektiven aufzeigt (Holoch & Frech 2001). Als eines der ersten Konzepte, das als familienorientiert bezeichnet werden kann, hat sich in der Bundesrepublik Deutschland und in anderen europäischen Ländern in den vergangenen Jahrzehnten das «Rooming-in» in den Kinderkliniken und auf Kinderstationen durchgesetzt. Zentraler Punkt ist dabei die Mitaufnahme eines Elternteils oder einer nahestehenden Bezugsperson in die Klinik während der stationären Behandlung des Kindes. Hier wurde der besonderen Bedeutung von Bezugspersonen für die Gesundung des Kindes und der besonderen psychischen Belastungssituation kranker Kinder im Krankenhaus Rechnung getragen. Vorreiter war hier Großbritannien. Schon 1959 wurde durch einen Bericht des britischen Gesundheitsministeriums die Mitaufnahme der Mütter besonders bei Kindern unter fünf Jahren sowie ein uneingeschränktes Besuchsrecht der Eltern und ihre Beteiligung an der Pflege gefordert. Dieses hatte für die Pflege weit reichende Folgen, die in der Entwicklung familienorientierter Pflegekonzepte mündete (Hutchfield 1999).

Auf der Grundlage der seitdem gewonnenen Erkenntnisse in Großbritannien lassen sich zum einen Elemente und wichtige Vorbedingungen familienorientierter Pflege und zum anderen Situationen und Argumente, die eine Umsetzung behindern, identifizieren. Zu den Behinderungen solcher Art gehören eine unzureichende Kommunikation, fehlender Respekt, Zeitmangel, Vorurteile der Familie gegenüber oder Diskrepanzen, die Pflege betreffend. Zu den Voraussetzungen familienorientierter Pflege gehört im Vorfeld neben der grundsätzlichen Bereitschaft des Personals und seiner entsprechenden Schulung auch eine Klärung darüber, ob es im Interesse des Kindes ist, die Familie einzubeziehen, sofern die Eltern es können und wollen (ebd.). Um Problemen dieser Art vorzubeugen und zur Einschätzung der Vorbedingungen familienorientierter Pflege ist die Anwendung der Theorie des systemischen Gleichgewichts besonders geeignet, da man durch die Situationsanalyse im Vorfeld konstruktive Hinweise für die Umsetzung erlangt.

Informationssammlung bei der Pflege von Kindern und Jugendlichen

Mit Marie-Luise Friedemann

Bevor anhand eines Fallbeispiels aus der häuslichen Kinderkrankenpflege die Pflege eines Kindes und seiner Familie nach der Theorie des systemischen Gleichgewichts dargestellt wird, werden in Anlehnung an die Befragungsthemen für die Informationssammlung beim Individuum (siehe Tab. 1, S. 58 ff.) und bei Familien (siehe Tab. 2, S. 69 ff., Befragungsthemen für die Informationssammlung bei Kindern und Jugendlichen und bei Familien mit Kindern bzw. Jugendlichen in Tabelle 4 vorgestellt. Um hier die Perspektive von Pflegenden ebenfalls zu verdeutlichen, wird sie in die Tabelle integriert. Das dient dazu, die Theorie für die Kinderkrankenpflege und die Anforderungen an die Datenerhebung, den Pflegeprozess und die Pflegende zu veranschaulichen. Da im Verständnis der Kinderkrankenpflege Menschen im Alter von null bis achtzehn Jahren gepflegt werden, gibt Tabelle 4 Hinweise für die Informationssammlung der gesamten Altersspanne. Sie soll als Anhaltspunkt dienen und kann jederzeit je nach Anforderung der individuellen Situation des Kindes/Jugendlichen und der Familie erweitert, verkürzt oder verändert werden.

Tabelle 4: Befragungsthemen für die Informationssammlung bei Kind und Familie

Prozessdimension: Systemerhaltung			
System-erhaltung Familien-system	Systemebene Familie	Systemebene Kind	Systemebene Pflegende
Familien-struktur	• Mitglieder im Haushalt (in den Haushalten) • weitere Familienmitglieder/Bezugspersonen • Kinder • unterstützende Personen • Personen, die zur Last fallen • Anzahl der Geschwisterkinder • Geburtenfolge	• Körperfunktionen: Atmung Verdauung Ausscheidung Nervensystem • Herz/Blutzirkulation • Sexualfunktion • Endokrinsystem • Immunsystem • Sinnesorgane • Skelett/Muskeln • Schmerz	• fachliche Expertin sein • direkte Pflegehandlungen beherrschen und anbieten können

Wohnsitz(e)	• Ortschaft, Stadtviertel • Art von Wohnhaus, Wohnung • Lebensstandard • Einrichtung (Notdürftig? Zweckmäßig? Luxus?) • Dekoration, Symbole • Raum für Einzelne	• körperliche Pflege: Hygiene/Körperpflege, Ernährung/Trinken • Bewegung • Praktiken zum Einschlafen • Medikamente, Schmerzbekämpfung • Heilmittel/Heilpraktika, medizinisch-pflegerische Hilfsmittel • Krankheitsprävention, Unfallverhütung • Komfortmaßnahmen/ Kinderzimmer (ja/nein) • Einrichtung (Kindgerecht? Medizinische Gerätschaften?)	
Rollenstruktur	• Entscheidungen • Hausarbeit • Finanzhaushalt • Kindererziehung • Disziplin und Konsequenz • Förderung der Gesundheit • Förderung des Umgangs mit Menschen • Förderung der geistigen Entwicklung • emotionale Unterstützung • Pflege von Kranken/ Alten/Behinderten • Ansprechpartner • Entscheidungsträger • Pflegeperson/en in der Familie	• altersgemäße Pflichten • Schule • Verantwortungen/ Familienrollen	• professionelles Selbstverständnis/ Rollenverständnis in der Familie

Systemerhaltung Familiensystem	Systemebene Familie	Systemebene Kind	Systemebene Pflegende
Lebensmuster	- Tagesablauf - Haushaltsroutine - berufliche Betätigungen - Entspannung, Vergnügen - religiöse Aktivitäten - gemeinsame Aktivitäten - individuelle Aktivitäten - Kommunikation - Tradition, Feste - Zeit- und Energieeinsatz für die Familie - Bewältigung der Pflegeanforderungen	- Tagesroutine des Kindes/Therapieplan/ Termine mit der Familie - Schulbildung/Ausbildung - Betreuung von/durch Familienmitglieder - Betreuung durch andere - Umgang mit Geld (Taschengeld) - Festlichkeiten	- Pflegeplanung im Einverständnis mit dem (interdisziplinären) Team - Terminplanung in Absprache mit der Familie
Rhythmen	- Aktivität Entspannung (Tagesrhythmus) - Schlafen/Wachen - Arbeit/Freizeit - Orientierung auf Vergangenheit, Gegenwart, Zukunft - Zeitplanung, strukturiert oder planlos, unstrukturiert leben - Entwicklungsstufen der Angehörigen - Orientierung auf Vergangenheit, Gegenwart, Zukunft - Lebensentwurf, Hoffnung in Bezug auf das Kind	- Tagesrhythmus/ -struktur - Schlafen/Wachen/ Nahrungsaufnahme - Ruhephasen des Kindes - Schule/Freizeit - Besonderheiten/ Rituale	

3. Langzeitpflege bei körperlicher und psychischer Krankheit

geistige Anregungen	• Kunst/Musik/Theater • Literatur • Diskussionen/Argumentationen (Wer? Wie oft?)	• Entwicklungsbedingte Bedürfnisse: körperliche, soziale, sexuelle, pyschologische, geistige Förderung des Kindes (Schule? Kindergarten? Spielgruppe? Sonstiges?)	
Erholung	• Einladungen/Zusammenkünfte • Alleinsein • Naturgenuss • Sport • Basteln/Hobbys • praktische Tätigkeiten • Fernsehen/Film • Spiel/Vergnügen	• Freunde in Schule, Kindergarten, Spielgruppe • Ausflüge, Kinderfeste	
Praktizieren der Religion	• Art der Religion • religiöse Rituale/Feste • religiöse Erziehung • Integration in Rituale/Feste		
Problemsituation	• widersprüchliche Interpretation der Rollen • unterschiedliche Ansichten über Familienpflichten • widersprüchliche individuelle Lebensmuster • widersprüchliche Tagesrhythmen • entgegengesetzte Werte und Interessen • unflexible Lebensmuster (wenig Anpassung)	• Abhängigkeit/Unabhängigkeit des Kindes	• widersprüchliche Rollenerwartung vonseiten der Pflegenden/der Familie • unterschiedliche Auffassungen über die Pflege • familiale Ressourcen, Fähigkeiten und Bedürfnisse • Fehleinschätzung der eigenen Ressourcen, Fähigkeiten und Bedürfnisse

Systemerhaltung Familiensystem	Systemebene Familie	Systemebene Kind	Systemebene Pflegende
	• zu wenig Struktur/ Organisation • zu viel Struktur/ Organisation • unterschiedliche Ansichten über Erziehung des Kindes und über Umgang mit der Erkrankung/ Gesundheitsstörung/ Entwicklung • falsche Einschätzung der Fähigkeiten • fehlende Akzeptanz von Schwächen und Hilfebedürfnissen		
Systemerhaltung Interaktionssytem	**Systemebene Familie**	**Systemebene Kind**	**Systemebene Pflegende**
Struktur/ Ziel	• Ziel, Nutzen der Bindung • Kriterien der Zugehörigkeit	• Annahme/Integration des Kindes in das Familienleben	• Verstehen • Vertrauen • Akzeptanz
Rollen/ Lebensmuster	• Machtverteilung (Wer entscheidet was über wen?) • Verteilung der Verantwortung	• in Bezug auf das Kind	• Unterstützung • Beratung
Problemsituation	• fehlende Koordination • widersprüchliche Erwartungen • Abhängigkeit, Rollenzwang, Misshandlung	• Vernachlässigung des Kindes: physisch, psychisch, geistig, sozial • mangelnde Förderung/Pflege	• fehlendes Vertrauen • Nichtwissen • belehrende Haltung

Prozessdimension: Kohärenz			
Kohärenz Familiensystem	Systemebene Familie	Systemebene Kind	Systemebene Pflegende
Verbundensein	• gemeinsame Familienidentität • Sorge um die anderen • Anschluss an die anderen • Energieeinsatz • Kommunikation (verstehen, sich zu verstehen geben) • Geborgenheit • Genuss von Kunst/Musik • Naturverbundenheit • Wertschätzung von Gegenständen/Symbolen • Abhängigkeit/Unabhängigkeit • gemeinsame Interessen • gegenseitige Anteilnahme am Erleben der Umwelt • geteilte Ressourcen • in Bezug auf das Kind: Bewältigung der Anforderungen • Akzeptanz der Krankheit/der Gesundheitsstörung • Akzeptanz von Schwächen • Akzeptanz des Kindes durch die Eltern/Geschwister • Verständnis von Schmerz, Leiden, Krankheit • Toleranz • Auseinandersetzung mit Menschsein/Kindsein, Verlust, Schuld und Tod	• gesunde Entwicklung im Rahmen der emotionalen Bindung • Geborgenheit	• Vertrauen • Regulierung von persönlicher Distanz und Anteilnahme

Kohärenz Familiensystem	Systemebene Familie	Systemebene Kind	Systemebene Pflegende
Werte/Einstellungen	• geteilte Werte • Tradition/Kultur • Rollenverständnis • Rituale und Symbole der Familie vertreten	• Identität • eigene Symbole/ Werte gemäß seiner Entwicklung	• Verstehen der eigenen Werte und Werte der Familie
Problemsituation	• Ärger über ungerechte Erwartungen • Wertekonflikte • fehlende Toleranz • Ausnutzung • fehlende Loyalität • Überforderung mit der Situation des erkrankten Kindes/ den Auswirkungen auf die Familie	• Kind fühlt sich als: Familienbelastung, vernachlässigt, unverstanden • übermäßige Abhängigkeit • gehemmte soziale Entwicklung	• Unvermögen durch Mitleiden • fehlende Abgrenzung
Vernetztsein	• emotionale Bindung • Einverständnis mit der Rolle (Elternrolle) • gegenseitige Verpflichtung • liebevolle Zuwendung zum Kind • Einverständnis mit der Rolle als Kind/ Sohn/Tochter/ Geschwister	• Verbundenheit mit Familie	• als Experte(in), Berater(in) akzeptiert
Problemsituation	• Missverständnisse • unfreiwillige Unterdrückung der eigenen Bedürfnisse • Misshandlungen/ Gewalt/Missbrauch gegenüber dem Kind • gehlende Grenzensetzung	• Depression • Entwicklungsstörungen • nicht krankheitsbedingte somatische Störungen • Verhaltensprobleme • Probleme mit Gehorsamkeit	• zu sehr involviert • kontrollieren • verschreiben • eigene Werte durchsetzen • nicht zuhören

3. Langzeitpflege bei körperlicher und psychischer Krankheit

Prozessdimension: Individuation			
Individuation Familien- und Interaktionssystem	Systemebene Familie	Systemebene Kind	Systemebene Pflegende
Entwicklung	• Förderung von Wachstum • Verständnis für unterschiedliche Auffassungen	• optimales Wachstum durch Leistung: Spiel/Kindergarten/ Schule/Ausbildung • Familienaufgaben • soziale Aufgaben • sportliche/künstlerische Leistungen • Dienste für andere • Selbstverwirklichung • Junge/Mädchen sein (Geschlechtsidentität)	• Wachstum durch die Pflege
neue Erfahrungen	• neu erworbene Erkenntnisse durch: Arbeit und Gestaltung, Ausbildung/ Schule • soziale Aufgaben • politische Aktivitäten • sportliche/künstlerische Leistung • Dienste für andere, Selbstentwicklung • Meinungsaustausch Pflegerolle	• Wachstum durch: Bewältigung des Alters durch entsprechende Entwicklungsaufgaben • Auseinandersetzung/Leben mit der Erkrankung/der Gesundheitsstörung	• Lernen und Wachstum • Anteilnahme und Miterleben
Vernetztsein	• Erkenntnisse durch: mitmenschliche Beziehungen • Meinungsaustausch • Familienaufgaben (Ehe/Partnerschaft, Elternrolle) • Selbstentwicklung	• Wachstum durch mitmenschliche Rollen: Familie, Freundschaften, Schule, Abteilung, Pflegepersonal	• Halt durch Supervision • Besprechung mit Kollegen, Team etc.

Individuation Familien- und Interaktionssystem	Systemebene Familie	Systemebene Kind	Systemebene Pflegende
Situationen	Erkenntnisse durch: • Alltag • menschliche Entwicklung • wichtige Erlebnisse • Krankheit/Leiden • Schicksalsschläge	• mit Krankheit und Situation fertig werden • Sinn finden • Erkenntnisse im Rahmen der Entwicklungsstufe	• Erfahrungen machen und von Erfahrungen Gebrauch machen
Philosophie und Ideologien	Erkenntnisse durch: • Suche nach Sinn des Lebens • religiöse, philosophische Orientierungen • ideologische Bewegungen • Prüfung der Werte • Sinn finden	• in Bezug auf die Situation des Kindes und seine Entwicklung	• Prüfung der eigenen Werte
Problemsituation	• keine Individuation • Bedrohung der Stabilität/Angst • Krisen • Sucht • Isolation • Verwöhnung • Overprotection • Vernachlässigung	• emotionale Störungen • somatische Störungen • Angst, fehlende Impulskontrolle • Verhaltensprobleme • Versagen in der Schule • soziales Versagen	• Burn-out • Depression • Arbeitsunlust und Gefühl des Versagens

Prozessdimension: Systemänderung

Systemänderung Familien- und Interaktionssystem	Systemebene Familie	Systemebene Kind	Systemebene Pflegende
Wertänderungen	• situationsbedingte Änderungen • Änderungen in menschlichen Beziehungen • Rollenänderungen	• Änderung der Identität • Erhaltung des Selbstbewusstseins durch andere Mittel • Akzeptanz der Krankheit	• Rollenänderung als Pflegende • Pflegeverständnis

	• Umweltänderungen		
	• Wertänderungen in Angehörigen		
	• Änderung der familiären, elterlichen Beziehung (z.B. durch Trennung der Eltern)		
Ressourcen zur Anpassung	• flexible Ansichten/ Lebenseinstellungen	• persönliche/ konstitutionelle/ entwicklungsbedingte Ressourcen des Kindes	• Bereitschaft zu Supervision, Coaching
	• unterstützende Mitmenschen		• Lernfähigkeit durch kollegialen Austausch
	• starke Kohärenz	• Selbstsicherheit/ Kohärenz Familienhalt, Freundschaften	
	• materielle Mittel		
	• Bildung/Lernfähigkeit		
	• bewährte Anpassungsstrategien		
	• Glaube/Halt/ Zuversicht		
	• Sinn und Richtung		
Probleme mit Systemänderungen	• unbeugsame Werte der Systemerhaltung	• in Zusammenhang mit dem Kind und seiner Krankheits-/ Gesundheitssituation	• fehlende Flexibilität
	• rigide Rollen und Einstellungen der Angehörigen		• unbeugsame Werte als Pflegende
		• Verlust von Kohärenz und Selbstvertrauen	• Nichtbeachtung von (eigenen und fremden) Grenzen
	• Verlust von Kohärenz und Selbstvertrauen	• fehlende Individuation	• mangelnde Kenntnisse
	• fehlende Individuation	• Beziehungsschwierigkeiten	
	• Angst um die Stabilität	• Inkongruenz mit der Umwelt	
	• Familienprobleme und Konflikte	• Angst	
	• Spannungen mit sozialem Umfeld	• emotionale/ somatische Symptome	
	• emotionale Probleme		

Joe und seine Familie

An dieser Stelle wird der Blick auf die Pflege eines kranken Kindes in und mit seiner Familie nach der Theorie des systemischen Gleichgewichts gerichtet. Die Aufgabe der Pflege besteht darin, Kongruenz zwischen dem erkrankten Kind, dem Geschwisterkind, den Eltern und der Pflegenden zu ermöglichen bzw. anzustreben. Wie in jedem Fall müssen sich auch hier alle beteiligten Systeme aufeinander abstimmen, ohne dabei ihre lebensnotwendige Stabilität aufzugeben. Die Datenerhebung und der Pflegeprozess werden im nun folgenden Fallbeispiel sukzessive anhand der in Tabelle 4 vorgestellten Themen darlegt.

> Die gesamte Lebenssituation der Familie R. ist geprägt von den gesundheitlichen Störungen des Kindes Joe. Die Zwillinge Joe und Christian sind Frühgeborene aus der 26. Schwangerschaftswoche. Christian ist der Erstgeborene und Größere von beiden. Seine Entwicklung verläuft unproblematisch. Joe kam als zweiter und kleinerer Zwilling zur Welt. Er hat einen Hydrozephalus mit Anfallsleiden und eine bronchopulmonale Dysplasie. Er ist sehr dystroph und braucht eine Ernährungssonde, da er seine erforderliche Nahrungsmenge nicht von sich aus trinkt.
>
> Eine kontinuierliche häusliche Kinderkrankenpflege erfolgt durch Hausbesuche der Pflegenden M. seit der Entlassung Joes aus der Kinderklinik vor drei Monaten. Die Zwillinge sind inzwischen zehn Monate alt. Die regelmäßigen Hausbesuche zweimal pro Woche dienen dazu, die Mutter bei der umfassenden Pflege anzuleiten und zu unterstützen. Besonders problematisch ist Joes Nahrungsaufnahme. Diese erfolgt fast ausschließlich über die Magensonde. Darunter leidet besonders die Mutter.
>
> In diesen ersten drei Monaten der Pflege hatte die Pflegende M. keine Kenntnisse über die Theorie des systemischen Gleichgewichts. Sie wurde in ihrer Einrichtung für häusliche Kinderkrankenpflege durch die Zusammenarbeit mit einer Pflegepädagogin bekannt. Danach erfuhr die Betreuung und Pflege der Familie wertvolle neue Impulse.

Der Verlauf des Pflegeprozesses wird nun in Form einer Zusammenfassung anhand der durch Tabelle 4 vorgegebenen Struktur der Daten dargestellt.

Systemerhaltung

Joe und Christian sind die ersten Kinder der Eltern. Die Kindeseltern leben zusammen mit den Zwillingen in einer geräumigen Drei-Zimmer-Altbauwohnung in einem Arbeiterviertel einer deutschen Großstadt, wobei eines der Zimmer als Kinderzimmer für die Zwillinge eingerichtet ist. Vor der Geburt war Frau R., 29 Jahre alt, als Verkäuferin beschäftigt. Sie hatte einige Freundinnen, mit denen sie viel unternahm. Mit ihnen ging sie z. B. regelmäßig in ein Sportstudio, um sich fit zu halten. Herr R., 33 Jahre alt, ist von Beruf Mechaniker. Er geht seit der Geburt der Kinder unverändert seiner Arbeit nach. In dem Haushalt wohnt sonst niemand. Die Mutter von Frau R., die außerhalb der Stadt wohnt, kommt ab und zu, um ihrer Tochter zu helfen.

Die erste Information über häusliche Kinderkrankenpflege bekam die Familie über das Kinderkrankenhaus. Dort wurde der Mutter die Möglichkeit eröffnet, dass Joe zu Hause mit der Sonde betreut werden kann. Sie sah darin zunächst keine Schwierigkeit, da sie das Sondieren schon aus vorherigen Klinikaufenthalten kannte. Die Pflegende M. aus der häuslichen Kinderkrankenpflege nahm mit der Familie noch im Krankenhaus Kontakt auf. Durch die Entlassung Joes aus der Kinderklinik und die Pflege durch die häusliche Kinderkrankenpflege kam die Familie R. ein Stück näher an die Normalisierung ihres Familienalltags. Dadurch konnte ein Beitrag zur Systemerhaltung sowie zur Stabilität des Familiensystems geleistet werden.

Im weiteren Verlauf wurde die Erhaltung des Familiensystems zunächst durch die genaue Rollenaufteilung zwischen Vater und Mutter, wie die Eltern sie für sich definiert hatten, erreicht. Die Familie R. war insgesamt durch die anspruchsvolle Pflege der Zwillinge sehr belastet. Aber besonders die Mutter litt unter der Situation, da sie die Hauptverantwortung für die Pflege von Joe und seinem Bruder trug. Sie war eindeutig mit der damaligen Situation überfordert. Sie hatte häufige Infekte und erlitt wiederholt kleinere Unfälle (Verstauchung am Fuß etc.). Vor der Geburt der Zwillinge war sie berufstätig, fand Bestätigung und Anerkennung. Sie war durch ausreichende Selbstpflege und soziale Kontakte ausgeglichen.

Die Pflegende sah ihre Aufgabe darin, die Mutter zu entlasten und dafür zu sorgen, dass Joe weiter zunahm. Aufgrund ihrer Erfahrung als Pflegende in der häuslichen Kinderkrankenpflege war ihr Auftreten in der Familie sicher und kompetent, so dass die Mutter innerlich ruhiger wurde und sich bei ihr mit Joe gut aufgehoben fühlte, was dazu führte, dass die Mutter sich in allen Belangen vertrauensvoll an die Pflegende wandte. Bei ihren Hausbesuchen erkundigte die Pflegende sich regelmäßig, wie Joe getrunken hatte und ob die Mutter mit dem Sondieren der Nahrung zurechtgekommen war. Zusätzlich wurde Joes Gewicht kontrolliert. Außerdem wechselte sie die Magensonde, wenn es nötig war. Da Joe die größte Sorge galt, drehten sich die Gespräche zwischen der Pflegenden und der Mutter fast ausnahmslos um Joe und seine gesundheitlichen Störungen, seine Fortschritte und um den Verlauf der ärztlichen Therapie. Frau R. ging mit beiden Kindern zu einer Nachsorgeeinrichtung für Frühgeborene, um die Entwicklung der Kinder fachkundig begleiten zu lassen.

Im Alter von zehn Monaten wog Joe 4500 Gramm. Frau R. musste ihm täglich zwischen acht und zehn Mahlzeiten anbieten. Er trank dann vielleicht 30 ml seiner Milch, den Rest musste sie ihm sehr langsam sondieren, damit er nicht erbrach. Er war ein sehr blasses und zartes, ruhiges Kind, das selten weinte und dennoch sehr sensibel auf seine Umwelt reagierte. Sein Bruder Christian hatte mit zehn Monaten ein Gewicht von ca. 8000 Gramm. Christian trank seine Nahrungsmenge ohne Probleme. Er war munter, wirkte robuster und erkundete aktiv seine Umgebung. Wenn beide Kinder auf dem Boden lagen, kam es vor, dass Christian zu seinem

Bruder Joe krabbelte. In solchen Situationen wurde er dabei von seiner Mutter daran gehindert, da sie Angst hatte, er könnte Joe die Magensonde ziehen. Es hatte den Anschein, dass die geschwisterliche Beziehung der Zwillinge ebenfalls durch die Gesundheitssituation Joes überlagert wurde. Joe war im Zentrum der Aufmerksamkeit seiner Mutter. Aus ihrer Sicht musste Christians Lebhaftigkeit und Bewegungsdrang mit Rücksicht auf Joe mitunter Einhalt geboten werden.

Die Pflegende M. nahm seit einiger Zeit große Spannungen zwischen Herrn und Frau R. wahr, die daraus resultieren, dass der Vater bisher nicht gewillt schien, seine Frau bei der Pflege zu unterstützen. Diese Informationen hatte sie von Frau R. Mit Herrn R. hatte sie bisher kaum gesprochen, ihn sah sie auch nur sehr selten. Mit ihren bisherigen Bemühungen versuchte die Mutter in der bestehenden Situation alles, um eine Erhaltung des Familiensystems zu erreichen. Dabei hatte die Pflege durch die Pflegende M. für sie in dreifacher Hinsicht eine entlastende Funktion. Zum einen musste Joe aufgrund der fachlichen Unterstützung der Mutter bei der Pflege zu Hause nicht ständig ins Krankenhaus, zum anderen erfuhr die Mutter durch die Hilfestellung der Pflegenden M. auch in Notsituationen eine entlastende Unterstützung, wenn sie sich mit der Organisation der Pflege überfordert fühlte. Letzten Endes wurde die Pflegende M. eine Vertrauensperson in persönlichen und familiären Angelegenheiten und Krisensituationen.

Kohärenz

Vor der Geburt der Zwillinge und während der Schwangerschaft waren Herr und Frau R. ein zufriedenes Paar, das zuversichtlich in die Zukunft blickte. Sie waren sich einig, dass sie gemeinsam Kinder haben wollten, und sie waren sich auch darüber einig, dass Frau R. dafür zunächst einmal mit der Ausübung ihres Berufes pausieren würde. Aufgrund der frühen Geburt der Zwillinge hat sich die Familiensituation drastisch in einer Art und Weise verändert, die sich beide Eltern so nicht vorgestellt hatten. In dieser unvorhersehbaren Situation stellte sich für die Mutter ein Gefühl der Wertschätzung und Kohärenz nicht ein, da sie keine oder kaum Unterstützung durch ihren Mann erfuhr und ihre fürsorglichen, liebevollen Bemühungen um Joe und seine Nahrungsaufnahme durch ein Gefühl der Unfähigkeit überschattet wurden. Die Angst, als Mutter zu versagen, nahmen ihr den inneren Halt, sie zweifelte an dem Sinn ihres Tuns. Durch die Unterstützung der Pflegenden M. wurde ihr zunächst vermittelt, dass dort jemand war, auf den sie sich verlassen konnte und der ihr Verständnis entgegenbrachte.

Den Zwillingen fühlte sie sich sehr verbunden, wobei Joe für sie eine besondere Position einnahm. Aus ihrer Sicht musste er so viel erleiden, und ihre Möglichkeiten, ihm zu helfen, waren begrenzt. Sie wollte sein Leid auf keinen Fall verschlimmern, deshalb weigerte sie sich auch, ihm selbst eine Magensonde zu legen.

Individuation

Durch die Hilfe der Pflegenden M. konnte zeitweise ein entlastender Ausgleich im inneren Ungleichgewicht des Familiensystems, welches sich besonders in der fehlenden Individuation der Mutter ausdrückte, hergestellt werden. Die fehlende Individuation der Mutter hatte zur Folge, dass sie ihr Selbst in der neuen Familiensituation nicht entwickeln konnte. Das erhöhte zusätzlich ihren Leidensdruck.

Allerdings konnte aufgrund der Gesamtsituation und des gespannten Verhältnisses zwischen Mutter und Vater, die bisher in ihrem Verhalten zueinander keine Anzeichen von Änderung erkennen ließen, wodurch keine Änderung innerhalb des Systems möglich wurde, der Ausgleich durch die Pflegende M. nicht von Dauer sein.

Das Ziel und den Sinn ihres Handelns sah die Mutter in Joes Unabhängigkeit von der Magensonde, was eine Bestätigung für ihre Hingabe als Mutter dargestellt hätte. Dies aber würde nur passieren, wenn Joe von sich aus Nahrung aufnehmen würde. Um das zu erreichen, tat sie alles ihren Möglichkeiten Entsprechende, nutzte das Wissen und die Erfahrung der Pflegenden und ließ sich beraten. Das Interesse an Joes Wohlergehen, welches ihr von der Pflegenden entgegengebracht wurde, signalisierte ihr, dass da jemand war, dem sie und ihr Kind nicht gleichgültig waren. Das Zentrum beiderseitigen Handelns drehte und wendete sich aber um Joe und nur marginal um das ganze Familiensystem. Noch war es für sie zu früh, um sich ihrer neuen Lebenssituation zuzuwenden und sich über ihre Rolle und eigenen Bedürfnisse Gedanken zu machen.

Systemänderung

Die Geburt der Zwillinge Joe und Christian bedeutete für die Familie R. eine enorme Veränderung in ihrem Familiensystem, mit der sie sich zunächst arrangieren musste. Diese Situation wurde durch die Tatsache der frühen Geburt und der gesundheitlichen Probleme des Kindes Joe zusätzlich verschärft. Die dringlichste Aufgabe bestand in der Stabilisierung von Joes Gesundheit. Um das zu erreichen, waren die Eltern zu allem bereit. Die Mutter nahm in der ersten Zeit in der Klinik auch am «Rooming-in» teil, um bei ihren Kindern zu sein und um alles Notwendige für deren Pflege und Versorgung zu lernen. Das war ihre Aufgabe. Diese Rollenaufteilung war von beiden Elternteilen akzeptiert worden. Der Vater ging in dieser Zeit seinem Beruf nach und besuchte seine Familie regelmäßig in der Kinderklinik. Das Familienleben und die damit verbundenen Erfahrungen unterschieden sich in dieser Zeit radikal von dem, was für andere Familien selbstverständlich und normal erscheint. Zunächst wurde Christian entlassen, da sein Gesundheitszustand wesentlich stabiler war als der von Joe. Das bedeutete für Frau R., dass sie nun kein «Rooming-in» mehr machen konnte, da sie Christian zu Hause versorgen musste.

Joe blieb in der Obhut der Pflegenden der Kinderklinik. Die Mutter pendelte mit Christian zwischen eigener Wohnung und Kinderklinik hin und her. Als nun auch Joe aus der Kinderklinik entlassen worden war, was sich die ganze Familie wünschte, um endlich ein «normales» Familienleben führen zu können, ahnten die Eltern nicht, welches Ausmaß die Belastung der Pflege beider Kinder insbesondere für die Mutter darstellen würde. Die Familie hatte bis dahin mit sehr vielen Veränderungen fertig werden müssen. Die bestehenden Ressourcen zur Anpassung an die neue Situation waren erschöpft. Die Eltern waren bereit und dankbar, Hilfe von außen anzunehmen, denn ohne die Unterstützung der Pflegenden M. hätte die Mutter die Pflege ihrer Kinder nicht geschafft. Das wusste Frau R. Die Möglichkeiten einer weiteren Änderung innerhalb des Familiensystems waren bis jetzt nicht erkundet worden und konnten aus eigener Kraft nicht erkundet werden.

Synthese der Daten

Unter Einbeziehung der Theorie des systemischen Gleichgewichts konnten die komplexe Situation der Familie R. und der damit verbundene Prozess der Pflege durch die Pflegende M. im Pflegeteam analysiert werden. Die Analyse zeigte, dass im Verlauf der vergangenen Monate die Pflegende M. der Familie bzw. der Mutter eine kompensierende Pflege angeboten hatte, die langfristig die Krise wahrscheinlich nicht lösen würde. In gewisser Weise leistete sie einen Beitrag zur Erhaltung des bestehenden Systems der Familie und verhinderte so unbeabsichtigt die Möglichkeit des Wachstums innerhalb des Familiensystems. Dabei festigte sich ebenfalls ihr individuelles System als Pflegende in der häuslichen Kinderkrankenpflege, da sie ihren Blick primär auf Joe richtete und nicht auf das gesamte Familiensystem. Die Möglichkeiten der Pflege, die sie der Familie R. darreichte, waren dadurch sehr begrenzt. Ihre Potenziale auf Systemänderung und Wachstum schöpfte sie nicht voll aus. Dessen ungeachtet hatten die regelmäßigen Gespräche mit der Pflegenden M. in dieser Situation eine entlastende Funktion für die Mutter, da diese für sie einen zusätzlichen Kontakt zur Außenwelt darstellte und sie sich hier mit jemandem austauschen konnte.

Im Diagramm A der Familie R. (Abb. 13) sind die Informationen zu den vier Prozessdimensionen zusammengeführt und ihr Verhältnis während der ersten Phase der Pflege zueinander optisch dargestellt. Wie man sieht, bestand zu diesem Zeitpunkt eine deutliche Inkongruenz im Verhältnis der einzelnen Dimensionen zueinander. Sowohl die Prozesse zur Individuation als auch zur Systemänderung kamen durch die Belastungssituation der Familie völlig zum Erliegen, wohingegen in der Prozessdimension der Systemerhaltung viel Aktivität und Energie gebunden waren, die an anderer Stelle fehlten. Auch in der Dimension der Kohärenz ist eine Unausgewogenheit sichtbar. Sie ist zwar noch vorhanden, aber kaum sichtbar bzw. für die Familie fühlbar.

3. Langzeitpflege bei körperlicher und psychischer Krankheit 219

A) Während der ersten Phase der Pflege der Familie R.

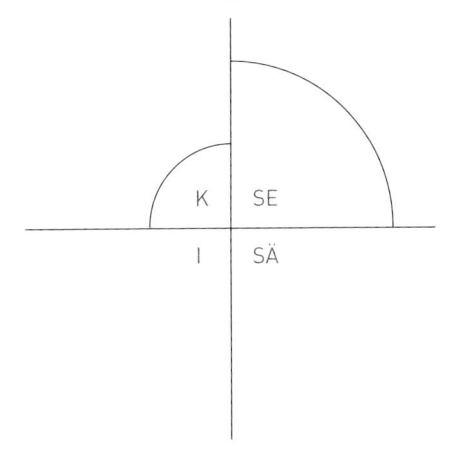

K	SE
I	SÄ

B) Während der zweiten Phase der Pflege der Familie R.

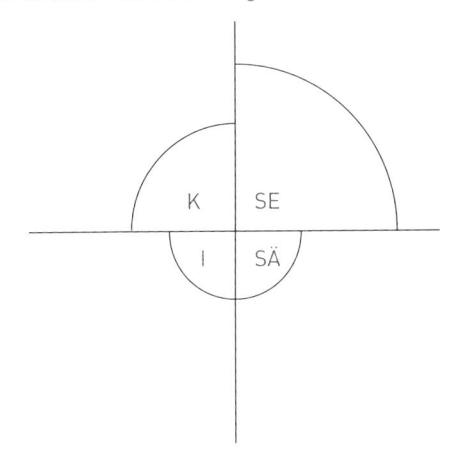

K	SE
I	SÄ

Abbildung 13: Diagramme der Familie R.
K = Kohärenz, I = Individuation, SE = Systemerhaltung, SÄ = Systemänderung

Schließlich wurden folgende Ansätze aus der Analyse im Sinne der Theorie des systemischen Gleichgewichts im Team für neue Interventionsmöglichkeiten der Pflegenden M., die die Gesundungsprozesse innerhalb der Familie fördern sollten, abgeleitet: Das vorrangige Ziel weiterer Pflegeinterventionen sollte sich auf eine Erkundung von Individuationsmöglichkeiten für die Mutter in der bestehenden Situation richten. Sie leidet und wird dem beschriebenen Druck nicht mehr lange standhalten. Von woher hat sie vorher Kraft bekommen? Welche Ressourcen stehen zur Verfügung? Dieser Prozess wird nicht ohne die Hilfe des Vaters möglich sein. Auch er muss seine Entwicklung innerhalb des Familiensystems überdenken. Weshalb hat er sich bisher der Pflege entzogen? Welche Probleme bereitet es ihm, mit der Situation fertig zu werden? Die Systemänderung wird sich aus der Individuation beider Elternteile ergeben. Schließlich ist die Situation Christians ebenfalls von Bedeutung. Er wächst mit einem Bruder heran, der besonderer Fürsorge bedarf. Aber auch Christian braucht entwicklungsgemäße Ansprache und Förderung sowie emotionale Zuwendung von beiden Elternteilen. Hier müssen neue Einstellungen und Werte gefunden, neue Prioritäten gesetzt und Altes muss losgelassen werden. Eine Stärkung des Kohärenzgefühls zwischen den Ehepartnern würde sich daraus ferner einstellen. Das alles wird nicht von heute auf morgen geschehen, doch die Pflegende M. kann Begleiterin in diesem Prozess sein. Häufig hilft es schon, wenn man sich der Situation bewusst wird.

Auf der Grundlage dieser Überlegungen entschied sich die Pflegende M., bei ihrem nächsten Hausbesuch in der Familie R. ein gemeinsames Treffen zwischen ihr sowie Herrn und Frau R. anzuregen, um ihre Beobachtungen darzustellen und mit beiden darüber zu sprechen. Sie wollte die Eltern dazu ermuntern, ihre Sichtweise der Dinge darzulegen, um dann gemeinsam mit beiden über das weitere Vorgehen zu beraten.

Förderung der Gesundungsprozesse

Nachdem die Pflegende M. der Mutter den Vorschlag unterbreitet hatte, war sie überrascht, wie schnell sie und ihr Mann sich zu einem solchen Gespräch bereit erklärten. Die Pflegende M. war davon am Anfang nicht überzeugt. In dem Gespräch mit den Eltern zeigte sich wiederholt, wie sehr die Mutter sowohl unter Joes Nahrungsverweigerung als auch unter dem Gefühl des Verlassenseins in dieser Situation litt. Unter Tränen sagte sie, wie sehr sie von ihrem Mann enttäuscht sei. Ihr Mann war sehr schockiert über die heftigen Reaktionen seiner Frau. Es stellte sich heraus, dass er häufig das Gefühl hatte, dass seine Frau ihm die Betreuung von Joe nicht zutrauen würde und sie ihm die Dinge aus der Hand nahm. Gleichzeitig fühlte er sich wirklich unsicher und ängstlich im Umgang mit Joe, und er fragte sich häufig, wohin das Ganze noch führen solle. Der Umgang mit Christian fiel ihm deutlich leichter, da dieser auf ihn viel direkter reagierte. Er gab zu, dass er manchmal das Bedürfnis hatte, aus der Familiensituation zu fliehen.

Schließlich konnte durch die Aussprache das Verständnis beider Ehepartner füreinander gestärkt werden. Herr R. sah ein, dass seine Frau mehr Zeit für sich brauchte, und Frau R. verstand, dass sie ihrem Mann mehr Vertrauen im Umgang mit Joe entgegenbringen musste. Die Pflegende bot an, Herrn R. bei der Pflege anzuleiten und ihm dabei die Gelegenheit zu geben, Fragen zu stellen. Herr R. nahm das Angebot dankend an und versprach, wenn er sich sicher fühlte, auf beide Kinder aufzupassen, so dass seine Frau mal etwas unternehmen kann. Frau

R. meinte darauf, dass sie wieder mit ihren Freundinnen einmal pro Woche abends ins Sportstudio gehen wollte, um etwas für sich zu tun. Es wäre auch schön, wenn sie und ihr Mann mal wieder etwas zusammen unternehmen könnten, aber die Betreuung der beiden Kinder wollte sie niemand Fremdem anvertrauen. Auch ihre Mutter, die ihr ab und zu half, wäre damit überfordert.

Nach einigen Wochen hatte sich die Situation zwischen den Eltern deutlich entspannt. Beide hielten sich so gut sie konnten an die Verabredung. Frau R. ging einmal wöchentlich ins Sportstudio, während ihr Mann zu Hause bei den Kindern war. Joe ging es etwas besser. Er trank mehr Milch aus eigenen Kräften, musste aber nach wie vor sondiert werden. Sein Gesundheitszustand war ansonsten stabil. Die Ärzte regten an, ihn und ein Elternteil in einem sozialpädiatrischen Zentrum aufzunehmen, um der Ursache seiner Nahrungsverweigerung endgültig auf die Spur zu kommen. Die Eltern zögerten, da sie eine erneute Veränderung innerhalb ihres Familiensystems fürchteten. Sie wollten die Familie nicht auseinanderreißen, nachdem sie gerade eine neue Stabilität erreicht hatten. Christian lernte langsam, dass er mit seinem Bruder vorsichtig umgehen musste. Beide konnten gemeinsam auf einer Decke liegen und spielen, ohne dass Christian an der Magensonde zog.

Nach mehreren Monaten, die Pflegende M. betreute die Familie weiterhin, verlor der Vater aus betrieblichen Gründen seinen Arbeitsplatz. Ein weiterer Schlag für die Familie, die nun wieder gefordert war, ihr Familiensystem dieser Situation anzupassen. Hier half die Aussicht darauf, dass Frau R. wieder als Verkäuferin arbeiten konnte, bei der Entscheidungsfindung. Da die Familie das Geld brauchte, nahm Frau R. im Einverständnis mit ihrem Mann die Arbeitsstelle an und verzichtete auf den restlichen Erziehungsurlaub. So versorgte er nun hauptsächlich die Kinder, und seine Frau verdiente das Geld.

Im Diagramm B der Familie F. (siehe Abb. 13, S. 219) sind die Informationen zu den vier Prozessdimensionen zusammengeführt und ihr Verhältnis während der zweiten Phase der Pflege zueinander optisch dargestellt. Wie man sieht, hat sich im Laufe der Zeit die vorher bestehende Inkongruenz im Verhältnis der einzelnen Dimensionen zueinander deutlich in Richtung Kongruenz und Familiengesundheit zum Positiven entwickelt. Sowohl im Prozess der Individuation als auch der Systemänderung hat die Familie trotz der zahlreichen Belastungssituationen mithilfe der Pflegenden M. neue Ressourcen und Entwicklungsmöglichkeiten für sich entdecken können, die ihre Lebenssituation positiv beeinflusst haben. Die Aktivität und Energie, die zuvor primär in der Prozessdimension der Systemerhaltung gebunden waren, konnten nun in andere Lebensbereiche fließen und so zu neuer Stabilität und Kongruenz innerhalb des Familiensystems führen. Schließlich fand die Familie in der Prozessdimension der Kohärenz ein neues Gefühl der Ausgewogenheit und Zusammengehörigkeit.

Evaluation des Prozesses

Die Familie R. hatte in den ersten anderthalb Jahren nach der Geburt der Zwillinge Joe und Christian einige schwer wiegende Situationen und Probleme zu bewältigen. Ständige Begleiterin während dieser Zeit war die Pflegende M. aus der häuslichen Kinderkrankenpflege. In den ersten Monaten der Pflege Joes nahm sie ihre Aufgaben als Kinderkrankenschwester gewissenhaft wahr. Dennoch spürte sie die begrenzten Möglichkeiten ihrer Pflege. Daraus resultierte ein Gefühl der Hilflosigkeit, da die Situation in der Familie und im Pflegeprozess festgefahren schien. Durch die Analyse der Situation nach der Theorie des systemischen Gleichgewichts wurden sowohl ihr als auch der Familie R. neue Wege eröffnet. Beide Seiten erfuhren dadurch Wachstum und Stabilität und ein neues Erleben von Kongruenz. Die Pflegende war sehr erstaunt darüber, was sie durch ihre Gespräche mit beiden Eltern hatte anregen können, nachdem ihr die Struktur des Problems klar geworden ist. Diese Klarheit und eine Unvoreingenommenheit gegenüber der Situation aller Familienmitglieder konnte sie den Eltern glaubhaft vermitteln. Die Anerkennung der Gefühle, Probleme und Bedürfnisse beider Eltern vonseiten der Pflegenden machten es den Ehepartnern leichter, diese bei sich und dem anderen ebenfalls wahrzunehmen und anzuerkennen. Dadurch konnten potenzielle Ressourcen des Familiensystems entdeckt werden. Auch wenn Joe weiterhin nicht ohne Magensonde auskommt, seine schwer wiegenden Gesundheitsstörungen unverändert bestehen und die Prognosen seiner Entwicklung unklar sind, fühlen sich beide Elternteile nicht mehr verlassen in dieser Situation. An diese Stelle trat ein Gefühl der Zusammengehörigkeit, das auch neuen Krisensituationen standhält. In diesem Zusammenhang ist die gegenseitige Unterstützung von Herr und Frau R. ein Zeichen von Kongruenz. Diese neu gefundene Kohärenz bildete das Fundament für die Bewältigung weiterer Ansprüche an die Familie und grundlegende Systemänderungen bezüglich der Arbeitslosigkeit von Herrn M.

Wahrscheinlich wäre eine Beschleunigung der Gesundungsprozesse, wenn die Theorie des systemischen Gleichgewichts der Pflegenden M. zu Beginn der Pflege bekannt gewesen wäre, möglich gewesen. Die Informationssammlung hätte dann wesentlich strukturierter stattgefunden. Aber die Systemänderungen brauchten Zeit, da auch die Eltern ursprünglich ihre ganze Energie auf das kranke Kind verlegten und ihre eigenen Bedürfnisse vorerst kaum wahrnahmen. Trotzdem bestand die Möglichkeit, durch Gespräche die Gedanken in die Richtung des Familiensystems zu lenken. Viele Pflegende – nicht nur – in der häuslichen Kinderkrankenpflege scheinen sich jedoch zu scheuen, ihren Blickwinkel auf die gesamte Familie und deren Komplexität zu erweitern. Sie meinen, dass es nicht ihre Aufgabe sei, sich darum zu kümmern. Sie seien doch für die Kinder da, nicht für die Eltern. Es ist jedoch schwer – und auch nicht ratsam –, ein Kind ohne die Einbeziehung der Eltern und einem Verständnis gegenüber ihrer Situation zu Hause zu pflegen. Vielfach sind Ängste vor Überforderung und die eigene Unsicherheit die Ursache für diese Art der Argumentation vonseiten der Pflegenden. Dieses Beispiel hat gezeigt, welches Potenzial in einer Familie und einer Pflegenden liegen kann, wenn eine gewisse Offenheit besteht, sich auf Neues einzulassen. Die Theorie des systemischen Gleichgewichts kann hierbei eine große Hilfe sein, da sie die Perspektive der häuslichen Pflege kranker Kinder um die Systemebene der Familie erweitert. Daraus kann sowohl für die betroffene Familie als auch für die Pflegende eine Form der Pflege erwachsen, die kreative Möglichkeiten und bisher ungenutzte Ressourcen auf beiden Seiten einbezieht.

Abschließend sei darauf hingewiesen, dass die Betreuung und Pflege von Familien mit älteren Kindern und/oder mehreren Kindern anhand der Theorie des systemischen Gleichgewichts eine weitere Herausforderung für die Pflegenden darstellt. Ältere Kinder, die erkrankt sind und eine Gesundheitsstörung haben, müssen sowohl in die Pflege als auch in die Gespräche einbezogen werden. Die Familiensituation und damit die Anforderungen an der Pflege werden dadurch komplexer, besonders wenn sich die Wünsche, Hoffnungen und Ängste der Eltern, der Geschwister und des erkrankten Kindes oder Jugendlichen diametral gegenüberstehen. Hier geht es neben dem Wachstum der Familie gerade auch um das persönliche Wachstum des Kindes oder Jugendlichen in einer schwierigen und vielleicht existenziell bedrohlichen Situation. In Tabelle 4 (siehe S. 204) findet man für die Gespräche und Informationssammlung bei der Pflege von älteren Kinder in der Familie hilfreiche Anregungen. Die Ausführungen dort sollten nicht nur auf das erkrankte Kind bezogen werden, sondern gleichermaßen auf Geschwisterkinder, die sich gegebenenfalls ebenfalls durch die Krankheit ihres Geschwisters in einer belastenden Situation befinden. Auch sie brauchen Unterstützung und die Chance zum Wachstum und zur Individuation. Eine Voraussetzung dafür ist ihre Einbeziehung in die Pflege und ihre Beteiligung an den damit verbundenen Gesprächen durch die Pflegende in der Familie. Die systemischen und interpersonellen Interaktionsebenen, die sich für die Pflegende daraus ergeben, bewegen sich auf den Ebenen Pflegende und Eltern, Pflegende und Geschwister, Pflegende und erkranktes Kind bzw. erkrankter Jugendlicher und schließlich Pflegende und Familie.

Durch die Pflege von Kindern und ihren Familien auf der Grundlage der Theorie des systemischen Gleichgewichts erfährt der Bereich der Kinderkrankenpflege zum einen neue Impulse und zum anderen erschließen sich ihm zusätzliche Perspektiven. Finden diese konsequente Beachtung, so haben sie das Potenzial, zukünftig sowohl neue Handlungsmöglichkeiten und Wege zu eröffnen als auch das Tätigkeitsfeld und den Wirkungsradius der Pflegenden im Sinne von umfassender, entwicklungs- und gesundheitsfördernder Pflege zu erweitern.

3.6
Langzeitpflege des Jugendlichen

Christiane Ritschel mit Annegret Augustyniak

Zur Situation von Mukoviszidose-kranken Jugendlichen

Die Mukoviszidose oder Cystische Fibrose (Cystic Fibrosis, CF) ist eine Erkrankung der exokrinen Drüsen mit syndromaler Ausprägung. Sie wird autosomal rezessiv vererbt und ist die häufigste angeborene und frühletale Stoffwechselerkrankung der weißen Bevölkerung. Die genetisch bedingte Störung von Chloridkanälen in den Drüsenzellen führt zu einer komplexen Schädigung der verschiedensten Organe. Lebensbegrenzend ist in der Regel die fortschreitende Lungenzerstörung. Daneben weisen die meisten Patienten eine Verdauungsschwäche mit Gedeihproblemen und Untergewicht auf (exokrine Pankreasinsuffizienz) (Dockter et al. 2000).

Um 1940 lag die mittlere Überlebenszeit bei nur einem Jahr, 1960 bei 10 Jahren und 1995 bei 30 Jahren. Anhand von Life-table-Analysen und prospektiven Berechnungen ist die Lebenserwartung eines CF-Kranken für die nahe Zukunft bereits mit 45–50 Jahren anzunehmen (Reinhardt et al. 2001). Trotzdem ist Mukoviszidose nach wie vor eine unheilbare chronische Erkrankung mit sehr komplexem Erscheinungsbild und hohem Therapieaufwand. Eine chronische Erkrankung ist nicht alleine nur eine isolierte Störung von Körperfunktionen, sondern ein komplexes Wechselwirkungsgeschehen organischer, psychischer und sozialer Einflussgrößen. CF trifft das Kind als ganze Person und beeinflusst sein Fühlen, Denken, seine Wünsche und seine Lebensgestaltung. Ebenfalls ist die Familie betroffen: die Eltern, die Angst um ihr krankes Kind haben und ihr Leben danach ausrichten, ihm zu helfen; die Geschwister, weil sie oft zurückstecken müssen (Schmitt et al. 1996). Für die Betroffenen und ihre Familien führt dies zu starken Belastungen, und das ein Leben lang.

Die Eltern trifft die Diagnose «Mukoviszidose» unvorbereitet, meist in den ersten Lebenswochen bis Lebensjahren ihrer Kinder. Zu erfahren, dass ein Kind eine tödlich verlaufende Krankheit hat, ist ein kritisches Lebensereignis. Viele Familien bewältigen die Probleme mit ihrer Erkrankung allein oder mit Unterstützung des sozialen Umfelds. Anderen ist es dagegen nicht möglich, Ängste in der eigenen Familie auch nur anzusprechen.

Häufig prägen Schuldgefühle die Kommunikation in der Familie. Die Eltern fühlen sich schuldig aufgrund der Tatsache, dass Mukoviszidose eine Erbkrankheit ist. Auch die Kinder erleben Schuldgefühle, weil sie glauben, nicht so zu sein, wie die Eltern es sich wünschen. Diese Schuldgefühle werden ebenso selten thematisiert wie Verlustängste und Wut. Häufig wird die Hilfe Dritter benötigt, um Entlastung für die Familie herbeizuführen (Dockter et al. 2000). Die Bewältigung dieser Situation steht an erster Stelle. Die aufwändige Therapie und deren Überwachung und Motivation zur Durchführung erfordern von den Eltern hohe Disziplin und ständige Präsenz in den Säuglings-, Kleinkind- und Schulkindphasen. Mit Beginn der Pubertät beginnen bei diesen Jugendlichen der Ablösungsprozess von den Eltern und das Hinwenden zu Peergroups in ähnlichem Muster wie bei gesunden Gleichaltrigen. Das wiederum bringt die Eltern in eine erneute Krisensituation, da diese dazu neigen, ihr krankes Kind eher an sich zu binden und zu überwachen als ein gesundes. Diese Neigung resultiert aus der ständigen Angst um die Gesundheit des Kindes.

In vielen Familien sind die täglichen Mahlzeiten gleichzeitig auch Stresszeiten, da die Kinder häufig unter Appetitlosigkeit leiden, aber möglichst reichlich hochkalorische, fettreiche Mahlzeiten zu sich nehmen müssen, um einer Mangelernährung vorzubeugen.

Ein weiterer Belastungsfaktor für die Familien sind Zeiten, in denen es den Betroffenen nicht gut geht (z. B. jahreszeitlich bedingte Infekte, Krankenhausaufenthalte, Komplikationen im Rahmen der Erkrankung) und häufige Arztbesuche. Durch die notwendige regelmäßige Betreuung in einem speziellen Mukoviszidose-Zentrum ist der routinemäßige Arztbesuch (halbjährlich, z. T. auch vierteljährlich oder sogar noch häufiger) für viele Familien mit einem langen Fahrtweg verbunden. Belastend ist z. T. für die Betroffenen und ihre Familien auch, dass sie in ihrer Schulbildung benachteiligt sind oder unter erschwerten Bedingungen leiden, da sie häufig krankheitsbedingt in der Schule fehlen. Viele der Betroffenen erreichen dadurch einen niedrigeren Schulabschluss, als es ihren intellektuellen Fähigkeiten entspricht. Zudem können diese Mukoviszidose-Kranken, bedingt durch ihre Erkrankung, nicht jeden Beruf ergreifen und sind dadurch in ihrer Berufswahl stark eingeschränkt. Daraus ergeben sich Zukunftssorgen und -ängste. Das folgende Beispiel beschreibt eindrücklich die Situation einer betroffenen Familie.

Maria und ihre Situation

Maria ist zehn Jahre alt und leidet an Mukoviszidose. Ihre Mutter ist allein erziehend, seit längerer Zeit arbeitslos und lebt mit ihrer Tochter im Haus ihrer Eltern in einem kleinen Dorf in Deutschland. Der Vater trennte sich, als Maria ein Kleinkind war. Er lebt in einer neuen Beziehung. Die Großeltern scheinen Tochter und Enkelin wenig zu unterstützen, diesen Eindruck vermittelten die Gespräche. Alle Familienmitglieder auf dem kleinen dörflichen Anwesen leben in sehr bescheidenen Verhältnissen und leiden unter permanenter Geldnot. Familie H. besitzt kein Auto und ist aus diesem Grunde in der strukturschwachen Gegend sehr unflexibel.

Maria ist ein aufgewecktes, vielseitig interessiertes Mädchen. Sie wird in der Schule von ihren Mitschülern ausgegrenzt und gemobbt. Von den Lehrern erhält sie kaum Unterstützung. Sie hat zwei Mädchen in der Klasse, mit denen sie befreundet ist. Maria leidet sehr unter diesen Problemen und macht ihre Krankheit dafür verantwortlich. Sie sagte u. a.: «Wenn ich die Krankheit nicht hätte, dann hätte ich mehr Freunde.» Insbesondere das häufige geräuschvolle Abhusten und der lästige Schleim machen ihr Kummer. Mit ihrer Mutter spricht Maria nicht über dieses Thema, manchmal vertraut sie sich einer Freundin an. Maria ist stark von ihrer Mutter abhängig und kann sich nicht altersgemäß entwickeln. Ihre Interessen, wie zum Beispiel Sport oder Theaterspiel, kann sie nicht wahrnehmen, da zum einen die finanziellen Mittel dazu fehlen und sie zum anderen durch ihre Krankheit nicht akzeptiert wird. Sehr wichtige Begleiter für Maria sind die Tiere auf dem Hof der Großeltern, u. a. ein Hund. Hier findet sie Trost, fühlt sich in Gegenwart der Tiere wohl und empfindet Geborgenheit und uneingeschränkte Akzeptanz. Marias körperlicher Zustand ist deutlich schlechter als der von anderen Kindern mit dieser Erkrankung im selben Alter. Gründe hierfür sind zum einen, dass sie unter einer besonders schweren Form der Mukoviszidose leidet. Zum anderen kann ihre Mutter den Anforderungen, die die Erkrankung der Tochter an sie stellt, nicht immer gerecht werden. Die behandelnden Ärzte bemühen sich, die Situation zu verbessern, indem sie die Therapie ständig optimieren, was aber nur bedingt gelingt, da Mutter und Tochter zu Hause allein auf sich gestellt sind und die Anordnungen nicht immer umsetzen können. Die Mutter sagte dazu: «Aber, es ist halt schwer mit der Maria, sie mag das nicht so, sie will das nicht.» Maria geht alle drei Monate für zwei Wochen zur Infusionstherapie ins Krankenhaus, wobei sie immer von ihrer Mutter begleitet wird. Sie berichtete, dass sie sich jedes Mal auf die Zeit im Krankenhaus freue, da sie sich dort wohl fühle, mit ihrer Krankheit akzeptiert werde und unter gleich Gesinnten sei.

Auch das Leben der Mutter ist von Ablehnung geprägt. Ihre rechte Gesichtshälfte ist von einem großflächigen Hämangiom (Blutschwamm) entstellt. Sie leidet seit ihrer frühen Kindheit unter den erschrockenen Reaktionen ihres Umfeldes. Sie lebt daher zurückgezogen und hat wenig soziale Kontakte. Ihre Scheu der Umwelt gegenüber belastet die Familie zusätzlich. Die Mutter lebt für ihre kranke Tochter.

Analyse der Situation der Familie H.

Systemerhaltung

Die kleine Familie versucht mit großer Kraft, den Anforderungen der Krankheit zu begegnen. Das System Familie wird als stärkender Faktor erkannt und erhalten. Dem Sicherheitsbedürfnis kommt die Mutter mit verstärkter Verhaltenskontrolle des Kindes nach und indem sie versucht, mit dem Kind «so umzugehen, als wäre es gesund». Mutter und Tochter haben einen streng geregelten Tagesablauf, um alle notwendigen Behandlungen und Inhalationen durchführen zu können und geregelte Mahlzeiten und Medikamenteneinnahmen zu realisieren. Die Mutter benennt es: «Stress pur ...». Aber trotzdem scheint die Systemerhaltung nicht stabil zu sein, denn die Mutter gibt an, dass sie «von einem Tag auf den anderen» lebe und nicht planen könne. Zudem fehlen Personen, die zur Unterstützung und Erhaltung des Systems beitragen könnten, wie z. B. Freunde, andere Familienmitglieder oder die im Hause lebenden Großeltern. Alle Hilfsmittel, die für die Therapie der Erkrankung notwendig sind, sind vorhanden. Unklar blieb jedoch, ob sie auch ihrem Zweck entsprechend genutzt werden. Die Förderung der geistigen Entwicklung des heranwachsenden Kindes scheint nicht optimal gegeben zu sein, bedingt durch den Mangel an engem Kontakt zur Schule und den zuständigen Lehrern. Beispielsweise fehlt Maria häufig durch die Krankenhausaufenthalte und durch andere Begleiterkrankungen. Für dieses Problem gibt es keine individuelle Lösung. Gern würde das Mädchen einem Hobby nachgehen. Die regelmäßigen Ausfälle verhindern eine außerschulische Beschäftigung und Bindungsmöglichkeiten. Maria berichtete über ihre Teilnahme an der Theatergruppe: «Die Lehrerin [die die Theatergruppe leitet, Anm. der Verfasserinnen] gibt mir dann immer keine Rolle, weil sie denkt, die Maria, die ist sowieso nicht da.»

Die Mutter hat keinen konsequenten Erziehungsstil. Einerseits scheint sie das erkrankte Kind stark zu verwöhnen. Andererseits fehlt ihr das Verständnis für die Sichtweise ihrer Tochter. Bedingt durch das Fehlen anderer Handlungsfelder und die Arbeitslosigkeit, konzentriert sich die Mutter stark auf ihre Aufgabe als pflegende und betreuende Mutter und erhält dadurch die Abhängigkeit ihrer Tochter in starkem Maße aufrecht.

Kohärenz

Nach dem ersten Schock der Diagnose, Maria war zu diesem Zeitpunkt drei Jahre alt, nahm die Mutter ihre Rolle als fürsorgliche, pflegende Mutter sehr schnell an. Während bei der Mutter die Akzeptanz der Krankheit gegeben scheint, ist diese bei Maria nur eingeschränkt vorhanden. Sie nutzt ihre Erkrankung häufig dazu, bei ihrer Mutter Zugeständnisse zu erwirken, wie z. B. Unterbrechung oder Auslassen von Inhalationen, weil sie zu müde sei.

Die Mutter versucht trotz Arbeitslosigkeit und existenzbedrohendem Geldmangel die Familie zu erhalten und emotionale Bindungen zu stärken. Sie nahm große Kraftanstrengungen auf sich, um nach der Trennung des Partners den Kontakt des Vaters zur Tochter zu erhalten. Sie erkannte dies als wichtig für die Entwicklung des Kindes. Dies gelang ihr recht gut. Maria ist in unregelmäßigen Abständen bei ihrem Vater. Beide Eltern können miteinander zum Wohle des Kindes gut umgehen. Die Großeltern, die mit im Haus wohnen und beide arbeitslos sind, scheinen in den Tagesablauf von Mutter und Tochter nicht eingebunden zu sein. Sie spielten weder im Gespräch mit Maria noch mit ihrer Mutter eine erkennbare Rolle und wurden nur auf Nachfrage erwähnt. Die Gründe für diese Situation konnten im ersten Gespräch nicht geklärt werden.

Mutter und Tochter sprechen nicht offen miteinander. Der Umgang mit der infausten Prognose ist, wenn es ein Kind betrifft, sicherlich besonders schwer. Die Mutter versucht, alles pragmatisch zu handhaben: «... die Krankheit wirklich schlimm ist, und dass sie auch ... zum Tod führen kann, sagen wir es mal so, ganz krass, es ist ja so.» Die enge Bindung lässt auch die Tochter Verantwortung für die Mutter übernehmen: «Mutti, das wird wieder, wir strengen uns an, ich werd gesund.» Die Mutter fühlt sich aufgrund dieser Aussagen besser. Maria hat erhebliche Probleme mit Mitschülern und teilweise auch Lehrern in ihrer Schule. Sie wird ausgegrenzt und gemobbt. Die Mutter fragt täglich nach, wie es in der Schule war. Das Mädchen meidet das Thema und erzählt nur manchmal ihrer Freundin von den Hänseleien auf dem Schulhof. Die Freundin scheint für Maria die vertrauteste Person zu sein. Zu Hause geht sie «in ihr Zimmer und weint». Die Probleme in der Schule sind der Mutter bekannt, sie versucht ihnen zu begegnen mit Aufklärung der Lehrer durch Broschüren über Mukoviszidose. Einen persönlichen Kontakt und Gespräche meidet sie. Vielleicht ist das eigene Aussehen oder die gefühlte Außenseiterposition in der Gesellschaft ein Grund dafür.

Individuation

Die Individuation ist bei Mutter und Tochter sehr schwach ausgeprägt. Beide sehen sich als isolierte Personen, die in einer Art Solidaritätsgemeinschaft aneinander gebunden sind. Die Entwicklung des persönlichen Wachstums ist wegen der lebensbedrohenden Erkrankung stark eingeschränkt. Beide «überleben» die Zeit. Laut Mutter ist der «... Tagesablauf total auf Maria eingestellt ...». Die Mutter hat kaum eigene Freiräume und sucht auch nicht danach. Sie sieht ihre Erfüllung in der Fürsorge für die kranke Tochter. Maria ist stark von ihrer Mutter abhängig und kann sich nicht altersgemäß entfalten. Weder Mutter noch Tochter sind in der Lage, ihre Situation zu erkennen und einzuschätzen. Das nach Selbstbestimmung strebende 10-jährige Mädchen wird von der Mutter reglementiert, kontrolliert und jede selbstständige Handlung oder Entscheidung wird getadelt. Die Mutter hat eine große Verantwortung und meistert diese, so gut sie kann. Durch das Fehlen eines Lebenspartners kann sie die Alleinverantwortung im Alltag nicht immer diszipliniert umsetzen, in Bezug auf das Durchsetzen der medizinischen Anordnungen und einer konsequenten Erziehung. Eine innere Stärkung etwa durch Meditation oder Entspannungsübungen findet nicht statt. Gelegentliche Besuche bei Schulfreundinnen im Ort stärken sie. Manchmal ist sie am Ende: »... anfange zu heulen, und ich weiß nicht warum. Aber, das ist dann auch nach einer halben Stunde dann wieder vorbei. Wo ich dann sage: ‹Jetzt ist Schluss, du musst!›.» Das Gebrauchtwerden macht sie handlungsfähig trotz großer Probleme.

Systemänderung

Die Mutter, die in einfachen Verhältnissen lebt, musste sich mit der Kenntnis der Diagnose ihres einzigen Kindes einer großen Herausforderung stellen. Trotz des geringen Bildungsstandes gelang es ihr gut, diese Anpassungsleistung zu erbringen, aber sie ist kaum in der Lage, sich auf weitere Veränderungen einzustellen. Jede Komplikation, Begleiterkrankung oder Verschlechterung des Zustandes der Tochter lässt sie verzweifeln bzw. sie schafft es ganz schwer, sich darauf einzustellen. Sie hat vor jeder Veränderung des Zustandes Angst. Mit dem frühzeitigen Tod ihrer Tochter setzt sie sich nicht auseinander. Sie sagte: «... das schiebe ich ganz weit weg, ich kann damit nicht umgehen ... ich könnte damit nicht leben ...».

Das Mädchen spricht deutlich über seine Wünsche: «Ich wünsche mir nämlich so eine grüne Peitschennatter, die ist ungiftig.» Ein Tier aus einer fremden Welt, um die eigene ein bisschen zur Seite zu schieben, ist neben einer Reise nach Australien der größte Wunsch des todkranken Kindes. Ein weiterer sehnlicher Wunsch ist das Tanzen in einer Tanzgruppe. Die materielle Not lässt diese Wünsche scheitern.

Die Mutter hält gelegentlich kleinere Vorträge über das Betroffensein von Mukoviszidose vor Medizinstudenten während der Klinikaufenthalte mit der Tochter. Damit geht sie einen Schritt aus der Isolation heraus, allerdings in einem Rahmen, der Akzeptanz erwarten lässt, da hier das medizinische Interesse vorausgesetzt werden kann. Dadurch fühlt sie sich ernst genommen und kann auf diese Weise einen Beitrag zur Bildung und zum Verständnis leisten, was ihr immens guttut.

Synthese der Daten

Die Familien mit einem CF-Kind sind in Deutschland in der Regel medizinisch sehr gut betreut, fühlen sich aber in der Häuslichkeit oft isoliert und überfordert, besonders in den ersten Jahren nach der Diagnosestellung. Die regelmäßige Betreuung in einem Mukoviszidose-Zentrum gibt den Betroffenen und ihren Eltern einen gewissen Halt. Das reicht aber für viele betroffene Familien nicht aus, um die Probleme, mit denen sie im täglichen Leben mit der Krankheit konfrontiert werden, erkennen und lösen zu können. So auch im Fall der Familie H. Die Familie hätte schon vom Zeitpunkt der Diagnosestellung an durch eine erfahrene Pflegende, die mit der Theorie vertraut ist, betreut werden müssen, um diese zu stärken und die Auseinandersetzung mit der Krankheit des Kindes zu fördern. Allerdings ist eine Intervention durch eine erfahrene Pflegende auch zu einem späteren Zeitpunkt sinnvoll und wünschenswert.

Familie H. lebt in einer problematischen Situation, die durch unterschiedliche Faktoren und Umstände bedingt ist. Marias Mutter versucht im Rahmen ihrer Möglichkeiten, die kleine Familie zu erhalten und die Erkrankung ihrer Tochter zu akzeptieren und in das Leben von beiden, so gut sie kann, zu integrieren. Durch die fehlende familiäre und soziale Unterstützung bewegt sich die Mutter in ihrem Engagement für die Tochter immer an ihrem persönlichen Limit, was sie zeitweise auch überfordert bzw. die optimale Betreuung und Therapie häufig nicht gewährleistet werden kann. Mutter und Tochter können ihre Sorgen, Ängste und Probleme nicht miteinander besprechen, was zwischen beiden einerseits zu Spannungen und Unverständnis führt. Andererseits sind sie sich gegenseitig keine Hilfe und Stütze. Wichtige Themen werden nicht verbalisiert, sondern beide versuchen allein damit zurechtzukommen. Die Tochter fühlt sich im Krankenhaus wohl, was für Kinder und Jugendliche mit Mukoviszidose eher ungewöhnlich ist. Die große Mehrzahl der Familien versucht, einen Krankenhausaufenthalt zu vermeiden, was sich u. a. auch darin äußert, dass viele Familien die Heim-i.v.-Therapie einer stationären Therapie vorziehen. Das Verhältnis von Mutter und Tochter ist stark geprägt von gegenseitiger Abhängigkeit, was zur Folge hat, dass das individuelle Wachstum und die Entwicklung von beiden nur in sehr geringem Maße erfolgen können. Durch das kontaktarme Leben der Familie zur Umwelt finden weder Individuation der Familie noch notwendige Veränderungen statt. Mutter und Tochter zeigten sich jedoch sehr gesprächsbereit, aufgeschlossen und lernwillig, wenn ihnen eine offene und empathische Haltung entgegengebracht wird. Die Familie hat ein großes Potenzial an Ressourcen, die mit der entsprechenden Beratung und Begleitung erkannt und genutzt werden könnten.

Die Analyse der Familiensituation der Familie H. anhand der Theorie des systemischen Gleichgewichts ist als grafische Darstellung in Abbildung 14 erfasst.

Förderung der Gesundungsprozesse

Bei Familie H. wäre es zunächst notwendig, eine Vertrauensbasis zu schaffen und die Familie sensibel zu unterstützen, zu stärken und zu begleiten. Es müssten zunächst im Sinne der Theorie Gespräche geführt werden mit allen im Haushalt lebenden Familienmitgliedern, um die systemischen Ziele der Familie zu erreichen (siehe Abb. 14, Diagramm D, S. 232). Sinnvoll erscheint es hier, eine Familienkonferenz mit allen im Hause lebenden Mitgliedern unter Moderation einer erfahrenen Pflegenden, die vertraut ist mit der praktischen Anwendung der Theorie, einzuberufen. Die Familie müsste sensibilisiert werden für die einzelnen Dimensionen des Handelns. Wichtig wäre es, den Zusammenhalt mit den Großeltern zu fördern und diese als Ressource zu erkennen und zu nutzen. Die Entwicklung der Individuation von Mutter und Tochter sollte eines der vorrangigen Interventionsziele sein. Für die Tochter wäre es wichtig, sich altersgemäß entwickeln zu können und sich aus der Abhängigkeit von der Mutter zu lösen. Auch die Mutter müsste befähigt werden, sich Freiräume zu schaffen und diese für ihre eigene Entwicklung zu nutzen. Zudem müsste die Mutter darin unterstützt werden, die altersgemäße Entwicklung ihrer Tochter zuzulassen und die zunehmende Selbstständigkeit der Tochter zu akzeptieren und zu fördern. Ein weiteres zentrales Interventionsziel sollte die Auseinandersetzung mit dem frühen Tod des Kindes sein. Sowohl Mutter als auch Kind müssen befähigt werden, diesem Thema zu begegnen und sich damit auseinanderzusetzen. Hier besteht aus Sicht der Autorinnen hoher Interventionsbedarf, da diese Tatsache bisher von der Familie ausgeblendet wurde. Es ist aber für den weiteren Lebensweg aller Familienmitglieder essenziell notwendig, dieses Thema in der Familie zu bearbeiten und mögliche Ansätze für den Umgang mit dem Unabänderlichen zu finden. Es müssen

A) Familie H. in der aktuellen Situation

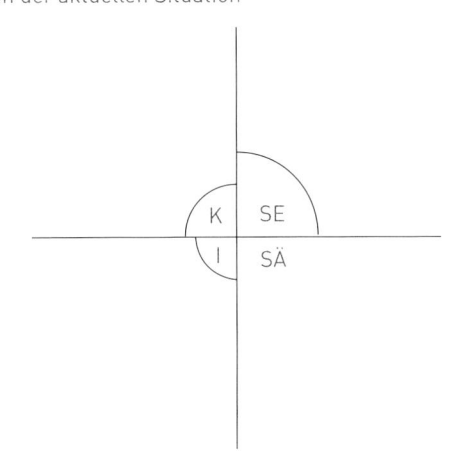

B) Frau H. in der aktuellen Situation als Hauptpflegeperson

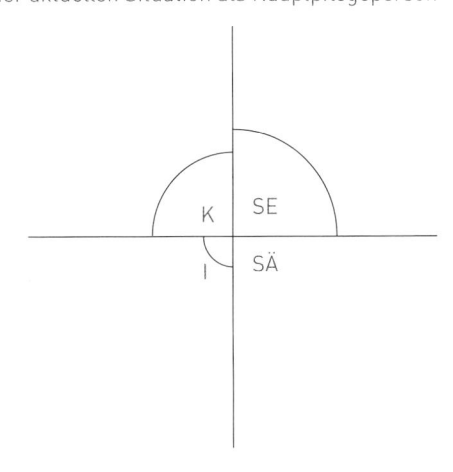

Abbildung 14: Diagramme der Familie H.
K = Kohärenz, I = Individuation, SE = Systemerhaltung, SÄ = Systemänderung

C) Maria in der aktuellen Situation

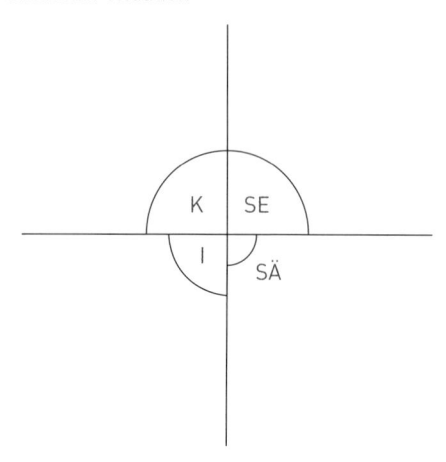

D) Systemisches Ziel der Familie H.

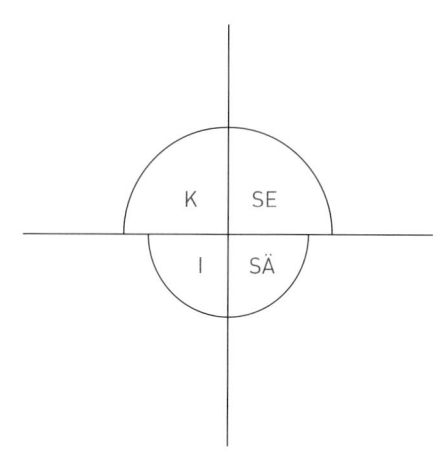

Abbildung 14: Diagramme der Familie H.
K = Kohärenz, I = Individuation, SE = Systemerhaltung, SÄ = Systemänderung

Gesprächsmöglichkeiten gefunden werden, z. B. durch den Kontakt zum regionalen Hospizverein oder in einer Selbsthilfegruppe. Eine andere, sehr hilfreiche Möglichkeit wäre die Anbindung an ein Kinderhospiz. Das Kinderhospiz könnte für Mutter und Tochter, wenn möglich auch für die Großeltern, unterschiedliche Unterstützungsmöglichkeiten bieten. Familien mit einem schwer kranken Kind können dort von Zeit zu Zeit eine Auszeit vom erschöpfenden Alltag nehmen. Gleichzeitig bietet sich die Möglichkeit zu Gesprächen mit anderen Betroffenen, mit Seelsorgern und Trauerbegleitern. Marias Familie könnte auf diese Weise lernen, die Tatsache des frühen Todes anzunehmen und aktiv damit umzugehen, was eine Systemänderung mit Wachstum bedeuten würde.

Für die Unterstützung von Familie H. wäre es außerdem besonders notwendig, einerseits das soziale Umfeld, also Schule und die Dorfgemeinde in die Interventionen mit einzubeziehen. Andererseits aber auch die Familie zu befähigen, ihre Stärken zu erkennen und zu nutzen und die Scheu vor der Öffentlichkeit abzubauen. Diese Aufgabe kann die Familie nur mithilfe einer erfahrenen Pflegenden angehen, da sie allein bisher nicht dazu in der Lage war. Es wäre hilfreich, wenn die Family Nurse die Gespräche in der Schule initiieren und begleiten würde. Information, Aufklärung und Sensibilisierung für diese spezielle Erkrankung könnten durch sie erfolgen, in gemeinsamer Vorbereitung mit Mutter und Tochter. Die Familie braucht diese Begleitung und Unterstützung als «Türöffner» für den aktiven Schritt in die Öffentlichkeit, den sie bisher vermieden hat. Ist dieser erste Schritt erfolgreich getan, dann steigt schon allein durch diese Erfahrung das Selbstbewusstsein der Familie erheblich. Nächste Schritte in die Öffentlichkeit, etwa eine Teilnahme an einem Dorffest, könnten dann geplant und vorbereitet werden. Jede bewältigte Aufgabe müsste mit der Pflegenden ausgewertet werden, und auch Misserfolge müssen verbalisiert und reflektiert werden. Die Bereitschaft zum Gespräch muss immer wieder neu erarbeitet und thematisiert werden. Ziel der einzelnen Maßnahmen sollte sein, dass die Familie so viel Selbstbewusstsein erlangt, dass sowohl Mutter als auch Tochter mit ihren Handicaps selbstsicher umgehen und dieses auch in der Öffentlichkeit demonstrieren können. Dazu gehört es, zu erreichen, dass sowohl die Krankheit und das äußere Erscheinungsbild von der Familie akzeptiert werden als auch ihr Leben als wertvoll und lebenswert erkannt wird. Dadurch könnte eine entscheidende Systemänderung eintreten, die wiederum eine verbesserte Kongruenz nach sich zieht. An diesem Punkt wäre die Familie dem Gesamtziel der Angstfreiheit und Kongruenz einen entscheidenden Schritt näher gekommen.

Die Begleitung der Familie durch eine erfahrene Pflegende müsste anfangs sehr engmaschig erfolgen, etwa einmal wöchentlich. Nach dem Erreichen der ersten Ziele könnten die Abstände zwischen den Besuchen schrittweise und der Situation angepasst verlängert werden.

Mögliche Interventionen wären neben den bereits beschriebenen, den Tagesablauf gemeinsam mit Mutter und Tochter zu überdenken und neu zu strukturieren, so dass für beide Freiräume entstehen. Diese Freiräume mit Aktivitäten zu besetzen, die Mutter und Tochter unabhängig voneinander nutzen, wäre das nächste Ziel. Für Maria wäre es wichtig, außerschulische Aktivitäten, die ihrem Interesse entsprechen, zu ermöglichen. Da die Familie finanziell sehr schwach ist, wäre es ein Ziel, Sponsoren zu finden, die Maria die Teilnahme an einer Tanzgruppe ermöglichen. Außerdem müsste eine andere Familie gefunden werden, die Maria in den Nachbarort fahren kann, wo der Tanzverein ansässig ist.

Für die Mutter wäre es wichtig, ein Hobby oder eine andere Sinn gebende Aktivität zu finden, die es ihr ermöglichen, ihre Aufmerksamkeit zeitweise vom kranken Kind abzulenken, ihr Selbstbewusstsein zu stärken und ihr den Kontakt zu anderen Menschen zu eröffnen. Sinnvoll wäre es auch, die Mutter zu ermutigen, sich in der regionalen CF-Selbsthilfegruppe zu engagieren, was sie bisher ablehnte. Das Gespräch und der regelmäßige Kontakt zu anderen betroffenen Familien wären aufbauend und stärkend. Auch hier ist wieder die Hürde der fehlenden Mobilität zu überwinden, was aber innerhalb der Selbsthilfegruppe zu thematisieren und eventuell zu lösen wäre. Wichtig wäre zunächst einmal, die Kontaktaufnahme und das Gespräch zu initiieren.

Die Erreichung der Ziele oder auch der Misserfolg müssen regelmäßig mit der Familie evaluiert werden und angepasst an diese Gespräche sind neue Ziele zu erarbeiten. Wichtig ist es, die Familie viel zu loben, zu ermutigen und Misserfolge als neue Chance und Herausforderung begreifen zu lernen.

Aus Sicht der Autorinnen wäre die Begleitung der Familie über einen langen Zeitraum möglichst bis zum Tod und auch über den Tod des Kindes hinaus wichtig und wünschenswert, um ihr ein Leben mit der Krankheit zu ermöglichen, das ihr trotz aller Probleme und Schwierigkeiten Sinn gibt und als lebenswert erkannt und gelebt werden kann.

Vierter Teil:

Familien mit Krisen im Innern und Krisen durch die Umwelt

1 Einführung

Die Dynamik einer Krise und Anleitungen zur Pflege wurden in der Einführung zum dritten Teil dieses Buchs beschrieben und sollen hier kurz aufgegriffen werden.

Dabei sollte die Leserin bzw. der Leser berücksichtigen, dass die Fähigkeit der Familien, Krisen zu umgehen, sehr unterschiedlich ist und auf die allgemeine Familiengesundheit zurückzuführen ist, also auf die Fähigkeit der Familie, ihre Ziele wunschgemäß im Gleichgewicht zu halten.

Familien sind im Allgemeinen anfällig für Krisen, besonders jene, die durch Entwicklungsphasen ausgelöst werden können (Aguilera 1998). Potenzielle Krisen können jedoch überall dort auftreten, wo durch Situationen jeglicher Art große Wechsel bzw. Veränderungen anstehen, so zum Beispiel neue Wohnbedingungen, Migration, finanzielle Not oder Tod eines Familienangehörigen. Solche Krisen sind Gegenstand des nachfolgenden, vierten Teils dieses Buchs. Im ersten Kapitel werden Krisen erörtert, die von der Umwelt herrühren; im zweiten sind es Krisen, die im Inneren der Familie entstehen. Man sollte sich dabei vor Augen führen, dass diese Krisen nicht immer leicht auseinanderzuhalten sind. Jede gesunde Familie wird mit Schwierigkeiten und Problemen konfrontiert und ist bemüht, damit im Alltag umzugehen. Einige sind in Kürze lösbar, andere dauern Jahre. Nicht selten kommen einige Probleme zusammen und verhindern so eine optimale Familiengesundheit. Wird eine Familie ganz unerwartet von einem Schicksalsschlag getroffen, ist sie oft bereits mit anderen Problemen belastet. Deshalb ist es weniger der Schicksalsschlag selbst als die Kumulation schwieriger Umstände zur gleichen Zeit, welche die Familie aus dem Gleichgewicht bringen. Einflussfaktoren wie Familienstruktur, die Entwicklung der Familienmitglieder, der gesamte Familienzyklus und die Probleme mit kultureller Anpassung können alle zu Krisen führen. Die im zweiten und dritten Teil des Buches beschriebenen Beispiele zeigen den konstruktiven Umgang mit Krisen und wie er zu Gesundheit führen kann. Zum Unterschied dazu werden nachfolgend destruktive Auswirkungen aufgeführt. Die Beispiele betreffen Familien, die nicht in der Lage sind, mit direkten Anforderungen von intrafamiliären Beziehungen, persönlichen Entwicklungsphasen, Änderungen in der Familienstruktur, Kultur- und Rollenkonflikten fertig zu werden. Sekundäre Auswirkungen wie Gewalttätigkeit oder Drogensucht werden ihrerseits zu Auslösern von Krisen und üben zusätzlichen Druck aus, der oft alles andere übersteigt.

Aus der theoretischen Perspektive der Stress- und Coping-Forschung entsteht eine Krise in Situationen der akuten Überforderung (Monat & Lazarus 1985). Die Anforderungen an das gewohnte Verhalten übersteigen die Ressourcen der Familie (Liken 2001). Familien in einer Krise sind ziellos und verlieren die Fähigkeit, ihre Funktion aufrechtzuerhalten, kurz, die Familienprozesse sind chaotisch. Druck von außen und innen verlangt radikale Änderungen, denen die Familie kurzfristig nicht gewachsen ist. Gesunde Menschen und gesunde Familien werden jedoch im Laufe der Zeit mit ihren Problemen fertig und erreichen ein neues Gleichgewicht durch den Prozess der Systemänderung. So wurde in Therapie und Forschung festgestellt, dass sich gesunde Familien in schwierigen Situationen leicht von problematischen unterscheiden. In gesunden Familien werden sich nämlich die Angehörigen unter Druck gegenseitig helfen und unterstützen, also ihre Kohärenz verstärken, wogegen Angehörige von Problemfamilien keine gemeinsame Basis finden können. Bereits bestehende Konflikte verschärfen sich.

Unsere eigenen Forschungsresultate mit Familien in finanzieller Not und Arbeitslosigkeit (Friedemann 1987; Webb & Friedemann 1991; 1995) bestätigen die obige Dynamik. Aus den standardisierten Interviews mit 52 Elternpaaren war immer wieder zu vernehmen, dass die finanziellen Probleme bereits existierende Beziehungsprobleme akut verschärft hatten. Auswirkungen auf das Familiensystem und die Kinder waren sogar bis sechs Jahre später messbar. Jene Paare hingegen, die sich schon immer gut verstanden und unterstützt hatten, waren in der Lage, die Schwierigkeiten zusammen zu meistern und dadurch zu wachsen.

Pittman (1987) beschreibt vier verschiedene Arten von Krisen: Schicksalsschläge, Entwicklungskrisen, familienstrukturelle Krisen und Krisen durch die Übernahme von Pflege. Dies zeigt, dass Krisen sowohl in der Umwelt als auch im Inneren der Familie ausgelöst werden können. Krisen durch die Übernahme von Pflege sind bereits im dritten Teil dieses Buches behandelt worden. Dieser nächste Teil konzentriert sich auf Krisen im Inneren der Familie und andere, die durch Einflüsse von außen verursacht werden. Die Auswirkung jeglicher Ursachen ist jedoch ähnlich, indem sich jede Krise als innensystemische Krise im Familienprozess abspielt. Die Beispiele der nächsten Kapitel werden dies anschaulich machen.

2 Krisen aus der Umwelt

2.1 Umweltkrisen

Krisen aus der Umwelt sind Krisen, die von schädlichen äußeren Einflüssen auf die Familie herrühren. Zwei Bedingungen führen grundsätzlich zu Krisen aus der Umwelt: Erstens entstehen Krisen als Folge unerwarteter Ereignisse, welche die Weltanschauung und das Wertesystem der Familie schlagartig aus dem Gleichgewicht bringen und sich ernsthaft auf das Rollenverständnis der Familienmitglieder und den Familienprozess auswirken. Beispiele dieser Art sind die Tötung eines Menschen oder eine Vergewaltigung, ein Brand, ein Diebstahl oder ein schwerer Verkehrsunfall. Im Alltag vieler Familien spielt heute der Verlust des Arbeitsplatzes eine besondere Rolle. Zweitens können sich Umweltkrisen allmählich aus konfliktbeladenen Situationen entwickeln, in denen widersprüchliche Erwartungen betreffend Ziele, Rollen, Verantwortungen oder Hilfeleistungen nicht miteinander übereinstimmen. Beispiele der zweiten Art sind Doppelbelastung der berufstätigen Frau, Anpassung an den Ruhestand, Probleme am Arbeitsplatz, Schulschwänzerei eines Jugendlichen. Solchen Krisen fehlt oft eine dramatische Dynamik. Stattdessen liegt ihnen eine anhaltende Problematik zu Grunde, die sich in Symptomen wie unerklärlicher Müdigkeit, Lustlosigkeit oder psychosomatischen Beschwerden offenbart. Kast (2009) nennt sie «verschleierte Krisen».

2.2 Schicksalsschläge

Schicksalsschläge betreffen alle Familienangehörigen entweder als direkte Opfer oder aber auf indirekte Art. Entweder ist das Ereignis ein großer Verlust für alle, oder eines der Mitglieder leidet psychisch oder physisch und benötigt die Pflege und Unterstützung der Familie. Der voraussichtliche Lauf der Dinge und des Lebens ist im Wertesystem der Familie verankert. Er basiert auf Normen, kulturellen Einstellungen und Idealen der Gesellschaft. Die Wirkung des Schicksalsschlages steht in einer direkten Wechselwirkung zum Umfang der Abweichung der Situation vom erwarteten Lauf der Dinge (Neugarten 1979). So ist zum Beispiel ein unerwarteter Todesfall in der Familie schwerer zu ertragen als der absehbare Tod eines Familienmitgliedes, bei dem sich die Familienmitglieder verabschieden konnten. Auch die Rolle, die der Verstorbene innehatte, beeinflusst die Verarbeitung der entstandenen Krise.

Um die Krise erfolgreich zu meistern, muss die Familie zusammenhalten und sich gegenseitig bei der Suche nach Lösungen und beim Inkraftsetzen dieser Lösungen unterstützen (Pittman 1987). Dieser Vorgang kann aber nur dann stattfinden, wenn es die Familie fertig bringt, das Ereignis in ihr Verständnis zur Bewältigung des Alltagsgeschehens einzubauen und es infolgedessen akzeptiert. In vielen Fällen ist dies äußerst schwierig. Bei einem Verbrechen zum Beispiel wird der Glaube an die soziale Gerechtigkeit erschüttert und muss durch neue Werte ersetzt werden. Oft ist es so, dass Opfer und Familie in ihrer Verzweiflung vorerst Erklärungen dafür suchen, warum ausgerechnet sie diesen Schicksalsschlag erleben mussten.

Sinnfindung ist für die Verarbeitung eines traumatischen Erlebnisses maßgebend (Janoff-Bulman 2006). Unverschuldete menschliche Gewalt ist am schwierigsten zu ertragen (Malt 1993). Dementsprechend werden ungeheure emotionale Energien in die Klärung und Anschuldigung eines Verbrechens gesteckt. Unser Justizsystem, das sich an den Werten schuldig bzw. unschuldig orientiert, spricht für dieses allgemein menschliche Bedürfnis. Bei Ereignissen wie Unfällen oder Naturkatastrophen kann kein eigentlicher Täter angeschuldigt werden. Hier richtet sich die Wut entweder an die Gesellschaft, das Gesetz, Gott oder nach innen auf sich selbst. Studien über solche Mechanismen existieren vor allem in Bezug auf Vergewaltigungsopfer. Die Forschung ist zum Teil recht widersprüchlich. Frieze (1979) stellte fest, dass Frauen, die ihre Umwelt beschuldigen, im Allgemeinen ihre Krisen mit kreativeren Lösungen bewältigen als diejenigen Opfer, die vorerst sich selbst die Schuld geben. Letzteres Verhalten scheint üblicher zu sein. Der Vorteil davon ist, dass sie den Eindruck einer Kontrolle über ihr Leben zurückgewinnen, da sie davon überzeugt sind, dass sie mit einer Veränderung im Verhalten einen ähnlichen Vorfall in der Zukunft vermeiden können (Bulman & Wortman 1977; Danish & D'Augelli 1995).

Alle Familienmitglieder sind in den Prozess der Sinnfindung einbezogen. Es versteht sich von selbst, dass kohärente Menschen damit weniger Schwierigkeiten haben. Familien mit einer starken Kohärenz und Werten, die von allen geteilt werden, erleichtern einen engen Zusammenhalt. Gegenseitige Unterstützung wird jedoch durch stark unterschiedliche Auffassungen über den Sinn des Geschehens und dessen Werte beträchtlich erschwert. Das folgende Beispiel beschreibt einen solchen Zwiespalt und die notwendige Pflege, die sich um Familienkohärenz bemüht.

Alice ist die älteste der drei Töchter der Familie V. Herr V., der Vater, hat über 20 Jahre lang als Bodenleger in einer Kleinfirma gearbeitet. Vor einigen Jahren ist er zum Vorsteher befördert worden. Die Familie V. lebt in einer ländlichen Gemeinde. Frau v. ist Hausfrau und betreut ihren Blumen- und Gemüsegarten. Die jüngeren Geschwister von Alice besuchen das Gymnasium in einer nahe liegenden größeren Ortschaft. Alice studiert Psychologie. Da sie sehr intelligent ist, hat sie ein Stipendium erhalten, das es ihr erlaubt, mit einer Mitstudentin in einer kleinen Wohnung in der Nähe der Universität zu wohnen. Alice ist das Vorbild ihrer zwei Schwestern und wird von Frau V. mit Stolz unterstützt. Sie ist das erste Familienmitglied, das den Mut hat, die akademische Welt zu entdecken. Herr V. dagegen ist anderer Meinung. Laut Herrn V. sind die Angehörigen seiner Familie einfache Leute, die der Arbeit nachgehen. Dass seine Tochter so hoch hinaus will, versteht er nicht, denn die Familie könnte eine finanzielle Unterstützung von Alice recht gut gebrauchen.

Vor zwei Wochen geschah das Unfassbare. Alice und ihre Kollegin studierten spät in der Nacht im Hinterzimmer, als sie plötzlich sahen, wie zwei Männer das Küchenfenster aufbrachen und in ihre Wohnung kletterten. Die Kollegin schrie, so laut sie konnte, worauf die Einbrecher in Panik auf das beleuchtete Zimmer schossen und kurz darauf wegrannten. Beide Mädchen fielen auf den Boden. Alice lag regungslos, bis sie sicher war, dass die zwei Männer verschwunden waren. Als sie sich ihrer Freundin näherte, sah sie, dass ihr Blut aus der Nase rann und sie nicht mehr atmete. An das, was folgte, kann sich Alice kaum mehr erinnern. Dass sie eine Schusswunde am Arm hatte, konnte sie erst richtig wahrnehmen, als sie nach einer Operation im Krankenhausbett wieder zu sich kam.

Nach dem Krankenhausaustritt kommt Alice mit Mutter und Vater zum ersten Klinikbesuch zwecks Kontrolle der Armwunde. Die Wunde scheint ohne Infektion zu heilen, doch Alice sieht verstört aus. Die Pflegende kennt die Geschichte von Alice aus der Dokumentation. Im Behandlungszimmer fragt sie Alice, wie es ihr gehe und wie bald sie gedenke, zu ihrem Studium zurückzukehren. Alice gibt einsilbige Antworten und starrt auf den Boden. Plötzlich schaut sie die Pflegende mit weit offenen Augen und einem verzweifelten Ausdruck an. Die Pflegende setzt sich neben Alice und legt den Arm auf ihre Schulter: «Was ist denn los?» «Ich weiß es nicht», antwortet Alice verzweifelt. Die Pflegende meint: «Ich kann Sie doch so nicht gehen lassen; kann ich Ihnen irgendwie helfen?» Darauf verliert Alice die Fassung und klammert sich wie ein Kind an den Arm der Pflegenden und schluchzt unaufhörlich. Zwischenhinein stößt sie aus: «Sie haben meine Freundin erschossen.» «Sie sind davongelaufen.» «Ich habe solche Angst.» «Ob sie wiederkommen?» «Ich kann nicht schlafen – ich sehe sie im Traum.» «Ich hätte etwas tun sollen, dann wäre meine Freundin noch am Leben!» Die Pflegende streicht ihr instinktiv immer wieder sanft über das Haar, realisiert aber, dass sie selbst aus der Fassung ist. Was soll sie nun tun? Dann erinnert sie sich, dass sie in einer solchen Situation weder etwas tun kann noch muss, sondern einfach Alice zuhören soll.

Nach einer Weile hört Alice auf zu schluchzen, weint leise vor sich hin, scheint aber ruhiger. Die Pflegende fragt: «Wissen Deine Eltern, wie schwierig dies alles für Dich ist?» Unbewusst wählt sie die familiäre Form, denn sie sieht sich einem «Kind» gegenüber in der Rolle der Beraterin. Alice stutzt und antwortet: «Nein, sie machen mir das Leben noch schwerer. Mein Vater versteht mich nicht. Er sagt, es sei alles meine Schuld. Wenn ich gemacht hätte, was er sagte, wäre das alles nicht passiert. Die Mutter versucht, mich zu verteidigen, und dann streiten sich die beiden, und ich schließe mich in mein Zimmer ein.» Dann erkundigt sich die Pflegende nach den Zukunftsplänen. Alice möchte das Studium abschließen, denkt aber nicht, dass sie den Mut habe, allein zu wohnen, und das Geld fehlt ihr ebenfalls. Zu Hause hält sie es nicht mehr aus. Aber in die Stadt wagt sie sich nicht. Nach einigen Fragen stellt sich heraus, dass Alice eine junge Frau kennt, die entfernt mit ihrem Vater verwandt ist und in der Stadt wohnt. Eventuell könnte sie bei ihr wohnen, aber ihr Vater würde ihr dies sehr übel nehmen.

Die Pflegende entschließt sich, ein paar Worte mit den Eltern zu wechseln und ruft sie ins Behandlungszimmer. Nach einer kurzen Begrüßung teilt sie ihnen mit, dass der Arm gut heile. Sie erklärt, dass eine solche Gewalttat schwer zu verkraften sei und dass sich dadurch vieles ändere. Dann fragt sie, wie sich die Eltern damit abgefunden haben? Frau V. meint, es sei Zeit, dass man langsam einsehe, dass das Verbrechen passiert sei und dass daran nichts zu ändern sei. «Und doch hätte es nicht sein müssen, wenn Alice nur auf mich gehört hätte!», antwortet Herr V. Die Pflegende sagt, dass sie gut verstehe, wie besorgt er um seine Tochter sei und dass er ihr abrate, in der Stadt zu wohnen. Nach einer kurzen Pause meint Herr V., er könne schon verstehen, dass das Studium für Alice wichtig sei. Er habe es zwar nie für nötig gefunden, aber stolz sei er trotzdem auf die intelligente Tochter. Das Ereignis habe ihn jedoch komplett aus der Fassung gebracht. Die Pflegende antwortet, dass sie aus Erfahrung mit anderen Patienten wisse, wie leicht es sei, die Fassung zu verlieren bei so schrecklichen Ereignissen. Sie denke nun aber, dass es äußerst wichtig sei zusammenzuhalten, um Alice zu unterstützen, denn schließlich habe es sie doch am schwersten getroffen.

Dann schildert sie den Eltern die Angst und Zweifel von Alice, wieder in die Stadt zu ziehen. Herr V. meint dazu, man könne jetzt doch nicht alles Angefangene fallen lassen – ob Alice schon an die Verwandte gedacht habe? Frau V. unterbricht ihn und fragt ganz aufgebracht, warum er jetzt so plötzlich anders reagiere, nachdem er ihr mit seiner Sturheit so viele Schwierigkeiten und Verzweiflung verursacht habe. Die Pflegende verhindert einen Streit. Sie erklärt, dass die meisten Leute in einer Krise erst einmal Schuld zuweisen, weil sie sich so elend und machtlos fühlen. Herr V. wollte die Schuld der Familie zuschieben, während Alice die Schuld für den Tod ihrer Freundin bei sich selbst suchte. Das Ereignis sei nun aber passiert, und sie frage sich, ob es nicht eventuell Dinge gäbe, damit etwas Ähnliches nicht wieder vorkomme?

Alle vier Beteiligten denken kurz nach. Dann sagt Herr V.: «Ich werde meine Verwandte anrufen. Sie wohnt etwas weiter von der Universität weg, aber das Quartier ist gut, und sie wohnt im vierten Stock.» Dann meint Frau V., dass Alice vielleicht einen Kurs in Selbstverteidigung mitmachen sollte. Alice lacht und sagt, das sei eine recht gute Idee, aber wer wolle dafür bezahlen? Herr V. fügt dazu bei, dass er noch etwas Reserven habe, und zudem werde er seiner Verwandten anraten, auf seine Kosten eine elektronische Alarmanlage installieren zu lassen. Er wolle sicher sein, dass Alice keine Angst haben müsse. Die Pflegende fasst das Gespräch zusammen und erklärt, dass alle zur Problemlösung beitragen können. Solche praktischen Lösungen seien sehr nützlich. Sie rät ihnen, weiterhin offen miteinander zu sprechen, denn jegliche Missverständnisse und Konflikte können zusätzliche Probleme auslösen in einer Zeit, in der es wichtig ist zusammenzuhalten.

Im Beispiel der Familie V. verhalf die Theorie des systemischen Gleichgewichts der Pflegenden zu wichtigen Erkenntnissen. Bei der Betrachtung des Krisendiagramms (siehe Abb. 4, S. 127) erinnert sich die Pflegende an zwei bereits diskutierte Grundsätze, die ihr bei der Pflegeplanung halfen: 1. In einer Krise werden existierende Konflikte verschärft und verhindern die kreative Zusammenarbeit und die Suche nach Lösungen. 2. Die Pflege in einer Krisensituation unterstützt vorerst die familieneigenen Prozesse, die zu Individuation und Systemänderung führen. Beide Erkenntnisse verhalfen ihr in der unerwarteten Situation, sich zu orientieren. Sie realisierte, dass von ihr keine fertigen Lösungen verlangt werden und dass sich die Verzweiflung von Alice legen wird, sobald sie Unterstützung findet. Die Eltern waren in einen langwierigen Konflikt verwickelt, der darauf ausging, wer in der Familie das Recht hat, zu bestimmen. Herr V. hatte das Gefühl, an Autorität eingebüßt zu haben, als er vor Jahren in der Familie überstimmt wurde und schließlich zum Studium einwilligte. Sein beeinträchtigtes Rollenbewusstsein wurde durch die Krise erneut auf die Probe gestellt. Erst als sich Herr V. durch die positiven Bemerkungen der Pflegenden unterstützt fühlte, konnte er die Rolle der Selbstverteidigung fallen lassen. Durch den eingeleiteten Prozess der Spiritualität empfand er Mitgefühl und setzte sich auf die Ebene seiner Tochter und Familie. Durch diese Änderung im Familienprozess wurde die Verstärkung der Familienkohärenz möglich. Diese Situation zeigt weiterhin, wie wenig Anreiz die Beteiligten oft brauchen, um die Lösung zu finden, die ihnen hinterher sehr einfach vorkommt. In ihrem schmerzvollen und aufgewühlten Zustand wollen sie nicht länger verharren. So birgt die Krise die Gelegenheit zu einer Lösung nicht nur der momentanen Schwierigkeiten, sondern oft auch der zuvor existierenden Konflikte. Die Krise birgt in sich eine Umordnung der Prioritäten und eine neue Perspektive, die dem Familienprozess neuen Sinn verleiht.

2.3
Arbeitsverlust

Der Schicksalsschlag des Arbeitsverlustes verdient eine besondere Beachtung in diesem Kapitel. Ansteigende Statistiken der Arbeitslosigkeit in europäischen Ländern haben die Bevölkerung stark verunsichert. Wo ein sicherer Arbeitsplatz früher als Selbstverständlichkeit galt, sind heute oft Sorgen und Bedenken da. Neue Berichte in Zeitungen und im Fernsehen über die wirtschaftliche Instabilität verstärken die Ängste. Die aktuellen Zahlen sowie die Prognosen für die nahe Zukunft geben weiteren Anlass zur Besorgnis. Im Mai 2009 meldet die Agentur für Arbeit, dass 3.458.028 Menschen in Deutschland ohne Arbeit sind, was einer Arbeitslosenquote von 8,2 Prozent entspricht, Tendenz steigend. In der Schweiz sehen die Zahlen nicht so bedrohlich aus, haben aber ebenfalls eine steigende Tendenz, was die Menschen entsprechend beunruhigt. Hier sind Ende 2008 118.762 Menschen erwerbslos, was eine Arbeitslosenquote von 3 Prozent ausmacht.

Arbeitslosigkeit ist wie die meisten Schicksalsschläge multidimensional und komplex. Die heute vorherrschende Ideologie des Individualismus, die Auffassung, dass jeder, der Fähigkeiten hat, erfolgreich sein kann, verwandelt ein gesellschaftliches Kollektivschicksal in viele persönliche Schicksale. Es besteht keine soziale Struktur, die Betroffene davon abhält, ihre Arbeitslosigkeit als persönliches Versagen zu betrachten. Von Lengerke (2007) beschreibt die Arbeitslosigkeit als das seelische Leiden, nicht mehr gebraucht zu werden. Es rührt davon her, dass der Wunsch nach Aufstieg und die Angst vor dem Abstieg mächtige Triebkräfte des Handelns in der Arbeitswelt darstellen. Arbeitslosigkeit mag zu einem Verlust von Identität, von Kontakten mit Kollegen und von Anerkennung in der Familie führen.

Mit anhaltender Arbeitslosigkeit untergraben die Misserfolge bei der Arbeitssuche das Selbstbewusstsein. Man erklärt die Tendenz zu individueller und sozialer Passivität mit der Theorie der gelernten Hilflosigkeit (Kieselbach & Wacker 1985; von Lengerke 2007). Dies ist ein Zustand der Resignation, der daherrührt, unfähig zu sein, das eigene Schicksal zu lenken, um erneut Arbeit zu finden.

Es ist jedoch anzunehmen, dass eine solche Verallgemeinerung nicht der vollen Wirklichkeit entspricht. Die empirische Forschung zur Theorie des systemischen Gleichgewichts (Friedemann 1991) auf dem Gebiet der Arbeitslosigkeit wie auch andere Resultate deuten auf sehr unterschiedliche Reaktionen der Betroffenen hin. Laut aktuellen Statistiken betrifft Arbeitslosigkeit alle Gruppen in der Gesellschaft: nur kurz Beschäftigte, Frauen, Migranten und Migrantinnen, Jugendliche, Wissenschaftler, ältere Menschen und nicht entwicklungseingeschränkte Randgruppen etc. Schon allein die Tatsache, dass diese grundsätzlich verschiedenen Bevölkerungsgruppen unter Arbeitslosigkeit leiden, weist auf die Wahrscheinlichkeit hin, dass ihre Reaktionen ebenso unterschiedlich ausfallen.

Arbeitslosigkeit muss im Kontext der individuellen Situation oder der Familie betrachtet werden. Friedemann (1987) fand heraus, dass die Bedeutung des Schicksalsschlages im Wesentlichen vom vorherigen Lebensstandard abhängig ist. Die Größe des finanziellen Verlustes und die Länge der Arbeitslosigkeit sind weitere beeinflussende Faktoren. Aber sogar unter Gleichgestellten waren Unterschiede beachtenswert. Den Interviews war zu entnehmen, dass je nach Einstellung zur Arbeit, Versicherung und finanzieller Unterstützung, Alter und Ausbildung oder Familienunterstützung eine Auswahl von Reaktionen möglich war: Erleichterung, nicht mehr zur Arbeit gehen zu müssen; endlich Zeit für sich selbst oder für die Kinder zu haben; Kummer und Sorgen oder große Verzweiflung und Angst um die Existenz der Familie etc. Das folgende Beispiel zeigt, wie sich die verschiedenen Ebenen der vernetzten Systeme beeinflussen und zur Krise führen. Oft ist es in der Pflege nötig, die Dringlichkeit eines Falles einzuschätzen, um zu entscheiden, ob die betroffenen Familienmitglieder professionelle Hilfe brauchen.

> Vor einem Jahr wurde Herrn L.s Firma, die elektronische Messgeräte produzierte, geschlossen. Mit Herrn L. waren es zwölf Facharbeiter, die plötzlich keine Arbeit mehr hatten. Zwar waren sie vorgewarnt, aber ihre hoch spezialisierte Berufserfahrung war wenig gefragt, und die ganze Gruppe hatte Schwierigkeiten bei der Arbeitssuche. Herr L. war mit fünfundfünfzig Jahren der Älteste der Gruppe. Seine drei Kinder gehen alle in die Realschule. Die Gruppe traf sich regelmäßig im altgewohnten Stammlokal, zuerst wöchentlich, dann monatlich und teilte sich Erfolge und Enttäuschungen bei der Arbeitssuche mit. Herr L. fand diese Treffen eine große Hilfe. Die Tatsache, dass die anderen ähnliche Probleme hatten, half ihm über den eigenen Schmerz hinweg. Bald aber erwies sich, dass seine Kollegen bessere Chancen hatten. Einige besuchten Umschulungskurse. Andere hatten die Gelegenheit, an einem neuen

Arbeitsplatz angelernt zu werden. Herr L. fühlte sich nutzlos. Er hatte nie eine Lehre abgeschlossen. Seine Allgemeinbildung war schlecht, und die Motivation zu einer Umschulung klein, da er sich kaum vorstellen konnte, in seinem fortgeschrittenen Alter eine passende Stelle zu finden.

Ein Magengeschwür und zunehmende Depression plagten ihn. Als das Arbeitslosengeld ausfiel, meldete sich Herr L. beim Sozialamt. Diese Tatsache nahm ihm sein letztes Selbstwertgefühl. Er fühlte sich nicht mehr wohl in der Gruppe der ehemaligen Mitarbeiter. Statt sich mit ihnen zu treffen, saß er nun jeden Abend allein in einer Kneipe. Unterdessen hatte seine Frau, die zwar 15 Jahre nicht gearbeitet hatte, aber doch auf einen Handelsschulabschluss zurückgreifen konnte, eine Stelle als Sekretärin gefunden. Statt sich über ihr Einkommen zu freuen, ärgert sich Herr L. innerlich über ihren Erfolg. Schließlich sollte er der Ernährer der Familie sein und die Familie mit der Außenwelt verbinden. Seine Frau dagegen gehörte eigentlich ins Haus und sollte dort nach dem Rechten schauen.

Voller Gram weigert sich Herr L., im Haushalt tätig zu sein. Er liegt tagsüber auf dem Sofa und schaut fern, wäscht weder sein Geschirr, noch räumt er seine eigene Unordnung auf. Abends verlässt er das Haus, kurz bevor Frau L. von der Arbeit kommt, und geht in die Kneipe. Frau L. ist empört über seine Haltung. Sie nennt ihn einen nutzlosen Lappen und droht mit Scheidung. An Wochenenden bricht regelmäßig Streit aus, und Herr L. hat seine Frau schon öfters geschlagen. Die Kinder stehen ganz auf der Seite der Mutter und können nicht verstehen, wieso sie Herrn L. nicht schon längst aus dem Haus gejagt hat. Sie fühlen sich selbst bedroht. Die Tochter hat schlaflose Nächte und Schwierigkeiten, in der Schule wach zu bleiben. Der mittlere Sohn hält sich fern, berichtet der Familie nicht, wo er hingeht, und erscheint oft nachts oder an Wochenenden überhaupt nicht zu Hause. Der jüngere Sohn betreut die Mutter emotional und hat Angst um sie. Er geht selten aus dem Haus und hat Anschlussschwierigkeiten in der Schule.

Die Pflegende trifft Herrn L. bei der Einlieferung ins Krankenhaus infolge einer internen Blutung. Beim Lesen der medizinischen Biographie stößt sie auf die vorherige Diagnose des Magengeschwürs. Nur beiläufig fragt sie Herrn L., was ihm denn Sorgen mache. Herr L. macht einige einsilbige Bemerkungen über Arbeitslosigkeit und seine Nutzlosigkeit, worauf die Pflegende das Ausmaß des Problems erahnt und sich zu ihm hinsetzt. Nach ein paar wohlmeinenden und gezielten Fragen erzählt Herr L. von seiner hoffnungslosen Lage. Die Pflegende bemerkt, dass sie das Gefühl habe, Herr L. empfinde große Angst, dass er durch diese hoffnungslose Situation auch noch seine Familie verliere.

Darauf zeigt sie Herrn L. das Diagramm der Theorie des systemischen Gleichgewichts. Sie erklärt Herrn L., dass laut seiner Schilderung Regulation und Kontrolle sowohl seines eigenen Lebens als auch der Familie eine wichtige Rolle spielte und er sich dadurch als Mann bestätigt fühlte. Die Pflegende meint, dass Herrn L. wegen des Verlustes der Arbeitsstelle die Kontrolle und das Selbstwertgefühl innerhalb der Familie aus den Händen geglitten sei. Dass seine Wutausbrüche von der Familie schwer verkraftet werden, sei auch verständlich. Deshalb beruhe die ganze Krise darauf, dass sich alle auf Kontrolle versteifen, statt sich auf die Gegenseite des Diagramms Richtung Spiritualität oder gegenseitiges Verständnis zu bewegen. Sie fragt Herrn L., wann er das letzte Mal das Gefühl hatte, er sei wichtig für seine Familie und werde akzeptiert. Herr L. glaubt kaum, dass dies jemals der Fall war, seit er die Arbeit verlor. Der Rest des Gesprächs drehte sich um Erinnerungen an vergangene Zeiten, als ein richtiges Zusammengehörigkeitsgefühl existierte. Ob wohl ein solches Gefühl wieder möglich wäre? Die Pflegende hat versucht, die Idee einer Familientherapie sorgfältig einzuführen.

Das Beispiel zeigt eine typische Situation, in der ein erstarrtes Rollenverständnis zum Verhängnis wird. Es ist weniger die Arbeitslosigkeit selbst als das Leiden um den Verlust der «Männlichkeit» und der Versuch, die verlorene Kontrolle durch eine neue Kontrolle zu ersetzen. Das Diagramm der Abbildung 4 (S. 127) trifft auch hier zu. Herr L. versteift sich in einer unproduktiven Systemerhaltung, verliert die Kohärenz und sieht keine Möglichkeit für erleichternde Lösungen. Der Schicksalsschlag von außen führt zu einer inneren Krise der Familie, die das Ausmaß der eigentlichen Ursache verdrängt. Die Krise hinterlässt schwer wiegende Verunsicherungen, die alle Familienmitglieder betreffen.

Dass Arbeitslosigkeit in der Mehrzahl der Familien nicht unbedingt zu familiären Krisen führt, haben Jahoda, Lazarsfeld und Zeisel (1933) bereits in ihrer klassischen Studie über Familien in Marienthal nach der Schließung der Fabrik, die der Gemeinde als Erwerbsquelle diente, erkannt. Diese Familien entwickelten bemerkenswerte Sparmaßnahmen, teilten ihre spärlichen Ressourcen und unterstützten sich gegenseitig. Glen Elder (1974) beschreibt auf ähnliche Weise, wie sich Familien in einer vergleichbaren Lage solidarisch verhielten und auch die Kinder bemerkenswerte Verantwortung übernahmen, damit das Familiensystem überleben konnte. Er beobachtete weiterhin, dass sich Familien erfolgreich anpassten, solange die Mitglieder ihre Autonomie in der Familie beibehalten konnten. Wo jedoch ein Kampf um Status, also Regulation/Kontrolle, stattfand und alle Beteiligten zu Opfern wurden, entwickelte sich eine Krise, die sich wie im obigen Beispiel durch gegenseitige Beschuldigungen, Depression, Alkoholkonsum und Gewalttätigkeit auszeichnete.

Dies zeigt, dass Arbeitslosigkeit wie alle anderen externen Probleme erst dann zur Krise werden, wenn die Familie unfähig ist, mit diesem Einfluss umzugehen. Die Forschung hat weiterhin gezeigt, dass in Fällen der Krise die Frauen in der Familie oft mehr Depression erleiden als ihre arbeitslosen Männer (Elder 1974; Friedemann 1987) und dass Kinder in solchen Familien unter einer mangelhaften elterlichen Unterstützung leiden (Grunebaum & Solomon 1982), die sich negativ auf ihre Entwicklung auswirken kann (Webb & Friedemann 1991; Rayman 1988). So betrachtet, können Krisen aus der Umwelt kaum von Krisen, die im Innern der Familie entstehen (siehe nächstes Kap.), unterschieden werden.

2.4
Umweltbedingte Familienkonflikte: Krisen der Arbeitsmotivation, Rollenkonflikte, Armut

Familien sind eng mit der Umwelt verknüpft. Sie beziehen ihre Ressourcen aus der Umwelt und setzen ihre Energie und Ressourcen in der Umwelt um. Damit beeinflussen sie gewisse Systeme in der Umwelt, werden aber ihrerseits von diesen Systemen beeinflusst. Beispiele von einflussreichen Institutionen sind Schulen, die die Selbstständigkeit der Kinder fördern, sie auf das Leben vorbereiten; religiöse Institutionen, die den Spiritualitätsprozess innerhalb der Familie und zwischen den Mitgliedern und ihrer Umwelt unterstützen; Erholungs- und Freizeitorganisationen, die für Entspannung und Unterstützung der Kohärenz von Wichtigkeit sind; Institutionen im Gesundheitswesen, die für physische und psychische Beschwerden der Familienmitglieder da sind, und viele mehr. Vielleicht die wichtigsten Institutionen sind jedoch jene, die Arbeit, Gelderwerb und lebensnotwendige finanzielle Ressourcen betreffen.

Arbeit beschafft nicht nur finanzielle Ressourcen, sondern ermöglicht es dem Menschen, sich zu entfalten; sie fördert das Selbstwertgefühl und schafft Identität (Kreutzer 2000). Arbeit, die befriedigt, hat positive Auswirkungen auf das Individuum, die Familie und den Freundeskreis (Möbius 1988). Weil aber die Arbeit viel Gewicht hat, sowohl für das individuelle Wohlbefinden als auch für die Existenz der Familie, haben Konfliktsituationen ernsthafte Auswirkungen. Konfliktsituationen entstehen aufgrund unerfüllter Erwartungen betreffend der Arbeitsrolle oder unterschiedlicher Auffassungen der Familienmitglieder darüber, wer arbeiten soll oder wie, wo und wie viel gearbeitet werden soll.

In unserer Gesellschaft ist die Bedeutung der Arbeit ein wichtiger Faktor zur Stabilität der Persönlichkeit. Die veränderten gesellschaftlichen Strukturen führen zu einer Zergliederung der Lebenswelten der Individuen und Familien (Hettlage 1998). Die Arbeit findet nicht mehr dort statt, wo die Familie ist. Die Veränderungen der Familienstrukturen einerseits und der Arbeitswelt andererseits führen dazu, dass Tätigkeiten, welche bisher an einem Ort stattgefunden haben, nun an diversen von einander entfernten Orten stattfinden (Nave-Herz 2002). Gleichzeitig verändern sich der Arbeitsmarkt und die Arbeitssituation fortlaufend, was zu unterschiedlichen Stress- und Bewältigungsfaktoren des Individuums und der Familie führt. Die Angst am Arbeitsplatz durch die Zunahme von Anforderungen an die Qualifikation, die Zunahme des Einbezuges neuer Technologien, die Veränderung der Arbeitsbedingungen generell und die Angst vor dem Verlust des Arbeitsplatzes, und damit dem Verlust einer existenzsichernden Einnahmequelle, nimmt zu (Schickerath 2001). Multiple Faktoren sind auch die Ursache einer weit verbreiteten Arbeitsunzufriedenheit, welche bis zur inneren Kündigung führen können (Brinkmann & Stapf 2005). Durch die veränderten Anforderungen an die Arbeitnehmer scheint das Phänomen des Mobbings ebenfalls zuzunehmen (Schwickerath 2001). Die Folgen von Mobbing sind komplex und lassen sich nicht eindeutig erkennen. Sie können ausgehend von diffusen Ängsten über psychosomatische Störungen bis hin zur inneren Kündigung führen (Badura, Litsch & Vetter 2000; Brinkmann & Stapf 2005). An manchen Arbeitsplätzen stehen Konkurrenz, Leistungszwang, Misstrauen und Neid im Vordergrund (Kohn 1988). Folgen solcher Unzufriedenheit und Überbeanspruchung während der Arbeit sind Übermüdung, chronischer Ärger, fehlende Energie für die Familie oder Freizeitbeschäftigungen bis hin zum Burn-out (Burisch 2006). Auswirkungen auf die Familie sind allerdings schwierig durch Untersuchungen festzustellen (Greif, Bamberg & Semmer 1991), und das scheint wiederum auf die komplexen Prozesse innerhalb der vier Familiendimensionen zurückzuführen zu sein.

Nicht immer beruht eine arbeitsbedingte Krise auf Unzufriedenheit mit der Arbeit selbst. In vielen Familien ist der Auslöser einer Krise ein Rollenkonflikt. In solchen Fällen ist die Arbeitsrolle nur schwer mit der Familienrolle zu vereinen. Dies betrifft sowohl Männer als auch Frauen. So kommt es vor, dass Frauen unglücklich sind über die Karriere ihres Partners, der wegen seiner Arbeit nur wenig Zeit für die Familie aufbringt und kein Interesse zeigt, sich an der Kindererziehung zu beteiligen. Die erwartete Unterstützung vom Partner wird nicht erfüllt.

Besonders schlimm wirkt sich ein Verharren in der traditionellen Männerrolle auf die erwerbstätige Frau aus. Sogar wenn sie ihre Arbeit als erfüllend und befriedigend betrachten, herrscht bei diesen Frauen eine große Spannung. Die Frau fühlt sich überfordert, denn sie übernimmt zwei Rollen, die traditionell weibliche der Hausfrau und die männliche traditionelle Ernährerrolle. Weil Perfektion in beiden Rollen trotz gewaltigen Einsatzes unmöglich ist, haben viele Frauen ein Gefühl des Ungenügens, fühlen sich schuldig, die Kinder zu vernachlässigen, und sind frustriert über das Unverständnis des Partners (Nave-Herz 2002). Dieser Konflikt wird durch zusätzliche Probleme wie finanziellen Zwang, Unattraktivität und ungenügende Bezahlung von Teilzeitarbeit, Diskriminierung am Arbeitsplatz, ungerechte Entlohnung und kritische Bemerkungen durch Verwandte und Freunde (Scarr 1987) weiterhin verstärkt.

Die betroffenen Männer fühlen ihrerseits die Spannung in der Familie, da sehr oft traditionelle Wertvorstellungen in Frage gestellt werden. Hollstein (1989) bemerkt, dass die Frauenemanzipation den Mann «vom Sockel geholt» hat. Falls Männer nicht in der Lage sind, ihre Werte, Einstellung und Verhalten anzupassen, also eine Systemänderung einzugehen, sehen sie in ihrer Partnerin Konkurrenz und Bedrohung ihrer Autonomie. So hat es sich gezeigt, dass Männer in der Unterschicht, die außerhalb der Familie ohnehin wenig Autonomie zugeschrieben bekamen, und Männer in der Oberschicht, die dank ihres Erfolges in der traditionellen Männerrolle des Gelderwerbers gebührende Anerkennung erwarteten, sich am schlechtesten an eine Liberalisierung ihrer Partnerinnen anpassten (Hollstein 1989). Dazu muss bemerkt werden, dass Barrieren zur Anpassung auch von den Frauen selbst gestellt werden, wenn sie vom Partner keine eigentliche Hilfe annehmen aus Angst, ihre Stellung als wichtigste Bezugsperson der Kinder zu verlieren (Ryffel-Gericke 1983). Die folgende Situation schildert eine arbeitsbedingte Familienkrise.

> Frau T. hat ihren Mann dazu überredet, dass sie eine eigene Erwerbstätigkeit suchen könnte, da ihr das Leben unerfüllt vorkam. Ihre zehnjährige Tochter beanspruchte sie weniger intensiv, und sie hatte das Gefühl, sie sei nur noch da, um zu kochen, zu putzen und zu waschen. Das tägliche Mittagessen zu Hause hinderte sie daran, ihre Fähigkeiten entfalten zu können. So bewarb sie sich in einer Werbeagentur und sicherte sich eine Teilzeitarbeit als Telefonistin. Bald aber wurde ihr eine Vollzeitstelle in der Abteilung Kundendienst angeboten, da sie sich mit den Kunden der Firma sehr bewährt hatte. Herr T. suchte seine Frau davon abzuhalten, aber sie setzte ihren Willen durch und traf ein Abkommen mit der Nachbarin, dass ihr Kind die Mittagszeit dort verbringen durfte. Anfangs ging es recht gut, aber nach der ersten Freude zeigten sich gewisse Spannungen. Die Wohnung war nicht aufgeräumt, und nur samstags wurde geputzt. Schon nach kurzer Zeit brachte Frau T. Arbeit mit nach Hause und hatte keine Zeit zum Einkaufen. Abends gab es meist etwas Kaltes auf den Tisch, und Herr T. regte sich auf, wenn wichtige Dinge wie Brot oder Milch fehlten. Als Frau T. von ihm forderte, auf dem Heimweg nach der Arbeit die Lebensmittel einzukaufen, und verlangte, dass man eine Putzfrau engagierte, da dies finanziell kein Problem sei, war seine Toleranz überschritten. Er hatte einen Wutanfall und beschimpfte seine Frau als untaugliche Mutter und Ehefrau. Er hätte ihr ja immer gesagt, diese Arbeit führe zu nichts. Er wolle, dass sie kündige. Darauf drohte Frau T. mit Scheidung und schrie den Mann an, dass er kein Verständnis habe für ihre Bedürfnisse und dass sie sich das erste Mal im Leben bestätigt fühle. Darauf trat Schweigen ein, und beide verzogen sich still. Frau T. klagte in der folgenden Zeit viel über Müdigkeit, wurde ungeduldig, wenn die Tochter Hilfe bei den Hausaufgaben brauchte, regte sich über unaufgeräumte Socken und Schuhe auf und forderte von der Tochter, dass sie ihr Zimmer am Sonntag putze, statt mit der Freundin zu spielen. Frau T. war meist schlecht gelaunt, ihre Tochter viel in Tränen, und Herr T. zog sich zurück und kam spät von der Arbeit heim. Nachts stieß Frau T. seine sexuellen Annäherungen zurück, da sie viel zu müde sei. Unterdessen verstärkte sich der Scheidungswunsch der Frau T., vor allem, als sie von einer Arbeitskollegin hörte, wie viel schöner das Leben sei ohne die dauernden Reibereien in der Familie. Die Ehestreitigkeiten wurden häufiger und endeten in Verzweiflung und Angst beider Partner. Beide hegten Hass, Wut und Missgunst gegeneinander, und die Tochter fühlte sich hilflos, trostlos und verlassen.

Die wenigsten solcher Krisen werden vom Pflegepersonal erfasst. Unzählige Ehen werden in Scheidung aufgelöst, und die Partner nutzen neben Juristen informelle Ressourcen, wie Verwandte und Freunde, die sie in der Not unterstützen. Einige Paare entschließen sich zu professioneller Hilfe, individueller oder Paartherapie. Trotzdem ist es wichtig, dass die Entwicklung solcher Krisen von Pflegenden verstanden wird, denn viele Patienten stehen zur Zeit der Hospitalisation unter familiärem Druck, der solche Krisen auslösen könnte. Es wäre möglich, dass im obigen Fall eine drastische Handlung wie ein Suizidversuch oder eine ernsthafte physische Krankheit einen mehr oder weniger bewussten Versuch darstellt, dem unerträglichen seelischen Leiden ein Ende zu bereiten. Zur Zeit einer solchen sekundären Krise wird oft der Ursprung des Problems verdrängt. Man behandelt die physische Krankheit, Depression oder Drogenabhängigkeit und verspricht sich Besserung der Lage.

Die Theorie des systemischen Gleichgewichts weist jedoch darauf hin, dass durch die Behandlung der Symptome der eigentliche Gesundheitsprozess der Familie wenig berührt wird. Pharmazeutische Mittel führen zur Kontrolle von krankhaften körperlichen Vorgängen, aber nicht von Lebensmustern, die solche Vorgänge in erster Linie aus dem Gleichgewicht gebracht haben. Eine Pflegeperson, die bei einer Krankheit das eigentliche Problem hinter den Kulissen entdeckt, hat die Möglichkeit, wirkliche Heilung zu fördern. Das folgende Kapitel wird spezifisch auf solche Möglichkeiten hinweisen. Zum Abschluss dieses Kapitels ist es jedoch von Bedeutung, auf ein weiteres Problem hinzuweisen, das einer Scheidung folgen könnte, nämlich materielle Verarmung. Armutsstatistiken zeigen, dass Armut in wohlhabenden Ländern vor allem ein Problem gewisser Randgruppen bedeutet. Eine Basler Studie (Fischer 1992) zeigt, dass Alte, Behinderte und Leute, die ihre finanzielle Sicherheit verloren haben, arm sind. Zur letzteren Gruppe gehören getrennte und geschiedene Frauen, allein erziehende Mütter, Menschen ohne Ausbildung und ausgesteuerte Arbeitslose, psychisch Kranke, Pflegebedürftige und Leute ohne «ordentliche» Arbeitsbiographie, wie Hausfrauen, Künstler, Behinderte ohne Invalidenversicherung und Strafentlassene (Fischer 1992). Diese Tendenzen von Ausgrenzung durch Armut von verschiedenen Bevölkerungsgruppen werden in jüngster Zeit bestätigt (Dietz 1997; Huster, Boeckh & Mogge-Grotjahn 2008). Schäfer (1992), der auf deutsche Statistiken zurückgreift, fügt familienunabhängige Jugendliche und Migrantinnen und Migranten, vor allem Asylsuchende, hinzu. Während sesshaft gewordene Migrantinnen und Migranten nicht schlechter gestellt sind als einheimische Arbeiter, sind Asylsuchende auch in der Schweiz bedeutend benachteiligt (Bulmann 1988; Zentralstelle für Familienfragen 1991). Aktuelle Zahlen aus Deutschland bestätigen diese Entwicklungen. Im Jahr 2004 waren 13 % der Bevölkerung armutsgefährdet, was etwa 10,6 Millionen Menschen, darunter 1,7 Millionen Kinder unter 16 Jahren, entspricht. Armutsgefährdet sind Personen, die mit weniger als 60 % des mittleren Einkommens auskommen müssen. Auffällig ist hierbei, dass es eine Ost-West-Verschiebung gibt. In den neuen Ländern (einschließlich Berlin) sind ca. 17 Prozent und im früheren Bundesgebiet 12 Prozent der Menschen armutsgefährdet. Kennzeichnend für diese Personengruppe ist, dass sie neben Konsumverzicht, einen schlechteren Zugang zur Gesundheitsversorgung haben. Nach wie vor sind vor allem Arbeitslosigkeit und fehlende Bildungsabschlüsse Faktoren, die das Armutsrisiko erhöhen. Das Armutsrisiko würde in der Bevölkerung auf 24 Prozent steigen, wenn es keine sozialen Transferleistungen wie Arbeitslosengeld, Sozialhilfe, Wohngeld oder Kindergeld gäbe. Betroffen sind wiederum allein Erziehende mit Kindern. Bei ihnen und

Familien mit Kindern wird durch Sozialtransfers die Armutsgefährdungsquote deutlich reduziert. So sind allein Erziehende vor Sozialtransfers zu 56 % armutsgefährdet, nach Sozialtransfers «nur» noch zu 30 % (Statistisches Bundesamt 2008).

Verglichen mit den anderen Gruppen ist die Armut unter geschiedenen Frauen besonders hoch, so dass man heute von einer Feminisierung der Armut spricht. Bühlmann (1988) schätzt, dass 10,8 Prozent der allein stehenden Frauen unter Armut leiden. Ihr Einkommen ist bis zu einem Drittel niedriger als das einer vergleichbaren Männerarbeit. Wie andere Umweltprobleme ist auch Armut multidimensional. Die materielle Armut bedeutet eine relative Schlechterstellung der oben erwähnten Randgruppen (Krieger, Pollmann & Schläffer 1985; Dietz 1997). Daneben aber gibt es eine subjektive Armut, die wenig mit der Verfügbarkeit von Geld zu tun hat (Bühlmann 1988). Vielmehr bedeutet die subjektive Armut eine Lebenslage, die durch eingeschränkte Lebenschancen definiert wird (Leibfried & Voges 1992).

Durch den Bezug von sozialer Unterstützung fühlen sich Familien diskriminiert und entwürdigt (Loser 1992). Die Gesellschaft verdächtigt sie der Selbstverschuldung. Ein Gesuch um Sozialhilfe ist mit einer intensiven, oft demütigenden Abklärung zum Schutz gegen Missbrauch staatlicher Gelder verbunden (Loser 1992; Mäder & Neff 1988). Dass sich viele davor scheuen, die Scham der Sozialunterstützung auf sich zu nehmen, zeigen Statistiken. In Deutschland wenden sich nur 12 Prozent der ausgesteuerten Arbeitslosen und 37 Prozent der über 65-Jährigen in der Not ans Sozialamt (Wagner 1987). Auch in der Schweiz wird die Dunkelziffer hoch eingeschätzt (Fischer 1992).

All dies zeigt, dass Familien in der Armut eine heterogene Gruppe darstellen, denen Geldknappheit und Konsumverzicht gemeinsam zu Grunde liegt. Obschon man in gewissen Fällen von Selbstverschuldung durch Sucht, Kriminalität, fehlende Arbeitsdisziplin, finanzielle Verschuldung oder anderes Fehlverhalten spricht, werden die meisten Armen als unverschuldete Opfer von der Gesellschaft anerkannt (Hugo & Markus 1985).

Die Armut, mit der Pflegende in Berührung kommen, wirkt sich auf zwei Arten aus. Als Erstes stellt Armut eine Situation dar, mit der man sich auseinanderzusetzen hat, um sich davon zu lösen. Als Zweites kann Armut eine Lebenssituation bedeuten, in die man hineingeboren wird oder in der man lange Zeit verharrt. Jäggi und Mächler (1989) sprechen von einer zunehmend dualen Gesellschaft, die sich in die Gruppen der Integrierten und der Marginalisierten aufteilt. Marginalisierte Gruppen wie Migrantinnen und Migranten, Obdachlose und Drogensüchtige entwickeln ihre eigenen Subkulturen, die Angehörigen ein Gefühl der Vernetzung gewähren. Solche Gruppen sind wie die übrige Gesellschaft als Systeme organisiert und durch Regeln und Rituale geordnet, durch die sie Ressourcen beschaffen und verteilen. Je länger solche Armutsgruppen existieren, desto mehr sondern sie sich durch Kulturtransformation und Anpassung an ihre harsche Umwelt von der wohlhabenden Gesamtgesellschaft ab und desto schwieriger ist es, die Person aus einer ihr zugeschriebenen Rolle zu lösen und zur Rehabilitation oder Akzeptanz der allgemeingesellschaftlichen Werte zu bewegen.

Fälle einer erworbenen Armut sind allerdings zurzeit am häufigsten. Bei Arbeitslosigkeit oder Scheidung handelt es sich um die Anpassung an eine schwierige Situation. Es liegt im Interesse der Gesellschaft, dass diese Situation durch neue Lebensstrategien, also Systemänderung, rückgängig gemacht werden kann. Damit wird vermieden, dass sich die Betroffenen den bereits bestehenden marginalisierten Gruppen angliedern. Bei der Anpassung an Armut handelt es sich vorerst um den Verzicht auf Luxus wie Kleider, Körperpflege, Einschränkungen beim Essen, Unterhaltung und Kulturveranstaltungen etc. Eine Reduktion des Lebensstils ist meist schwer zu ertragen, besonders wenn dies mit Statusverlust verbunden ist. Mütter haben berichtet, wie schwierig es ist, den Kindern ein Weihnachtsgeschenk zu versagen (Friedemann 1987). Kinder schämen sich, dass sie gebrauchte Kleider tragen müssen, keine attraktiven Spielsachen haben und sich durch keinen Luxus bei Freunden beliebt machen können (Krieger & Schläfke 1985). Oft werden sie von Mitschülern erbarmungslos verspottet. Das Zusammenleben in der Familie, wie bereits anhand des Themas Arbeitslosigkeit beschrieben, hängt vom Gesundheitsprozess ab. Das folgende Beispiel zeigt eine armutsbedingte Krisensituation.

> Frau B. hat zwei Kinder im Alter von 7 und 9 Jahren. Vor zwei Jahren ließ sie sich scheiden von ihrem Mann, da er mit seinem übermäßigen Trinken der Familie viel Leid zugefügt hatte. Er ist nicht in der Lage, die Familie finanziell zu unterstützen, da er vor drei Monaten seine Stelle wegen Trunkenheit verloren hat. Frau B. hat keine Verbindung zu ihrer Ursprungsfamilie, da sie das Elternhaus mit 16 Jahren verließ, um unerträglichen Konflikten aus dem Weg zu gehen. Frau B. hat eine Stelle als Verkäuferin in einem Schuhgeschäft. Anfangs ging ihr neues Leben als geschiedene Frau recht gut, und sie fühlte sich von einer großen Last befreit. Aber sie muss den Großteil ihres Einkommens für den Mietzins aufwenden. Sie weigert sich jedoch, zum Sozialamt zu gehen, denn ihr Stolz lässt es nicht zu. Zwar versteht Frau B., ihr Geld recht gut einzuteilen, aber zum Monatsende wird es sehr knapp. An Wochenenden oder Feiertagen kann sich die Familie nichts leisten. Alle sitzen zu Hause vor dem Fernseher. Freunde mag Frau B. nicht besuchen, denn sie will ihre Armut nicht zeigen, und die Kinder bringen aus demselben Grund keine Freunde nach Hause. Frau B. ist depressiv geworden und hat keine Freude mehr am Leben. Die Arbeit ist ihr zu viel und zu ermüdend. Sie spricht wenig mit ihren Arbeitskolleginnen und ist schlechter Laune. Ihr Chef hat ihr nämlich verkündet, dass sie die Stelle verlieren werde, wenn sie sich nicht beherrschen könne. Die Kinder leiden auch, denn Frau B. hat keine Geduld mit ihnen. Sie dürfen keine Ansprüche stellen, sondern sollen sich behilflich zeigen. Frau B. sucht einen neuen Partner, aber wo soll sie einen Mann treffen? Vor einem Monat fand sie jemanden in einem Tanzlokal, aber schon nach kurzer Zeit fühlte sie sich betrogen, denn auch dieser Mann trank und wollte von Frau B. versorgt werden. Es waren nur leere Versprechen, der Familie auf die Beine zu helfen. Als Frau B. ihm die Kinder für eine kurze Zeit anvertraute, schlug er den 9-jährigen Jungen erbarmungslos für ein kleines Vergehen. Darauf hat ihn Frau B. vor die Türe gestellt. Nun hat sie Angst vor neuen Beziehungen, und ihre Depression hat stark zugenommen.

Dieses Beispiel zeigt, wie die erfolglose Anpassung an die Scheidung und Armut zu Krise und Depression führt. Das typische Diagramm der Krise trifft auch hier zu (siehe Abb. 4, S. 127). Frau B. hat die Kontrolle über ihr Leben verloren. Noch reguliert sie die Finanzen sehr geschickt. Aber sie hat ihren inneren Halt, die Kohärenz, verloren. Sie kann ihre Gefühle nicht mehr kontrollieren. Sie macht sich bei der Arbeit unbeliebt, und die Kinder fürchten ihre Zornausbrüche. Sie ärgert sich über die Ungerechtigkeit des Lebens, denn sie war immer der Ansicht, dass man gebührend belohnt wird, wenn man sich anstrengt. Die Umstände haben ihr jedoch diese Kontrolle versagt. Spiritualität dient dem Ausgleich solcher Verluste. Frau B. war aber schon immer isoliert, ohne Beziehung zu einer Familie oder guten Freunden. Aus Scham und Angst, die Situation selbst verschuldet zu haben, verstärkt sie die Isolation und traut sich nicht, ihre Sorgen und Verzweiflung jemandem anzuvertrauen. Ihre Familie ist in großer Gefahr, noch mehr Kontrollverlust und Ausbeutung zu erleiden. Angenommen, Frau B. verliert den Arbeitsplatz, ist der Griff nach Drogen und/oder Prostitution nicht mehr groß.

Pflegende begegnen der Armut im Krankenhausbett, in ambulanten Kliniken, in psychiatrischen Abteilungen; kurz, überall. Arme Leute vernachlässigen oft ihre Gesundheit, die neben allen Sorgen wenig Bedeutung einnimmt. Es genügt nicht, solche Fälle der Sozialarbeiterin zu überlassen, denn wie das Beispiel zeigt, existieren psychische Verletzungen. Von Familien, die sich konstruktiv mit ihrer Armut auseinandersetzen, wissen wir, dass sich die Werte wandeln und die Ziele der Kontrolle/Regulation auf Spiritualität wechseln. Wenn Frau B. zum Beispiel die Schamgefühle ihrer Kinder wahrnimmt, sollte sie offen mit ihnen über ihre Situation sprechen, damit die Kinder lernen, die Werte der Zusammengehörigkeit über materielle Dinge zu stellen. Dies ist aber nur möglich, wenn Frau B. nicht selbst von Schuld geplagt wird, ihr Selbstwertgefühl beibehalten und ihr Schicksal akzeptieren kann. Diese Akzeptanz ist keineswegs mit Resignation zu verwechseln, denn sie verleiht neue Energie und die Kraft, Lösungen zu finden.

Akzeptanz geschieht durch Systemänderung, aber Frau B. ist durch die Isolation behindert. Sie ist ungenügend vernetzt und braucht Anschluss an die Umwelt. Ihre Angst, noch mehr verletzt zu werden, muss sie durch ein Vertrauen in eine unterstützende Umwelt ersetzen. Kurz, Frau B. richtet sich auf Spiritualität aus, gewinnt neues Selbstvertrauen (Kohärenz) und lernt, damit über ihre Lage hinauszusehen und neue Lösungen zu finden (Individuation). Die Bedürfnisse der Frau B. sind sehr vielschichtig. Es bedarf deshalb weiterer Unterstützung, die über die Rolle der Pflegenden hinausgeht. Das Wichtigste für Frau B. ist jedoch, Anteilnahme zu erleben und sich aussprechen zu können. Das allein führt oft zu neuem Mut und der Bereitschaft, weitere Beratung oder psychiatrische Hilfe zu akzeptieren.

Armut erscheint in den wenigsten Fällen allein. Wo sie zum Problem wird, führt sie zu weiteren Problemen oder entwickelt sich als Folge anderer Probleme. Zum Beispiel wurde im zweiten Teil des Buches beschrieben, wie Spannungen bei

Migration entstehen, die sich durch Armut steigern können. Die physische und psychische Gesundheit armer Menschen ist gefährdet, und es liegt am Pflegepersonal, die Probleme ihrer Patienten in der ganzen Tiefe zu erfassen und die nötige Hilfe anzubieten.

Zusammenfassend betont dieses Kapitel, wie die vorangehenden, dass angebliche Ursachen einer Krise oder andere einzelnen Faktoren nie allein beurteilt werden sollen. Eine angemessene Pflege ist nur dann gesichert, wenn Umweltfaktoren im Kontext der ganzen Situation gesehen werden. Der Prozess der Pflege ist deshalb immer der gleiche: die Erhebung der Daten, die den systemischen Prozess der Person und ihrer Familie aufnimmt; eine Diskussion des Prozesses mit den Beteiligten und Beratung der Lösungsfindung, die von den Beteiligten gesteuert wird. Viele Wege zur Verbesserung der Lebenssituation liegen nicht im Bereich der Berufsaufgaben der Pflegeperson. Die Theorie des systemischen Gleichgewichts ist deshalb besonders wichtig für die Einschätzung des Krisenausmaßes und die korrekte Beurteilung der kurz- und langfristigen Möglichkeiten zur Änderung der systemischen Prozesse.

3 Krisen im Familiensystem

3.1 Familienkrisen

Im ersten Kapitel des vierten Teils wurde betont, dass Krisen zwar oft auf Ereignisse in der Umwelt zurückzuführen sind, dass diese Umstände jedoch erst dann zu Krisen werden, wenn sie den Gesundheitsprozess der Familie wesentlich beeinträchtigen. Dies trifft auch bei Ereignissen zu, die im Innern der Familie entspringen, wie Krankheiten, Schwierigkeiten in der Entwicklung der Kinder, Erweiterung der Familie oder Verlust von Familienmitgliedern, strukturelle Änderungen, Alter und Gebrechen oder Todesfälle. Diese Ereignisse mögen wohl zu Problemen, Auseinandersetzungen und gegenseitiger Unzufriedenheit führen, müssen aber keineswegs in eine Reifungs- oder Strukturkrise münden.

Um Krisen aus dem Innern der Familie zu verhüten, braucht es auch hier eine starke Familienkohärenz. Das heißt: ein Zusammengehörigkeitgefühl, das mit offener Kommunikation verknüpft ist; eine Systemerhaltung, die gemeinsame maßgebende Werte hat und die Flexibilität aufweist, sich an persönliche Eigenheiten der Angehörigen und unabwendbare Situationen anzupassen; eine Individuation, die es den Mitgliedern erlaubt, neue Rollen in der Umwelt anzunehmen, und die Kapazität der Familie, ihr System durch dauerndes Überprüfen und Anpassen der Werte zu ändern.

In Familien, wo es an Gesundheit mangelt, offenbart sich die Krise in der Qualität der zwischenmenschlichen Beziehungen durch Misstrauen, Argwohn und Angst um die eigene Identität (Kast 2009). Nach der Theorie des systemischen Gleichgewichts ist jede Art von Familienkrise an fehlender Individuation und Systemänderung zu erkennen. Weitere Merkmale einer Familie in der Krise sind die folgenden:

1. Die Angehörigen übersteigern die Kontrollprozesse, da sie ihre lähmende Hilflosigkeit zu kompensieren suchen. Dies führt zu unausgeglichenen Machtverhältnissen.

2. Der Familie fehlt gesunde Spiritualität, was zu übermäßiger Abhängigkeit von anderen Menschen und Systemen führt.
3. Die Familie erstarrt in gewissen, sich immer wiederholenden Systemerhaltungsmustern, die nicht aufeinander abgestimmt und chaotisch oder ohne jegliche Flexibilität sind. Diese Merkmale werden anhand der nachstehenden Beispiele näher beschrieben.

In der Pflege ist es wichtig zu erkennen, dass die Krise den letzten Schritt eines Leidensweges vor der Wandlung bedeutet (Jaspers 1965). Um den Gesundheitsprozess zum Positiven zu wenden, braucht die Familie erst einmal Einsicht in ihre Verhaltensmuster. Dadurch entspannt sich die Situation und mindert das Ausmaß der Angst. Die Entspannung erlaubt dann Ressourcen zu nützen und bringt die Familien auf den Weg der Problemlösung (Kast 2009). Diese nötige Einsicht zu erlangen, ist jedoch ein schwieriger Schritt, der Zeit und Expertise beansprucht. Für die Pflegenden bedarf es vorerst eines sorgfältigen Vorgehens gemäß den fünf Schritten des Pflegeprozesses, wie sie im ersten Teil beschrieben sind. Zwingend ist das Verständnis der eigenen Werte, das die Pflegeperson durch immer neues Reflektieren der täglichen Erfahrungen und Reaktionen erwerben kann.

Dieses Kapitel erläutert zwei Arten von Krisen. Die erste umfasst Übergangskrisen, die sowohl Krisen der Entwicklung als auch der Änderung der Familienstruktur einschließen (Pittman 1987; Nave-Herz 2002). Die zweite Art sind Krisen, die durch sozial unerwünschtes bzw. anstößiges Verhalten gekennzeichnet sind.

3.2
Übergangskrisen

Faktoren, die solche Krisen veranlassen, sind im dritten Teil dieses Buches ausführlich geschildert worden: Anpassung an neue Familienstrukturen, Entwicklung der Mitglieder und Kultur der Umwelt. Familien in solchen Problemsituationen ist am besten durch frühzeitige Beratung geholfen. Wo die Flexibilität fehlt, neue Werte und Verhaltensmuster einzuführen, fehlt jedoch oft auch die Bereitschaft, Hilfe von außen zu beanspruchen. In Situationen von wachsender Inkongruenz verschärfen sich negative Auswirkungen auf die systemischen Prozesse. Der Höhepunkt der Krise führt entweder zur völligen Zerstörung des Familiensystems oder zur Heilung. Im besten Fall werden die Angehörigen dermaßen aufgerüttelt, dass sie plötzlich einsehen, dass sie zusammenhalten müssen. Sie brauchen Führung von einem oder mehreren starken Familienmitgliedern oder Beratung durch außen Stehende. Der folgende Fall ist ein Beispiel von erfolgreicher Pflege.

> Frau I. lebt seit sechs Jahren mit zwei Söhnen von ihrem Mann getrennt. Sie arbeitet in einem Blumengeschäft, denn die finanzielle Unterstützung ihres Mannes ist unzureichend. Frau I.s Sohn Robert, 19-jährig, ist ein Musterschüler im Gymnasium. Er hat jede Beziehung mit sei-

nem Vater abgebrochen und ist von tiefem Hass erfüllt, da seine Mutter durch die Untreue des Vaters viel gelitten hat. Robert fühlt sich für seine Mutter verantwortlich und umsorgt sie. In der Schule hat er wenig Anschluss an Altersgenossen und zeigt kein Interesse an Frauen. Sein Bruder Christian, 17-jährig, verkehrt häufig mit seinem Vater und kann verstehen, warum er es mit seiner Mutter nicht mehr ausgehalten hat. Christian legt viel Wert auf Äußeres: Aussehen, Ansehen unter Mädchen, Geld und Luxus. Sein Taschengeld reicht nie aus, und er bearbeitet sowohl Vater wie Mutter für eine Erhöhung des Taschengeldes, meist erfolgreich. Die Systemerhaltung der Familie kann folgendermaßen beschrieben werden: Die Verhaltensmuster sind durch den elterlichen Konflikt, der nie gelöst wurde, bestimmt. Die Werte der Mutter sind von den Idealen der traditionellen Familie geprägt. Familienkohärenz, Treue, Hilfsbereitschaft haben große Bedeutung. Demzufolge ist der Vater ein «Bösewicht» und «Verräter», der die Familie entwürdigt hat. Robert teilt diese Einstellung. Die Verhaltensmuster sind unflexibel und dienen der Verstärkung der Werte. Im Gegensatz dazu empfindet Christian, ein sensibler Junge, die zerstörende Kraft von Hass und Missgunst. Unbewusst bildet er den Gegenpol. Während Mutter und Robert eine Koalition gegen Vater und Christian bilden, stellt sich Christian auf die Seite des Vaters und rebelliert gegen die Moral der Mutter. Je mehr Frau I. versucht, Christian auf ihre Seite zu gewinnen, desto mehr zieht er auf die andere. Auch steht er nun mit Robert auf «Kriegsfuß», denn er weigert sich, bei den täglichen Familienpflichten mitzuhelfen. Christian fühlt sich nicht mehr wohl zu Hause und schließt sich einer Gruppe von Jugendlichen an, die ihn als Draufgänger und Anführer bewundern. Je mehr er von Mutter und Robert zu hören bekommt, dass er nichts tauge, desto stärker fühlt er sich mit dieser Gruppe verbunden.

An mangelnder Kohärenz hat die Familie von jeher gelitten. Die Eltern haben sich nie gut verstanden. Frau I. hat sich immer für die Familie aufgeopfert. Zuerst hat sie Herrn I. zu einem Studium überredet und ihn dabei stark unterstützt. So stark umsorgt, fühlte sich Herr I. schwach und machtlos. Eigentlich hätte er für die Hilfe dankbar sein sollen, aber sein männlicher Stolz ließ ihn eher kalt reagieren. Dann opferte seine Frau ihre Karriere als Lehrerin für die Kinder, um sich ihnen zu widmen. Gleichzeitig fand sie es angebracht, dass Herr I. sie dabei unterstütze. Herr I. konnte jedoch ihre Ansprüche hinsichtlich der Vaterrolle nicht erfüllen, denn einerseits sollte er sich mit den Kindern befassen, aber andererseits war Frau I. nicht bereit, ihre Stellung als Alleinvertraute der Kinder aufzugeben. In der Folge hatte sie immer etwas an seinem Verhalten als Vater auszusetzen, bis er sich mehr und mehr zurückzog. Das bewirkte, dass Frau I. sich vermehrt über seine Distanz und Kälte ärgerte und ihm schließlich aus Groll sexuelle Annäherungen versagte.

Heute erkennen weder Vater noch Mutter diese Probleme. Vielmehr verharren sie in ihrer Stellung und beschuldigen sich gegenseitig. Der Konflikt ist der Brennpunkt des Familiengeschehens. Individuation wird immer unmöglicher, denn alle verharren starr auf ihren Werten und Auffassungen. Individuation ist auch außerhalb der Familie schwierig. Herr I. als Mittelschullehrer hat vermehrt Probleme mit den Schülern, da er sich angefochten fühlt. Frau I. isoliert sich vermehrt von ihren Bekannten und fühlt sich ausgebeutet. Sie ist erschöpft und überfordert.

Das erstarrte Familiensystem, in dem alle Mitglieder schon längst von Angst und Hoffnungslosigkeit geplagt wurden und niemand seine Bedürfnisse erfüllen konnte, erreicht nun im Moment des Erscheinens eines Polizisten an der Tür plötzlich einen dramatischen Höhepunkt. Es geht um die Verhaftung von Christian wegen eines Diebstahls von Schmuck und elektronischen Geräten aus einer Wohnung der Nachbarschaft.

Dieses Beispiel zeigt, wie sich eine Krise langsam durch die dauernde Verschärfung eines Familienkonfliktes entwickelt. In der Familie I. war es unmöglich, die Ressourcen zur Problemlösung zu mobilisieren. Tragischerweise brachte auch die Trennung der Ehepartner keine Lösung, denn der Konflikt lebte auf der Familienebene weiter. Wer die Schuld für den Konflikt trägt, ist heute weniger wichtig als die Rolle jedes Einzelnen, also die gemeinsame Zusammenarbeit in der Erhaltung und Förderung des Konflikts. Die Frage, ob Frau I. zu autoritär oder Herr I. zu schwach war, ist heute belanglos. Vielmehr wird es klar, dass Christians Vergehen ein Notschrei war in einer ausweglosen Situation. Das Krisendiagramm in der Abbildung 4 (siehe S. 127) trifft auch hier zu. Um Stabilität zu erhalten, verschanzt sich die Familie in Verhaltensweisen, die jegliche Energie der Angehörigen in Anspruch nehmen und ihnen Individuation versagen. Ob wohl Christian mit seiner Empfindsamkeit gesünder gehandelt hat als die anderen, weil er Möglichkeiten zur Individuation erprobte? Die Krise war nötig, um die Familie in eine neue Richtung zu lenken. Um sich dem Jugendgericht zu stellen, wird die Familie zusammenhalten müssen. Sie kann allerdings zwei mögliche Wege gehen. Erstens kann sie im Konflikt verharren, Christian die Schuld in die Schuhe schieben und ihn aus der Familie ausschließen. Der zweite Weg ist Individuation durch Erkenntnis und gegenseitiges Verständnis.

Ein Erfolg einer traditionellen Therapie ist keineswegs sichergestellt. Oft werden solchen Fällen normative Annahmen unterstellt, zum Beispiel: Arbeitende Mütter haben zu wenig Zeit für die Kinder, oder: Alleinerziehung bringt disziplinarische Probleme. Daraus wäre zu schließen, dass Frau I. lernen müsste, wie man Kinder erzieht. Frau I. würde dazu bewegt, verschiedene Situationen strikter zu handhaben. Die Gefahr besteht jedoch, dass Frau I. das Gefühl hätte, beschuldigt zu werden, was ihre Wut auf Herrn I. und indirekt auf Christian verstärken würde. Frau I. würde sich in ihrer Position verteidigen, ohne auf Systemänderungen eingehen zu können. Im Gegensatz dazu würde eine Pflegeperson anhand der Theorie des systemischen Gleichgewichts feststellen, dass hier nicht Alleinerziehung, sondern ein Machtkampf um die Gunst der Kinder maßgebend ist und dass die Arbeit der Frau I. wenig zum Konflikt beiträgt, da Robert tatkräftig mithilft. Maßgebend ist die Unfähigkeit der Familie, emotionale und entwicklungsbedingte Bedürfnisse zu erfüllen. Alle Angehörigen brauchen gegenseitige Unterstützung und Anerkennung. Zurzeit sind alle «Versager»: Frau I. in ihrer Partner- und Mutterrolle, Robert unter Gleichaltrigen, Christian in der Gesellschaft und der Rolle als Sohn. Entwicklungsbedingt müssen beide Söhne lernen, von der Gesellschaft akzeptierte Rollen zu übernehmen und Selbstvertrauen zu gewinnen. Frau I. muss ihnen den Raum dazu gewähren. So muss auch die immer noch aktive Rolle des Vaters von der Perspektive jedes Mitgliedes und der Familie als Ganzes ausgehandelt werden. Es mag lange dauern, bis Robert dazu fähig ist, Qualitäten seines Vaters zu erkennen, und Frau I.s Verletzungen mögen nie ganz heilen. Eine Familienkohärenz kommt jedoch trotzdem zustande, wenn die Familie die Individuation aller Angehörigen zulässt und die Flexibilität erwirbt, unterschiedliche Ansichten und Werte zu tolerieren.

Solche interpersonellen Probleme sind die Grundlage aller Familienkrisen. Meistens sind die Pflegenden machtlos gegenüber den überwältigenden Gefühlsausbrüchen und Reaktionen. Trotzdem ist es oft möglich, durch Zuhören und analytisches Sortieren der Daten ein gewisses Verständnis zu erwerben, das der Familie erlaubt, die Notwendigkeit einer Therapie zu erkennen und sich dafür vorzubereiten. Im Beispiel bedeutet Christians Kriminalität eine sekundäre Krise, die sich aus einer allgemeinen Verzweiflung mit der hoffnungslosen Lage als «Notschrei» entwickelt hat. Die nächstfolgenden Themen, Gewalttat und Sucht, können auf eine ähnliche Art verstanden werden.

3.3
Gewalttätige Familien

In der heutigen Zeit wird über Gewalt in Familien öffentlich diskutiert. Doch das Verständnis des Phänomens ist meist unzureichend. Bestehende Theorien erklären höchstens einen Bruchteil des Verhaltens. Zum Beispiel bezeichnet eine feministisch geprägte Theorie die überlegene soziale Stellung des Mannes als Ursache von Gewalt gegen Frauen und Kinder (Masson 1991). Innerhalb dieser Theorie sind Repräsentationen des Mannes als «triebhaftes Ungeheuer» das Produkt extremer Übertreibungen und des «Männerhasses» (Rutschky 1992) und erklären keineswegs die Tatsache, dass die Großzahl der Männer liebevolle Partner und Väter sind. Eine andere Erklärung von Gewalttätigkeiten auf der Ebene der Gesellschaft beinhaltet die soziokulturelle Theorie, laut der die gesellschaftliche Toleranz der Gewalt den Ursprung des Übels darstellt (Rush 1984). Masson (1991) berichtet, dass 36 Prozent der schweizerischen Eltern ihre Kinder schlagen und von der positiven Wirkung dieser Strafe überzeugt sind. In Deutschland berichten 10 bis 30 Prozent der Eltern, dass sie harte Strafen wie Prügel mit Stock oder Gürtel regelmäßig anwenden (Frank 1989; Weymann 2008). Die Theorie mag der Rechtfertigung solcher Disziplinierungsmaßnahmen dienen, erklärt aber kaum, warum gewisse Eltern beider Geschlechter beim Schlagen der Kinder die Kontrolle über ihr eigenes Verhalten verlieren und andere nicht. Tatsache ist, dass nach wie vor ca. 50 % aller Eltern in für sie unerträglichen Situationen keinen anderen Ausweg sehen, als körperliche Strafen einzusetzen. Spricht man mit solchen Eltern, geben sie häufig Ursachen wie Überlastung, Überforderung, Konflikte in der Partnerschaft, ein erdrückendes Gefühl der Hilflosigkeit sowie hohe innere Spannungen an. Studien zeigen, dass zwischen der pädagogischen Haltung (ich möchte mein Kind nicht schlagen) und dem tatsächlichen Verhalten im Familienalltag eine große Widersprüchlichkeit zu finden ist (Weymann 2008).

Erklärungen, warum Kontrollverlust erlebt wird, existieren in Fülle. Gewalttätige Familienmitglieder sind überfordert (Strunk 1989; Wahl 1990), sind übermäßig belastet, z. B. finanzielle Probleme oder Arbeitslosigkeit (Otte & Rüsing 1989), sind nervös oder ambivalent, was ihre Rolle in der Familie betrifft (Wahl 1990), haben ein niedriges Selbstwertgefühl (Masson 1991), oft von Deprivation und Misshandlung in der Kindheit herrührend (Strunk 1989), haben aggressives Verhalten im Elternhaus gelernt (Strunk 1989) oder stellen übermäßige Ansprüche an die Mitmenschen, vor allem die Kinder (Otte & Rüsing 1989; Wahl 1990), die nicht erfüllt werden können. Solche Erklärungen haben die Tendenz, die gewalttätige Person als soziales Opfer anzusehen, das machtlos seine Impulse durch sich wiederholende Verhaltensmuster abreagiert. So spricht man von Spannungsreaktionen (Masson 1991), Kompensation eines Kontrollverlustes, vor allem des Vaters (Olbing, Bachmann & Gross 1989; Otte & Rüsing 1989), Konkurrenzkampf (Strunk 1989) oder Reaktionen auf die Dissonanz zwischen Idealen und Hoffnungen und der erlebten harschen Wirklichkeit (Wahl 1990; Heitmeyer & Soeffner 2004).

Erklärungen von der Gewaltanwendung in Familien, die auf der systemischen Ebene beruhen, existieren kaum. Einige therapeutische Behandlungsansätze zur systemischen Arbeit in gewaltbereiten Familien, die darauf abzielen, Opfer vor Gewalt zu schützen, wurden von Trost und Buscher (1995) für den europäischen Raum aufbereitet, wobei sie sich auf Arbeiten aus den USA bezogen. Auf der Familienebene weiß man, dass oft eine Rollenumkehr existiert, durch die ein kleines Kind als ebenbürtiger Partner angesehen wird, dessen Aufgabe es ist, die Nöte seiner Mutter oder seines Vaters zu erkennen und Unterstützung zu geben. Ferner wurde in Fällen von sexueller Kindesmisshandlung eine starke gesellschaftliche Isolation der betroffenen Familien beobachtet (Strunk 1989), begleitet von pathologischer Verleugnung der Geschehnisse (Rush 1984; Rutschky 1992). Solche Eigenheiten des Familiensystems erklären jedoch keine Zusammenhänge zwischen menschlichen Bedürfnissen und Nöten und dem Kollektivverhalten der Familie.

Die Theorie des systemischen Gleichgewichts schlägt eine Dynamik vor, die keine der Theorien und empirischen Beobachtungen widerlegt. Vielmehr stützt sie sich auf bestehende Forschungsresultate, wie zum Beispiel eine Wechselwirkung zwischen Gewalttaten und fehlendem Selbstbewusstsein und Familienglück (Kohärenz von Person und Familie) oder zwischen Gewalttaten und der Dissonanz von Idealvorstellungen und der harten Wirklichkeit (Inkongruenz) (Wahl 1990).

Nanchen (1992) erklärt, dass Menschen, denen die Eroberung der Macht zum Selbstzweck dient, in unserer Gesellschaft Erfolg ernten. Dabei kommt es darauf an, die Dinge der Umwelt und sich selbst unter Kontrolle zu haben. Dies zeigt, wie sehr unsere Kultur und Gesellschaft das Ziel der Regulation/Kontrolle betonen. Umso machtloser fühlen sich Menschen, die bei der Arbeit ausgebeutet werden und bei ihren Mitmenschen wenig Beachtung finden. Solche Menschen laufen Gefahr, dass sie sich vermehrt mit Idolen des Erfolges und der Macht vergleichen und in einem immer höheren Maß versuchen, sich auf irgendeine Art und Weise hervorzuheben. Misserfolge können verstärkte Ohnmacht, Neid, Wut oder Depression nach sich ziehen. Die Familie ist oft das einzige System, in dem solche Menschen ihren Einfluss bemerkbar machen können.

Familienmitgliedern, die Gewalt ausüben, fehlt die Kapazität zur gesunden Spiritualität. Familienangehörige, die Kontrolle begehren, sind beflissen, durch Gewalt ihre eigene Kohärenz zu verteidigen, ohne dabei die Bedürfnisse der Mitangehörigen zu berücksichtigen. Gewalt verleiht Macht, und Macht wird dabei zum kurzfristigen Selbstzweck, verletzt die Schwächeren und verursacht allgemeines Leiden. Auch wenn Gewalt einseitig von einem Täter auf ein bestimmtes Opfer übertragen wird, ist das Ausüben von Macht, entgegen vieler Theorien, ein interpersoneller Prozess. Das nachfolgende Beispiel zeigt, wie Gewalttätigkeit einen Behauptungskampf auslöst, der den Opfern unerwartete Macht verleiht.

> Frau N. hat zwei Kinder, einen 5-jährigen Jungen und ein 2-jähriges Mädchen. Als der Junge geboren wurde, war Frau N. 18 Jahre alt, sie war damals noch in der Ausbildung zur Damenschneiderin. Der Vater des Kindes war ein Migrant, mit dem sie nur eine kurze Bekanntschaft hatte. Sie wohnte im Elternhaus, durfte aber keine Hilfe für die Säuglingspflege erwarten. Frau N. unterbrach die Lehre und hat sie bis heute nicht abgeschlossen. Ihre Stelle als Hilfsschneiderin zum Abändern von gekauften Kleidern in einem Warenhaus brachte zu wenig Einkommen, um sich selbstständig zu machen. Im Elternhaus gab es dauernd Streit. Meist ging es darum, dass ihr betrunkener Vater von ihr Geld verlangte und sie mit Gewalttätigkeit bedrohte, wenn sie sich weigerte. Zwei Jahre später war sie wieder schwanger, und diesmal wusste Frau N. nicht einmal den Namen ihres Tanzpartners, den sie nach dem kurzen Abenteuer nie wieder traf. Mit zwei Kindern wurde die Situation im Elternhaus immer unerträglicher. Voller Sehnsucht setzte sie alle Erwartungen in die neue Beziehung mit einem jungen Mann, der ihr vor sechs Monaten den Vorschlag unterbreitete, mit ihm einen Haushalt zu teilen. Anfänglich ging es recht gut. Bald aber merkte Frau N., dass sie ausgebeutet wurde, und nachdem sie mehrere Male von ihrem Partner geschlagen und mit einer Pistole bedroht worden war, meldete sie sich mit den Kindern in einem Frauenhaus.

Die Synthese der Daten zeigte die folgende Entwicklung zur Krise: Frau N. suchte Stabilität, um sich selbst und die Kinder von ihren Eltern unabhängig zu machen. Sie stellte sich einen Haushalt vor, den beide Partner finanziell unterstützen und in dem beide gewisse Pflichten übernehmen. Ihr Partner suchte Stabilität in der Beziehung und eine Sicherung, dass Frau N. ihm angehöre. Um Frau N. an sich zu binden, musste er aber ihre Kinder mit akzeptieren. Das Ziel der Kontrolle/Regulation war für beide wichtig. Nachdem Frau N. unter der Kontrolle ihres Vaters gelitten hat, wollte sie ihr Leben selbst in die Hände nehmen. Sie wollte den Kindern eine solide Lebensbasis geben sowie einen Vater, der um sie besorgt war. Bald aber zeigte sich, dass solche Vorstellungen nicht zu verwirklichen waren. Die beiden stritten sich dauernd. Sie hatten kein gemeinsames Verständnis von Kindererziehung, Haushaltsarbeit, Geldeinteilung oder Freizeitbeschäftigungen. Keiner der beiden brachte Verständnis für persönliche Bedürfnisse und Nöte des anderen auf. Die eigenen Bedürfnisse standen im Vordergrund, und beide versuchten, sie durch gegenseitige Kontrollmaßnahmen zu befriedigen, die meist erfolglos waren. So hatte Frau N.s Partner keine Geduld mit den Kindern, er sah in ihnen eine Konkurrenz. Er versuchte, ihnen das Schweigen und Gehorchen beizubringen, damit sie ihn in Ruhe ließen. Frau N., entrüstet über seine lieblose Art, bemühte sich vermehrt um die Kinder, statt sich ihm zu widmen. Nach der Arbeit war sie ebenfalls zu müde für ihn. So verbot er ihr, an Wochenenden ihre Freundin zu besuchen, um sie bei sich zu haben. Darüber entrüstet, schlich Frau N. aus dem Haus, wenn sich eine Gelegenheit bot. Damit verlor sie das Vertrauen ihres Partners, da sich seine Eifersucht noch verstärkte. Das Ziel der Spiritualität wurde durch brutale Kontrolle und Kampf um Macht erzwungen. Frau N. wurde erbarmungslos zu sexuellem Gehorsam gezwungen. Sie wurde für jedes Anzeichen von Abwehr bestraft, zuerst mit verletzenden Worten, dann mit Schlägen. Frau N. wagte nicht mehr, sich zu rühren und fühlte sich hilflos. Seltsamerweise waren es jedoch jene Momente der größten Verzweiflung, in denen sie in Tränen ausbrach und herzzerbrechend schluchzte, die ihr ein absurdes Gefühl von Kontrolle vermittelten. Ihr Partner war dann fähig, sich auf sie einzulassen und seine Kontrolle zu lockern. Von betäubender Schuld erschüttert und ebenso verzweifelt wie sie, beteuerte er ihr, wie sehr er sie liebe und brauche. In einem Rausch der Zweisamkeit entstiegen die zwei ihrer gemeinsamen Hölle und teilten die Euphorie des Moments im Geschlechtsverkehr. Aber schon nach einigen Stunden verdunstete die spirituelle Wonne in einem neuen Zyklus der gnadenlosen gegenseitigen Kontrolle, der beide widerstandslos ausgeliefert waren. Frau N. konnte niemandem erklären, warum sie sich immer wieder zu ihrem Partner hingezogen fühlte. Es war schwierig, ihren Freunden glaubhaft zu machen, dass sie den Schmerz der Schläge als wohltuend empfand, denn jene Momente der absoluten Kontrolle ihres Partners waren zugleich die Momente seiner absoluten Hilflosigkeit und Verlust der Kontrolle über sich selber. Durch gemeinsame Hilflosigkeit fühlten sie sich verbunden. Süchtig nach den Momenten der gemeinsamen Euphorie, ertrugen sie ihre Hölle, denn nur durch sie wurden ihre Sehnsüchte erfüllbar, die ihnen die Angst entriss und den Tod belanglos erscheinen ließ.

Während Frau N. und ihr Partner sich nach Liebe sehnten, blieben sie hin- und hergerissen zwischen Macht und Hilflosigkeit und zwischen trostloser Einsamkeit und Momenten der grenzenlosen Abhängigkeit. Sie blieben Gefangene ihrer Bedürfnisse, angetrieben durch die Angst um den Verlust ihrer Kohärenz. Auf der Höhe ihrer Krise war Individuation beiden versagt, denn ihre Angst, sich selbst zu verlieren, hinderte sie daran, neue Rollen anzunehmen, neue Erfahrungen zu machen und Wachstum zu erleben.

Das Beispiel zeigt einen typischen Zyklus der Macht. Die Verhaltensweisen, die zur Gesundheit und Kongruenz führen, müssen gelernt werden. Verhaltensweisen, die Liebe bezeugen, falls sie als Kind in der Familie und Gemeinde gelernt wurden, können in einer Partnerschaft eingesetzt werden, um Kohärenz zu bilden. Weder Frau N. noch ihr Partner hatten jedoch in ihrer Kindheit Verbundenheit oder Spiritualität erfahren. Ihre persönliche Kohärenz war unzureichend, da beide wenig Selbstvertrauen und große Angst vor Versagen hatten. Diese Angst verhinderte auch die Entwicklung der Individuation und ihren Einsatz in verschiedenen Rollen in der Familie und der Gesellschaft. So hat Frau N. ihre Lehre nie abgeschlossen, und ihr Partner hatte große Schwierigkeiten mit der Vaterrolle. In ihrer Partnerschaft diente Sexualität als Ersatz für Liebe. Wenn aber das Ziel der Spiritualität wegen fehlender Kohärenz und Individuation ungenügend zum Zug kommt, verlagert sich die systemische Energie auf das Gegenziel der Kontrolle. Sexualität wird zu einem Spiel der Macht, das wenig befriedigt und deshalb in stets verstärktem Maßstab gelebt wird.

Verhaltensmuster sexueller Kindesmisshandlungen können nach der Theorie des systemischen Gleichgewichts auf dieselbe Weise verstanden werden. Die starke Isolation der Familien (Hildebrand-Lüdeking & Eggert-Metje 1989; Strunk 1989), die für solche Familien typisch ist, weist auf die fehlende Verbindung oder Spiritualität hin. Auch hier ist der Täter auf einer verzweifelten Suche nach Spiritualität, die er in der Partnerschaft nicht findet. So mag er sich einreden, dass sein hilfloses Opfer Gefallen findet an seiner Tat und dass seine Verbindung etwas Schönes in sich trägt. Im Grunde ist er sich aber trotzdem bewusst, dass es hier um die Befriedigung seiner eigenen Bedürfnisse und nicht um diejenigen des Kindes geht. Das Bestreben nach Spiritualität verlagert sich unweigerlich auf Macht, die sich mit zunehmender Angst verstärkt, die Tat könnte aufgedeckt werden. Auch hier versucht der Täter, seine Umwelt immer stärker in seiner Verzweiflung zu kontrollieren und terrorisieren aus Angst um den Verlust der Selbstkontrolle und seiner Würde.

Pflegende können mit solchen Krisen in Berührung kommen, sei es in Beratungsstellen, Notfallstationen, Krankenhäusern, psychiatrischen Abteilungen oder Gefängnissen. Beim Zuhören eines Opfers ist es höchst schwierig, über die eigene Empörung und dem Mitleid hinauszusehen. Jedoch ist dem Opfer wenig geholfen, wenn die Situation nicht als systemische Notlage erfasst wird. Frauen, denen geraten wird, sich von ihrem Partner zu lösen, gehen trotz allem sogar in lebensgefährliche Situationen zurück, und Familiensysteme samt den betroffenen Angehörigen werden oft durch das Aufdecken einer sexuellen Kindesmisshandlung gänzlich zerstört. Zur Lösung einer solchen Krise muss der Zyklus der Macht gebrochen werden. Dies kann aber nicht geschehen, ohne dass die Betroffenen einen Halt gewinnen, von anderen geschätzt und akzeptiert werden und dabei lernen, sich selbst zu schätzen und zu akzeptieren. Pflegende können dabei den ersten Schritt ermöglichen, indem sie Familienangehörigen, seien es Opfer oder Täter, Gelegenheit geben, ihre Nöte kundzugeben. Kenntnis über zyklische Verhaltensmuster und die vielen möglichen Offenbarungen von Macht erlauben der Pflegeperson, sich die empfundene Brutalität erzählen zu lassen. In diesen Berichten ist Ruchlosigkeit und emotionale Verwahrlosung zu erwarten, schockierte Reaktionen sind zu vermeiden. Es geht darum, erste Fragen aus einer Haltung von Anteilnahme zu stellen und weitere Unterstützungsangebote aufzuzeigen.

Familien mit Gewalttätigkeit brauchen professionelle Hilfe. Es liegt nicht im Rahmen der Pflegerolle zu entscheiden, ob eine Familie genügend unterstützt werden kann oder aufgelöst werden sollte. Aufgabe der Pflegeperson ist es aber, den Betroffenen die Suche nach professioneller Hilfe zu erleichtern, falls sie ihre Situation verstanden und ihr Vertrauen gewonnen hat. Die Pflegende kann die Familie mit einem Therapeuten in Verbindung setzen und diesen in die Probleme der Familie einweihen. Sie kann den ersten Kontakt erleichtern, indem sie die Familie zum ersten Treffen begleitet. Nicht zu unterschätzen ist die Wirkung von Selbsthilfegruppen. Die Bereitschaft der Betroffenen, einer solchen Gruppe anzugehören, sollte immer erkundet werden. Es gibt anonyme Gruppen für Menschen, die Kinder misshandeln, Partner misshandeln, sexuelle Süchte haben und vieles mehr. Die Pflegenden sollten über solche Gruppen in der Region Bescheid wissen, über deren Ziele und Aktivitäten informiert sein, damit potenzielle Mitglieder gebührend beraten werden können.

3.4
Familien mit süchtigen Mitgliedern

Wie die Misshandlung von Kindern und Frauen ist die Drogensucht zu einem wichtigen Thema der Presse geworden. Drogen sind eine Modeerscheinung, deren Mediendiskussion durch Sensationslust angeheizt wird (Amendt 1992). Winnewissen (1990) erklärt, dass Süchte, die Drogensucht inbegriffen, allgemein menschlich sind und schon immer existiert haben. Der menschliche Lebensprozess wird durch Wünsche und Verlangen angeregt (Muschg 1990). Das Verlangen nach Substanzen, welche die Wahrnehmung verändern und dabei Schmerz und Verzweiflung lindern, hat in der ganzen Menschheitsgeschichte existiert und entwickelt sich in Extremfällen zur Abhängigkeit. Sucht auf illegale Drogen ist jedoch nur eine Unterkategorie in einer Gruppe von Substanzen, welche die Wahrnehmung beeinflussen. Entgegen den Presseaussagen und dem allgemeinen Aufruhr in der Bevölkerung ist sie relativ unwichtig. Zum Beispiel hat eine Datenerhebung in der Region Basel ergeben, dass unter süchtigen Patienten, die infolge medizinischer Probleme beim Arzt vorsprechen, 56 Prozent Probleme mit verschriebenen Medikamenten, 32 Prozent mit Alkohol und nur 12 Prozent mit illegalen Drogen haben (Manz 1989). Medikamentensüchtige Menschen treten jedoch kaum an die Öffentlichkeit und sind selten auf eine Rehabilitation anzusprechen. Alkoholkonsum wird in einem erstaunlichen Maß von der Gesellschaft toleriert, obwohl ein Großteil der Gewaltausbrüche und Verkehrsunfälle unter dem Einfluss von Alkohol geschieht (Amendt 1992) und riesige Verluste an Arbeitsfähigkeit in der Gesellschaft bringt (Thomasius & Küstner 2005). Zudem konsumieren 80 Prozent der Drogensüchtigen zusammen mit den illegalen auch legale Substanzen. Dies weist darauf hin, dass es nötig ist, Süchte aller Art als umfassenden vernetzten Prozess zu verstehen und das Ausmaß ihrer Folgen am Lebensprozess der betroffenen Personen und ihrer Familien auszuwerten.

Jede Art Sucht ist auf komplexe psychodynamische Vorgänge zurückzuführen (Manz 1989; Bilitza 2007). Kolasinski (1991) nennt sie mit Recht eine Familienkrankheit, die interpersonelle Beziehungen stark beeinträchtigt. Obschon im Verständnis der Dynamik von Süchten viele Lücken bestehen, hat sich die Wissenschaft einer umfassenden Erklärung genähert. Auf der Ebene der Gesellschaft werden beeinflussende Faktoren zitiert, wie zum Beispiel Werte der Gesellschaft wie Materialismus und Leistungszwang (Amendt 1992), allgemeine Akzeptanz von chemischen Substanzen und gesellschaftliche Werte der Männlichkeit oder Weiblichkeit (Engel & Hurrelmann 1993). Dazu kommen Gesellschaftsprobleme, die das Verlangen nach Substanzen verstärken, wie zum Beispiel Probleme des Arbeitsmarktes oder Wohnungsnot (Amendt 1992; Kolasinski 1991; Winnewissen 1990), Leistungsüberforderung in der Schule und am Arbeitsplatz und nicht zuletzt Verfügbarkeit der Suchtmittel (Engel & Hurrelmann 1993; Thomasius & Küstner 2005). Auf der Familienebene beeinflusst die Entwicklung von Süchten eine belastete Familiengeschichte: Sucht in der Herkunftsfamilie und fehlende Geborgenheit (Gross 1990), Konsumhaltung der Familienangehörigen und eine Neigung zum Aussteigen statt Kämpfen, wenig Toleranz für Schmerz und Leiden im Leben (Welter-Enderlin 1982), Familienkonflikte, Entwicklungskrisen und hohe Rollenerwartung (Engel & Hurrelmann 1993; Thomasius & Küstner 2005). Auch persönliche Charakterzüge spielen bei dieser Entwicklung eine Rolle. Beeinflussende Faktoren sind zum Beispiel ein Bedürfnis nach Stärke und dementsprechendes Risikoverhalten, soziale Isolation und das Bedürfnis, akzeptiert zu werden, ein niedriges Selbstwertgefühl und die Unfähigkeit, Familienerwartungen zu erfüllen (Engel & Hurrelmann 1993; Voigtel 2001), Bedürfnis nach Geborgenheit, Frustration und Misserfolge, wenig Selbstkontrolle, wenig Toleranz, unangenehme Gefühle zu ertragen (Engel & Hurrelmann 1993; Voigtel 2001).

Der Verlust der Sinnfindung, also das Ziel der Spiritualität, scheint das Problem aller Süchte zu sein. Verschiedene Quellen der wissenschaftlichen Literatur stimmen mit dieser These aus der Theorie des systemischen Gleichgewichts überein (Schiffer & Süsske 1991; Wagner 1987). Da in unserer Gesellschaft eine Person für ihre Leistung und ihren Nutzen Anerkennung erhält, haben Menschen mit wenig Eigeninitiative und Selbstbestimmung Schwierigkeiten, ihr Selbstwertgefühl und Kohärenz zu fördern. Sie suchen Anerkennung, Geborgenheit, Linderung des Schmerzes. Ihre Lebensmuster richten sich dabei ganz auf das Suchtobjekt aus, mit der Folge, dass sie die Kontrolle darüber verlieren und das Verhalten selbstzerstörende Wirkungen gewinnt (Gross 1990). Ergänzend dazu vertritt Voigtel (2001) in «Rausch und Unglück» in seinen Überlegungen die Auffassung, dass die Sucht nach stofflichen Substanzen (z. B. Drogen) die Hingabe an ein unbelebtes Objekt, verbunden mit der Hoffnung auf Wärme, Entspannung, Schmerzunempfindlichkeit, Aktivität oder Wachheit darstellt. Voigtel geht davon aus, dass die Hingabe an ein unbelebtes Objekt, das zuverlässig, nicht kränkend und überfordernd ist, den Selbsthass nicht vergrößern kann, der mit Süchten unabdingbar einhergeht, aber diese Form der Hingabe wird auch nie zur Befriedigung führen, sondern den betroffenen Menschen in der Sucht gefangen halten. Im Sinne der Theorie des systemischen Gleichgewichts ist Sucht fehlgeleitete Spiritualität. Bei der Suche nach Kohärenz bindet sich der Mensch häufig an Personen, die ebenfalls süchtig sind, und die Suchtmittel selbst, und merkt später, dass er seine eigene Kontrolle dabei verliert. Daher beeinflusst die Sucht nicht nur das eigene Verhalten, sondern ändert die Regeln des zwischenmenschlichen Zusammenspiels. Die Familie und andere betroffene Mitmenschen werden sich in den Interaktionen mit der süchtigen Person nun ebenfalls auf das Suchtmittel konzentrieren (Schiffer & Süsske 1991; Bilitza 2007) und den destruktiven Prozess unbewusst fördern.

Abbildung 15 stellt das Diagramm einer süchtigen Person und ihrer Familie dar. Verhaltensmuster der Systemerhaltung sind durch die Kontrolle des Suchtobjektes geprägt und überschatten alle anderen. Kohärenz ist die Sucht selbst und hängt von der Zugänglichkeit und der gesellschaftlichen Kontrolle der verwendeten Suchtmittel ab. Die Individuation ist das vergebliche Streben, mit der Droge die Verbundenheit herzustellen. Doch Wachstum kann nicht stattfinden. Sobald die süchtige Person diese Aussichtslosigkeit realisiert und die illusorische Indivi-

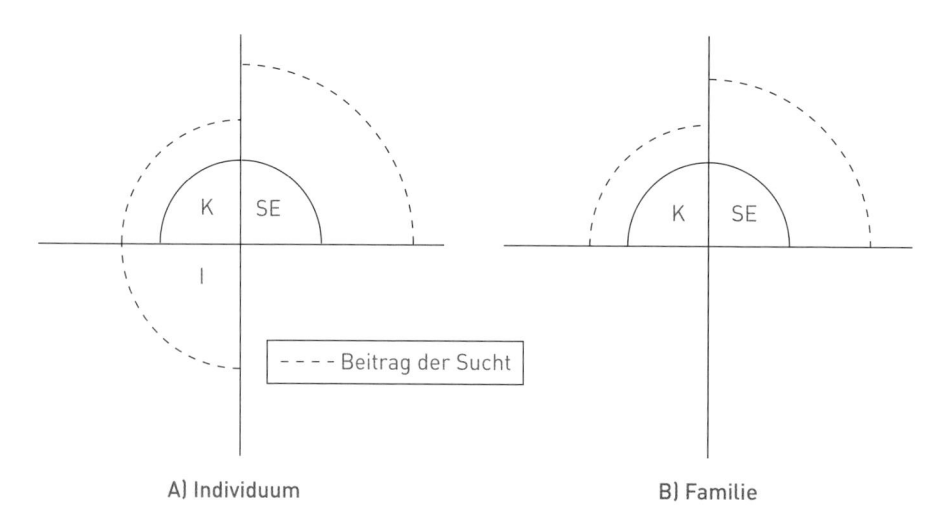

A) Individuum

B) Familie

Abbildung 15: Diagramme der Sucht.
K = Kohärenz, I = Individuation, SE = Systemerhaltung

duation verschwindet, erreicht die Krise ihren Höhepunkt (siehe Krisendiagramm, Abb. 4, S. 127). In der Familie koordiniert die Systemerhaltung die mit der Sucht verbundenen Verhaltensweisen und beschützt das Familiensystem nach außen. Die Kohärenz steht in Verbindung zum Leiden, da die Mitglieder meist stark voneinander abhängig sind, sich aber auf emotionaler Ebene kaum zusammenfinden können.

Hier ist zu bemerken, dass auch im früheren Beispiel der Frau N. die Dynamik der Sucht und der Gewalt kaum zu unterscheiden ist. Frau N. ist «liebessüchtig». Wie alle Süchtigen ist sie auf ihr Suchtobjekt fixiert. Der Schmerz des eigenen Ungenügens löst sich auf und verschmilzt mit ihrem Liebesobjekt. Für diese kurzen Momente der völligen Verbundenheit leidet sie große Qualen, die in zunehmendem Maß lebensbedrohliche Dimensionen annehmen. Sie ist ihrem Partner in totaler Abhängigkeit machtlos verfallen. Ihr Partner dagegen leidet an Eifersucht und hat das brennende Bedürfnis, Frau N. gänzlich zu besitzen, denn ohne sie verspürt er statt Kohärenz eine überwältigende Angst, sich selbst zu verlieren. Er ist bereit, für sein Suchtobjekt Gewalt anzuwenden, verliert dabei die Kontrolle über sich selbst und zerstört ironischerweise genau das, worum er kämpft.

Ganz im Einklang mit der Theorie des systemischen Gleichgewichts bemerkt Groß (1990), dass Süchtige aller Art, seien es Drogen-, Liebes-, Spiel-, Arbeitsoder Hungersüchtige, gescheiterte Menschen auf der Suche nach Individuation sind. Das folgende Beispiel veranschaulicht die Krise einer süchtigen Familie.

Familie F. besteht aus Mutter, Stiefvater, zwei Töchtern und einem Sohn. Herr und Frau F. sind seit sechs Jahren verheiratet. Herr F. hat zwei eigene Söhne, die von ihrer Mutter, Herrn F.s erster Frau, erzogen werden. Herr F. bekennt, dass er Alkoholiker war. Seit seiner zweiten Heirat ist er jedoch abstinent und besucht mit fanatischem Eifer mindestens dreimal pro Woche die Treffen der AA-Gruppe in seiner Wohngemeinde. Frau F.s Vater, der nun verstorben ist, war ebenfalls ein Alkoholiker. Ihre Mutter hatte darunter viel zu leiden. Frau F. sah es als ihre Aufgabe, die Mutter zu unterstützen und elterlichen Streit zu verhüten. So hat sie immer alles in die Hände genommen und schon früh nach dem Rechten gesehen. Ihre Rolle war ähnlich in der ersten Ehe. Ihr Mann war gesellig, Frau F. fühlte sich durch seinen Humor und seine Unbeschwertheit zu ihm hingezogen. Es stellte sich aber bald heraus, dass er wenig Verantwortung für Haushalt und Kinder übernehmen wollte. Er vernachlässigte seine Arbeit als Versicherungsagent und brachte damit die Familie in finanzielle Schwierigkeiten. Sein Bedürfnis nach Geselligkeit führte dazu, dass er seine Freizeit hauptsächlich außer Haus verbrachte oder viele Leute nach Hause brachte. Außerdem setzte er beachtliche Geldsummen für Lotterie und bei Wetten an Pferderennen ein. Das Schlimmste für Frau F. war sein Erfolg bei jungen Frauen. Die dritte Affäre veranlasste sie schließlich zur Scheidung.

In ihrem zweiten Mann suchte Frau F. eine Stütze. Da er sich seines Problems bewusst ist und den Willen hat, sein Leben zu verändern, bewundert ihn Frau F. Anfangs hat er versucht, sich in der Familie einzusetzen, jedoch bereiten ihm die Kinder Schwierigkeiten und weigern sich, ihn als Vater zu akzeptieren. Herr F. zieht sich mehr und mehr aus der Familie zurück und stellt sich dafür für neu eintretende AA-Mitglieder als Bezugsperson zur Verfügung. Da Herr F. kaum mehr zu Hause ist, fühlt sich seine Frau vernachlässigt und nutzlos. Schon lange hat sie starke Kopfschmerzen, findet nachts den Schlaf nicht, ist nervös und übermüdet. Sie konsultiert verschiedene Ärzte, denen sie ihr Leid klagt und die ihr Beruhigungstabletten verschreiben. Die verschriebene Dosis ist allerdings längst unzureichend. Frau F. hat sie verfünffacht, und wenn sie schon nach kurzer Zeit neue Tabletten braucht, sucht sie einen anderen Arzt auf. Frau F. beschreibt ihre Leidensgeschichte auf sehr überzeugende Art, so dass die Ärzte meist willig und verständig auf ihren Wunsch nach Tabletten eingehen.

Frau F. vernachlässigt ihre Pflichten und liegt auf dem Sofa. Ihre älteste Tochter schaut nach dem Rechten. Mit ihren 18 Jahren hat sie die Haushaltführung übernommen, kauft ein, kocht, putzt und ist sehr um das körperliche Wohl von Frau F. bemüht. Sie hat Angst, dass ihre Mutter schwer krank ist. Sie leidet auch darunter, dass es der Familie an Zusammengehörigkeit fehlt. Alle gehen ihren eigenen Weg und leiden ihr eigenes Leiden. Sie denkt sich, ein richtiger Streit wäre wohltuend, dadurch wäre wenigstens Kontakt geschaffen. Auch ihre Beziehung zur Mutter ist nicht befriedigend. Zwar anerkennt die Mutter ihre Hilfe, aber trotzdem findet sie keine emotionale Nähe zu ihr. Ihr 17-jähriger Bruder bringt am meisten Leben in die Familie. Er macht sich über alle lustig und spielt den Clown. Meistens wird sein Verhalten als wohltuend erlebt, da die Spannung dadurch etwas gelöst wird. Die älteste Tochter dagegen regt sich darüber auf, denn sie merkt, dass er sich damit vor der Mithilfe im Haushalt drückt. Das Verhalten ihres Bruders scheint auch in der Berufsschule und Lehre von Nutzen zu sein. Er drückt sich um unangenehme Aufgaben, und Mitarbeiter und Ausbilder können es ihm nicht übel nehmen. Er hat viele Freunde und hat bei den Mädchen Erfolg.

Eveline, die jüngste Tochter, 15-jährig, ist der Schatten der Familie. Schon zur Zeit, als Mutter und Vater viel miteinander stritten, zog sie sich in ihr Zimmer zurück und hörte allein ihre bevorzugte Rockmusik. Sie hat ein Talent für Poesie entwickelt, hat aber nie jemandem in der Familie ihre von aufwühlender Trostlosigkeit geprägten Gedichte gezeigt. Da sich niemand um sie zu kümmern scheint, bringt sie es fertig, unbemerkt das Haus zu verlassen oder nachts gar nicht nach Hause zu kommen. Nur ihre Schwester weiß davon, sagt aber der Mutter nichts, um ihr die Aufregung zu ersparen.

Die Krise kommt mit einem Telefonanruf aus der Notfallstation zum Ausbruch. Eveline ist bewusstlos auf der Straße gefunden worden. Hässliche Narben an den Armen und in der Leistengegend sowie ein positiver Befund einer Blutprobe weisen auf langfristigen Konsum von Heroin hin. Auch ist Eveline schwanger. Aus dem Polizeibericht ist zu ersehen, dass sie sich seit drei Wochen in der Schule krankgemeldet hat und dass sie, laut einer Freundin, viel Zeit mit einem um zehn Jahre älteren Mann auf der Straße verbracht hat.

Dieser Fall mag manchen Lesern als extrem anmuten. Er birgt jedoch Merkmale in sich, die oft in von Sucht betroffenen Familien anzutreffen sind. Im Gegensatz zum Beispiel der Familie N. braucht Familie F. keine Gewalt. Gemeinsam haben sie gestörte Beziehungen und Kommunikationsmuster. Beide Familien sind extrem, die eine in krankhafter Abhängigkeit, die andere in emotionaler Distanz. Familie F. hat eine lange Geschichte mit zerstörender Suchtproblematik. Das Beispiel zeigt, wie sich die Rollen der Familienmitglieder dem Suchtproblem anpassen. Wegscheider (1981) beschreibt vier Rollenzuteilungen in Familien mit Alkoholismus, die des «Helden», des «Clowns», des «verlorenen Kindes» und des «Sündenbocks». Wie das Beispiel der Familie N. zeigt, entwickeln sich diese Rollen aus Verzweiflung über emotionale Vernachlässigung (Voigtel 2001). Durch diese Rollen verschaffen sich die Kinder eine Art Stabilität, die sonst nicht möglich wäre. Das heißt, dass sich die Familie einerseits durch ihre rigiden Muster vor der Umwelt und sich selbst beschützt, andererseits aber in dieser destruktiven Falle verhaftet bleibt. Das Familiendiagramm der Abbildung 15 (S. 266) weist auf Systemerhaltung hin, diese wird durch die suchtbedingten Rollenzuteilungen stabilisiert. Gleichzeitig gewährt die Sucht der Familie eine Kohärenz im Sinne des gemeinsamen Problems, um das System gegen die Umwelt abzuschirmen.

Die wachsende Krise verstärkt die gegenseitige Abhängigkeit der Protagonisten, jedoch kann dabei keiner seine Bedürfnisse erfüllen. Dies verhindert die Individuation der Mitglieder und das Wachstum der Familie.

Die Erfahrung hat gezeigt, dass Drogensucht oft aus angesehenen und guten Familien entspringt. Solche Familien sind bestrebt, prestigeträchtige Werte der Gesellschaft zu verkörpern. Diese Eltern können nur schwer verstehen, warum ihr Kind sich nicht konform verhält. Gesellschaftliche Korrektheit schließt jedoch Süchte nicht aus. Wenn Sucht ein Merkmal des Familienprozesses ist, darf man annehmen, dass alle Mitglieder auf ihre Weise mit verschiedenartigen Süchten daran beteiligt sind. Die Süchte der Erwachsenen in solchen Familien nehmen von der Gesellschaft anerkannte Formen an. Zum Beispiel können Familienmitglieder ihre Gesundheit durch Arbeitssucht zerstören, durch die sie ihr Selbstbewusstsein zu erhalten suchen. Manche Menschen versuchen, ihre Inkongruenz und Unerfülltheit mit übermäßigem Essen zu vertreiben, während andere ihre körperlichen Grenzen mit sportlichen Tätigkeiten überschreiten, aus dem Verlangen heraus, sich zu stimulieren und zu erregen oder das Ideal des Fit- oder Schönseins zu erreichen. So kann jede nützliche Gewohnheit zur Sucht werden, wenn sie übermäßig praktiziert wird, wenn ihr Ziel einen verzweifelten Versuch darstellt, das zerrüttete systemische Gleichgewicht wiederherzustellen, und wenn die Tätigkeit durch festgefahrene Verhaltensmuster die Individuation verhindert.

In Familien mit übermäßigen Leistungsansprüchen herrscht eine emotionale Kälte, unter der ein junger Mensch mit starkem Bedürfnis nach Geborgenheit und Liebe leiden kann. Die Erwachsenen fühlen sich oft ebenso gezwungen und unfrei wie die Jungen. Sie wirken durch ihre Unzufriedenheit als negatives Rollenmodell. Feinfühlige Jugendliche spüren den Schmerz ihrer ausweglosen Situation und versuchen, durch eine andere Lebensweise einen Ausweg zu finden. Da ein Verständnis für Schwächen kaum existiert, fühlt sich ein junger Mensch, der es nicht fertig bringt, die Erwartungen der Familie, der Schule oder der gleichaltrigen Gruppe zu erfüllen, in seinem Selbstwert bedroht, rebelliert gegen Zwang und Unfreiheit oder versucht, in einer Gruppe außerhalb der Familie Anerkennung zu finden. Jugendliche sind gefährdet, wenn die einzige Anschlussmöglichkeit, wie im Falle von Eveline, eine Jugendbande oder die Straßenszene darstellt. Eltern, die mit Arbeit und ihren eigenen Problemen schwer belastet sind, sind nicht in der Lage, die Schwierigkeiten ihrer Kinder zu erkennen und schließen unbewusst die Türe zur offenen Kommunikation, bis sie plötzlich vor einer Krise stehen.

In Fällen wie bei der Familie F. geht normalerweise der erste Impuls eines Hilfsangebotes in die Richtung des jungen Opfers, also Evelines Drogensucht. Ein Therapeut mag bestrebt sein, der Familie klarzumachen, wie sie indirekt Evelines Sucht unterstützt, und ihr Möglichkeiten eröffnen, wie sie Eveline helfen kann, den Entzug zu schaffen. Das Beispiel hat uns jedoch gezeigt, dass die übrigen Mitglieder ebenso belastet und süchtig sind. Jegliche Sucht beruht auf einem menschlichen Verlangen nach Verbundenheit. Die älteste Tochter sucht Anerkennung durch Perfektion, Frau F. durch somatisches Leiden, der Sohn durch Humor, der Vater durch Einsatz in der AA-Gruppe und Eveline durch Eingliederung in die Drogenszene. Dabei wird in den Lebensmustern der Familie das Ziel der Kontrolle überbewertet, und das der Spiritualität ist verkümmert. Es fehlt somit an emotionaler Wärme. Das Diagramm der Familie in Abbildung 15 (S. 266) gilt auch hier. Verhaltensmuster der Systemerhaltung sind von einer rigiden Stabilität gekennzeichnet, welche Wachstum verunmöglicht. Die Kohärenz ist eine Verbundenheit im Leiden und geschieht durch Angst vor noch größerer Isolation und Trostlosigkeit.

In der Beurteilung von Sucht in Familien ist daher Vorsicht angebracht. Wie Amendt (1992) bemerkt, sind Junkies suchtkrank, weil die Begleitumstände ihrer Sucht krank machen, nicht die Droge an sich. Infolgedessen ist ein Entzug nur dann möglich, wenn die Süchte aller Mitglieder angesprochen werden. Ziel einer Therapie nach der Theorie des systemischen Gleichgewichts ist es, eine emotionale Bindung und gegenseitiges Verständnis aufzubauen. In der Familie F. bedroht das Problem die Existenz der ganzen Familie. Falls Eveline an den Folgen ihrer Drogensucht stirbt, würde die emotionale Familienkrise eskalieren. Frau F. würde aus ihrem Halbschlaf aufgeschreckt und von mütterlichen Schuldgefühlen verfolgt. Die älteste Tochter würde sich schuldig fühlen, da sie der Familie die Ausschweifungen von Eveline verschwiegen hat, und Herr F. würde sich wegen seiner Unfähigkeit, der Familie Harmonie zu vermitteln, sorgen. Ein Suizid wäre bei diesem Ausmaß von Verzweiflung keineswegs ausgeschlossen. Wie sich die Familie in ihrem Elend entwickelt, ist ungewiss. So kann sie endlich zusammenfinden oder ganz auseinanderfallen. Die Pflegende in der Notfallstation könnte einen entscheidenden Einfluss ausüben, wenn sie 1. sich bewusst ist, dass Sucht Teil des Familienprozesses darstellt, 2. sich die Zeit nimmt, sämtliche Mitglieder zu befragen, wie sie auf die Situation reagieren, 3. offen und ohne Vorurteile zuhört und in der Lage ist, 4. die Gesundheit der Familie hervorzuheben und die Mitspieler in ihren Bemühungen zu unterstützen. Sogar in der Familie F. gibt es Gesundheit im systemischen Prozess: die finanzielle Unterstützung des Herrn F. und seine Fähigkeit, seinen Alkoholismus in Schach zu halten, die Zuneigung der ältesten Tochter zur Mutter, die Fähigkeit des Sohnes, Probleme mit Humor zu betrachten und Freunde zu haben und das poetische Talent von Eveline. Eine solche Grundarbeit kann ausschlaggebend sein, um zerstörende Energien einzuschränken, Hoffnung aufleben zu lassen und die Familie auf einen Heilungsprozess vorzubereiten. Die Pflegende sollte mit der Familie besprechen, welche Art Therapie in Frage käme, und sie auf Ressourcen hinweisen.

Sucht ist ein Symptom unserer Welt. Auslöser wie Konkurrenzkampf, unendlicher Konsum und hohe Mobilität lassen Menschen nie Befriedigung erleben. Wir wollen besser, gescheiter, gebildeter, reicher oder gesünder sein als andere und vergleichen uns dabei mit denen, die uns überlegen sind. Die Tatsache, dass uns allen solche Merkmale eigen sind, kann es den Pflegenden erleichtern, sich mit süchtigen Menschen zu verständigen. Die Pflege süchtiger Familien hat zum Ziel, die Protagonisten erkennen zu lassen, wie der systemische Prozess sie selbst und die Familie bedroht. Dabei geht es um den Anteil jedes Mitgliedes, nicht nur jener, die die Krise zum Ausbruch brachten. Wie die Beispiele zeigen, gibt es keine Schuldigen in der Familie. Die Krise entwickelt sich durch das Zusammenspiel aller, wozu jeder seine eigenen Nöte beifügt. Um Heilung zu erfahren, ist es wichtig, dass die Gesundheit hervorgehoben wird und dass die Mitspieler lernen, Schwächen in sich und anderen zu akzeptieren und sich gegenseitig zu unterstützen. Durch das Wachsen der wahren Familienkongruenz entwickelt sich auch in jedem Mitglied eine neue Kohärenz. Individuation und Wachstum werden möglich.

Zusammenfassend ist zu bemerken, dass die Pflege auch hier den üblichen Schritten folgt. Sie ist es, die eine Verbindung zwischen der erkrankten Person und dem Familiensystem herstellen kann. Diese Verbindung allein kann den Prozess einer Systemänderung einleiten. Eine kleine positive Änderung führt zu neuem Mut und erlaubt mehr Änderungen. Auf einem positiven Kurs bewegt sich nun die Familie selbstständig dem Ziel der Kongruenz zu.

Fünfter Teil:

Die Theorie des systemischen Gleichgewichts in Praxis, Bildung und Forschung

Christina Köhlen und Marie-Luise Friedemann

1 Einführung

Die Förderung von theoriegeleitetem Pflegehandeln in der Praxis ist ein wesentlicher Bestandteil zur Entwicklung von Pflegequalität und zur Etablierung eines Qualitätsmanagementsystems in der Pflege. Die Förderung von theoriegeleitetem Pflegehandeln beginnt dabei in der Ausbildung und setzt sich in der Fort- und Weiterbildung von Pflegepraktikern und -praktikerinnen bis hin zur Ausbildung von Pflegeforschern und -forscherinnen fort. In jedem dieser Pflegebildungsbereiche tragen die dort tätigen Pflegepädagogen und -pädagoginnen durch ihr theoriegeleitetes Handeln grundlegend dazu bei, den ersten Schritt in Richtung Entwicklung und Förderung von Pflegequalität konstruktiv zu gestalten.

Im fünften und letzten Teil dieses Buches werden aus unterschiedlichen Bereichen der Pflegebildung Konzepte für die Umsetzung der Theorie des systemischen Gleichgewichts in die Praxis vorgestellt. Die verschiedenen Autorinnen setzen sich dabei mit kreativen Möglichkeiten und Strategien für die Umsetzung der Theorie auseinander. Sie greifen hier auf ihre Erfahrungen als Pädagoginnen, Beraterinnen und Forscherinnen zurück, die den Lesern und Leserinnen als Anregung für die Umsetzung der Theorie in die eigene Pflegepraxis dienen können.

Im letzten Teil des Kapitels stellt Marie-Luise Friedemann vor ihrem Hintergrund als erfahrene Pflegeforscherin grundsätzliche Überlegungen zur Forschung mit Familien und zur Forschung mit der Theorie des systemischen Gleichgewichts an. Hierbei plädiert sie für die Triangulation von Forschungsmethoden, um die subjektive Realität und Situation der Familien im Forschungsprozess gegenständlich zu erfassen.

2 Konsequenzen für Praxis und Ausbildung

2.1
Die Ausgangssituation im deutschsprachigen Raum
Christina Köhlen

Die Theorie des systemischen Gleichgewichts entstand vor dem Hintergrund einer langen pflegepraktischen und pflegewissenschaftlichen Tradition von Family Nursing bzw. familienorientierter Pflege in den USA. Schon im 19. Jahrhundert bei Florence Nightingale (1820–1910), der Begründerin der modernen Pflege, gibt es eine Aufhebung der Trennung zwischen der Pflege des Individuums und der Familie. Die Familie war von Anfang an von Interesse innerhalb der modernen Pflege, auch wenn Nightingale keine explizite Theorie hierzu entwickelt hat (Whall & Fawcett 1991; Whall 1999). Schon seit 1937 veröffentlicht die National League for Nursing Education in den Vereinigten Staaten in ihrem Standard Curriculum eine Lerneinheit über die moderne Familie und die Auswirkungen des modernen Lebens in Bezug auf die Funktion und Organisation der Familie. Und seit 1950 steigt die Anzahl der Publikationen, die sich damit auseinandersetzen, dass Pflegende die Familie als Einheit oder System betrachten und entsprechend handeln sollten. Ein Thema ist in diesem Zusammenhang die Beschreibung des Aufgabenbereiches von Gemeindepflegern/-innen. Dabei wird bemerkt, dass die Berücksichtigung von Bedürfnissen pflegender Angehöriger ebenfalls zu diesem Aufgabenbereich zählt, da diese Einfluss auf die Gesundheit von Patienten und der Familie im Allgemeinen haben. In den Richtlinien und praktischen Standards unterschiedlicher Pflegebereiche wird die Familie gleichberechtigt neben der Pflege des Individuums von der American Nurses' Association kontinuierlich seit 1973 erwähnt. Es ist davon auszugehen, dass die Gemeindepflege (public health oder district nursing) den Ausgangspunkt für eine familienorientierte Pflege in den USA gebildet hat, wobei schon sehr früh die Notwendigkeit erkannt wurde, die Familie als Einheit anzuerkennen. Dieser Ansatz wurde danach von anderen Pflegebereichen aufgegriffen und reflektiert (ebd.).

Family Nursing ist inzwischen ein eigenständiger Forschungsbereich innerhalb der Pflegewissenschaft und wird auf allen Ebenen der Pflege und der Pflegebildung berücksichtigt. In der Pflegepraxis, vornehmlich im ambulanten außerstationären Bereich, haben sich Formen von Pflege- und Betreuungskonzepten etabliert, die den Bedürfnissen der Gemeinde und der darin lebenden Familien Rechnung tragen (Cotroneo, Zimmer & Zegelin-Abt 1999; Hunt 2000). Zwei Erkenntnisse haben diese Entwicklung begünstigt: zum einen die Kostenexplosion im Gesundheitswesen und damit sinkende Ressourcen und zum anderen die Familie und ihr gesundheitsförderndes Potenzial für ihre Mitglieder (Gilliss, Highley, Roberts & Martinsson 1989; Friedman 1998; Campbell 2000).

Die kritiklose Übertragung von pflegewissenschaftlichen Konzepten von einem Kulturkreis in einen anderen ist aus den bekannten Gründen immer problematisch. Die demographische Entwicklung, die Veränderung des Krankheitsspektrums und die damit einhergehenden Fragestellungen sowie die Kostenentwicklung in den jeweiligen Gesundheitssystemen sind in allen westlichen Gesellschaften ähnlich und lassen daher wohl in begrenztem Maße Analogien zu. Die aktuellen Entwicklungen lassen vermuten, dass sich Pflege bzw. der Bedarf nach Pflege vor dem Hintergrund der ökonomischen und demographischen Entwicklung auch hier immer weiter in den ambulanten Pflegebereich verschieben wird. Als Beispiel sei in diesem Zusammenhang die Einführung eines neuen Abrechnungssystems für den klinischen Bereich auf der Grundlage der «diagnoses related groups» in der Bundesrepublik Deutschland genannt. Eine Konsequenz der Einführung dieses Abrechnungssystems wird sein, dass sich die Verweildauer der Patienten in den Kliniken verkürzen und der Bedarf an qualifizierter ambulanter pflegerischer Betreuung steigen wird. Daraus resultierend wird in zunehmendem Maße Pflege und Betreuung von Kranken und Pflegebedürftigen in den Verantwortungsbereich der Familien verlagert. Das bedeutet, dass die existenziellen Probleme, die eine akut bedrohte Gesundheit, eine chronische Erkrankung oder der nahende Tod mit sich bringen, wieder vermehrt in der Familie erlebt und durchlebt werden, was die zunehmende Hospitalisierung von Grenzerfahrungen in diesem Zusammenhang in den letzten fünfzig Jahren mehr und mehr verhindert hat. Familien werden in Krisensituationen kommen, in denen Überforderung droht. Sie werden daher einen Bedarf an Pflegenden haben, die ihnen hier eine fachkompetente, einfühlsame Pflege anbieten und dabei die gesamte Familie in ihrem Fokus haben. Das erfordert von den Pflegenden die Einsicht, der Familie sowie den einzelnen Mitgliedern, die die wirklichen Experten ihrer Familien- und Gesundheitssituation sind, tolerant gegenüberzutreten, sie zu verstehen. Das heißt, dass Pflegende die Familie bei ihren Entscheidungen unterstützen, beraten und die Entschlüsse akzeptieren müssen (Friedemann 1995). Das Konzept der Familienorientierung stellt daher sowohl für Pflegende und andere Berufsgruppen im Gesundheitssystem als auch für die Familien selbst eine Herausforderung dar, die sich durch einen grundlegenden Wechsel der Perspektive bei der Betreuung, Pflege und Heilung von Menschen auszeichnet.

Dieser Herausforderung im deutschsprachigen Raum zu begegnen, wird schwierig sein, insbesondere deshalb, da es eine Tradition der familienorientierten Pflege innerhalb der Pflege und Pflegewissenschaft, d. h. weder in der Pflegepraxis noch in der Pflegebildung oder Pflegeforschung, in der oben skizzierten Form nicht gibt. Mit Beiträgen wie der Arbeit von Friedemann wird aber die Möglichkeit eröffnet, die Diskussion und Auseinandersetzung mit dem Ansatz der familienorientierten Pflege konkret zu beginnen. Als die erste Auflage dieses Buches 1996 im deutschsprachigen Raum erschien, bedeutete sie eine der ersten Beiträge zu diesem Thema. Das Thema war sehr neu und fremd für viele Pflegenden, zumal sie sowohl während ihrer Ausbildung als auch während ihrer beruflichen Tätigkeit damit in der Regel nicht in Berührung gekommen sind. Familienorientierte Pflege wird als Thema in allen Bildungsbereichen der Pflege bis auf wenige Ausnahmen nach wie vor vernachlässigt. Pflege bedeutet in der Regel in unserem Kulturkreis vornehmlich Pflege des Individuums. Umso erfreulicher ist es, dass sich vereinzelt Bestrebungen zeigen, dies zu ändern.

Zu den ersten Schritten, die in diese Richtung in der Bundesrepublik Deutschland getan werden, gehört das Engagement des Deutschen Berufsverbandes für Pflegeberufe (DBfK), die Realisierung des Programms der World Health Organisation (WHO) im Zusammenhang mit dem Tätigkeitsfeld einer Familiengesundheitsschwester (Family Health Nurse) als zukünftigen Pflegebereich in Deutschland zu etablieren (Wagner 2000). Die Umsetzung des Konzeptes obliegt laut WHO den einzelnen Mitgliedsländern. In ihrer Strategie «Gesundheit 21», die vom WHO-Regionalbüro für Europa verabschiedet wurde (1998), wird im Teilziel 13.1. dem häuslichen Umfeld und der Familie besondere Aufmerksamkeit geschenkt, wenn es darum geht, die Gesundheit zu schützen und zu fördern (Billingham 2000; WHO 2000). Dies soll durch die im Ziel 18 beschriebene neue Rolle der Pflegenden und durch die Förderung der Qualifizierung von Fachkräften für gesundheitliche Aufgaben erreicht werden (ebd.).

Ein weiteres Projekt, das in diesem Zusammenhang genannt werden muss, ist die Einrichtung eines ersten Lehrstuhls für familienorientierte und gemeindenahe Pflege in Deutschland am Institut für Pflegewissenschaft an der medizinischen Fakultät der Universität Witten/Herdecke. Eine der wichtigsten Aufgaben, die hier im Vordergrund stehen dürften, ist wohl die Entwicklung und Begleitung pflegewissenschaftlicher Forschungsarbeiten auf diesem Gebiet. In diesem Zusammenhang sei erwähnt, dass vom Institut in Witten/Herdecke der erste Abschlussbericht im Auftrag des DBfK zur Untersuchung über die Machbarkeit der Familiengesundheitspflege in Deutschland vorliegt (Schnepp 2008). Schnepp kommt dabei zu dem Fazit, dass sich die Rolle der Familiengesundheitspflegenden in den ersten Einsatzorten bewährt hat, und es nun darauf ankommt, diese im Kontext der Besonderheiten der deutschen Gesundheits- und Sozialversorgung zu etablieren und weiterzuentwickeln (ebd.).

Insgesamt bleibt festzuhalten, dass sich die Situation im Kontext von familienorientierten Themen in der deutschsprachigen Pflegelandschaft seit dem Erscheinen der ersten Auflage sehr verändert hat. Die Anzeichen mehren sich, dass die Theorie des systemischen Gleichgewichts sowohl in der Ausbildung als auch in der Praxis zunehmend Beachtung findet. Die Projekte, die in diesem Kapitel ausführlich vorgestellt werden, kommen aus dem Bereich der Aus- und Fortbildung und verstehen sich als Grundlage und Vorbereitung für die Pflegepraxis. Sie bedienen sich der Theorie des systemischen Gleichgewichts als theoretischen Bezugsrahmen. Die unterschiedlichen Schwerpunkte, die in den Projekten gesetzt werden, und die verschiedenen Methoden, die dabei jeweils zur Anwendung kommen, zeigen, welche vielfältigen und kreativen Ideen durch diese Theorie angeregt werden.

Zunächst werden einige grundsätzliche strategische Überlegungen für einen Transfer der Theorie in die Praxis von stationären Pflegeeinrichtungen am Beispiel einer Fortbildungsveranstaltung in Morschach in der Schweiz vorgestellt (Punkt 2.2). Ein Projekt aus der ambulanten Pflegepraxis zeigt, wie die Theorie in ein neues Betreuungskonzept integriert wird (Punkt 2.3). Dann wird der Theorie-Praxis-Transfer anhand eines Projekts vom Institut für Medizin-/Pflegepädagogik und Pflegewissenschaft an der Charité Universitätsmedizin Berlin dargestellt, bei dem auf der Grundlage der Theorie des systemischen Gleichgewichts ein Konzept für die Fortbildung im Bereich der häuslichen Kinderkrankenpflege entwickelt und angewandt wurde (Punkt 2.4). Nachfolgend werden anhand von Untersuchungsergebnissen Möglichkeiten der Selbstreflexion auf der Grundlage der Theorie des systemischen Gleichgewichts eröffnet. Im Anschluss wird durch das Konzept der Berufsschule für Pflege in Liestal (Schweiz) vorgestellt, wie die Theorie des systemischen Gleichgewichts Eingang in die grundständige Pflegeausbildung findet (Punkt 2.5). Schließlich wird am Beispiel des Studiengangs «Bachelor of Nursing» an der Evangelischen Fachhochschule Berlin aufgezeigt, wie die Theorie des systemischen Gleichgewichts als pflegewissenschaftlicher Bezugsrahmen in das hochschuldidaktische Curriculum eines dualen Bachelor-Studiengangs (2.6) eingebunden werden kann.

2.2
Die Theorie des systemischen Gleichgewichts im Praxistransfer
Mit Elisabeth Schori

Strategische Ebene

Es entspricht dem professionellen Handeln, wenn die Leitung einer Pflegeinstitution beim Erarbeiten eines internen Pflegeleitbildes sowie eines Pflegekonzepts sich von einem oder mehreren Pflegemodellen leiten lässt. Grundsatzentscheidungen können so vor einem theoretischen und wissenschaftlichen Hintergrund getroffen werden. Denkansätze aus einem Modell können richtungsweisend sein; die Erkenntnisse aus der Theorie sollen helfen, über Pflege nachzudenken. Die Einführung eines Modells sollte sich durch eine Optimierung des pflegerischen Handelns auszahlen; im Sinne der Theorie des systemischen Gleichgewichts muss eine familienorientierte Pflege zu erhöhter Befriedigung von Patienten, Angehörigen und Pflegenden führen. Mit der familien- und umweltbezogenen Pflege sollen die Kommunikation aller Beteiligten und die Dokumentation verbessert werden.

Für die Umsetzung gilt der Top-down-Ansatz. Die Leitung muss überprüfen, ob die inhaltlichen Aussagen des Modells mit der Pflegephilosophie der Institution übereinstimmen, für die Pflegenden akzeptabel sind und der internen Kultur entsprechen. Eine Frage könnte dabei lauten: Wollen/können wir dem Umfeld des Patienten so viel Gewicht beimessen? In einer Pflegeinstitution, wo der Angehörige nicht als Ressource, sondern eher als Störfaktor betrachtet wird, kann die Umsetzung einer komplexen Theorie wie der des systemischen Gleichgewichts erst nach einer intensiven Schulung der Pflegenden in Betracht gezogen werden. Durch das Aufzeigen des Gewinns eines Modells bzw. einer Theorie für die Praxis kann die Motivation der Mitarbeiter gewonnen werden. Aus der Organisationsentwicklung ist bekannt, dass eine Neuerung dann erfolgreich ist, wenn die im Betrieb tätigen Menschen und die Organisation einen Profit darin sehen. Das heißt in diesem Fall für die Organisation sowohl eine verbesserte Leistungsfähigkeit als auch ein besseres Image und für die Mitarbeiter/-innen eine Erhöhung der Pflegequalität und der Arbeitszufriedenheit. Das heißt, dass Strategien zur Umsetzung des Pflegemodells von extremer Wichtigkeit sind.

Fawcett (1996) macht in ihrem Buch «Pflegemodelle im Überblick» im Kapitel «Umsetzung konzeptueller Pflegemodelle in der Pflegepraxis» Empfehlungen anhand eines Phasenmodells (Fawcett 1996, S. 498 ff.). Für die Umsetzung müssen ihrer Meinung nach zwei bis drei Jahre veranschlagt werden. Der Prozess braucht von allen Beteiligten viel Denkarbeit, Disziplin, Geduld und Ausdauer. Fawcett empfiehlt, mit einem Modell allein zu arbeiten, statt mit mehreren, um einer Verwirrung und Überforderung des Personals vorzubeugen. Die Praxis zeigt jedoch, dass viele Einrichtungen Elemente aus unterschiedlichen Modellen zusammenfügen, was oft zu Schwierigkeiten führt, da diese Elemente bzw. die Grundaussagen jedes Modells oder jeder Theorie vor einem anderen historischen und kulturellen Hintergrund entstanden und daher nur schwer miteinander zu verknüpfen sind.

Schritte des Transfers

Haltungsveränderungen. Eine Arbeitsgruppe kam anlässlich einer Fortbildungsveranstaltung in Morschach in der Schweiz zu einer Anzahl von Strategien, um Pflegende von den positiven Auswirkungen der Theorie des systemischen Gleichgewichts zu überzeugen. Diese werden nun kurz vorgestellt:

Näherbringen des Denkansatzes der Theorie des systemischen Gleichgewichts: Die Theorie des systemischen Gleichgewichts soll so praxisnah wie möglich aufgezeigt werden. Zum Beispiel wurde im Rahmen der Höheren Fachausbildung in Pflege vom Schweizerischen Roten Kreuz in einer Arbeit von Regula Lüthi (1996) das Diagramm des Familienprozesses mit einfacheren Worten beschrieben:

- Kongruenz = Wohlfühlen
- Systemveränderung = Ändern
- Kohärenz = Zusammenleben
- Individuation = Wer bin ich? Was will ich?
- Systemerhaltung = Beibehalten
- Spiritualität = Lebenssinn.

Exemplarisch können hier z.B. dem Streben nach Zielen und nach Kongruenz vertraute Schritte des Pflegeprozesses gegenübergestellt werden.

Gruppenarbeit, die das Erarbeiten von gezielten pflegerischen Interventionen zum Ziel hat: Diese Interventionen sollen spezifische Prozessdimensionen ansprechen und dem Patienten oder Angehörigen zu einer angemessenen Kongruenz, d.h. einem positiven Gesundheitsempfinden, verhelfen. Es gilt, die Theorie auf die Handlungsebene zu bringen.

Begleitung zum Überdenken der Gestaltung der Eintritts- und Austrittssituation in einer Pflegeinstitution: Der Schwerpunkt in der Begleitung konzentriert sich nach Friedemann nicht nur auf die Auswirkungen auf das Individuum, sondern auch auf die dazugehörige Familie. Zum Beispiel können beim Eintritt eines Patienten in eine Langzeitinstitution folgende Fragen von Bedeutung sein: Wie unterstützen wir den Patienten, hier eine neue «Familie» zu finden? Wie begleiten wir die Angehörigen, die Ursprungsfamilie, sich in diesen neuen «Familienprozess» einzugliedern?

Demonstration einer neuen Sichtweise von Gesundheit/Krankheit durch Fallbesprechungen: Der Patient begibt sich in Pflege, da bei ihm die Kontrolle/Regulation in einem Ungleichgewicht ist. Er sucht Stabilität/Kongruenz, um seine Ängste abzubauen und neue Sicherheit zu erlangen.

Schulung in der Beobachtung aus systemischer Sicht und Ableitung von Interventionen: In einem partnerschaftlich verstandenen Pflegeprozess richten sich die Pflegehandlungen in ihrer Zielstellung sowohl auf die Selbstbestimmung des Patienten/der Patientin als auch auf die Erkundung seiner/ihrer Ressourcen. Er/sie ist der Experte/die Expertin.

Anleitung zur Gesprächsführung: Zum Beispiel können hier mit dem Patienten/der Patientin neue Möglichkeiten zur Erkundung seiner/ihrer Spiritualität erforscht werden. Mögliche Themen können hier sein: Sinnfindung, Kontakt zu sich selbst, Verbundenheit mit Gott und der Natur, Entdeckung einer neuen Berufung oder Aufgabe.

Verstehen des Veränderungsprozesses. Die Umsetzung der Theorie des systemischen Gleichgewichts in die Praxis bedarf einer klaren Definition der bevorstehenden Änderungen. Um die Lust zum Mitmachen und die Motivation der Pflegenden bei diesen Veränderungen kreativ nutzen zu können, ist die Einbeziehung von geschulten Kräften während des Beratungsprozesses zwingend erforderlich. Auch für den Beratungsprozess bietet die Theorie des systemischen Gleichgewichts von Friedemann eine geeignete Hilfestellung zur Reflexion. Mit den Pflegepersonen kann eine Selbsteinstufung in Bezug auf den Veränderungsprozess vorgenommen werden. Die Umsetzung der Theorie in der Praxis hat mit Systemerhaltung, Systemveränderung, Individuation und Kohärenz am Arbeitsplatz zu tun. So könnte es in einer Pflegegruppe bei der Auseinandersetzung mit der Theorie des systemischen Gleichgewichts zu den in Tabelle 5 aufgeführten Äußerungen kommen.

Das Ziel dieser Auseinandersetzung sind klare Aussagen über Aspekte der Pflege, die man beibehalten oder ändern möchte. Um das zu erreichen, ist ein Austausch über die Auswirkungen auf das Team und die Einrichtung notwendig. Hierzu müssen im Team konkrete Verabredungen u. a. über die Formulierung neuer Wertvorstellungen, die Erweiterung zur Erfassung von Informationen, die Durchführung von Änderungen, die Form der gegenseitigen Unterstützung bei der schwierigen Aufgabe sowie die gerechte Verteilung von Verantwortung und die gemeinsame Planung getroffen werden.

Schulung. Wenn eine Pflegeinstitution sich für ein Pflegemodell entscheidet, bedeutet dies eine intensive Schulung des gesamten Pflegepersonals. Diese Schulung sollte auf allen Ebenen stattfinden: Vorgesetzte, diplomiertes Personal,

Tabelle 5: Einordnung der Aussagen von Pflegenden

Bezug zum Modell	Mögliche Aussagen von Pflegenden
Systemerhaltung mit dem Ziel: Stabilität/Regulation/ Kontrolle	«Die bisherige Gestaltung von Pflegesituationen hat sich bis jetzt gut bewährt.»
	«Es braucht sehr viel Fingerspitzengefühl für das Auftauen des Altbewährten.»
	«Es geht nur um eine Neugestaltung der Aufgabe Pflege. Die Kernaufgabe bleibt die gleiche.»
	«Es gilt die Spannung vom Angestrebten zum Möglichen auszuhalten.»
	«Ich bin es gewohnt, eine Pflegeanamnese nach den Lebensaktivitäten zu machen. Ein neues Ordnungssystem verunsichert mich.»
	«Wir haben eine gute Routine entwickelt, die wir bewahren möchten.»
	«Wir wollen nicht schon wieder ein neues Dokumentationssystem.»
Systemveränderung mit dem Ziel: Wachstum/Regulation/ Kontrolle	«Diese Theorie bringt uns eine ganzheitlichere Sichtweise und macht uns auf evtl. blinde Flecken aufmerksam. Wir wollen diese genauer betrachten.»
	«Die Theorie bringt uns auf neue Ideen zur Gestaltung der Pflege. Evtl. müssen wir unsere Prioritätensetzung auf der Abteilung überdenken.»
	«Durch die konsequente Umsetzung dieser Theorie müssen wir unsere Rolle als Pflegende überdenken.»
	«Uns wird Lernfähigkeit zugemutet.»
Individuation mit dem Ziel: Wachstum/Spiritualität	«Wir möchten uns mit neuen Werten auseinandersetzen.»
	«Die Individualität im Wertesystem des Klienten und seiner Angehörigen bekommt mit der Theorie mehr Beachtung.»
	«Durch die Theorie führen wir im Team neue Diskussionen.»
Kohärenz mit dem Ziel: Stabilität/Spiritualität	«Das individuelle Pflegeverständnis des Einzelnen konnte mithilfe der Theorie zu einem gemeinsamen Pflegeverständnis ausgebaut werden.»
	«Die neuen Erkenntnisse können gut in unser Pflegewissen integriert werden und werten dieses auf.»

Nachtwachen, interdisziplinäre Dienste, Hilfspersonal usw. Für die Pflegenden der Abteilung sind Denkansätze aus den Bedürfnismodellen, wie die von Roper et al. (1997) und Orem (1991; Dennis 2001) recht vertraut, da ebenfalls die populärsten Pflegefachbücher nach diesen gegliedert sind. Diese Modelle gehen aber eher von einem bio-medizinischen, mechanistischen Menschenbild aus. Innerhalb dieser Modelle wird der Schwerpunkt der Pflege auf die Handlungen gelegt, die in der Prozessdimension der Systemerhaltung zu finden sind. Das eigene Pflegeverständnis unter Berücksichtigung eines holistischen Modells und einer systemischen Theorie zu betrachten, ist jedoch für viele Pflegende neu und ungewohnt. Eine umgehende Annäherung innerhalb von Fortbildungsseminaren im Rahmen eines Transferprojektes an der Humboldt-Universität in Berlin wird nachfolgend beschrieben.

Schaffung einer internen Arbeitsgruppe/Planungsgruppe. Diese Gruppe besteht aus VordenkerInnen/ProzessbegleiterInnen der Abteilung. Diese Gruppe muss von der Pflegedienstleitung oder einer externen Beraterin begleitet werden, um eine nachhaltige Wirkung zu erzielen. Eine interne Aufschlüsselung in kleinere themenbezogene Projekte macht die Umsetzung spannend. Hier herrscht der Bottom-up-Ansatz vor, was zu einer höheren Akzeptanz innerhalb des Veränderungsprozesses führt. Die MitarbeiterInnen müssen bei der Auswertung und Analyse der gemachten Erfahrungen beteiligt sein. Es besteht auch die Möglichkeit, neue Mitarbeiter laufend in diesen Prozess zu integrieren.

Strukturelle Anpassungen. Falls sich die Leitung einer Pflegeinstitution für die Theorie des systemischen Gleichgewichts entscheidet, müssen mit den gewonnenen Erkenntnissen intern strukturelle Bedingungen geschaffen werden, die die Umsetzung der Theorie im Praxisalltag ermöglichen. Solche Bedingungen umfassen zeitliche und räumliche Veränderungen sowie eine Neuordnung und Regelung der Pflege. Das Nachfolgende sind Vorschläge, die die Umsetzung erleichtern können:

Einführung eines umfassenderen Pflegekonzeptes im Sinn eines Bezugspersonensystems oder Case Managements, wobei die Pflege die Familie mit ihren vernetzten Interaktionssystemen berücksichtigt und dabei eine Intensivierung der Angehörigenarbeit bzw. die Einbeziehung der Angehörigen in die Pflege als Ressource fördert. In diesem Zusammenhang wird die Einführung von Pflegevisiten befürwortet.

Unterstützung der Pflege durch milieutherapeutische Ansätze, wie z.B. Leben in Gemeinschaft, Partizipation, Autonomie, offene Kommunikation, Transparenz, soziales Lernen usw.

Bereitstellung von Räumen, wo soziale Kontakte auf allen Ebenen stattfinden können, wie z.B. sozialer Austausch der Patienten/-innen, der Familien sowie der Patienten/-innen und Pflegenden untereinander.

Einplanung von ausreichenden Übergabezeiten in den Organisationsablauf, die gegebenenfalls nach einer systemischen Perspektive zu gestalten sind (Mason 2000). In diesem Zusammenhang ist auch die Intensivierung der interdisziplinären Zusammenarbeit zu betrachten, wobei interdisziplinäre Teambesprechungen eine konkrete Möglichkeit für eine neue Form der Zusammenarbeit wären.

Zusätzlich müssen notwendige, organisatorisch-methodische Instrumente, deren Anwendung die Pflegequalität direkt beeinflussen, in ihrer Gestaltung an die Theorie des systemischen Gleichgewichts angepasst werden. Dazu gehören:

- Pflegeanamnese unter Berücksichtigung der Befragungsthemen für die Informationssammlung beim Individuum und der Familie (s. Erster Teil, Punkt 2.8, 2.9, S. 58 ff., S. 69 ff.),

- Pflegeplanungsanleitung,

- Pflegeprozessanleitung,

- Pflegedokumentation,

- Pflegestandards.

Visualisierung der Theorie des systemischen Gleichgewichts. Um die Struktur der Pflegetheorie besser zu implementieren, sollte sie auf der Abteilung immer wieder optisch sichtbar sein. Hierzu eignet sich das Diagramm mit den Prozess- und Zieldimensionen nach der Theorie des systemischen Gleichgewichts. Ein schweizerisches Pflegeteam hat mittels Brainstorming unterschiedliche Ideen für die Visualisierung entwickelt:

Das Diagramm zur Theorie ist auf einem Arbeitsblatt festzuhalten.

Eine stabile, handliche Platte mit eingravierter Diagrammstruktur ist zusammen mit unterschiedlich großen farbigen Plättchen zur Visualisierung verschiedenartiger Diagramme, d. h. mit Viertelkreisen in unterschiedlichen Größen und Farben, herzustellen. Diese können bei Fallbesprechungen eingesetzt werden. Auch können sie für die Pflegeplanung, die Schulung von Pflegenden oder sogar für die Selbsteinschätzung gewisser Patienten dienen.

Das Diagramm der Theorie ist im Sinn eines Puzzles herzustellen, um es bei Schulungen in den Abteilungen anzuwenden. Auf der Rückseite der einzelnen Teile können die Definitionen angeführt werden.

Eine kleine Broschüre kann gedruckt werden, die die Pflegenden in ihrer Tasche bei sich haben, um ihre Kenntnisse in bestimmten Situationen aufzufrischen. Für den Inhalt bieten sich folgende Themen an: Befragungsthemen für die Pflegeanamnese, Schritte des diagnostischen Prozesses und Darstellung des Diagramms der Theorie.

Innerhalb der Pflegedokumentation sollte für das Diagramm der Theorie Raum eingeplant werden, da es als Instrument im Gespräch mit dem Patienten und im Pflegeteam eine Unterstützung für die Situationsanalyse darstellt.

Das Diagramm der Theorie kann in der Eingangshalle für Besucher auf einfache, illustrative Art dargestellt werden.

Erfolg der Umsetzung. Wenn die hier genannten Bedingungen erfüllt sind, ist die Anwendung der Theorie des systemischen Gleichgewichts sinnvoll und Erfolg versprechend. Da für die meisten Patienten ihre Familien und Angehörigen einen hohen Stellenwert haben, bietet die Theorie des systemischen Gleichgewichts einen geeigneten Rahmen für Pflegende, die das berücksichtigen möchten und bereit sind, diese Angehörigen in ihre Pflege einzubeziehen. Die Theorie kann daher richtungsweisend für Pflegende sein. Die Theorie ist vor allem im Langzeitbereich, in der Rehabilitationspflege, häuslichen Pflege (Spitex), Kinderkrankenpflege und in der Psychiatrie gut umsetzbar. Infolge der kurzen Verweildauer findet die Theorie im Akutbereich weniger Beachtung, obschon sie auch dort sowohl die Entlassungsplanung von Patienten als auch die Familienbetreuung nach der Entlassung aus dem Krankenhaus durch eine umfassendere Beratung der Angehörigen erleichtern würde.

Theoretisches Wissen ist im Allgemeinen auf einer hohen Abstraktionsebene angesiedelt, was seine Anwendung im Praxisalltag oft sehr erschwert. Gut begründete Ergebnisse werden jedoch vom Benutzer akzeptiert und angewendet. Statt ein passiver Empfänger von neuem Wissen zu sein, stützt sich der Praktiker auf Erfahrungswissen und auf mündliche Weitergabe von Wissen, das Potenzial hat, Probleme zu lösen. Um akzeptiert zu werden, sollte die Pflegetheorie daher der Kultur der Praxis entsprechen.

Im Unterschied zu anderen Pflegemodellen oder -theorien hat die Theorie des systemischen Gleichgewichts einen hohen Stellenwert beim Ordnen von Pflegewissen, das an Ort und Stelle gesammelt wurde. Auch bietet sie klare Anleitungen zur Umsetzung im Pflegeprozess, die konkrete Handlungsorientierungen in verschiedenen Patientensituationen erlauben. Durch intensive Auseinandersetzung mit der Theorie gewinnen Pflegende eine erweiterte Perspektive mit neuen Erkenntnissen und können dementsprechend den oft sehr komplexen Lebenssituationen der Patienten und ihrer Angehörigen besser Rechnung tragen. Deshalb ist eine intensive Schulung des Personals der wichtigste Faktor, der zwischen Erfolg und Misserfolg bei der Umsetzung entscheidet. Der nachfolgende Abschnitt ist ein Beispiel eines Fortbildungsprojektes zum Zweck einer solchen Umsetzung der Theorie des systemischen Gleichgewichts in die häusliche Kinderkrankenpflege.

2.3
Die Umsetzung von Family Nursing in der häuslichen Betreuung nach der Theorie des systemischen Gleichgewichts – Ein Erfahrungsbericht

Margaretha Stettler-Murri und Hanspeter Stettler-Schmid

Einleitung

Im Frühjahr 2006 gründeten wir, eine kleine Gruppe von Pflegenden aus der Schweiz, die HausPflegeService.ch GmbH. Die Idee dazu erwuchs vor dem Hintergrund von zwei Problemfeldern.

Das erste Problemfeld betraf die kontroversen Diskussionen über den Einsatz von Laien und Pflegepersonen aus den östlichen Ländern Europas in Deutschland und Österreich in der Betreuung von alten Menschen. Diese Einsätze wurden meistens von der Fachwelt in Frage gestellt. Insbesondere wurden die Sicherung der Arbeitsqualität und die Anstellungsbedingungen zum Teil heftig diskutiert. Mit dem Argument der mangelnden Qualitätsüberprüfung wurden solche Einsätze zum Teil verboten, ohne dass wirkliche Alternativen zur Verfügung standen.

Dies führte dazu, dass alte, betreuungsbedürftige Menschen, welche nicht mehr in der Lage waren, ihren Haushalt selbst zu führen, und welche eventuell zusätzlich Hilfe in der Problematik der täglichen Lebensgestaltung benötigten, in ein Heim eintreten mussten.

Das zweite Problemfeld betraf unfreiwillige Pflegeheimaufenthalte vieler alter Menschen. Ein persönliches Erlebnis im Bekanntenkreis, das uns das Leiden beim (ungewollten) Heimaufenthalt in der letzten Lebensphase illustrierte und mit ein Grund wurde, ein System zu entwickeln, welches dazu beiträgt, dass Menschen, die das möchten, mit größtmöglicher Autonomie in ihrer vertrauten Umgebung leben dürfen.

Es ist keine Antwort, «Laiensysteme» alleine zu lassen. Unsere Antwort darauf, kurz und einfach: Wir stellen selbst Frauen mit hoher sozialer Kompetenz ein, übernehmen mit diesen die «Betreuungsaufgabe» und bieten Pflegeberatung, Anleitung und fachliche Supervision an. Ein «Training on the job» für die Betreuerinnen in den Haushalts- und Betreuungsaufgaben nach dem jeweiligen Bedarf ist für uns selbstverständlich und wird in Übereinstimmung mit dem gesundheitsfördernden Gesamtauftrag der Pflege gestaltet.

Die Instrumente des Case Managements schienen uns das ideale Werkzeug für diese Aufgabe. Den Einsatz unserer Betreuerinnen sahen wir nicht als 24-Stunden-Pflege, sondern eher als Au-pair – als Hilfe für die Familie, um das Un-Gleichgewicht, welches durch den vermehrten Betreuungsbedarf entstanden ist, wieder ins

Gleichgewicht zu bringen. Leider ist der Einsatz von Au-pairs in der Schweiz gesetzlich nur für Familien mit einem Mitglied, welches jünger als zwanzig Jahre ist, erlaubt. Vor hundert Jahren, bei der damaligen Alterszusammensetzung der Bevölkerung, war der Au-pair-Einsatz, zur Entlastung der kinderreichen Familiensysteme, ein nützliches Instrument, welches nun dringend an die Bedürfnisse der heutigen Familien entsprechend der umgekehrten Alterspyramide angepasst werden sollte. Wieso sollten «Kinder» für die Betreuung ihrer betagten Eltern keine Unterstützung haben dürfen? Es wäre schön, wenn die Politik diese Entwicklung in ihren Entscheidungen berücksichtigen würde, beispielsweise in einer ersten Stufe mit der Zulassung von Au-pairs als Familienhilfe.

Unser Konzept

Die Basis: Fünf Prinzipien

- Umfassende Bedarfsabklärung nach unserem Grundsatz: so viel wie nötig … so günstig wie möglich!
- Pflegeberatung erfolgt nach den Konzepten des Family Nursing in Anlehnung an die Theorie des systemischen Gleichgewichts und des Case Managements.
- Häusliche Betreuung von Senioren & Behinderten durch Personal, welches im Haushalt wohnt.
- Kompetente Haushaltführung und weitere Dienstleistungen nach Bedarf.
- Koordination von den verschiedenen Diensten wie Hausarzt, Spitex bzw. ambulante Pflege, Spital bzw. Klinik usw.

Family Nursing + Seniopairs = HausPflegeService.ch

Mit unserem neuen Konzept «Family Nursing + Seniopairs = HausPflegeService.ch» bieten wir ein zukunftorientiertes Modell in der häuslichen Betreuung an. Die meisten Menschen haben den Wunsch, im Alter so lange wie möglich zu Hause zu wohnen. Unser Ziel ist es, dies unter Einbezug aller Ressourcen für viele zu ermöglichen.

Wir bieten professionelle Unterstützung durch erfahrene Pflegefachfrauen, die nach der Theorie des systemischen Gleichgewichts arbeiten und damit einen Ansatz von «Family Nursing» anbieten. Das heißt, wir ziehen das ganze Umfeld in unsere Arbeit mit ein und bieten Beratung für die ganze Familie an. Ziel ist es, das ganze System, welches für eine erfolgreiche Betreuung erforderlich ist, in ein neues Gleichgewicht zu bringen.

Mit den «Seniopairs», unseren sorgfältig ausgesuchten Betreuerinnen, schließen wir wohl die wichtigste Lücke. Eine Person, die Zeit hat für die vielen Aufgaben, die bei der Betreuung durchzuführen sind, steht zur Verfügung. Eine Person, die Zeit hat für Spaziergänge, fürs Einkaufen, für den Erhalt der sozialen Beziehungen und für alles, was für die Aufrechterhaltung des Haushalts nötig ist, entlastet so das gesamte Familiensystem. Sie wohnt bei den zu betreuenden Menschen und soll ein «Familienmitglied» sein, genauso wie es für «Au-pairs» in jungen Familien ist. Alle drei Wochen wechseln sich diese «Familienmitglieder» auf Zeit ab.

Das Betreuungskonzept in Kürze
Im Anschluss wird nun unser Betreuungskonzept holzschnittartig skizziert. Es beinhaltet:

- professionelle Beratung und Begleitung durch speziell ausgebildete Pflegefachfrauen;

- Family Nursing nach der Theorie des systemischen Gleichgewichts: Einbezug der Ressourcen der ganzen Familie und Umwelt;

- Case Management, bei dem aktiv die Zusammenarbeit mit allen Beteiligten wie Spitex bzw. ambulante Pflege, Hausarzt, Behörden usw. gesucht wird;

- den Einsatz von Seniopairs, d. h. erfahrene Hausfrauen, vor allem aus Deutschland, bieten Unterstützung in den alltäglichen Belangen und werden dabei durch die Beraterinnen unterstützt und wenn notwendig angeleitet, so dass ein sicherer Alltag gewährleistet ist;

- periodische Besuche von den Beraterinnen, um mögliche Veränderungen rechtzeitig wahrzunehmen und angepasste Interventionen einleiten zu können;

- die Vermittlung von Sicherheit durch ständige Präsenz einer Betreuungsperson;

- eine Organisation mit Anstellungsbedingungen nach Schweizer Normen zu bezahlbaren Konditionen, die von betreuten Familien aufgebracht werden.

Anwerben der Betreuerinnen
Ein Gründungsmitglied aus der Region Leipzig mit guter Kenntnis der dortigen und der schweizerischen Verhältnisse übernahm das Anwerben der Betreuerinnen. So konnte eine sorgfältige Auswahl mit Erfassen der persönlichen Ressourcen der jeweiligen Frauen gemäß unserer Rahmenbedingungen ideal gestartet werden. Das Anwerben von Betreuerinnen aus Deutschland wird vor dem Hintergrund der Situation in beiden Ländern deutlich. In der Schweiz herrscht ein großer Mangel an entsprechenden Arbeitskräften, in Deutschland jedoch ein Überschuss. Zudem besteht für viele Frauen kaum die Möglichkeit einer Anstellung nach einer Kinderpause. Aus dieser Situation, und weil das Idealalter unserer Betreuerinnen zwischen vierzig und sechzig Jahren liegt, wird ersichtlich, warum wir begonnen

haben, außerhalb der Landesgrenzen Interessierte anzuwerben, und dies momentan, infolge unveränderter Verhältnisse, immer noch tun.

Startphase Hauspflegeservice mit Case Management

Der Case Manager ist das Bindeglied zwischen Patient und Patientin, dessen Umfeld und dem professionellen System sowie den Kostenträgern und dem Gemeinwesen in einem hochgradig arbeitsteiligen und komplexen Gesundheits-, Sozial- und Versicherungswesen. Charakteristisch für Case Management sind die Verbesserung der Kommunikation und Koordination zwischen allen involvierten Akteuren und die Vereinigung vielfältiger Interessenlagen in einem kontinuierlichen Prozess mit einem gemeinsamen, transparent definierten Ziel. Die gegenseitige Abgrenzung der einzelnen spezialisierten Berufe soll überwunden werden. Die zu betreuende Person sowie bei Bedarf das sie umgebende Umfeld werden in die Entscheidungsprozesse als Kontraktpartner mit einbezogen (Partizipation). Case Management orientiert sich am Prinzip des Empowerment (Menschen stärken) und zeichnet sich aus durch eine ressourcenorientierte Haltung.

Konkret auf unsere Aufgabe bezogen bedeutet dies, dass wir aktiv zum Wohl der Patienten und Patientinnen mit allen nötigen Beteiligten in Kontakt sind. Ein Betreuungsbesuch der Pflegeberaterinnen (Case Manager) erfolgt in der Regel einmal pro Einsatz (drei Wochen), durch sie wird auch der «Notfalldienst» per Telefon oder Hausbesuch während 24 Stunden an 365 Tagen im Jahr wahrgenommen. Ein Beispiel aus unserer Praxis zum Case-Management: Abends um 21 Uhr erhielten wir einen Anruf, dass Frau M. am Nachmittag notfallmäßig ins Krankenhaus musste. Beide Töchter waren Lehrerinnen und wohnten mehr als 100 km vom Wohnort der Mutter entfernt. Da auch für uns die Klientin fast 200 km entfernt in einem kleinen Tal lebte, wäre das normale Vorgehen gewesen, dass wir am darauf folgenden Tag eine telefonische Anfrage nach dem Entlassungstag gemacht hätten. Aufgrund der Case Management-Zielsetzungen betreuten wir jedoch diesen Fall «näher beim Geschehen» und besuchten sofort selbst die Frau, das Pflegeteam und das behandelnde Ärzteteam. So konnten wir den beiden besorgten Töchtern schon am darauf folgenden Tag berichten, dass die Mutter bereits wieder wohlauf sei, dass bei unserem Betreuungskonzept, welches den Ärzten vorher unbekannt war, die Entlassung am Folgetag durchaus schon möglich sei und dass die weiteren Abklärungen mit der Begleitung unserer Betreuerinnen durchaus ambulant erfolgen können. Der Prozess, um Kongruenz für alle Beteiligten herzustellen, war so rasch erfolgt!

Family Nursing – eine sinnvolle Erweiterung

Erste Überlegungen

Wir durften unser Konzept am Pflegetag 2007 in Jena vorstellen. Aus Interesse besuchten wir auch den Vortrag von Frau Prof. Dr. Köhlen zum Thema Family Nursing. Sofort wurde uns klar: Das ist genau das richtige Konzept für unsere pflegerische Beratungsarbeit! Der Vortrag brachte uns nämlich einen schmerzlichen Fall zum Bewusstsein, der von unserem Unwissen zeugte:

Ein Patient hatte stark gelitten, weil wir die Familiensituation zu wenig beachtet hatten. Der Vater wollte nach dem Tod seiner Frau gerne wieder nach Hause. Der Sohn wollte dies dem Vater ermöglichen, die Tochter fand es jedoch gänzlich unmöglich. Wir übernahmen die Betreuung, solidarisierten uns mit dem Sohn und waren froh, dass wir der Tochter nie begegneten. Doch der Vater litt spürbar unter dem Konflikt seiner Kinder, die zuletzt sogar den Kontakt untereinander abgebrochen haben. Es wäre uns nicht in den Sinn gekommen, die ganze Familie zu einem Familiengespräch einzuladen!

Der Startschuss für Family Nursing erfolgte nach dem Pflegetag in Jena. Wir wurden uns bewusst, dass im Vergleich zum Case Management Family Nursing ein Pflegekonzept ist, welches sich aus der Pflege heraus entwickelt. Zudem besteht schon eine entsprechende Fachliteratur, und es können pflegespezifische Forschungsarbeiten abgerufen werden. Um unsere Vorstellungen zu konkretisieren, wählten wir die Theorie des systemischen Gleichgewichts als pflegetheoretischen Bezugsrahmen für unsere Arbeit in den Familien.

Vorarbeiten

Das Kernteam der Pflegeberaterinnen setzte sich in den Folgemonaten intensiv mit der Theorie des systemischen Gleichgewichts auseinander. Recht schnell wurde uns klar, dass wir für die gute Umsetzung Fachunterstützung benötigen. Wir hatten den Eindruck, dass wir neben unseren Hauptaufgaben einen so wichtigen Schritt nicht ohne gute Begleitung, die uns von außen wichtige Aspekte aufzeigen kann, tun sollten. Also machten wir uns auf die Suche nach ausgewiesenen Pflegeforscherinnen, die einerseits mit anderen Hintergründen schon Erfahrungen mit diesem Konzept mitbrachten und andererseits Interesse und die nötige Kompetenz haben, uns in diesem Einführungsprozess zu begleiten. Lange haben wir gesucht und niemanden gefunden, bis wir uns im Sommer 2008 mit einer Anfrage direkt an Frau Prof. Dr. Marie-Luise Friedemann wandten. Im Herbst 2008 trafen wir uns, wieder in Jena, mit Frau Friedemann, um den ersten Grundstein für die weitere Entwicklungsarbeit zu legen. Dabei wurde uns klar, dass wir einerseits für unsere Pflegeberaterinnen eine fundierte Schulung in der Theorie des systemischen Gleichgewichts brauchen, andererseits unsere Bedarfserhebungen und Dokumentationen nach diesem Konzept überarbeitet oder neu entwickelt werden müssen, und wir in einer Begleitstudie die Wirksamkeit des Family Nursing nach der Theorie des systemischen Gleichgewichts in unserem Aufgabenfeld, prüfen wollen und hoffentlich belegen können. In welchem Ausmaß wir unsere Betreuerinnen im direkten Einsatz in den Familien in dem Prinzip des Family Nursing nach der Theorie des systemischen Gleichgewichts auszubilden haben, war noch eine offene Frage.

Den Begriff Family Nursing haben wir gewählt, weil es noch keine einheitliche Definition gibt, der Begriff so in der Schweizer Pflegelandschaft schon eingeführt ist und er in dem Buch «Familien- und umweltbezogenen Pflege» auf Seite 22 (Friedemann & Köhlen 2003) genau unserem Verständnis entsprechend beschrieben ist.

Unsere ersten Hauptziele waren das sorgfältige Erfassen der jeweiligen Familiensituationen, eine gute Rollenklärung innerhalb der Systeme rund um die zu betreuenden Personen, um so zu klaren Leistungsaufträgen und Freizeitregelungen für die Betreuerinnen in den Familien und uns als Beraterinnen zu gelangen.

Anamnesedokument

Im Herbst 2008 haben wir in Jena mit der Hilfe von Frau Prof. Friedemann die ersten Schritte zu einem passenden Familienanamneseformular gemacht. Ausgehend von der Frage «Zu welchen Themen und Fragestellungen wäre es hilfreich, Antworten zu haben? Mit welchen Fragestellungen kommen wir zu einem Bild der Familiensysteme in den vier Dimensionen?» haben wir einen umfangreichen, ungefähr zehn Seiten umfassenden Fragenkatalog gestaltet.

In der Praxis fanden wir jedoch bald heraus, dass er viel zu umfangreich war, uns als Beraterinnen und die Familiensysteme beim Erstgespräch überforderte. Darauf folgte eine lange Versuchsreihe von Überarbeitungen, Kürzungen, wieder Brainstorming usf. Da der Fragenkatalog mit geschlossenen Fragen nicht zu der offenen Gesprächsführung passte, war niemand mit ihm, in welcher Form auch immer, wirklich zufrieden. Er wurde so auch vom Beraterteam nie wirklich benützt.

Mit vielen Fragen im Hinterkopf und dem Ziel, endlich zu einem guten, auswertbaren Erfassungsinstrument zu gelangen, sind wir Verantwortlichen im Frühling 2009 zu Frau Prof. Friedemann gereist.

Dort haben wir herausgearbeitet, dass sich ein Familiensystem nicht mit standardisierten Fragen erfassen lässt. Wir gelangten zu der Einsicht, dass in einem offen strukturierten Gespräch, in dem wir die Familien zu ein paar Schlüsselfragen zu den vier Dimensionen sich äußern lassen, wir schneller ein klareres Bild von den jeweiligen Familiensystemen erhalten.

Viel wichtiger wurde uns dabei auch der Effekt, den unsere Feedbacks auf die Familiensysteme haben. Mit einem viel kleineren, offenen Erfassungsinstrument in Ansätzen und guten Prozessbegleitungsansätzen für die Familien im Gepäck, sind wir dann nach Hause gereist. – Das neue Instrument wurde vom Beraterteam zuerst skeptisch, dann aber mit zunehmender Freude benutzt.

Familienanamnese

Zusammengehörigkeit
Verbundenheit
Wie eng verbunden fühlt man sich?
Wie geborgen fühlt man sich?
Welche Dinge sind wichtig für alle?
Wie abhängig ist man von der Familie?
Wird Selbständigkeit akzeptiert?
Fühlt man sich verstanden?
Gibt es Vernachlässigung, Misshandlungen, Missverständnisse?

Werte/Einstellungen
Wie setzt man sich mit der Krankheit auseinander?.
Wie zufrieden ist man mit der Problembewältigung?
Wie beschreibt man Familientradition?
Gibt es wichtige Meinungsverschiedenheiten?
Wie wichtig ist Spiritualität/Religion für alle?

Familienerhaltung
Wer gehört zur *Familie*?
Wohnung – Größe
Komfort, Ästhetik
Rollenstruktur
Wer trifft Entscheidungen?
Wer regelt Finanzen?
Wer unterstützt emotionell?
Lebensmuster
Familienfeste, Besuche?
Familieninteressen?
Religiöse Tätigkeiten?
Was macht man gemeinsam?
Wie spannt man aus?
Was genießt man?
Wie hilft man sich gegenseitig?

Kommunikation
Wie verständigt man sich?
(Sprache, Lautstärke, Augenkontakt)
Wie versteht man sich gegenseitig?
Was wird verschwiegen?

Rhythmen
Aktivität und Ruhe
Schlafen und Wachen
Arbeitsroutine
Wie und was plant man?
Zusammen und allein sein?

Persönliche Entwicklung
Wie werden Meinungen akzeptiert?
Erfahrungen machen
Hat die Familie Interesse an:
- Intellektuellen Betätigungen?
- Weiterbildung?
- Sport ausüben?
- Politischen Aktivitäten?
- Sozialen Diensten
- Förderung an der Arbeit
- Anderes?

Vernetztsein
Wie groß und vielfältig ist der Freundeskreis?
Wie sehr ist die Familie naturverbunden?
Wie sehr vertieft sich die Familie in Kunst, Musik und Geschichte?
Wie stark bestrebt ist die Familie, Informationen zu erlangen und Neues zu lernen?

Familienveränderung
Sinnfinden
Wie findet man sich mit der Krankheit ab?
Wie erklärt man die Situation?
Wie leicht ändert man seine Aufgaben und Meinung?

Anpassung
Was hilft über Probleme wegzukommen?
Welche Anpassungsstrategien hat die Familie?
Gibt es Ängste?

Anleitung
1. Das Diagramm der Familie in einfachen Worten erklären
2. Die Familie im Gespräch über die vier Dimensionen sprechen lassen ohne viel Anleitung. Beim Zuhören Stichworte
3. Anschließend die Themen überfliegen und gezielte Fragen stellen über die Punkte, die noch nicht im allgemeinen Gespräch erwähnt wurden.
4. Am Schluss eine Zusammenfassung offerieren über den Familienprozess, so wie er beschrieben wurde.
5. Falls die Familie in verschiedenen Punkten nicht mit der Zusammenfassung einverstanden ist, Stichworte ändern.
6. Die Zusammenfassung so bald als möglich nach dem Gespräch aufschreiben.
7. Familiengesundheit bewerten
   Wo liegen die Stärken, wo die Probleme?
   - das Ausmaß der Dimensionen eintragen
   - Erklärungen schreiben
   - das Diagramm mit Erklärungen mit der Familie teilen
   - diskutieren, wie und mit wem Probleme gelöst werden sollen.

Die Abbildung 16 zeigt ein vereinfachtes Diagramm der vier Dimensionen und die zu unserer Aufgabe passenden Themen zu jeder Dimension. In der Anleitung werden Beraterinnen gefordert, das Diagramm der Patientenfamilie zu erklären und die Familie in der Diskussion ihres Familienprozesses einzubeziehen. Anschließend erlauben nachfolgende Formulare, die wichtigsten Punkte in jeder Dimension zusammenzufassen, ein für die Familie passendes Diagramm zu skizzieren, um damit die Familiengesundheit einzuschätzen und die Ressourcen aufzulisten. Strategien zur Lösung der Probleme können direkt von dieser Zusammenfassung abgeleitet werden.

Familienanamnese – ein Beispiel
Das folgende Fallbeispiel der Familie B. aus Zürich zeigt, wie wir mit einer Familie arbeiteten und eine Familienanamnese durchführten.
   Die Familie umfasst: Vater im Pflegeheim, Mutter zu Hause allein, Tochter Margrit allein stehend in der Nähe wohnend, Tochter Christine verheiratet mit Ulrich mit 2 Kindern, Gärtner, der fast jeden Tag einmal vorbeischaut, Nachbarn, die jeden Tag schnell vorbeischauen.
   Der Familienprozess: Christine und ihr Ehemann haben versucht, den schwer an Parkinson erkrankten Vater mit einer 24-Stunden-Betreuung aus dem Pflegeheim wieder nach Hause zu holen. Die Mutter war zuerst nicht abgeneigt, hat aber nach reiflicher Überlegung zusammen mit dem Vater das Angebot abgelehnt. Dazu haben finanzielle Erwägungen sowie der Wunsch des Vaters, der lieber als Patient im Pflegeheim geblieben wäre, geführt, da sich sein Gesundheitszustand doch gravierender erwies, als zuerst von den Kindern geschildert.
   Wohnsituation: 5-Zimmer-Haus, allein stehend mit 1000 qm Garten, in gehobenem Wohnquartier. Das Haus ist angefüllt mit seit den 1960er-Jahren gesammelten Werken und lieb gewonnenen Gegenständen.

Systemerhaltung

Rollenverteilung: Mutter zieht die Fäden und regelt auch die Finanzen. Tochter Margrit unterstützt die Familie nach genauen Anweisungen und Befehlen der Mutter. Christine und ihr Ehemann versuchen, Entscheidungen zu beeinflussen, schaffen es aber nicht.

Familienfeste werden gemeinsam gefeiert, weil es immer so war und auch weiterhin so bleiben soll, laut der Mutter. Vergnügen bereitet der große Garten. Einkaufen, Besuche und Hilfeleistungen werden nach Aufforderung der Mutter arrangiert.

Kommunikation: Es wird mit allen kommuniziert, aber alles wird nicht gesagt. Mutter/Vater und Tochter Margrit bilden eine Einheit, die viel zusammen auf ihre Art besprechen; Margrit macht, was verlangt wird. Tochter Christine und ihr Mann sehen vieles anders und versuchen, sich Gehör zu verschaffen, aber sie scheitern meistens mit ihren Vorschlägen an der Mutter, die ihre Meinung ändert, sobald die beiden aus ihrer Reichweite verschwunden sind.

Die Mutter versucht auf ihre Art, die Familie zusammenzuhalten, aber ihr Mann hat sich mit deutlicher Sprache aus der Familie verabschiedet. Er zieht es vor, als Patient im Pflegeheim zu bleiben, wo er seine Ruhe und die optimale Betreuung hat. Er möchte nicht mehr lange leben, hat aber auch gleichzeitig Angst vor dem Sterben. Das Haus ist ihm schon lange zu voll, er hat sich aber nicht durchsetzen können, ein bisschen mehr Lebensraum für sich zu schaffen. Er hat gewählt und scheint zufrieden mit seiner Wahl. Im Pflegeheim kriegt er alles, was er noch braucht.

Individuation (Persönliche Entwicklung)

Es dürfen Meinungen geäußert werden, aber letztendlich entscheidet die Mutter. Sie lässt aber den Kindern ihren Platz, wenn diese ihn einfordern. Der Vater ist toleranter. Er hat sich immer der Mutter angepasst, will aber jetzt in der Klinik seinen Willen durchsetzen.

In Problemsituationen wie dieser holt die Familie Informationen über mögliche Änderungen ein, aber letztendlich siegt das alte Familienmodell, das keine Veränderungen vorsieht. Änderungen sind jedoch mit dem Eintritt des Mannes in die Klinik eingetreten.

Kohärenz

Der Klebstoff der Verbundenheit scheint gezwungenermaßen für die Tochter Margrit stark zu sein. Margrit scheint sich aus eigener Kraft nicht lösen zu können und will es auch nicht. Es scheint eine große Abhängigkeit da zu sein. Die Familie scheint aber für alle sehr wichtig zu sein, denn in der Not halten doch alle zusammen.

Systemänderung

Die Krankheit des Vaters ist für alle sehr schwierig zu akzeptieren. Der Vater war doch immer da, wenn sie nach Hause kamen. Sie möchten ihm gerne helfen, wissen aber nicht wie. Es ist nicht einfach, seine Entscheidung, im Heim zu bleiben, zu akzeptieren.

Die Eheleute können, wenn es der Gesundheitszustand erlaubt, viel Zeit zusammen verbringen; sie versuchen, dies zu genießen, und wollen es weiterführen.

Die Kinder haben Mühe, die Entscheidungen der Eltern zu respektieren, obwohl es um das Leben der Eltern geht und nicht um ihres. Sie wollen versuchen, offener miteinander zu sprechen und ihre Ängste zu äußern, die ja alle um den Tod des Vaters gehen. Sie fühlen sich hilflos, mit dieser Situation umzugehen und allem, was noch kommen wird. Alle meinen es gut, aber sprechen aneinander vorbei, ohne einander wirklich zuzuhören.

Das Diagramm zeigt, dass sich die Familie in einer Krise befindet. (Eine Krise ist durch die Abwesenheit einer oder mehrerer Prozessdimensionen gekennzeichnet.) Zurzeit entwickeln sich weder Prozesse der Individuation, noch ändert sich das Familiensystem. Alle halten an ihren Meinungen fest und akzeptieren neue Meinungen wenig. Christines Familie ist vom Familiengeschehen abgekoppelt.

Das Hauptproblem, das auch die Stärke der Kohärenz in der Familie am meisten beeinträchtigt, ist die Meinungsverschiedenheit zwischen Vater und Mutter betreffs des Wohnortes des Vaters. Es scheint, dass der Zwiespalt auch die Familie als Ganzes gespalten hat, indem sich Margrit wie immer auf die Seite der Mutter stellt, während Christine und Familie dem Vater recht geben wollen.

Es ist wichtig für alle, diese Krise zu bewältigen und den Zwiespalt zu lösen. Eine zufrieden stellende Lösung würde zu einer Systemänderung führen, durch die für alle Angst reduziert würde und ein neues Zusammengehörigkeitsgefühl entstehen könnte.

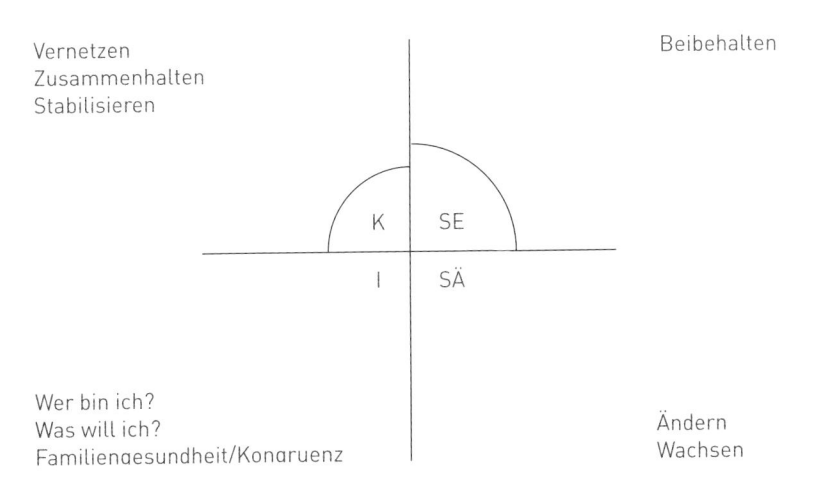

Abbildung 17: Diagramm der Familie B.

Strategien zur Problemlösung

Eine Krise wird nur dann überwunden, wenn alle in der Familie zusammenkommen und gemeinsam neue Wege zur Problemlösung suchen und finden. Die Beraterin ist in der Lage, eine Familienkonferenz zu organisieren mit dem Ziel, ein Einverständnis über den Wohnort des Vaters zu erreichen. Es ist dabei wesentlich, dass auch Christine und ihr Ehemann dazukommen.

Während des Beratungsprozesses sollen alle die Gelegenheit haben, ihre Ansichten und Gefühle zu äußern, und die Beraterin soll versuchen, dabei neutral zu bleiben. Vor allem soll die Mutter den Grund, warum sie den Vater zu Hause haben will, ausdrücken. Gleichzeitig soll der Vater erklären, wie er zur Entscheidung, im Pflegeheim zu bleiben, gekommen ist. Die restlichen Angehörigen sollen frei auf beide Aussagen reagieren dürfen, und die Beraterin soll sicherstellen, dass alle Angehörigen die Gefühle und Motivationen der Mutter und des Vaters nachvollziehen können.

Von großer Wichtigkeit für die Beraterin ist dabei, sich ganz auf die Seite der Familie zu stellen und nicht zu versuchen, den Vater zu überreden, dass eine Betreuerin zu Hause die beste Lösung wäre. Eine Erklärung des Hauspflegeservice und der Vorteile ist erst dann angebracht, wenn es sich herausstellt, dass der Vater zu Hause glücklich sein könnte, falls er nicht das Gefühl hat, anderen zu sehr zur Last zu fallen. Das wichtigste Motto bei der Beratung ist deshalb Zuhören vor dem Handeln.

Aktueller Stand

Entwicklung im Beraterteam

In unseren Intervisionsrunden haben wir begonnen, Problemschilderungen aus den einzelnen Familiensystemen anhand unseres einfachen Familienanamneseinstrumentes aufzuzeichnen, und plötzlich wurde uns vieles klarer, und unsere Problemlösungsansätze individueller und gezielter.

Ein großer Gewinn für das Beraterteam aus dem Entwicklungsprozess war, dass sich alle vertieft mit der Thematik des Family Nursing auseinandersetzten und sich so fast unmerklich, jedoch mit großem Gewinn, die Beratungsgespräche veränderten. Wir arbeiten heute klarer und partnerschaftlicher mit den Familien, übernehmen vorwiegend nur, was wirklich notwendig ist, und bauen die Ressourcen der Familien gezielter in die Betreuung ein. Wir fragen sorgfältiger nach, bis wirklich alle ungefähr dasselbe Bild von der jeweiligen Familie haben und klar sehen, welche Wege einzuschlagen sind.

Schulung der Betreuerinnen in den Familiensystemen

Die Betreuerinnen profitieren bis jetzt vor allem davon, dass ihre Aufträge klarer geworden sind. Es findet aktuell ein Schulungszyklus für alle Betreuerinnen statt, in dem sie (anhand einer intensiven Ausbildung) die Grundlagen des Family Nursing kennen lernen. Unser Ziel dabei ist, dass die Betreuerinnen die Theorie des systemischen Gleichgewichts verstehen, die Ressourcen der Familiensysteme besser im Arbeitsalltag nutzen lernen und verschiedene, manchmal schwierig verstehbare Handlungsmechanismen in den Familiensystemen besser akzeptieren und dadurch zu wirkungsvolleren, angemessenen Unterstützungsmaßnahmen zur Alltagsbewältigung finden. In ihrem Prozess des Verstehenlernens und Umsetzens werden sie von den beratenden Pflegefachfrauen in direktem Coaching unterstützt.

Dokumentation in den betreuten Familiensystemen

Die Betreuerinnen führen anhand der gemeinsam mit den Familiensystemen festgelegten Zielen und den daraus resultierenden Arbeitsaufträgen eine fortlaufende Dokumentation. An dieser ist aktuell noch einiges zu entwickeln. Sobald der oben beschriebene Schulungszyklus für die Betreuerinnen beendet ist, werden mit einer Gruppe von Beraterinnen und Betreuerinnen Kriterien für eine effiziente Dokumentation erarbeitet und eine klare, einfach praktizierbare Handlungsanweisung dazu erstellt.

Sobald diese Handlungsanweisung erarbeitet, erprobt und überprüft ist, stellen wir diese der interessierten Öffentlichkeit gerne zur Verfügung.

Der heutige Standpunkt

Heute bieten wir ein zukunftsorientiertes Modell in der häuslichen Betreuung an. Viele Menschen hegen den Wunsch, im Alter so lange wie möglich zu Hause zu wohnen. Unser Ziel ist es, dass dies mit Einbezug von allen Ressourcen für viele betreuungsbedürftige Personen möglich gemacht wird.

Unser Team bietet Beratung für die ganze Familie und die Betreuerinnen an. Ziel ist es, das ganze System, welches für eine erfolgreiche Betreuung einer pflegebedürftigen Person erforderlich ist, in ein neues Gleichgewicht zu bringen.

Mit unseren «Seniopairs», unseren sorgfältig ausgesuchten Betreuerinnen, schließen wir die wohl größte Lücke durch eine Person, die Zeit hat für die vielen Aufgaben und Arbeiten, die bei einer Betreuung zu lösen und durchzuführen sind: begleitete Spaziergänge, Einkaufen, Gesellschaftstätigkeiten, Haushalt und wo immer sonst Nöte sind. Die Betreuerin wird in den meisten Fällen zu einem hochgeschätzten «Familienmitglied» auf Zeit.

Unsere Bemühungen brachten folgende Erfolge:

- Eine bewährte Ablauforganisation mit Anstellungsbedingungen (Entlohnung, Arbeitszeiten, obligatorische Versicherungen, Sozialleistungen) nach schweizerischen Normen.

- Erschwingliche Kosten für die zu Betreuenden und ihre Familien.

- Erfolgreiches Case Management in Zusammenarbeit mit allen Beteiligten, wie Spitex bzw. ambulante Pflege, Hausarzt, Behörden usw.
- Gelungene Umsetzung des Family Nursing mit Einbezug der Ressourcen der ganzen Familie und ihrer Umwelt.
- Erfolgreiche professionelle Beratung der ganzen Familie nach der Theorie des systemischen Gleichgewichts und Begleitung durch speziell ausgebildete Pflegefachfrauen.
- Zufriedene Mitarbeiterinnen (Seniopairs), die ihre Patientenfamilie in den alltäglichen Belangen unterstützen und durch das Beratungsteam angeleitet und gefördert werden.
- Periodische Besuche vom Beratungsteam, die von den Familien geschätzt werden, um mögliche Veränderungen rechtzeitig wahrzunehmen (im Sinne von Pflegevisiten), und die Zufriedenheit der Familien somit steigern.

Weiterentwicklung und Überprüfung

Im weiteren Entwicklungsprozess wird das Beraterteam von Frau Prof. Friedemann durch Supervision und Beratung unterstützt und weitergebildet im Sinne der Theorie des systemischen Gleichgewichts.

Um die Wirksamkeit und Alltagstauglichkeit von Family Nursing in den von uns betreuten Familiensystemen zu evaluieren und nachzuweisen, ist eine Begleitstudie geplant, die von Frau Prof. Friedemann geleitet wird. Wir sind zuversichtlich, dass wir in zwei bis drei Jahren mit aussagekräftigem Datenmaterial und daraus hervorgegangenen Studienresultaten an die interessierte Öffentlichkeit gelangen können.

2.4
Pflegebildung und -beratung in der häuslichen Kinderkrankenpflege – Ein Transferprojekt für die Pflegepraxis

Christina Köhlen

Ausgangssituation

Im Zentrum für Human- und Gesundheitswissenschaften der Berliner Hochschulmedizin am Institut für Medizin-/Pflegepädagogik und Pflegewissenschaft der medizinischen Fakultät Charité/Humboldt-Universität zu Berlin wurde von Oktober 2001 bis November 2004 das Projekt «Pflegebildung und Pflegeberatung in der häuslichen Kinderkrankenpflege – Ein Transferprojekt für die Pflegepraxis» im Lehr- und Forschungsbereich Medizin-/Pflegepädagogik und Fachdidaktiken durchgeführt. Es fand im Rahmen des Förderungsprogramms der Robert-Bosch-Stiftung «Kooperationsprojekte zwischen Praxiseinrichtungen und Hochschulen zur Sicherung des Theorie-Praxis-Transfers in der Pflege» statt. Zum Zweck der Zusammenarbeit von Theorie und Praxis wurde ein Kooperationsvertrag zwischen dem Institut und dem Bundesverband Häusliche Kinderkrankenpflege e.V.[11] geschlossen, insbesondere um innerhalb des Projekts den Austausch bei inhaltlichen und praxisrelevanten Fragen der häuslichen Kinderkrankenpflege zwischen Hochschule und Praxiseinrichtung zu gewährleisten und den direkten Kontakt zu Einrichtungen der häuslichen Kinderkrankenpflege im gesamten Bundesgebiet zu ermöglichen.

Die Idee zu dem Projekt entstand aufgrund der Tatsache, dass ambulante Pflegeeinrichtungen mit dem Schwerpunkt Kinderkrankenpflege bis heute Ausnahmeerscheinungen in der deutschen Pflegelandschaft sind und der wertvolle Beitrag, den sie während der Betreuung und Pflege der Kinder und Familien für die Familiengesundheit leisten, bisher wenig Beachtung fand. Das umfangreiche Spektrum der angebotenen Pflegemaßnahmen dieser Einrichtungen wird in der Regel ausschließlich von staatlich examinierten Gesundheits- und Kinderkrankenpflegerinnen erfüllt, die in der Lage sind, die anspruchsvollen Pflegetätigkeiten fachlich qualifiziert und kompetent zu erfüllen. Zu diesen Tätigkeiten gehören u.a. die Nachsorge und Rehabilitation Frühgeborener, die Durchführung der Prophylaxen bei bettlägerigen Kindern mit zerebralen Störungen, die Durchführung allgemeiner Pflegemaßnahmen sowie die Beobachtung des Krankheitsverlaufes und Anleitung spezieller Therapiemaßnahmen für chronisch kranke und behinderte Kinder. Außerdem die Pflege schwerstkranker und die Begleitung sterbender Kinder und ihrer Familien, speziell aus den Bereichen Onkologie, Hämatologie und Neurologie. Die Anforderungen, die an die Pflegenden gestellt werden, lassen vermuten, dass ein großer Teil der gepflegten Kinder und ihrer Familien über einen längeren Zeitraum betreut werden müssen. Damit erhöht sich das Tätigkeitsspektrum um pädagogische und kommunikative Aufgaben, die einen entscheidenden Einfluss auf die Gestaltung des Pflegeprozesses und die jeweilige Pflegesituation haben (Köhlen 1998). Der Aufbau einer pflegerischen Beziehung zum Kind und zu seiner Familie, die pädagogische Gestaltung von Anleitungssituationen während der Pflege, die Vermittlung und Vertiefung des Krankheitsverständnisses in der Familie, die Förderung der Integration des Kindes in das familiäre und soziale Umfeld und nicht zuletzt die Vernetzung von stationärer und häuslicher Pflege, Rehabilitation und Gesundheitsförderung in einem therapeutischen

---

11 Der Bundesverband Häusliche Kinderkrankenpflege wird im Folgenden mit BHK e.V. abgekürzt.

Team (u. a. mit niedergelassenen Kinderärzten, Physiotherapeuten, Logopäden) erfordern psychosoziale Fähigkeiten und pädagogische Kompetenzen, die bisher in der Aus-, Fort- und Weiterbildung nur unzureichend vermittelt und häufig von den Pflegenden intuitiv bewältigt werden (ebd.). Wissenschaftlich fundierte Konzepte in der Pflege schließen das Element der Familienorientierung als immanenten Bestandteil pflegerischer Tätigkeit ein (Friedemann 1995). Diesen Zusammenhang zu unterstützen, bietet der pflegepädagogischen Tätigkeit neben der Ausbildung auch in der Fortbildung neue Möglichkeiten und erweitert die Perspektiven Pflegender in der Praxis, hier in der häuslichen Kinderkrankenpflege.

Ziel des Transferprojekts war es, vor dem Hintergrund pflegepädagogischer und pflegewissenschaftlicher Forschungsergebnisse, die ausgehend von der schwierigen Situation der häuslichen Kinderkrankenpflege in Deutschland ermittelt wurden, eine fundierte, praxisorientierte und theoriegeleitete Pflegebildung und -beratung für die Anbieter von häuslicher Kinderkrankenpflege und den dort tätigen Pflegenden zu gewährleisten. Dadurch sollte eine zusätzliche Sicherung der Pflegequalität im Rahmen einer familienorientierten Pflege in diesem Praxisfeld erreicht und die Theorie des systemischen Gleichgewichts dazu in die Praxis übertragen werden. Die qualifizierenden Effekte, die für die Teilnehmerinnen aus der Praxis angestrebt wurden, bezogen sich auf theoriegeleitetes Arbeiten in ihrem jeweiligen Verantwortungsbereich der Pflegenden in der häuslichen Kinderkrankenpflege sowohl bei der Gestaltung des Pflege- und Beratungsprozesses als auch bei der Leitbild- und Organisationsentwicklung im Team der jeweiligen Einrichtung.

Phasen des Transferprojekts

Die Laufzeit des Projekts betrug drei Jahre und kann grob in vier Phasen eingeteilt werden:

Phase 1 – Orientierung und Bedarfsermittlung

Phase 2 – Auswertung und konkrete Planung einzelner Lehr-/Lernangebote und Beratungen

Phase 3 – Durchführung, Dokumentation und Evaluation einzelner Lehr-/Lernangebote und Beratungen

Phase 4 – Abschluss der Lehr-/Lernangebote und Beratungen und Evaluation des gesamten Projekts

Phase 1 – Orientierung und Bedarfsermittlung. In der ersten Phase wurde eine studentische Hilfskraft eingearbeitet, deren Aufgaben u. a. darin bestanden, Verwaltungsaufgaben im Projekt zu übernehmen und den direkten Kontakt zum Vorstand des BHK und zu den Teilnehmerinnen der Fortbildungsveranstaltungen zu pflegen.

Um die konkrete Planung des Projektverlaufs auf eine solide Basis stellen zu können, wurde im Vorfeld eine Bedarfsermittlung bei den Einrichtungen zum Thema «familienorientierte Pflege» mittels einer schriftlichen Befragung durchgeführt. Anhand einer Adressenliste des BHK von Einrichtungen häuslicher Kinderkrankenpflege in Deutschland konnten Ende 2001 103 Fragebögen verschickt werden. Bis zum Januar 2002 kamen 43 davon zurück, was einer Rücklaufquote von 41,7 % entsprach. Dabei muss man wohl im Hinblick des gesamten Samples von einer Positivauswahl sprechen. Eine Non-Responder-Analyse ist schwierig und lässt nicht automatisch bei denjenigen, die sich an der Befragung nicht beteiligt haben, ein Desinteresse am Thema vermuten. Sie wurden im Projektverlauf weiterhin berücksichtigt und über die geplanten Aktivitäten fortlaufend informiert.

Phase 2 – Auswertung und konkrete Planung einzelner Lehr-/Lernangebote und Beratungen. Die Fragen des Fragebogens bezogen sich – neben dem grundsätzlichen Interesse an familienorientierter Pflege und Interessenschwerpunkten für Fortbildungsthemen – auf organisatorische Rahmenbedingungen bei der Durchführung der Fortbildungsangebote, auf die hier bei der Ergebnisdarstellung nicht weiter eingegangen wird. Die hier präsentierten Ergebnisse stehen im engen Zusammenhang mit inhaltlichen Fragestellungen des Projekts. 95 % der Einrichtungen, die sich an der Befragung beteiligt hatten, gaben an, Interesse an Fortbildungen über familienorientierte Pflege zu haben. Bei der Frage nach den Interessenschwerpunkten an Fortbildungsthemen zur familienorientierten Pflege waren sechs Antwortmöglichkeiten vorgegeben, wobei Mehrfachantworten möglich waren:

1. «Selbstverständnis/Rolle» – das Selbstverständnis und die professionelle Rolle Pflegender im familienorientierten Pflegekontext

2. «Theoretische Grundlagen» – das Kennenlernen und Verstehen theoretischer Grundlagen familienorientierter Pflege und ihre Anwendung anhand von eigenen Praxisbeispielen

3. «Gesprächsführung in der Familie» – die Gesprächsführung in speziellen Pflegesituationen in und mit der Familie (wie Erstgespräch, Sozialanamnese, Beratung, Anleitung)

4. «Gesundheitsförderung» – Methoden der Gesundheitsförderung im familienorientierten Pflegekontext (wie Gesundheitserziehung, Gesundheitsbedürfnisse beim Einzelnen und in der Familie einschätzen lernen, familienorientierte Primary Health Care)

5. «Qualitätssichernde Maßnahmen» – die Umsetzung qualitätssichernder Maßnahmen bei familienorientierter Pflege (wie Pflegekonzept, Pflegeleitbild, Pflegeprozess, Pflegestandards, Qualitätszirkel)

6. «Übertragung von theoretischem Wissen in die Praxis» – Wissenstransfer zu Themen wie Projektmanagement, Analyse der jeweiligen Praxissituation und Umsetzungsstrategien

Die vorgegebenen Antwortmöglichkeiten waren gleichzeitig die vorgesehenen thematischen Inhalte, die während des Projekts in den Lehr-/Lernangeboten vermittelt werden sollten.

Das Diagramm in Abbildung 18 S. 304 zeigt die Gewichtungen der Antworten. Insgesamt gab es 142 Nennungen (= 100 %). Aufschlussreich ist hierbei, dass den beiden Themen «Gesprächsführung in der Familie» (22,5 %) und «Qualitätssichernde Maßnahmen» (21,1 %) das größte Interesse entgegengebracht wurde, gefolgt von «Selbstverständnis/Rolle» (18,3 %), wohingegen «Übertragung von theoretischem Wissen in die Praxis» (9,9 %) am Ende der Liste zu finden war. Die Themen «Gesprächsführung in der Familie» und «Qualitätssichernde Maßnahmen» waren wohl deshalb von besonderem Interesse, weil sie die Pflegenden vor konkrete Probleme stellten. Das Thema «Gesprächsführung in der Familie» kommt in der Regel während der Ausbildung zu kurz, und dieses Manko wird zunehmend von den Pflegenden als Defizit empfunden. Auch bei dem Thema «Qualitätssichernde Maßnahmen» stoßen die Pflegenden bei deren Anwendung und Durchführung auf Defizite, was in zunehmendem Maße von Bedeutung ist, da diese vermehrt von den Kostenträgern der Pflegeleistungen gefordert werden.

6. Übertragung von theoretischem Wissen in die Praxis 9,9 %

1. Selbstverständnis / Rolle 18,3 %

5. Qualitätssichernde Maßnahmen 21,1 %

2. Theoretische Grundlagen 14,1 %

4. Gesundheitsförderung 14,1 %

3. Gesprächsführung in der Familie 22,5 %

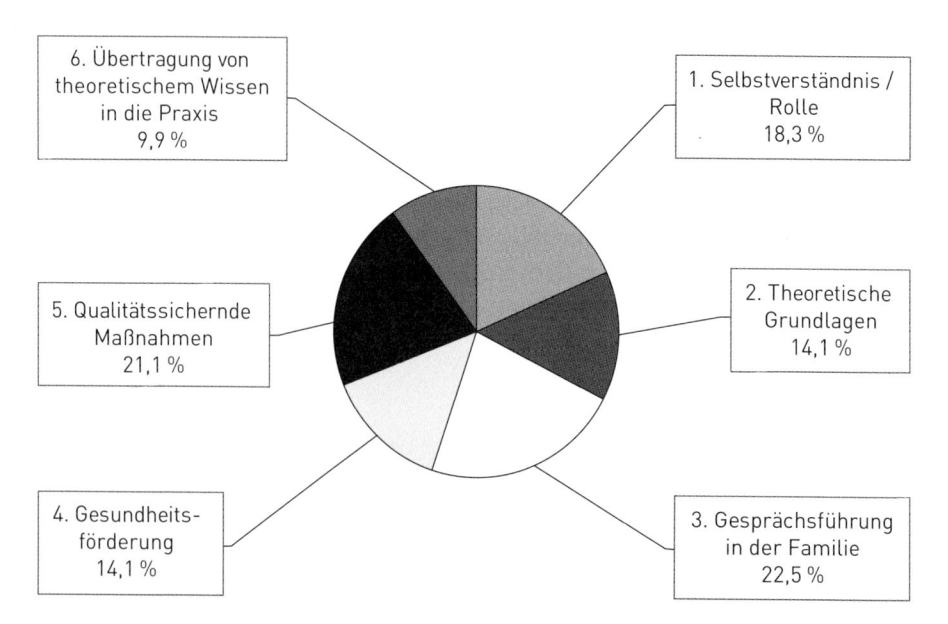

Abbildung 18: Prozentuale Verteilung der Interessenschwerpunkte bei Fortbildungsthemen zur familienorientierten Pflege

Bei der Präferenz des Themas «Selbstverständnis/Rolle» wird deutlich, dass die Pflegenden ein Bedürfnis danach hatten, dieses Thema für sich zu klären, da sie hier während ihrer Ausbildung in der Kinderklinik eine andere berufliche Sozialisation erfahren haben und nun in der häuslichen Kinderkrankenpflege einen neuen Orientierungsprozess durchlaufen. Dass das Thema «Übertragung von theoretischem Wissen in die Praxis» weniger begehrt war, obwohl die Anwendung dieser Methoden als ein wichtiger Baustein für die Qualitätsentwicklung einer pflegerischen Expertise unabdingbar ist, ist aus Sicht der Autorin wenig verwunderlich. Die Umsetzung von theoretischem Wissen anhand gezielter Methoden ruft Ressentiments hervor, da die Notwendigkeit ihrer Anwendung vielleicht (noch) nicht gesehen wird. Es ging auch hier darum, die Perspektive der Pflegenden zu erweitern und die limitierte Anwendbarkeit von Erfahrungswissen zu verdeutlichen, ohne dieses abzuwerten. Aber insgesamt lagen die Themen in ihrer Rangordnung eng zusammen und wurden daher alle bei der weiteren Planung im Projekt berücksichtigt.

Eine weitere Frage bezog sich darauf, ob die Einrichtungen an einer weitergehenden Zusammenarbeit mit dem Institut während eines Theorie-Praxis-Transfers interessiert waren. 94,6 % der Einrichtungen äußerten ein Interesse an einer weitergehenden Zusammenarbeit mit dem Institut für Medizin-/Pflegepädagogik und Pflegewissenschaft zwecks eines Theorie-Praxis-Transfers. Bei der Nachfrage, wie diese Zusammenarbeit aussehen könnte, waren fünf Antwortmöglichkeiten vorgegeben, wobei Mehrfachantworten wiederum möglich waren:

1. «Kontinuierliche Beratung» – eine kontinuierliche Beratung vonseiten des Instituts
2. «Regelmäßige Teilnahme» – die regelmäßige Teilnahme an den angebotenen Fortbildungen
3. «Einführung in der Einrichtung» – eine Einführung in die familienorientierte Pflege vor Ort
4. «Ausarbeitung eines Pflegeleitbildes» – die Ausarbeitung eines Pflegeleitbildes auf Grundlage der familienorientierten Pflege in der Einrichtung
5. «Andere Vorstellungen»

Das Diagramm in Abbildung 19 (S. 306) zeigt die Gewichtungen der Antworten. Insgesamt gab es 90 Nennungen (= 100 %). Alle bezeugten ein Interesse daran, auch in Zukunft über Fortbildungen im Zusammenhang mit dem Theorie-Praxis-Transferprojekt informiert zu werden. 33,3 % waren an einer regelmäßigen Teilnahme am Lehr- und Lernangebot innerhalb des Projekts interessiert. Dass eine kontinuierliche Beratung (24,5 %) und die Entwicklung eines Pflegeleitbildes (20 %) in Bezug

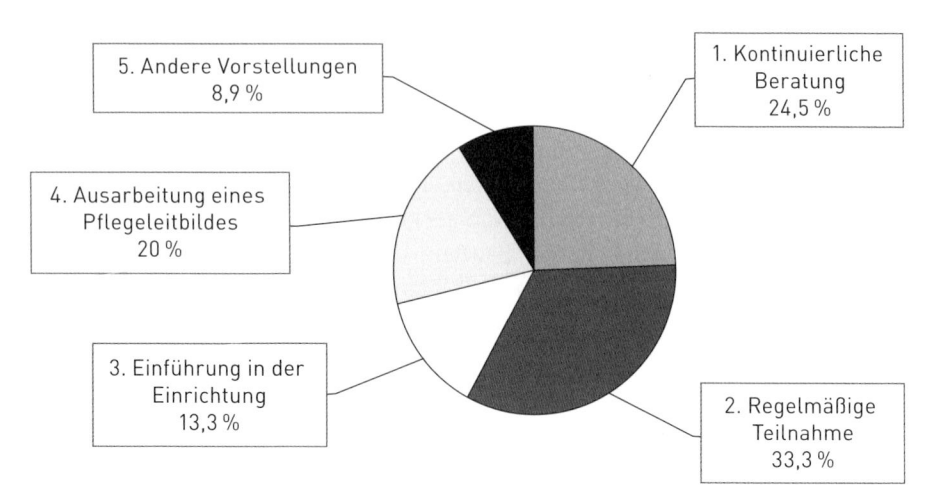

Abbildung 19: Prozentuale Verteilung der Interessenschwerpunkte bei einer weitergehenden Zusammenarbeit mit dem Institut

- 1. Kontinuierliche Beratung 24,5 %
- 2. Regelmäßige Teilnahme 33,3 %
- 3. Einführung in der Einrichtung 13,3 %
- 4. Ausarbeitung eines Pflegeleitbildes 20 %
- 5. Andere Vorstellungen 8,9 %

auf familienorientierte Pflege hier besonders gefragt waren, ist ebenfalls im Hinblick auf den notwendigen Ausbau qualitätssichernder Maßnahmen zu sehen. Welche Form der Zusammenarbeit für die jeweilige Einrichtung am wichtigsten war, ist aus dieser Frage zwar nicht abzuleiten, jedoch konnte sie im direkten Kontakt mit den Einrichtungen individuell je nach Bedürfnislage gestaltet werden.

Diese Ergebnisse zeigen, dass bei Einrichtungen in der häuslichen Kinderkrankenpflege sowohl ein großes Interesse als auch ein bestimmter Bedarf an familienorientierter Pflege bestanden, hervorgerufen sowohl durch die Situation der Pflegenden in den Familien als auch durch die allgemeine Situation der häuslichen Kinderkrankenpflege. Dieses Ergebnis wurde für das Projekt als ein guter Ausgangspunkt für den weiteren Verlauf gewertet.

Nachdem die Ergebnisse vorlagen, konnte nun die gezielte inhaltliche, finanzielle, personelle und zeitliche Planung von Seminartagen, Workshops und von Inhouse-Schulungen und Beratungen erfolgen. Da ein Großteil der Einrichtungen an einer kontinuierlichen Teilnahme an den Fortbildungen interessiert war, konnte man dies bei der zukünftigen Planung berücksichtigen, die Auswahl der Themen entsprechend gestalten und aufeinander abstimmen. Aufgrund der Ergebnisse aus der Befragung wurde in dieser zweiten Phase die Reihe der Fortbildungen mit einem zweitägigen Seminar zu den Themenkomplexen «Das Selbstverständnis und die professionelle Rolle Pflegender im familienorientierten Pflegekontext» und «Das Kennenlernen und Verstehen theoretischer Grundlagen familienorientierter Pflege und ihre Anwendung anhand von eigenen Praxisbeispielen» eröffnet. Dieses mit dem Ziel, die persönliche und die theoretische Reflexion anzuregen. Das schuf erste Anknüpfungspunkte sowohl für die Auseinandersetzung mit der eigenen Pflegepraxis als auch für die praktische Umsetzung in der Einrichtung. Außerdem konnten sich die Teilnehmerinnen aus den einzelnen Einrichtungen währenddessen zum einen untereinander über ihre Erfahrungen austauschen und zum anderen über die weiteren Angebote innerhalb des Projekts, wie Inhouse-Schulungen und prozessorientierte Beratungen informieren.

Phase 3 – Durchführung, Dokumentation und Evaluation einzelner Lehr-/Lernangebote und Beratungen. In dieser dritten Phase erfolgte neben der Durchführung der geplanten Fortbildungsangebote deren Dokumentation und Evaluation. Die Ergebnisse aus den Evaluationen flossen dann direkt in die weitere Projektplanung ein. So wurden vier verschiedene zweitägige Fortbildungsveranstaltungen zu den folgenden Themen im Zeitraum zwischen September 2002 bis Mai 2004 konzipiert und teilweise mehrfach angeboten:

1. Selbstverständnis und professionelle Rolle Pflegender im familienorientierten Pflegekontext
2. Die Theorie des systemischen Gleichgewichts und ihre Anwendung in der häuslichen Kinderkrankenpflege
3. Die Theorie des systemischen Gleichgewichts und ihre Dokumentation in der häuslichen Kinderkrankenpflege
4. Die Theorie des systemischen Gleichgewichts: Gestaltung von Gesprächen in Konfliktsituationen in der häuslichen Kinderkrankenpflege

Kurze Einführungsvorträge und Gruppenarbeiten in Form von Workshops hatten sich als prinzipieller methodischer Ansatz für die Gestaltung der Fortbildungsseminare bewährt. Hierbei wurde stets der Anwendungs- und Praxisbezug hergestellt, indem auf reale Beispiele aus der Pflegepraxis der Teilnehmerinnen zurückgegriffen wurde. Die Ergebnisse der Workshops wurden festgehalten und den Teilnehmerinnen nachträglich als Protokoll zugeschickt, damit sie sie für ihre Praxis auch zukünftig gebrauchen konnten.

Auf jede Fortbildung erfolgte eine mündliche und schriftliche Evaluation. Während die mündliche im Plenum stattfand, erfolgte die schriftliche mittels eines Fragebogens, der statistisch ausgewertet wurde.

Phase 4 – Abschluss der Lehr-/Lernangebote und Beratungen und Evaluation des gesamten Projekts. In dieser letzten Phase des Projekts wurden die bestehenden Schulungen und prozessorientierten Organisationsberatungen fortgesetzt und schließlich zum Abschluss gebracht. Die Gesamtevaluation des Transferprojekts sollte Aufschluss darüber geben, ob sich die Vorgehensweise für den Transfer der Theorie des systemischen Gleichgewichts in die Pflegepraxis der häuslichen Kinderkrankenpflege bewährt hat und für ähnliche Projekte weiterempfohlen werden kann. Hierfür wurde quantitativ die Anzahl der Teilnehmerinnen und ihre Teilnahmehäufigkeit erfasst und qualitativ ihre Bewertung von Inhalten und Organisation der Fortbildungsveranstaltungen sowie weiterer Fortbildungsbedarf ermittelt.

Bereits im Vorfeld konnte auf der Grundlage verschiedener Erhebungen (u. a. Köhlen 1998; Dobke 2000) sowie der im Rahmen des Projekts stattgefundenen Befragung ein ausgeprägter Bedarf an Unterstützung für theoriegeleitetes Arbeiten bezüglich familienorientierter Kinderkrankenpflege ausgewiesen werden. Entsprechend hoch war die Zahl der Anmeldungen, so dass, um die Qualität der Fortbildungen gewährleisten zu können, einige Themen mehrfach angeboten werden mussten.

Es haben insgesamt 86 Pflegekräfte aus 43 verschiedenen Einrichtungen für ambulante Kinderkrankenpflege teilgenommen. Zahlenmäßig entsprach die Anzahl der teilnehmenden Einrichtungen exakt der Rücklaufquote der Fragebögen zur Bedarfsanalyse. Etwa die Hälfte der Teilnehmerinnen war bei mehr als einer Fortbildungsveranstaltung.

Die Teilnehmerinnen äußerten sowohl schriftlich (anonym) als auch mündlich zum Abschluss der Veranstaltungen eine hohe Zufriedenheit mit der inhaltlichen und methodischen Gestaltung der Seminartage. Es wurde bestätigt, dass die Themen stets praxisrelevant waren und einen persönlichen und beruflichen Gewinn für die Zukunft einbrachten. Die Fortbildungstage waren sinnvoll strukturiert, jede Veranstaltung bildete jeweils den Vorläufer für die folgenden Seminare und war trotzdem für sich abgeschlossen.

Die Einbeziehung von Erfahrungen als Ressource der Teilnehmerinnen und der direkte Bezug zur Pflegepraxis waren entscheidende Kriterien für den Erfolg der Fortbildungstage des Projekts. Durch die direkte Anwendung anhand von Praxisbeispielen wurde die Theorie lebendig, verständlich und handhabbar, und die Teilnehmerinnen mussten ihr bisheriges Pflegewissen bei ihrer Rezeption nicht völlig in Frage stellen. Die durchgehende Herstellung eines Anwendungsbezugs – ein erwachsenenpädagogisches Prinzip – ohne Verlust des hohen Diskussionsniveaus, hatte sich durchweg bewährt. So konnte auf der einen Seite die Theorie greifbar gemacht und auf der anderen der Erfahrungsschatz der Teilnehmerinnen als Ressource genutzt werden. Nach den letzten Fortbildungstagen bezeugten die Teilnehmerinnen ein großes Interesse an weiteren Fortbildungsveranstaltungen für familienorientierte häusliche Kinderkrankenpflege, vor allem zu den Themen: «Aufnahmegespräch und Pflegeanamnese in den Familien», «Gesprächsführung in Beratungssituationen in der Familie» und «Praxisanleitung von Auszubildenden der Pflege von Familien». Außerdem bestand weitergehender Handlungsbedarf hinsichtlich einer sinnvollen Selbstreflexion der Pflegenden im Pflegeprozess.

Daher soll diesem Aspekt in den folgenden Abschnitten noch gesonderte Aufmerksamkeit geschenkt werden.

Didaktische Prinzipien für die Fortbildung

Die Grundlage für die Projektidee, die Projektplanung und die Konzeption der Fortbildungs- und Beratungsangebote bildeten vier didaktische Prinzipien, die an dieser Stelle vorgestellt werden sollen. Sie sind das Ergebnis einer mehrjährigen intensiven Auseinandersetzung in der Bundesrepublik Deutschland mit der Situation der häuslichen Kinderkrankenpflege und der familienorientierten Pflege sowie mit der Theorie des systemischen Gleichgewichts. Während dieser Zeit konnten einige Studien in Rahmen von wissenschaftlichen Abschlussarbeiten und schließlich eine Dissertation, die den Pflegebereich der häuslichen Kinderkrankenpflege untersuchten, entstehen (Köhlen, Beier & Danzer 1999; Köhlen, Beier & Danzer 2000; Dobke, Köhlen & Beier 2001; Köhlen & Beier 2001).

Neben dem Theorietransfer wurden ebenfalls diese wissenschaftlichen Ergebnisse innerhalb des Projekts in die Praxis übertragen. Für eine Gewährleistung des Wissenstransfers während des Projekts waren die didaktischen Prinzipien ferner handlungsleitend. Da sie sehr allgemein formuliert sind, können sie für ähnliche Projekte im Zusammenhang mit familienorientierter Pflege auch außerhalb der häuslichen Kinderkrankenpflege Anwendung finden. Ein inhärenter Bestandteil der Prinzipien sind die grundsätzlichen Aussagen der Theorie des systemischen Gleichgewichts sowie ihre Orientierung an der allgemeinen Systemtheorie. Es folgt eine kurze Skizzierung der bisher formulierten Prinzipien, die keinen Anspruch auf Vollständigkeit erhebt.

Prinzip der Selbstreflexion. Im Bereich der familienorientierten Pflege ist es von Bedeutung, sich der eigenen Haltung gegenüber und dem persönlichen Verständnis von Familien bewusst zu sein. Anhand des Beispiels der eigenen Herkunftsfamilie wurde von den Pflegenden die Bedeutung und Wirkung familiärer Prozesse und ihr Einfluss auf das eigene Wohlbefinden reflektiert. Der Einfluss der Familie auf den persönlichen Lebensweg sowie die berufliche Entwicklung wurde als Gewinn bringende Ressource angesehen und infolgedessen genutzt und eingesetzt. Hierbei wurde ebenso das individuelle Pflegeverständnis, die soziale Rolle als Pflegende sowie die persönliche Motivation für die Erweiterung der Pflegerolle berücksichtigt, um dadurch die familienbezogene Pflege ins Pflegeverständnis einzubeziehen. Um der Reflexion einen Rahmen zu geben, wurde hier bereits mit der Theorie des systemischen Gleichgewichts gearbeitet. Es wurde in einer Forschungsarbeit auf der Grundlage dieser Theorie ein Reflexionsinstrument entwickelt und angewandt (Köhlen 2003). Wie eine solche Reflexion angeregt werden kann, berichtet der Abschnitt «Selbstreflexion auf der Basis der Theorie des systemischen Gleichgewichts – eine qualitative Analyse» (S. 312 ff.). Folgende Fra-

gen sind beim Prinzip der Selbstreflexion auf den unterschiedlichen Systemebenen leitend:
- Systemebene Pflegende und Familie: Was ist die Familie für mich? Was bedeutet Familie für mich? Wie definiere ich Familie?
- Systemebene Pflegende: Welches Berufs- bzw. Rollenverständnis habe ich als Pflegeperson? Wodurch zeichnet sich mein Pflegeverständnis aus? Was sind die Ziele meines Handelns?
- Systemebene Pflegende und Team: Was wollen wir im Team erreichen? Welches Pflegeverständnis haben wir und welches möchten wir entwickeln?

Prinzip des theoriegeleiteten Pflegehandelns. Aufgrund der geschilderten Situation in Bezug auf die familienorientierte Pflege im deutschsprachigen Raum erscheint eine theoretische Basis für die Einführung in die Perspektive der familienorientierten Pflege unumgänglich, insbesondere da es hier keine diesbezügliche Pflegetradition und daher kaum Vorstellungen darüber gibt, was familienorientierte Pflege auszeichnet. Hier kommt es speziell auf die Förderung von kommunikativen und psychosozialen Fähigkeiten einer Pflegenden sowohl in der direkten Pflegesituation mit den Familien als auch bei der Auseinandersetzung mit dem Thema im Team an. Der Einstieg hierzu kann die gemeinsame Entwicklung eines familienorientierten Pflegeverständnisses in Form eines Pflegeleitbildes der Einrichtung für eine wirksame Außendarstellung sein. Hierzu bietet die Theorie des systemischen Gleichgewichts eine ideale Grundlage und einen übergreifenden Reflexionsrahmen.

Prinzip der Orientierung an der Verwendungssituation in der jeweiligen Berufspraxis. In den Fortbildungsangeboten zum Thema «Familienorientierte Pflege» waren Pflegende mit einer gewissen beruflichen Erfahrung die Zielgruppe. Sie kennen ihre berufliche Praxis gut, handeln in der Regel auf der Grundlage ihrer Erfahrung und Intuition, wobei die theoretische Reflexionsebene häufig kaum ausgeprägt ist, wie auch das Fallbeispiel der Pflegenden G. im Abschnitt «Selbstreflexion auf der Basis des systemischen Gleichgewichts – eine qualitative Analyse» (S. 312 ff.) zeigt. Daher ist ein direkter Bezug der theoretischen Inhalte zur praktischen Anwendung in der beruflichen Situation bei der Planung und während der Durchführung von Seminaren und Workshops unumgänglich. Hier zeigt sich wieder die Schwierigkeit, dass es für eine Familienorientierung im pflegerischen Denken bisher kaum eine theoretische Basis gegeben hat, auf die man während einer Fortbildungsveranstaltung zurückgreifen kann, es aber einen Bedarf an familienorientierter Pflege in der Praxis gibt. Daher war das vornehmliche Ziel dieser Fortbildung, die sich an dem Konzept der Verwendungssituation orientiert, die theoretischen und fachlichen Inhalte mit einer ausgesprochenen Praxisnähe zu verbinden. Das Konzept der Verwendungssituation ist ein Konzept der beruflichen Erwachsenenbildung, wobei darunter solche Bildungsprozesse verstanden werden, «die auf die berufliche Verwendung des Gelernten gerichtet sind und sich an Personen wenden, die nicht mehr in der Ausbildung stehen» (Denzin, Möller & Schäffter 1980, S. 90). Bei der Planung von Fortbildungen steht nicht die Frage im Vordergrund, was die Teilnehmerinnen nicht wissen und daher an theoretischem Wissen vermittelt werden soll, sondern das Problem, für welche Berufssituation sie bestimmte Qualifikationen benötigen und unter welchen Bedingungen das Wissen später angewendet werden soll (ebd.). Folgende Fragen sind beim Prinzip der Orientierung an der Verwendungssituation in der beruflichen Praxis auf den unterschiedlichen Systemebenen leitend:

- Systemebene Pflegende: Was verspreche ich mir von der Pflege anhand einer familienorientierten Sichtweise bzw. der Theorie des systemischen Gleichgewichts für meine Praxissituation? Was möchte ich konkret erreichen? Welche Ziele verfolge ich? Welche Probleme gibt es in meiner beruflichen Praxis? Wo sind meine Grenzen?

- Systemebene Pflegende und Team: Was versprechen wir uns von der Pflege anhand einer familienorientierten Sichtweise bzw. der Theorie des systemischen Gleichgewichts für unsere Praxissituation? Was möchten wir konkret erreichen? Welche Ziele verfolgen wir? Welche Probleme gibt es in unserer beruflichen Arbeit? Wo sind unsere Grenzen?

Prinzip der zukunftsorientierten Umsetzung. Dieses Prinzip steht im engen Zusammenhang mit der Orientierung an der Verwendungssituation. Der Unterschied besteht darin, dem situationsbezogenen Ansatz einen zukunftsbezogenen gegenüberzustellen. Das heißt, neue Perspektiven zu eröffnen, die der herrschenden kurativ- und defizitorientierten Sichtweise in Bezug auf Patienten und ihre Erkrankung einen umfassenden und ressourcenorientierten Ansatz gegenüberstellen und diesen definierbar machen. Einrichtungen stoßen schnell an Grenzen, so die Ergebnisse aus einer Studie zur Situation der häuslichen Kinderkrankenpflege, wenn es darum geht, ihren Patienten und deren Familien umfassende (holistische) Pflege anzubieten. Diese Grenzen ergeben sich aus den vorgegebenen finanziellen und strukturellen Richtlinien, die maßgeblich von den Kostenträgern medizinischer und pflegerischer Leistungen festgelegt werden (Dobke, Köhlen & Beier 2001). Dies gilt besonders für Einrichtungen im ambulanten Bereich, die Patienten über einen längeren Zeitraum betreuen und daher intensiv mit den Familien in Kontakt treten. Da zukünftig mit Veränderungen innerhalb des Gesundheitssystems zu rechnen ist, bei denen vernetzten und alternativen Versorgungskonzepten neue Möglichkeiten eingeräumt werden, ist es für die Pflegenden solcher Einrichtungen von Vorteil, wenn sie Kenntnis sowohl von entsprechenden pflegewissenschaftlichen Theorien als auch von projektorientierten Umsetzungsmethoden haben. Es geht bei dem Prinzip der zukunftsorientierten Umsetzung sowohl darum, familienorientierte Pflege als neuen Ansatz in bestehende Strukturen zu übertragen und realistische Umsetzungsmöglichkeiten auszuloten, als auch den Blick für zukünftige, interdisziplinäre Projekte zu öffnen.

Im Folgenden werden das Prinzip der Selbstreflexion auf der Basis der Theorie des systemischen Gleichgewichts und seine Umsetzung in verschiedenen Kontexten erläutert. Dieses Prinzip bildet bei der Einführung von familienorientierter Pflege und der Theorie des systemischen Gleichgewichts die Basis für die Einführung und Bearbeitung nachfolgender Inhalte und Themenkomplexe, die während des Projekts angeboten wurden. Diese Ansicht wurde durch die Ergebnisse der Bedarfsermittlung am Beginn des Projekts unterstützt.

Selbstreflexion auf der Basis der Theorie des systemischen Gleichgewichts – eine qualitative Analyse

In den ersten geplanten Seminartagen während der zweiten Phase des Projekts ging es neben der Einführung in die familienorientierte Pflege und in die Theorie des systemischen Gleichgewichts darum, die Selbstreflexion der Pflegenden aus der häuslichen Kinderkrankenpflege anzuregen. Ein zentrales Thema des Seminars war daher die Auseinandersetzung der Pflegenden mit ihrem Pflegeverständnis und ihrer Rolle als Pflegende in der häuslichen Kinderkrankenpflege. Dazu wurde auf der Grundlage der Theorie des systemischen Gleichgewichts analog zu den Befragungsthemen bei der Informationssammlung ein Erhebungsinstrument zur Analyse einer familienorientierten Haltung von Pflegenden entwickelt (siehe Tab. 6). Es sollte als Anhaltspunkt dienen und konnte daher jederzeit erweitert, verkürzt oder verändert werden. Im Seminar konnte es auf verschiedenen Systemebenen innerhalb der Gruppe mit unterschiedlichen Medien und Sozialformen eingesetzt werden. Empfehlenswert erschienen auch wiederholte Einsätze zu unterschiedlichen Zeitpunkten, um einen Verlauf respektive persönliche Veränderungen zu erkennen oder anzuregen.

Anhand des Erhebungsinstruments zur Analyse der familienorientierten Haltung von Pflegenden (Tab. 6) wird im Folgenden ein Fallbeispiel aus der häuslichen Kinderkrankenpflege dargestellt, um den Einsatz des Instrumentes zu veranschaulichen. Die Pflegende K., die zu diesem Zweck interviewt und begleitet wurde, hat sich bisher nicht mit dem Thema «familienorientierte Pflege» beschäftigt und keine Kenntnis von der Theorie des systemischen Gleichgewichts.

> Die Pflegende K. hat eine langjährige Erfahrung in der häuslichen Kinderkrankenpflege. Als sie 1984 in ihre Einrichtung kam, hatte sie zwar eine Weiterbildung in häuslicher Pflege absolviert, aber keine spezialisierte Vorbereitung auf die Tätigkeit in der häuslichen Kinder-

krankenpflege, was auch nicht möglich war, da es so ein Angebot nicht gab. Dieses Manko hat sie im Laufe ihrer Tätigkeit durch Erfahrung und den Austausch mit Kolleginnen ausgleichen können.

Die Analyse der familienorientierten Haltung K.s als Pflegende in der häuslichen Kinderkrankenpflege anhand der Theorie des systemischen Gleichgewichts unter Anwendung des Erhebungsinstruments aus Tabelle 6 ergibt folgendes Bild, das im Diagramm der Pflegenden K. (siehe Abb. 20, S. 320) visualisiert ist:

Tabelle 6: Erhebungsinstrument zur Analyse einer familienorientierten Haltung von Pflegenden in Anlehnung an die Theorie des systemischen Gleichgewichts

Prozessdimension/ Zieldimension	Befragungsthemen zur Analyse einer familienorientierten Haltung innerhalb des Interaktionssystems «Pflegende – Familie»
Systemerhaltung: Stabilität – Regulation/ Kontrolle	**Art der Kontaktaufnahme, Vorgehensweise:** • Zielsetzung, Zielstellung während der Interaktion • Strukturierung der Interaktion • Art der Bindung/Beziehung • Einbeziehung der Familienmitglieder in das Interaktions-/Beziehungssystem **Rollenverständnis als Pflegende in der Familie:** • Entscheidungsfindung bei der Pflege • Verantwortung für die Pflege/die Familie **Umgang mit Problemsituationen:** • Problembewusstsein bei fehlender Koordination, widersprüchlichen Erwartungen, Abhängigkeit, Rollenzwang • Hilfestellungen/Unterstützung bei Problemen, Lösungsstrategien
Kohärenz: Stabilität – Spiritualität	**Vernetztsein innerhalb und mit der Interaktion/der Beziehung zur Familie:** • Umgang mit positiven und negativen Gefühlen gegenüber Familie/Familienmitgliedern • Umgang mit Gefühlsreaktionen, Erwartungshaltungen und gegenseitigen Verpflichtungen **Umgang mit Problemsituationen:** • Problembewusstsein bei Missverständnissen, Konflikten in und mit der Familie • Entscheidungsmöglichkeiten bei Konflikten • Umgang mit eigenen Grenzen, Grenzen der Familie

Individuation: Wachstum – Spiritualität	**Förderung der Familie:** • Verständnis für und Umgang mit unterschiedlichen Auffassungen der Familie (z.B. Pflegehandlungen) • Umgang mit alten und neuen Erfahrungen innerhalb der Familie (z.B. in Bezug auf Krankheit/Gesundheit) • Umgang mit Ideen und Vorschlägen der Familie (bei der Pflege) • Umgang mit eigenen Erfahrungen in der jeweiligen Situation • Umgang mit der eigenen Unerfahrenheit oder Unkenntnis **Vernetztsein innerhalb und mit der Interaktion/der Beziehung zur Familie:** • Gestaltung der Beziehung zur Familie • Meinungsaustausch in und mit der Familie, regelmäßige Gespräche mit der ganzen Familie • Gestaltung von Lösungsfindungsprozessen **Austausch mit der Umwelt:** • Informationsangebot für die Familie • Entwicklung eines eigenen Informationsbedürfnisses **Philosophien und Ideologien:** • Entwicklung eines eigenen Pflegeverständnisses, positive Haltung gegenüber der Tätigkeit als Pflegende und gegenüber der Familie **Umgang mit Problemsituationen:** • Entwicklung eines Problembewusstseins bei fehlender Individuation, bedrohter Stabilität, bestehender Angst, Krisen, Sucht, Isolation • Hilfestellungen/Unterstützung bei Problemen, Lösungsstrategien
Systemänderung: Wachstum – Regulation/ Kontrolle	**Wertänderungen (z.B. situationsbedingte Änderungen, Änderungen in menschlichen Beziehungen, Rollenänderungen, Umweltänderungen, Wertänderungen in Angehörigen):** • Änderung der eigenen Haltung, Förderung, Initiative • Veränderungen des eigenen Verhaltens gegenüber der Familie (Auslöser, Motivation) **Ressourcen für Anpassung:** • Förderung/Nutzen von Flexibilität innerhalb einer Familie • Suche nach alternativen Lösungsvorschlägen (z.B. Einbeziehung von unterstützenden Mitmenschen, materiellen Mitteln, zusätzliche Fortbildung in Bezug auf die Krankheit o.ä.) • Stärkung von bewährten Anpassungsstrategien (z.B. Glaube, Halt, Zuversicht, Hoffnung) • Nutzen dieser Möglichkeiten für sich und die eigene Arbeit • Umgang mit Problemen bei der Systemänderung (z.B. unbeugsame Werte der Systemerhaltung, rigide Rollen und Einstellungen der Angehörigen, Verlust der Kohärenz und Selbstvertrauen, fehlende Individuation, Angst um die Stabilität, Inkongruenz mit der Umwelt/Mitmenschen)

Systemerhaltung. Art der Kontaktaufnahme, Vorgehensweise: Bei den Handlungen, die der Erhaltung des Interaktionssystems mit den Familien dienen, lässt sie sich von ihrer Intuition leiten. Sowohl bei der Kontaktaufnahme als auch beim Beziehungsaufbau lässt sie es «auf sich zukommen» und verfolgt «keine vorgefasste Strategie». Die Erfahrung hat ihr gezeigt, dass es «keinen Sinn» hat, «Strategien zu entwerfen», die sie «im Endeffekt» nicht einhalten kann. Sie schaut sich die Familie an, wie die Familienmitglieder sich untereinander verhalten, und entwickelt erst nach einigen Hausbesuchen eine Vorgehensweise. Im Rahmen dieser intuitiven Verhaltensanpassung an die Vorgabe der Familie/Eltern, z.B. in Bezug auf Nähe und Distanz in der Beziehung, ist sie in der Lage, die Beziehung individuell, orientiert an den Bedürfnissen der Eltern zu gestalten, aber kann dabei differenziertere Vorgehensweisen in ihrem Verhaltensrepertoire nicht benennen. Sie reagiert auf die Aktionen der Familie unter Berücksichtigung dessen, was sie in der Familie erreichen will. Diese Haltung drückt sich in (fast) allen Bereichen pflegerischer Interaktion aus.

Das Ziel der Interaktion/der Beziehung zur Familie zeigt sich in dem übergeordneten Pflegeziel ihrer Einrichtung «Hilfe zur Selbsthilfe zu leisten», das K. als Richtlinie für ihr individuelles, pflegerisches Handeln versteht, das dazu dient, die Eltern zu «verselbstständigen». Entscheidend für die Pflegeziele ist die Vorgabe der Ärzte, an denen sich die entsprechenden Pflegemaßnahmen orientieren.

Rollenverständnis als Pflegende in der Familie: In ihrem Verständnis als «Kinderkrankenschwester» in der häuslichen Kinderkrankenpflege werden von ihr «in erster Linie die Kinder und in zweiter Linie die Eltern oder andere Familienangehörige versorgt», obwohl für sie die ganze Familie in diese Betreuung involviert ist, aber nur dann, wenn die Familie sich nicht entzieht. In diesem Fall scheint ein offensives Verhalten von K. gegenüber der Familie als Reaktion nicht adäquat zu sein. Da nicht immer viele pflegerische Tätigkeiten mit dem Kind durchzuführen sind, bestreitet K. einen Großteil ihrer Arbeit damit, zu reden, zuzuhören, zu reagieren oder auch mit dem kranken Kind oder Geschwisterkind zu spielen. Diese Tätigkeiten bezeichnet K. nicht explizit als pflegerische Tätigkeit.

Sie sieht sich als Pflegeexpertin für Pflegemaßnahmen, die im medizinischen Auftrag erfolgen und wo die Entscheidung über die Art der Durchführung vorgegeben ist. Bei chronisch kranken Kindern liegt diese Entscheidung bei den Eltern, da sie die Experten für ihr Kind sind. K. kann in Beratungsgesprächen zwar Vorschläge und Angebote machen, die Eltern entscheiden, ob sie diese annehmen möchten. Diese Entscheidungskompetenz ändert sich, wenn das Fachwissen K.s akut bei einem chronisch kranken oder behinderten Kind, z.B. nach einer Operation, gefragt ist und die Eltern erneut angeleitet werden müssen.

Kohärenz. Vernetztsein innerhalb und mit der Interaktion/der Beziehung zur Familie: Das Gefühl der Kohärenz innerhalb der Interaktion/Beziehung zur Familie entsteht maßgeblich durch die Bezugspflege. Laut K. gewöhnen sich sowohl die Eltern als auch die Pflegende schnell aneinander. Oft wird schon nach kurzer Zeit ein Wechsel der Bezugsperson von den Eltern schlecht toleriert. Auch ist es schwierig, das Kind/die Familie an eine Kollegin «abzugeben», da auf beiden Seiten bereits die «ersten zarten Pflänzchen des Vertrauens und der Kommunikation» entstanden sind, die sich im Verlauf einer Pflege/Betreuung zu einer breiten Vertrauensbasis entwickeln. Die Bezugspflegende führt die Pflege auf einer spezielleren und individuelleren Ebene durch, wohingegen ihre Vertretung «nur» für akute Pflegemaßnahmen zuständig ist.

Durch ihren Einblick in die Familien erfährt K. viel darüber, welch geduldige und differenzierte Pflege besonders Eltern von chronisch kranken Kindern leisten und wie liebevoll sie die Kinder in die Familie integrieren. Die Hochachtung, die sie dafür hat, drückt K. den Eltern gegenüber aus, da diese in ihrem sozialen Umfeld auf wenig Verständnis stoßen und dort nicht gesehen wird, was da alles mit «dranhängt». So trägt K. als professionelle Pflegekraft in Beratungsgesprächen mit den Eltern chronisch kranker Kinder dafür Sorge, dass sie Pflegealternativen zurückhaltend und ohne Besserwisserei aufzeigt. Wenn ihr auffällt, dass eine Pflegemaßnahme in einer für das Kind angenehmeren Art der Durchführung möglich wäre, so sagt sie den Eltern das, reagiert dabei aber ebenfalls intuitiv darauf, was ihr die Eltern an Bereitschaft signalisieren. In der Regel handelt es sich nicht um schwer wiegende Pflegefehler, trotzdem drückt sich hier für sie eine «Grauzone» der häuslichen Kinderkrankenpflege aus, die «ganz schlecht zu greifen» ist und den Pflegenden ihrer Einrichtung «Kopfzerbrechen» bereitet.

Umgang mit Problemsituationen: Da die Bezugspflege die Basis für den Erfolg ihrer Arbeit ist, zögert K. nicht, bei Eltern oder älteren Kindern, mit deren Mentalität sie nicht zurechtkommt, die Betreuung mit einer Kollegin zu tauschen. Das Verhältnis zu jenen Familien ist zu distanziert, um etwas für das Kind zu erreichen. Dieses wird innerhalb des Teams nicht als Versagen bewertet, sondern unproblematisch gelöst. Wenn es die Situation erfordert, wird die Beziehung zur Familie gelöst, indem sich die betreffende Pflegende zurückzieht. Im Team wird dann eine andere Kollegin gesucht, die die Familie weiter betreut. In der Regel wird eine Lösung gefunden. Sie hat es noch nicht erlebt, dass niemand mit einer Familie zurechtkam.

Das Kohärenzgefühl in der Beziehung zur Familie wird auch durch zu intime Gespräche, z. B. über Ehe- oder sexuelle Probleme der Eltern, beeinflusst. Hier setzt K. klare Grenzen, die auch angenommen werden. Grenzen zieht sie ebenfalls, wenn die Probleme zu spezifisch sind, beispielsweise bei psychischen Problemen oder Drogenabhängigkeit der Eltern, wenn sie sich dafür nicht kompetent fühlt, oder bei schwer wiegenden Problemen, z. B. bei Formen von Gewalt, wenn Mütter geschlagen werden. Hier würde K. versuchen, Hilfe zu vermitteln, sich aber nicht direkt einzumischen, es sei denn, in ihrer Gegenwart würde Gewalt gegenüber einer Mutter ausgeübt. Dann würde sie intuitiv entscheiden, was zu tun ist, und versuchen, das abzuwenden. Generell bietet K. in Situationen, wo ihre Möglichkeiten an Grenzen stoßen, weitere Informationen über Beratungsstellen, Selbsthilfegruppen oder Frauenhäuser an. Aktiv werden müssen die Betroffenen allerdings selbst. In Fällen, wo sie über ihre Einrichtung im Auftrag des Jugendgesundheitsdienstes in die Familien kommt, wo Sorge um das Kindeswohl besteht, informiert K. die Eltern offen darüber, dass sie mit dem Jugendgesundheitsdienst kooperiert und gravierende Vorfälle weitergibt. Ihre Rolle in solchen Situationen ist auch wieder eher eine passiv vermittelnde, weniger eine aktiv agierende.

Individuation. Förderung der Familie: Die persönlichen Erfahrungen, die K. während ihrer Tätigkeit in der häuslichen Kinderkrankenpflege gesammelt hat, sind die stützende Basis ihrer Pflege. So hat sie gelernt, sich nicht von den Aussagen, die in der Klinik über eine Familie gemacht werden, beeinflussen zu lassen, da diese häufig von ihren Beobachtungen abweichen. Sie möchte unvoreingenommen in eine Familie gehen und auf der Grundlage ihrer Wahrnehmung eine Strategie für den Umgang mit der Familie entwickeln. Des Weiteren leitet ihre Wahrnehmung sie bei der richtigen Einschätzung der Eltern in Bezug auf ihre Belastbarkeit und Urteilsfähigkeit über den Zustand ihres Kindes. Hier fühlte sich K. anfangs sehr unsicher, vergewisserte sich telefonisch mehrmals nach dem Wohlergehen des Kindes und verschaffte sich und – als «positiven Nebeneffekt» – auch den Eltern Sicherheit. Diese Sicherheit im Umgang mit den Familien konnte sie im Erfahrungsaustausch mit ihren Kolleginnen auf- und ausbauen. Im Vordergrund steht für K. im Umgang mit der Familie und der Krankheit des Kindes in jedem Fall die «Ausstrahlung von Sicherheit», um der Familie Sicherheit zu geben und Unsicherheit zu nehmen. Bei bestehender eigener Unsicherheit sollte die Ursache dafür erst später erforscht werden. Im Umgang mit der Unsicherheit oder auch bei Schuldgefühlen von Eltern, z. B. nach Unfällen der Kinder, sind mehr Gespräche darüber während der Pflege erforderlich.

Vernetztsein innerhalb und mit der Interaktion/der Beziehung zur Familie: Um herauszufinden, wie groß der Bedarf an problemorientierten Gesprächen, Vorgaben oder Bestimmungen in der Pflege/Betreuung ist, ohne die Eltern zu bevormunden oder sich zu sehr einzumischen, braucht K. Zeit und «Fingerspitzengefühl». Es fällt ihr schwer, dieses genauer zu beschreiben, und sie spricht hier wieder von der «Grauzone» der häuslichen Kinderkrankenpflege.

Philosophien und Ideologien: Das Pflegeverständnis von K. und ihrer Einrichtung drückt sich in der Formulierung «Hilfe zur Selbsthilfe leisten» aus. Voraussetzung dafür ist jenes «Fingerspitzengefühl» für die «Grauzone» und die «Ausstrahlung von Sicherheit» in der Interaktion/Beziehung zu der Familie. Dies insbesondere dann, wenn die Eltern «verselbstständigt» werden, d. h. selbstständig die Pflegehandlungen durchführen und mit der Erkrankung des Kindes besser zurechtkommen sollen. Darin drückt sich eine Entwicklungsorientierung aus, die K. dadurch zum Ausdruck bringt, dass sie Fortschritte aufzeigen und positive Entwicklungen verstärken will; besonders bei chronisch kranken Kindern, wenn die Eltern den Blick dafür verloren haben. Neben der Vermittlung von Sicherheit gehört dazu ebenfalls die Vermittlung von Geduld, Ruhe und Gelassenheit.

Umgang mit Problemsituationen: Hinter diesem Verständnis steht die Maxime, dass sie in erster Linie für die Kinder da ist, dass der Schutz des Kindes vorgeht, z.B. in Situationen von Gewalttätigkeit in der Familie. In problematischen Situationen, wenn die Pflegeauffassung K.s von derjenigen der Eltern abweicht, was bei Familien mit chronisch kranken Kindern vorkommen kann, versucht sie, ein wenig Verständnis für die Kinder zu erwecken, ohne die Eltern zu verletzen. Hier zeigt sich ihre Haltung, als Anwältin der Kinder fungieren zu wollen. Hinzu kommt, dass sie bestimmte Vorstellungen von Normen und akzeptierbaren Grenzen hat, was das Verhalten der Eltern gegenüber dem Kind betrifft.

Innerhalb des Interaktionssystems mit einer Familie schildert K. einen Bereich, in dem das Aushandeln von individuativen Prozessen eine bedeutende Rolle spielt. Dieser Bereich bezieht sich auf den Umgang mit der Mentalität einer Familie aus einem anderen Kulturkreis. Hier kommt es vor, dass K. kaum «Verständnis für die eigene Position» findet, wenn z.B. bei Terminabsprachen «gepokert» wird, weil die Pflegezeit den Familien zu früh erscheint, oder die Vorstellungen dieser Familien sehr von der tatsächlichen Aufgabe der häuslichen Kinderkrankenpflege, «für die Kinder da zu sein», abweichen. Sie meint, dass hier manchmal «deutliche Worte» gesprochen und «Grenzen gesetzt» werden müssen, dass ihre Einrichtung z.B. nur «in bescheidenem Maße» zusätzliche Hilfen, wie Nahrung o.ä., für die Kinder finanzieren könne. Einige Dinge haben K. und ihre Kolleginnen zu tolerieren gelernt, z.B. dass sie einige Familien morgens aus dem Bett holen müssen, um die Kinder versorgen zu können.

Systemänderung. Situationsbedingte Änderungen: Änderungen oder Einflussmöglichkeiten innerhalb des Interaktionssystems in Bezug auf das Verhalten der Eltern sind für K. (und ihre Kolleginnen) problematisch, wenn sie z.B. mehrfach behinderte Kinder zu Hause erlebt und das Gefühl hat, dass die Eltern nur «vermeintlich gut klarkommen». Wenn die Eltern ihre Kinder sehr fest anfassen und Hilfsmittel ablehnen, hält K. es fast nicht aus, zuzusehen und zu wissen, es geht im Moment nicht anders. Es fällt ihr schwer, das anzusprechen, da sie die Eltern nicht verletzen oder ihnen Unrecht tun möchte. Sie versucht es, indem sie den Eltern praktische Hinweise gibt. Die Qualität und Dauer der Beziehung zu den Eltern beeinflusst ihre Entscheidung, ob sie mit den Eltern ein «offenes Wort sprechen» kann oder weiß, dass die Eltern es «in den falschen Hals kriegen». Trotzdem muss sie versuchen, die Situation zu «entkrampfen».

Ressourcen für Anpassung: Weitere Situationen, in denen Systemänderungen erforderlich sind, betreffen die Betreuung von Familien, wo K., Mitarbeiterin der häuslichen Kinderkrankenpflege, gleichzeitig als legitimierte Kontrollinstanz, z. B. vom Sozialpädiatrischen Dienst, in die Familie kommt. Hier ist es natürlich schwierig, zu den Eltern ein Vertrauensverhältnis aufzubauen. Manche Eltern sehen das aber durchaus als Chance, um ihre Kinder, die sie lieben, mit dieser Hilfestellung angemessener zu versorgen und die bestehenden pflegerischen Probleme zu lösen.

Die hier analysierte familienorientierte Haltung der Pflegenden K. kann mit Unterstützung des Diagramms des individuellen Systems nach der Theorie des systemischen Gleichgewichts dargestellt werden. Eine große Stärke der Pflegenden K. ist das Kohärenzgefühl, das sie während der Pflege zu den Familien herstellen kann. Wohingegen ihre Möglichkeiten bei aktiv initiierten Systemänderungen in den Familien bisher eher limitiert sind. Welche Schlussfolgerungen daraus für die Pflegende K. und ihre weitere Auseinandersetzung mit familienorientierter Pflege gezogen werden können, schildert der folgende Abschnitt.

Synthese der Daten. Die Pflegende K. ist eine erfahrene Pflegende der häuslichen Kinderkrankenpflege, die bei der Pflege eine ausgezeichnete fachliche und pflegepraktische Expertise besitzt. Es fällt auf, dass die Handlungs- und Sichtweise K.s entscheidend von den beiden Faktoren Intuition und Erfahrung getragen werden. Diese Faktoren sind bedeutsam, können aber die fehlenden pflegewissenschaftlichen und theoretischen Reflexionen nur teilweise ausgleichen. Gezielte und vorsätzlich gewählte Pflegeinterventionen, z. B. im Bereich der Kommunikation und Gesprächsführung, kann sie nicht benennen, entsprechende Methoden daher auch nicht geplant einsetzen. Dass hier für Pflegende ein Nachholbedarf besteht, bestätigen ebenfalls die Ergebnisse aus der Bedarfsermittlung in Phase 1 des Transferprojekts.

Eine Folge davon ist, dass das Handeln der Pflegenden auf der Grundlage von Intuition insbesondere in Konfliktsituationen nicht ausreicht, da hier die Grenzen nicht durch sie selbst gesetzt werden. Das Handlungsrepertoire K.s ist somit eher auf Reaktion im Rahmen der von der Einrichtung vertretenen Anleitungen und Regeln denn auf gezielte Aktion ausgerichtet. Dies kommt besonders in der Prozessdimension der Systemänderung zum Ausdruck, wo gezielte, auf die Familie abgestimmte und geplante Pflegeinterventionen im Betreuungsprozess besonders gefragt sind. Hier wird ein Ungleichgewicht in der Interaktion mit den Familien mit Auswirkungen in der Pflege bzw. im Pflegeprozess deutlich, wie sich im Diagramm der Pflegenden K. zeigt (s. Abb. 20, S. 320) Die Sichtweise K.s ist auf das Kind fokussiert, statt auf das Familienumfeld. Sie sieht sich primär auf der Seite des Kindes und nicht als Partner der Eltern. Es geht ihr darum, der Familie das Pflegen beizubringen, anstatt das Pflegen in den Familienprozess zu integrieren.

Auch ist im Interaktionssystem von K. und den Familien nicht klar, wie die Eltern auf K. reagieren, welche Rolle sie in dem System einnimmt bzw. als was sie

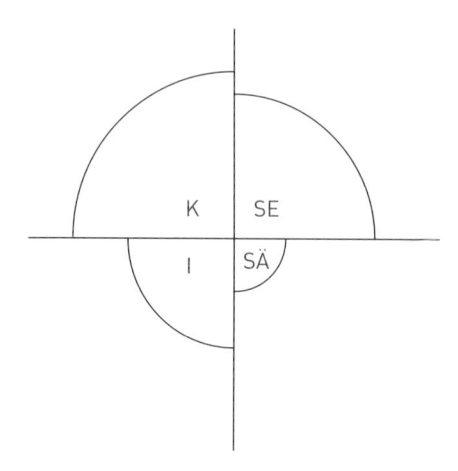

Abbildung 20: Diagramm der Pflegenden K.
K = Kohärenz, I = Individuation, SE = Systemerhaltung, SÄ = Systemänderung

anerkannt wird. Diese Feststellungen sollten in der Auseinandersetzung K.s als Pflegende in der häuslichen Kinderkrankenpflege ihre weitere Reflexion in Bezug auf ihr Pflegeverständnis und ihre Familienorientierung leiten und so neue Anknüpfungspunkte liefern, die einen Beitrag zu ihrer beruflichen Individuation leisten. Als Konsequenz daraus würde auf der individuellen Ebene K.s eine Systemänderung und damit persönliches Wachstum erfolgen. Eine solche Reaktion beinhaltet zwangsläufig eine Systemänderung innerhalb des Interaktionssystems mit den Familien. Die Pflegende K. wird neue Wege erkunden und ihre Rolle eindeutiger definieren können. Die Auswirkungen für die Familien werden gleichermaßen positiv sein, da ihnen dadurch eine andere Aufmerksamkeit zuteil wird, die ihnen bei der Anwendung der Theorie des systemischen Gleichgewichts durch die Pflegende K. neue Möglichkeiten für die Gestaltung respektive Bewältigung der akuten Familiensituation eröffnet.

Befragung in der häuslichen Kinderkrankenpflege auf der Basis der Theorie des systemischen Gleichgewichts

Anke Jürgensen

Um die gewonnenen Erkenntnisse aus der Anwendung des Erhebungsinstruments (Tab. 6, S. 313 f.) beim Transferprojekt und bei Einzelinterviews weiterzuführen, wurde eine Liste von Fragen erstellt, die nun die Befragung einer größeren Gruppe von Pflegenden aus der häuslichen Kinderkrankenpflege ermöglichen sollte

(Jürgensen 2005). Für diese Gruppe, deren prägende Merkmale die Autonomie in der Tätigkeit und eine i. d. R. lange währende Bezugspflege sind, sollte auf der Grundlage der Theorie vom systemischen Gleichgewicht ermittelt werden, wie sich die Pflege in und von Familien gestaltet und welche Position die Pflegenden hierbei einnehmen. Die Fragen sind eine Synthese aus den Ergebnissen der Anwendung des o. a. Erhebungsinstruments, aus den Befragungsthemen für die Informationssammlung bei Kind und Familie (Kap. 3.5, S. 200 ff.) und aus einer schriftlichen Erhebung im Rahmen eines Seminars zum Thema «Pflege im Kontext von Familie und Umwelt» (Kegel, Krakor & Schikora 2004). Es wurden insgesamt 48 kurze Statements mit einer Likert-Skala versehen, die das Maß der Zustimmung bzw. Ablehnung auf einfache Art abbilden sollte, ohne hierbei den Ansprüchen einer quantitativen Erhebung gerecht werden zu wollen.

Die Befragung sollte in erster Linie eine Möglichkeit der Selbstreflexion liefern. Bei dieser im Januar 2005 durchgeführten Erhebung und Inhaltsanalyse konnten 116 Fragebögen, die von Kinderkrankenpflegerinnen aus der häuslichen Kinderkrankenpflege in Deutschland abgegeben worden waren, gesichtet und die gegebenen Antworten mit den Ergebnissen der vorangegangenen qualitativen Studien verglichen und analysiert werden.

Themen des Fragebogens

Auf der Prozessebene Systemerhaltung ging es gemäß dem Erhebungsinstrument zur Analyse einer familienorientierten Haltung (S. 312 f.) um das Rollenverständnis der Pflegenden in der Familie eines erkrankten Kindes, die Grundlage ihrer Entscheidungen und die Verteilung der Entscheidungsbefugnis. Es wurden insgesamt 16 Statements zu den Themen «Sicherheit bei pflegerischen Handlungen», «Entscheidungen in der Pflege» und «Interaktion in und mit der Familie» vorgegeben.

Auf der Ebene Kohärenz, dem Erhebungsinstrument gemäß Fragen zum Umgang mit Gefühlen und Grenzen, sollte es um die Beziehungsgestaltung mit der Familie gehen, also um Nähe und Distanz, Akzeptanz des von den Eltern vorgegebenen Beziehungsrahmens, um Vertrauen und Umgang mit beziehungstypischen Problemsituationen. Hier gab es 12 Aussagen zur «Beziehung zur Familie» und den «Grenzen der Pflege».

Bei der Individuation, der Themenbereich, in dem es um individuelle Erfahrungen, Kenntnisse und Ein- und Ansichten geht, sollte festgestellt werden, wie sich die Pflegenden den anderen an der Pflege Beteiligten gegenüber behaupten und einen Standpunkt einnehmen, wie sie persönlichen Anteil nehmen und dabei für sich selbst sorgen können. Es wurde hier mit 10 Statements nach «Konflikten in der Pflege» und «Unsicherheiten in der Pflege» gefragt.

Schließlich interessierten auf der Prozessebene Systemänderung, entsprechend dem Erhebungsinstrument, Themen wie Haltung, Flexibilität und Anpassungsleistungen. Hier wurde gefragt nach dem Umgang mit Veränderungen und dem Festhalten an Werten und Vorurteilen. Es gab 10 Aussagen zu den Themen «Haltungen und Meinungen», «Umgang mit Ressourcen» und «Umgang mit Veränderungen».

Ergebnisse der Befragung und inhaltliche Analyse

Einen Überblick über die Statements aus dem Fragebogen und die Antworttendenz gibt die Tabelle 7 (S. 323 ff.).

Systemerhaltung. Die befragten Pflegekräfte gaben an, sich in der Pflege sehr sicher zu fühlen und ihre Sicherheit größtenteils aus ihrer Erfahrung und Intuition sowie aus der Unterstützung vom Pflegeteam zu gewinnen.

Erfahrung und Intuition als Quelle der Sicherheit im pflegerischen Handeln konnte bereits in der vorangegangenen qualitativen Analyse ausgemacht und somit untermauert werden. Hierbei blieben die Pflegekräfte in der Familie des pflegebedürftigen Kindes die Hauptentscheidungsträger, was Art und Umfang der Pflege anbelangt. Trotzdem wurden die Eltern als Brücke zum Kind angesehen, ohne die eine Pflege durch die Kinderkrankenpflegerin nicht stattfinden könnte.

Kohärenz. Es wurde übereinstimmend Vertrauen als unabdingbare Voraussetzung für die Pflege genannt. Dieses muss aber im Zusammenhang mit der starken Zustimmung zu den Aussagen über die eigene Position in der Pflege, also das Vertreten eines eigenen Standpunkts und das Selbstbewusstsein gegenüber anderen Professionellen und Nicht-Professionellen, bewertet werden. Die Pflegenden bescheinigten sich, in der Familie (professionelle) Distanz zu wahren, und empfanden sich selbst nicht als Teil des Familiensystems.

Die scheinbar zu starke Einbindung ins Familiensystem wurde trotz der Befürwortung von Bezugspflege als unprofessionell empfunden. Gleichzeitig hielten sich die befragten Pflegenden nicht für unersetzlich. Sicherlich wäre in diesem Punkt genauer zu hinterfragen, was die Pflegenden davon abhält, sich als Teil des Familiensystems im Rahmen der Pflege zu empfinden. Im Zusammenhang mit den Aussagen zur Systemerhaltung und hier zur Entscheidungsgewalt über Art und Umfang der Pflege könnte man vermuten, dass hiervon Konfliktpotenzial ausgeht, da eine Lenkung der Pflege aus der Distanz sich nur wenig auf das gewachsene Gefüge der Familie einlässt.

Individuation. Die Frage nach Irritationen durch resolute Eltern oder durch Konfrontation mit außerhalb der Pflege liegenden Problemen wurde größtenteils verneint. Die Pflegenden hatten auch fast nie den Eindruck, dass die Eltern mit ihren Kindern so umgingen, dass sie eingreifen und ggf. das Kind beschützen müssten.

2. Konsequenzen für Praxis und Ausbildung

Tabelle 7: Statements und Antworttendenz (Median), sortiert nach der Antworthäufigkeit bei den Möglichkeiten: Ja, absolut/Ja, größtenteils/Eher ja/Eher nicht/Größtenteils nicht/ Absolut nicht.

Prozessebene Systemerhaltung	Median
Kategorie Sicherheit bei pflegerischen Handlungen	
Ich fühle mich in der Pflege sicher.	Ja, größtenteils
Sicherheit in der Pflege schöpfe ich aus Intuition/Erfahrung.	Ja, größtenteils
Sicherheit in der Pflege schöpfe ich aus dem Team, mit dem ich zusammenarbeite.	Ja, größtenteils
Sicherheit in der Pflege schöpfe ich aus meiner Ausbildung/Fortbildung(-en), Weiterbildung(-en).	Ja, größtenteils
Sicherheit in der Pflege schöpfe ich aus dem mir von der Familie entgegengebrachten Vertrauen.	Ja, größtenteils
Sicherheit in der Pflege schöpfe ich aus Arbeitsabläufen/Standards der Pflegeeinrichtung.	Ja, größtenteils
Sicherheit in der Pflege schöpfe ich aus strukturierten Plänen für den Erstkontakt.	Ja, größtenteils
Sicherheit in der Pflege schöpfe ich aus der Verordnung von behandelnden Ärzten/Ärztinnen.	Eher ja
Kategorie Entscheidungen in der Pflege	
Die Pflegezeiten richten sich nach dem Tagesrhythmus der Familien.	Ja, größtenteils
Entscheidungen für die Art der Durchführung der Pflege treffe ich i. d. R. allein.	Eher ja
Der Pflegeumfang und die Art und Weise der Durchführung werden von den Eltern vorgegeben.	Eher ja
Kategorie Interaktion in und mit der Familie	
Eltern sehe ich auch als «pflegebedürftig» an und versorge sie, z. B. durch Beratungsgespräche, mit.	Ja, größtenteils
Die Pflege eines Kindes, zu dem ich Vertrauen aufgebaut habe, läuft gleichsam ritualisiert ab.	Ja, größtenteils
Die Eltern bilden die Brücke, über die ich an das Kind herankomme.	Ja, größtenteils
Wie weit ich mich dem Kind nähern darf, hängt entscheidend davon ab, wie sehr die Eltern es zulassen.	Eher ja
In den Familien, deren Kinder ich versorge, werde ich wie ein Familienmitglied angesehen.	Eher nicht

Prozessebene Kohärenz	
Kategorie Beziehung zur Familie	
Vertrauen ist unabdingbare Voraussetzung für die Pflege.	Ja, absolut
In der Beziehung zu der Familie wahre ich eine (professionelle) Distanz.	Ja, größtenteils
Eine Beziehung zu der Familie kann ich nur in dem von der Familie vorgegebenen Rahmen aufbauen.	Ja, größtenteils
Es beeinträchtigt mich, wenn das Kind oder seine Eltern/Geschwister mich nicht mögen.	Eher ja
Das Leiden der Kinder nimmt mich sehr mit.	Eher ja
In manchen Familien fühle ich mich wie ein Familienmitglied.	Eher nicht
Als Bezugspflegende bin ich unersetzlich.	Eher nicht
Kategorie Grenzen der Pflege	
Ich kann mit starken Gefühlsäußerungen (Angst, Wut, ...) der pflegenden Angehörigen umgehen.	Ja, größtenteils
An den Problemen in der Familie nehme ich Anteil, ohne mich dadurch belästigt zu fühlen.	Ja, größtenteils
Ich kann sachlich und professionell damit umgehen, wenn meine Grenzen (auch körperliche) überschritten werden.	Ja, größtenteils
Ich bin irritiert, wenn ich mit Familienproblemen konfrontiert werde, die nicht unmittelbar mit der Versorgung des Kindes zusammenhängen.	Eher nicht
Ich musste schon öfter ein Kind vor seinen Eltern schützen.	Größtenteils nicht
Prozessebene Individuation	
Kategorie Konflikte in der Pflege	
Ich bin mir meines Könnens und meiner Position gegenüber den Eltern bewusst.	Ja, größtenteils
Ich bin mir meines Könnens und meiner Position gegenüber den anderen an der gesundheitlichen Versorgung Beteiligten bewusst.	Ja, größtenteils
Ich kann meinen Standpunkt i. d. R. gut vermitteln und vertreten.	Ja, größtenteils
Bei Meinungsverschiedenheiten ist ein Kompromiss immer die beste Lösung.	Eher ja
Es ist für mich schwer auszuhalten, wenn ich mit ansehen muss, wie manche Eltern ihre Kinder versorgen.	Eher nicht
Mich befremden andere Auffassungen über Krankheit und Gesundheit.	Eher nicht
Ich fühle mich oft ausgebrannt/bin unmotiviert.	Eher nicht

Kategorie Unsicherheiten in der Pflege	
Supervision stellt in meinen Augen eine Bereicherung dar.	Ja, absolut
Ich kann mit den Ängsten der Eltern umgehen.	Ja, größtenteils
Unkenntnis über ein in der pflegerischen Versorgung auftauchendes Problem verunsichert mich.	Eher nicht
Prozessebene Systemänderung	
Kategorie Haltungen und Meinungen	
Der erste Eindruck prägt den weiteren Verlauf der Beziehung zum Kind und seiner Familie.	Eher ja
Die Art und Weise, wie manche Eltern ihre Kinder versorgen, befremdet mich.	Eher nicht
Ich musste schon manchmal mein Urteil gegenüber bestimmten Familien wieder zurücknehmen.	Eher nicht
Umgang mit Ressourcen	
Ich bilde mich gerne weiter/fort.	Ja, absolut
Eltern, die ihr Kind pflegerisch versorgen, sehe ich als Ressource an.	Ja, größtenteils
Ich beziehe andere in die Pflege ein, auch wenn diese es nicht so machen, wie ich es erwarte.	Ja, größtenteils
Bei Problemen finde ich oft unkonventionelle, individuelle Lösungen.	Ja, größtenteils
Umgang mit Veränderungen.	
Ungewöhnliche, aber erfüllbare Wünsche von Kindern oder deren Eltern sehe ich als eine Herausforderung in der Pflege an.	Ja, größtenteils
Ich halte mich für sehr flexibel.	Ja, größtenteils
Resolute Eltern verunsichern mich, ihnen gegenüber mache ich kaum Veränderungsvorschläge.	Eher nicht

Der Umgang der Eltern mit ihren Kindern war nur für einige wenige manchmal schwer auszuhalten.

Die interviewte Pflegekraft K. hingegen äußerte sehr wohl ihr Befremden gegenüber einer ungewohnten Umgehensweise der Eltern mit ihrem Kind und berichtete von Strategien, sich nicht direkt mit resoluten Eltern zu konfrontieren, indem sie sich auf die fachliche Ebene als sicheres Terrain zurückzieht (Köhlen 2003, S. 168). Auch in den Fortbildungstagen des Transferprojekts zeigte sich an diesen Punkten ein deutlich anderes Bild der Pflegenden, als über die Befragung vermittelt. Es wurde deutlich, dass die Pflegenden sehr wohl von unvorhergesehenen Situationen und Sonderwünschen verunsichert wurden. Es fehlten ihnen zuweilen sowohl die theoretisch-fachliche Ebene als Rückzugsmöglichkeit auf sicheres Terrain als auch die hierfür notwendigen strukturellen Rahmenbedingungen.

Systemänderung. Der erste Eindruck, den sich die Pflegenden von der Familie machten – so das Befragungsergebnis – war prägend und wurde kaum noch revidiert. Resolute Eltern schienen die Kinderkrankenpflegerinnen nicht zu irritieren; andere Auffassungen zu Pflege oder Gesundheit oder eigene Unkenntnisse zur pflegerischen Versorgung würden sie auch nicht verunsichern. Unmotiviert oder ausgebrannt zu sein wäre für die meisten kein Thema.

In der Praxis und in den Fortbildungsveranstaltungen zeigte sich auch in diesen letztgenannten Punkten eine deutliche Diskrepanz. Eine naheliegende Erklärung hierfür liegt in der so genannten sozialen Erwünschtheit der Antworten, obwohl Anonymität zugesichert wurde, um diesen Effekt möglichst auszuschließen Die soziale Erwünschtheit ist ein «in der Persönlichkeit verankertes Bedürfnis nach sozialer Anerkennung einerseits und als durch die Situation der Datenerhebung beeinflusste Abweichung von einem vorgestellten ‹wahren Wert›, der aus gewissen Konsequenzbefürchtungen nicht offengelegt werde, andererseits» (Esser 1997, S. 264). Hierbei spielen normative und nichtnormative Erwartungen, also internalisierte Rollenvorstellungen, eine entscheidende Rolle (ebd.). Die Antworten in der Erhebung spiegelten an vielen Stellen eine scheinbar ideale Situation der Beschäftigten in der häuslichen Kinderkrankenpflege wider, was nur damit erklärt werden kann, dass vieles von dem, was behauptet wurde, wahrscheinlich mehr Wunsch als Wirklichkeit war. Diese Beobachtungen decken sich mit den Ergebnissen der Arbeit von Köhlen (2003). Ein überhöhter Idealismus der Pflegenden scheint jedoch jede Selbstkritik zu verdrängen, was die Ergebnisse der Erhebung erklären würde.

Die hier beschriebene Befragung und -analyse hat natürlich ihre Grenzen. Während zwar eine große Population befragt werden kann, um repräsentative Aussagen zu einer ganzen Berufsgruppe zu machen, können die Erkenntnisse nicht in ihrer Komplexität und in allen ihren Dimensionen gewonnen werden. Obwohl die Variablen aus verschiedenen qualitativen Erhebungen synthetisiert und die Theorie vom systemischen Gleichgewicht zu Grunde gelegt wurde, bleiben die Ergebnisse nur im Zusammenhang mit anderen gewonnenen Erkenntnissen interpretierbar. Es zeigte sich bei der Auswertung der Fragebögen, dass nicht die reinen Daten Aufschluss gaben, sondern das, was mutmaßlich dahintersteckte. Die hohen Rollenerwartungen und ein großer Idealismus der Pflegenden an sich selbst sind wahrscheinlich eine Erklärung dafür, dass trotz der Zusicherung von Anonymität in auffälliger Weise sozial erwünschte Antworten gegeben worden sind, ganz besonders auf der Prozessebene Individuation.

Der Fragebogen kann als Hilfsmittel eingesetzt werden, um eine Selbstreflexion Pflegender anzuregen und einen möglicherweise bestehenden Fortbildungsbedarf zu erheben. Er kann Diskussionen zur Familienorientierung in der häuslichen Kinderkrankenpflege anregen und Möglichkeiten für die Planung von Qualitätsverbesserungen aufwerfen.

Des Weiteren kann er auf andere Pflegebereiche, z. B. die ambulante Pflege Erwachsener, ausgedehnt werden, denn eine Familien- oder Netzwerkorientierung ist nicht nur Bestandteil der häuslichen Kinderkrankenpflege. Es wird empfohlen, die Befragung außerdem zur Begleitung und Evaluation von Fort- oder Weiterbildungen einzusetzen. Es zeigen die hier ermittelten Ergebnisse, dass das Thema «Selbstverständnis und professionelle Rolle Pflegender im familienorientierten Pflegekontext», das erste Thema der Fortbildungstage im Theorie-Praxis-Transferprojekt, nichts von seiner Brisanz verloren hat.

Diese Beispiele aus der häuslichen Kinderkrankenpflege unterstreichen, dass bei Pflegenden eine theoretische Reflexion ihrer Tätigkeit kaum erfolgt und die pflegerische Expertise fast ausschließlich auf der Grundlage von Erfahrungswissen beruht. Konzepte wie das der Familienorientierung können wohl nur dann erfolgreich umgesetzt werden, wenn bei der Planung entsprechender Fortbildungen die Notwendigkeit sowohl praxisnaher als auch theoretischer Reflexion zielgerichtet Berücksichtigung findet. Diese Auffassung wurde durch die Resonanz auf die Themen «Selbstverständnis/Rolle» und «Gesprächsführung in der Familie» während der Bedarfsermittlung in Bezug auf familienorientierte Pflege in der häuslichen Kinderkrankenpflege bestätigt.

Wie in den Ausführungen dieses Kapitels gezeigt werden konnte, bietet die Theorie des systemischen Gleichgewichts sowohl für die einzelne Pflegende und ihr Pflegeteam in der konkreten Pflegepraxis als auch für Pflegepädagoginnen und -pädagogen in ihrer planenden und unterrichtenden Berufspraxis im Rahmen von Fortbildungen und Weiterbildungen einen pflegewissenschaftlichen Reflexions- und Handlungsrahmen, der vernetztes Denken und komplexes Planen anregt und fördert. Jedoch wäre es für die zukünftige Entwicklung pflegerischer Expertise im Bereich der familienorientierten Pflege und für die aktive Gestaltung pflegerischer Neuorientierung im beruflichen Umfeld zu begrüßen, wenn die Auseinandersetzung mit solchen Theorien in der Grundausbildung ihren Anfang nehmen würde. Dieses bietet nicht nur eine neue Ausgangssituation für die Fort- und Weiterbildung in der familienorientierten Pflege, sondern fände auch im beruflichen Selbstverständnis seinen Ausdruck.

In diesem Kapitel wurden die Situation und Perspektive von Pflegenden mit Berufserfahrung und ihre Auseinandersetzung mit familienorientierter Pflege bzw. mit der Theorie des systemischen Gleichgewichts in der häuslichen Kinderkrankenpflege dargestellt. Das folgende Kapitel widmet sich ausschließlich der Situation und Perspektive Lernender und ihrer Auseinandersetzung mit der Theorie des systemischen Gleichgewichts in der Ausbildung.

2.5
Die Theorie des systemischen Gleichgewichts in der Ausbildung

Elisabeth Schreier

Einleitung

Viele Studierende kommen in der Ausbildung anfänglich mit verschiedenen Menschenbildern in Berührung. Es werden ihnen Denkansätze von verschiedenen exemplarischen Pflegemodellen (Bedürfnismodell, Interaktionsmodell, Pflegeergebnismodelle, systemische Modelle usw.) mit dem Ziel vorgestellt, dass sie am Ende der Ausbildung in der Lage sind, ihr persönliches Pflegeverständnis mit einem Pflegemodell in Verbindung zu bringen. So nähern sie sich ihrem Einsatzort in der Praxis mit der berechtigten Frage, worauf denn das Pflegeleitbild bzw. das Pflegekonzept der jeweiligen Klinik bzw. Einrichtung beruht. In vielen Praxisfeldern wird aber ein Theorie-Praxis-Transfer für die Lernenden gerade dadurch erschwert, dass sowohl das theoriegeleitete Denken anhand von Pflegekonzepten als auch deren praktische Umsetzung häufig noch zu wenig erfolgen. Pflegende, die am Anfang ihrer beruflichen Karriere stehen, konfrontieren mitunter ihre erfahrenen Kollegen und Kolleginnen mit solchen Fragen. Dabei können diese Fragen entweder von den anderen als willkommener Lernanlass oder aber als bedrohlich empfundene Herausforderung wahrgenommen werden. Eine Situation, die es zunächst mal zu meistern gilt. Wo Begeisterung für Neues hervorgerufen werden kann, werden solche Novizen und manchmal auch Studierende bzw. Lernende positiv aufgenommen und mitunter gebeten, im Praxisfeld ein Modell vorzustellen. Dies mag für sie zunächst eine Überforderung oder eine Herausforderung bedeuten. Um solchen Situationen verbindlich zu begegnen, ist es aus der Sicht einer theoriegeleiteten und praxisnahen Ausbildung deshalb wünschenswert, dass die Ausbildungsverantwortlichen und Begleitpersonen in der Praxis ein ähnliches Wissen über die Theorie aufweisen wie die Lernenden. Dazu sollte der Wissens- und Informationstransfer zwischen den Ausbildungsorten Schule und Pflegepraxis optimal gestaltet sein.

Der Inhalt des nachfolgenden Kapitels basiert auf Erfahrungen, die die Autorin als Berufsschullehrerin für Pflege in Liestal (CH) mit den Lernenden einer Klasse gemacht hat. An der Berufsschule für Pflege in Liestal wurden Lernende während drei Jahren zum DNI (Pflegende auf dem Diplomniveau I) ausgebildet. Dieser Lehrgang wird in dieser Form nicht mehr angeboten.

Der Beruf diplomierte Pflegefachfrau, Pflegefachmann kann nun an einer Höheren Fachschule erlernt werden. Die Ausbildung dauert drei Jahre, und die Ausrichtung orientiert sich stark am Beruf und der Praxis. Die Anerkennung erfolgt durch das Bundesamt für Berufsbildung und Technologie der Schweiz (BBT).

Wissensinhalte vermitteln

Die Auseinandersetzung mit der Pflegetheorie von Marie-Luise Friedemann erfolgt in einem Zeitrahmen von neun Monaten in der zweiten Hälfte der Ausbildungszeit. Die Lernenden bearbeiten Situationen, in welchen Patientinnen und Patienten mit ihrem Umfeld aus verschiedenen Perspektiven erfasst werden. Direkt aus der Pflegepraxis abgeleitete Wissensinhalte werden im Ausbildungskonzept in so genannten «Situationsbezogenen Themen» zusammengefasst. Sie beinhalten interdisziplinäres Wissen aus Pflege, Pflegewissenschaft und den Bezugswissenschaften. Als Grundlage stehen Pflegesituationen[12] aus verschiedenen Praxisfeldern (Alterspflege, Akutmedizin, Psychiatrie, ambulante Pflege und Pädiatrie) zur Verfügung.

In einem ersten Schritt erfolgt eine intensive Auseinandersetzung mit den konkreten Pflegesituationen. Es geht darum, aus diesen Situationen die zentralen pflegerischen Fragestellungen abzuleiten. In einem zweiten Schritt werden aus den Fragestellungen die Ziele der Pflege entwickelt. Den Leitfaden dazu bilden drei Bereiche[13]: «Haltung, Planung und Handlung». Es muss dabei immer festgelegt werden, welche Einstellungen, Überlegungen und Fertigkeiten für die Erreichung der Grobziele nötig sind. Ein weiteres Strukturelement für die situationsbezogenen Themen ist der Pflegeprozess. Es geht in jeder Pflegesituation des Unterrichts darum, eine Einschätzung vorzunehmen (Diagnose stellen), Pflege zu planen und Möglichkeiten der Durchführung und Auswertung aufzuzeigen.

Die Theorie des systemischen Gleichgewichts im Unterricht

Im ersten Schulmodul der dritten Phase, in welcher mit der familien- und umweltbezogenen Pflege gearbeitet wird, steht das situationsbezogene Thema «Kind», im zweiten Schulmodul das situationsbezogene Thema «Psychiatrie» im Vordergrund. Es werden nur die Bereiche vorgestellt, welche klar aufzeigen, wie zusammen mit den Lernenden mit der systemischen Pflegetheorie gearbeitet wurde.

Pflegesituation «Kind»

Beschreibung. Die Pflegesituation[14] «Kind» beschreibt die familiäre Situation eines hospitalisierten Kindes, seine Krankheit (ein Unfall), das Verhalten und die Erklärungen der Mutter, wer von den Familienmitgliedern in die Betreuung des Kindes

---

12 Die Pflegesituationen (reduzierte Pflegegeschichten) sind jeweils von einer Lehrenden aus der Schule und Pflegenden aus der Praxis gemeinsam beobachtet und schriftlich festgehalten worden.

13 Fachdidaktikmodell Pflege (1995), Publikation der Kaderschule für die Krankenpflege CH-Aarau (heute Weiterbildungszentrum für Gesundheitsberufe = WE'G).

14 Aufgrund der Möglichkeit, dass die Situationen von außen Stehenden rekonstruiert werden können und ein Bezug zu evtl. betroffenen Menschen entstehen kann, werden direkte Zitate aus den Pflegegeschichten vermieden (Schweigepflicht).

involviert ist, was mit dessen Geschwistern passiert, die Rolle des Vaters, wie die Pflegenden die Mutter und das Kind erleben, welche Pflegeverrichtungen sie vornehmen und welche Schwierigkeiten und Ressourcen sie im Kontakt mit der ganzen Familie erleben. Die Situation wird über einen längeren Zeitraum beschrieben. Planungen, Handlungen und Haltungen des interdisziplinären Teams werden deutlich, wobei die Perspektive der Pflegenden im Zentrum steht.

Pflegerische Fragestellung. Nachdem die Lernenden sich mit Themen der psychischen und physischen Entwicklung von Kindern auseinandergesetzt haben, sich den für diese Situation relevanten Krankheitsbildern angenähert und den Themenkreis «Kinder und Schmerzen» bearbeitet haben, folgt nun ausführlicher, wie mit der Theorie des systemischen Gleichgewichts von Friedemann in der Klasse gearbeitet wurde.

Die Fragestellung, welche hier interessiert, ist: «Was heißt es für eine Familie, ein krankes Kind zu haben?» Daraus lassen sich mögliche Themen ableiten, z. B. Begleiten von Angehörigen, Informationsvermittlung, Krankheit im Familiensystem, System Krankenhaus, Ohnmacht der Angehörigen, Gespräche mit Gruppen führen, Situation systematisch erfassen, Krankheit als Lernsituation und positive Weiterentwicklung etc.

Zielsetzung für die Lernenden. Im Pflegeunterricht müssen die Lernenden nach dem Unterricht folgende Ziele erreichen:

- Sie sind in der Lage, verschiedene Familienkonstellationen zu identifizieren, und können aufzeigen, was sie dazu fühlen und denken. Dieses Ziel wird in der Haltung der Lernenden deutlich.

- Sie analysieren den Familienprozess in der Pflegesituation nach Friedemann. Dieses Ziel wird in der Planungskompetenz der Lernenden deutlich.

- Sie planen ein Pflegegespräch mit den Eltern. Dieses Ziel wird in der Handlungskompetenz der Lernenden deutlich.

Umsetzung und Erfahrung im Unterricht. Auf dieser Grundlage wurde der Unterricht aufgebaut und umgesetzt:

Zuerst erstellen die Lernenden eine eigene Definition, was für sie «Familie» bedeutet. Dies geschieht in der Absicht, bestehende Vorstellungen und Erfahrungen für den Unterricht zu aktivieren und zu nutzen. Anschließend lesen sie ergänzend die Definition «Familie» (s. Erster Teil, Punkt 2.5, S. 40) und tauschen miteinander aus, was sie jeweils darunter verstehen. Aufgrund der eigenen Vorstellungen, Erfahrungen und des ergänzenden Theorieinputs müssen sie nun eine schematische Darstellung der eigenen Familie vornehmen. Gleichzeitig bitten sie zwei Mitglieder ihrer Familie darum, ebenfalls ein Schema der Familie aus ihrer Perspektive zu erstellen. Hier war die Absicht, den Lernenden durch diese Auseinandersetzung aufzuzeigen, dass schon innerhalb der eigenen Familie ein Unterschied in der Sichtweise «Wer gehört zur Familie?» besteht. In einem nächsten Schritt müssen sie sich überlegen, was in ihrer Familie wohl geschehen würde, wenn ein Mitglied ernsthaft erkranken würde. Eventuell hatten sie dies ja auch schon erlebt. Hier gilt die Leitfrage, ob sich das Gleichgewicht der Familie verändern würde und wie. Nun sollen sie durch gegenseitiges Erzählen Unterschiede innerhalb der Klasse kennen lernen. Sie erhalten folgende Fragen als Leitfaden der Auseinandersetzung:

- Was ist mir besonders wichtig, betreffend meiner Familie?
- Welche Rolle spiele ich in meiner Familie?
- Wie geht meine Familie mit Gesundheit bzw. Krankheit um?
- Welche Erwartungen hat(te) meine Familie in einem Krankheitsfall an die Pflege?

Durch die eigene Betroffenheit und das Erkennen, dass es schon innerhalb einer Klasse von mehrheitlich gleichaltrigen Lernenden Unterschiede in der Sichtweise der Familie gibt, wird das erste Ziel erreicht. Ergänzt wird diese Erkenntnis mit dem Unterricht der Bezugswissenschaft Soziologie, wo die Dozentin die sozialen Zusammenhänge und Vorstellungen von Familien aus gesellschaftlicher Sicht aufzeigt und damit eine Annäherung an verschiedene Rollen in den Familien ermöglicht.

In einem weiteren Schritt wird die Theorie des systemischen Gleichgewichts vermittelt, auf deren Grundlage die Lernenden die vorgegebene Pflegesituation analysieren und daraus eine (systemorientierte) Pflegeplanung entwickeln. Dazu werden zuerst die einzelnen Elemente der Pflegetheorie besprochen und in Bezug zueinander gesetzt, wie das Diagramm des systemischen Prozesses in vereinfachter Weise diese Elemente aufzeigt. Dieses Diagramm vermittelt den Lernenden jedoch enormes Kopfzerbrechen. Einerseits müssen sie gegen ihren eigenen Widerstand gegen diese für sie primär abstrakte und komplizierte Theorie ankämpfen. Andererseits bemühen sie sich stark darum, einen klaren Anfang und ein klares Ende zu finden. Es verwirrt sie zusehends, dass wenn sie an einem Ende ziehen, sich der ganze Rest des Diagramms bewegt. Dies jedoch führt immer wieder auch zu den ersten Aha-Erlebnissen und Erkenntnissen, was der Sinn dieser Theorie sein «könnte» und wie sie diese Theorie anwenden «könnten». Eine Schwierigkeit ist, dass sie, fast verzweifelt, nach konkreten Handlungsanweisungen suchen, welche jedoch nicht direkt aus der Theorie ablesbar sind. Nach dem Verständnis der Autorin müssen die Handlungsanweisungen auf der Basis des eigenen Berufswissens selbst entwickelt werden; die Theorie des systemischen Gleichgewichts gibt die Orientierung und Perspektive der Betrachtungs- und Handlungsweise vor. Da die

Schule ein Ort ist, an welchem ungeniert Fehler gemacht werden dürfen, kann die Klasse mit der Pflegesituation in Bezug zur Pflegetheorie experimentieren – nach dem Motto «try and error», jedoch auch nach dem Motto: «Fehler zeigen auf, was Lernende können und was noch nicht.»

Dieser Teil der Auseinandersetzung erforderte anfänglich einen intensiven Wachstumsprozess der Lehrkräfte. Diese hatten die Schwierigkeit, dass sie selbst zwar diese Pflegetheorie theoretisch kannten, jedoch noch nie mit ihr in der Praxis gearbeitet hatten. Dadurch fehlten ihnen die häufig so wichtigen selbst erlebten praktischen Beispiele, welche im Unterricht hilfreich sein können und dem Unterricht eine ganz andere Qualität geben. Hinzu kam, dass sie selbst manchmal unsicher waren, ob die Pflegetheorie wirklich genügend vereinfacht und verständlich vermittelt wurde. Diese Unsicherheit machte die Autorin den Lernenden gegenüber transparent – es entspricht ihrer persönlichen und pädagogischen Haltung, dass sie klar aufzeigt, wo sie die eigenen Grenzen und Unklarheiten sieht. Dies geschieht in der Absicht, den Lernenden zu ermöglichen, unverkrampfter auch eigene Unklarheiten und Fragen transparent aufzeigen zu können und sich dementsprechende Unterstützung zu holen. In dieser konkreten Situation sah dies so aus, dass aufkommende Fragen und Unsicherheiten gesammelt wurden, wenn die Klasse sie nicht mit der Lehrenden zusammen lösen konnte, und diese sie dann mit ihren Lehrerkollegen besprach. Die daraus gewonnenen Erkenntnisse brachte sie dann wieder in den Unterricht zurück. Dort wurde gemeinsam überprüft, ob die Unklarheiten nun beseitigt waren, um dann weiterarbeiten zu können. Dieses Vorgehen erwies sich als äußerst erfolgreich.

In einem nächsten Schritt bereiten die Lernenden die vorgegebene Pflegesituation so auf, dass sie diese in das Diagramm der Pflegetheorie einfügen konnten. Dies bedeutet, dass sie alle Informationen aus der Pflegegeschichte analysieren und sich dazu entscheiden müssen, in welche Prozessdimension welche Information gehört und mit wie viel Gewicht sie dort eingefügt wird. In der Praxis können – ja müssen – sie diesen Schritt zusammen mit den Patienten oder/und deren Familien machen, und diese können ihnen bei der Entscheidung, in welche Prozessdimension eine Information gehört, als Experten der eigenen Situation behilflich sein. An der Schule ist dies jedoch im Rahmen dieser «Trockenübung» nicht möglich, so dass sie dies selbst entscheiden müssen. Auf der Grundlage des nun mit einem praktischen Beispiel gefüllten Diagramms können die Lernenden nun die Analyse vornehmen mit der Kernfrage: «Wo besteht Handlungsbedarf in dieser Pflegesituation, und was geschieht mit dem Individuum und seinem Umfeld?» Dazu müssen sie ihre Überlegungen begründen, diese in Bezug zur Theorie setzen und daraus Handlungsmöglichkeiten für die Pflege vorschlagen. Hier sollen die Lernenden mit Hilfe der Theorie beratend mithelfen, indem sie erkennen, wo eine Familie oder ein Individuum Unterstützung braucht, um die höchstmögliche Kongruenz zu erlangen. Wie oft stabilisieren Pflegende ein inkongruentes System, weil sie eingleisig und nicht theoriegeleitet Hilfe zukommen lassen, statt aus mehreren Perspektiven Handlungsmöglichkeiten in Betracht zu ziehen und einzuschätzen und die eventuellen Auswirkungen auf das Individuum und oder seine Familie zu bedenken?

Dadurch, dass die Lernenden durch das Diagramm und die Anleitung zur Anamnese (s. Erster Teil, Punkt 2.8, 2.9, S. 58 ff., 69 ff.) Arbeitsinstrumente haben, welche ihnen erlauben, die individuelle und die familiäre Situation zu analysieren, konnten sie z. B. erkennen, dass sie der Mutter in einem beratenden Gespräch Entlastungsmöglichkeiten aufzeigen konnten, welche es ihr erlaubten, auch für sich, ihren Ehemann und die daheim gebliebenen Kindern zu sorgen – ohne gegenüber dem kranken Kind ein schlechtes Gewissen zu haben. Auch konnten sie Vorschläge erarbeiten, wie der Vater vermehrt in die Betreuung des kranken Kindes eingebunden werden kann, währenddessen sie genau nach ursprünglichem Vorgehen Vorschläge für die Schmerzbekämpfung und Beschäftigung des verletzten Kindes ausarbeiteten. Für die Lernenden entstand durch das Arbeiten mit dieser Theorie die befriedigende Erkenntnis, endlich eine Möglichkeit gefunden zu haben, ihre Arbeit breit einsetzen zu können und Grundlagen zu erhalten, welche es ihnen erlaubten, ihr Planen und Handeln theoriegeleitet und umfassend zu begründen.

Eine Vorgabe aus dem Konzept ist das Führen eines Pflegegesprächs mit der Familie. Dies müssen die Lernenden planen, vorbereiten, umsetzen und anschließend reflektieren. Dieser Teil der Auseinandersetzung erfolgt einerseits, indem die Lernenden mit dem inhaltlichen Schwerpunkt, welchen sie aus der Diagrammanalyse gewonnen haben, an die Planung des Gesprächs gehen. Hier beziehen sie ihr Wissen über Beratung, Kommunikation und Gesprächsführung mit ein. Die ausgearbeitete Umsetzung im Unterricht erfolgt in Form eines Rollenspiels, so dass mehrere Gruppen ihren Schwerpunkt ihrer jeweiligen Analyse präsentieren und die Klasse überprüfen kann, wo sie sich in Bezug zur Anwendung der Theorie gerade befindet. Auch hier entstand anfänglich wiederum Verwirrung, da die Lernenden feststellen mussten, dass sie innerhalb der Klasse zu unterschiedlichen Resultaten kamen. Sie mussten erkennen, dass ihre individuelle Situation genauso Einfluss auf ihr pflegerisches Handeln hat, wie die individuelle Situation eines Patienten oder einer Patientin und die individuelle Situation der einzelnen Personen aus dem jeweiligen Umfeld, und dass sie dadurch Teil dieses bestimmten Systems wurden. Eine einsichtsvolle Führung durch die Lehrkräfte ist deshalb von großer Wichtigkeit.

Pflegesituation «Psychiatrie»

Beschreibung. Die Pflegesituation[15] «Psychiatrie» beschreibt einen jungen Menschen, der schon seit frühester Jugend über einen längeren Zeitraum mit der Psychiatrie konfrontiert war. Seine aktuelle Situation auf einer Abteilung einer psychiatrischen Institution wird dargelegt, seine bisherige Lebensgeschichte (vor allem seine familiäre Einbettung) wird kurz geschildert, seine Krankheit, Probleme und Schwierigkeiten werden beschrieben, ebenso wie seine Wünsche, Hoffnungen und Zukunftsträume. Dabei kommen sein Erleben und das der ihn Pflegenden, vor allem seiner Bezugsperson, gut zum Ausdruck. Verschiedene Situationen aus dem Klinikalltag werden vorgestellt, Konflikte, welche der Patient mit sich und seinem Umfeld hat, und die daraus resultierenden Krisen.

Pflegerische Fragestellung. Die Lernenden setzen sich zuerst mit der psychischen Entwicklung, psychischen Gesundheit und dem psychischen Gleichgewicht des Menschen auseinander. Sie lernen psychiatrische Krankheitsbilder und deren Behandlung (Psychotherapie, Neuroleptika, therapeutisches Milieu u. Ä.) kennen.

Die Fragestellung, welche uns hier interessiert, ist: «Was heißt es für junge Menschen, psychisch zu erkranken, und welche Konsequenzen hat es für ihr Bezugsnetz?» Daraus lassen sich mögliche Themen ableiten, z. B. verschiedene Krankheitsphänomene, Zwangsmedikation, Isolation, soziale Integration (Familie, Schule), Kindheit und Jugend, Arbeitswelt, Leistungsorientierung, Vermitteln von Werten und Normen, Schuldgefühle, Angst zu versagen, den Regeln nicht zu entsprechen, Umgang mit Angst, Wut, Enttäuschung u. Ä.

Zielsetzung für die Lernenden. Im Pflegeunterricht müssen die Lernenden nach diesem Modul unter anderem folgende Ziele erreichen:

- Sie vergleichen ihr eigenes Wertesystem mit der Situation des Patienten und leiten daraus Konsequenzen für ihre Wahrnehmung ab. Dieses Ziel wird in der Haltung der Lernenden deutlich.

- Sie erkennen Zusammenhänge zwischen psychischer Krankheit (Beispiel Psychose), Biographie und aktueller Lebenssituation. Sie analysieren den Familienprozess nach der Theorie des systemischen Gleichgewichts und zeigen auf, wie dieser den Pflegeprozess beeinflusst. Dieses Ziel wird in der Planungskompetenz der Lernenden deutlich.

---

15 Aufgrund der Möglichkeit, dass die Situationen von Außenstehenden rekonstruiert werden können und ein Bezug zu evtl. betroffenen Menschen entstehen kann, werden direkte Zitate aus den Pflegegeschichten vermieden (Schweigepflicht).

- Sie entwerfen die Gestaltung des Pflegeprozesses und zeigen auf, wie sie ihre entwicklungsfördernden Aufgaben als Pflegende wahrnehmen. Dieses Ziel wird in der Handlungskompetenz der Lernenden deutlich.

Umsetzung und Erfahrung im Unterricht. In einem ersten Schritt arbeiten die Lernenden daran, sich zuerst mit ihren eigenen Wertvorstellungen bezüglich Familie auseinanderzusetzen. In der Pflege, gerade auch in der Psychiatrie, sind Themen wie Werte und Normen, Grenzen und Regeln allgegenwärtig. Indem die Lernenden sich bewusst mit ihren eigenen Werten und Normen und deren Ursprung auseinandersetzen müssen, können sie eine Sensibilität und kritische Haltung entwickeln und erkennen, wo ihre eigenen Werte und Normen ihr Denken und Handeln prägen. Hierbei geht es auch darum, gezielt an beruflichen Werten und Normen zu arbeiten und diese zu festigen. Ergänzt werden diese persönlichen Erkenntnisse mit dem Unterricht der Bezugswissenschaft Soziologie. Die Dozentin erarbeitet mit den Lernenden den gesellschaftlichen Hintergrund von Werten und Normen, welche Bedeutung und welchen Sinn sie haben und wie sie das Leben prägen.

Nachdem die Lernenden sich im ersten Schulmodul damit auseinandergesetzt haben, was für sie eine Familie ist und wie unterschiedlich diese wahrgenommen werden kann, ergänzen sie dieses Wissen nun mit der Auseinandersetzung um Wertvorstellungen, welche in ihren Familien gelebt wurden, welche sie übernommen haben und gegen welche sie angekämpft haben. Auch hier dient die Klasse als Übungsfeld, um aufzuzeigen, wie unterschiedlich Familien und deren einzelne Mitglieder ihre Werte und Normen entwickeln, prägen und weitergeben. Die eigene Betroffenheit unterstützt die Erkenntnis, welche Bilder Menschen voneinander haben können, wie und wovon diese Bilder geprägt werden und wie diese die Begegnungen miteinander beeinflussen.

Um die Beziehung zwischen psychischer Krankheit, Biographie und aktueller Lebenssituation zu erfassen und deren Einfluss auf den Familienprozess aufzeigen zu können, müssen die Lernenden die zur Verfügung stehenden Informationen aus der Pflegesituation in Bezug zu den Elementen der Pflegetheorie des systemischen Gleichgewichts einfügen. Dazu werden die Grundlagen der Theorie nochmals repetiert und die offenen Fragen der Lernenden geklärt. Erschwerend für die Lernenden ist hier, dass fast niemand von ihnen die Gelegenheit gehabt hatte, mit dieser Pflegetheorie in der Praxis zu arbeiten. Dieser Umstand führt dazu, dass viele Lernenden immer wieder auch gegen den eigenen Widerstand kämpfen mussten, welchen Sinn es überhaupt hat, mit einer für sie sehr komplexen Theorie arbeiten zu müssen und dabei kaum eine Möglichkeit zu sehen, diese in der Praxis umsetzen zu können. Trotzdem gibt es zahlreiche positive Beispiele, wo diplomierte Pflegende in der Praxis sehr offen und neugierig auf diese Pflegetheorie sind und die Lernenden dadurch die Rolle der Experten übernehmen, was sie einerseits stark fordert, ihnen andererseits jedoch auch schmeichelt. Dann gibt es bereits einige Praktikumsorte, wo einzelne diplomierte Pflegende diese Pflegetheorie kennen und mit den Lernenden zusammen mit dem Patienten und dessen Umfeld anwenden. Diese Lernenden können im Unterricht selbstverständlicher und ungehemmter mit den Elementen der Pflegetheorie des systemischen Gleichgewichts umgehen und ihre Mitlernenden motivieren, sich auf den Lernprozess einzulassen, was diesen natürlich unterstützt. Das Lernklima verbessert sich deutlich durch den Umstand, dass Lernende mit einer eher ablehnenden Haltung von ihren eigenen Kollegen überzeugt werden, dass diese komplexe und anspruchsvolle Arbeit Sinn macht und einen Bezug zu ihrem Praxisalltag haben kann. Dies trägt dazu bei, dass anfänglich kritische Lernende eher bereit sind, sich auf den herausfordernden Lernprozess einzulassen, als wenn nur die Lehrende versucht hätte, sie davon zu überzeugen. Nachdem solche Hindernisse überwunden und die Lernenden bereit sind, Elemente der Theorie für die Pflegesituation zu nutzen, arbeiten sie daran, den Pflegeprozess so zu entwickeln, dass die Aufgaben der Pflegenden entwicklungsfördernd für den Patienten und sein Umfeld wirken. Hierbei wird es für die Lernenden sehr deutlich, dass sie solche Arbeit in der Praxis nicht alleine bewältigen können. Es braucht dazu ein interdisziplinäres Team, welches ein Verständnis für das systemische Denken hat und dieses auch nutzen und umsetzen kann. Obwohl sie mittlerweile etwas vertrauter mit dieser Pflegetheorie sind, verunsichert sie auch dieses Mal der Umstand, dass keine konkreten Handlungsvorgaben ersichtlich sind. Zudem wird im Entwickeln des Pflegeprozesses sehr deutlich, wie stark die Entscheidung für bestimmte Pflegehandlungen der Lernenden von ihrer eigenen Person und ihrem Verständnis für Pflege im Allgemeinen und ihrer Aufgaben im Besonderen abhängig ist. Auch diesmal kommen sie in der gegenseitigen Präsentation ihres vorgeschlagenen Pflegeprozesses auf recht unterschiedliche Resultate. Diese Unterschiede werden im Plenum analysiert und geklärt, um zu verhindern, dass die Lernenden den Eindruck erhalten, sie hätten ihre Arbeit falsch gemacht oder aber es gebe kein Richtig und Falsch in dieser Form der Pflege.

Wissensüberprüfung

Die Überprüfung des Theorieverständnisses der Lernenden erfolgt unter anderem durch die Methode der Fallstudie, welche die Lernenden am Ende der Phase schreiben müssen. Da die Lernenden selbst geäußert haben, dass die Auseinandersetzung mit der Pflegetheorie innerhalb der Fallstudie für sie hilfreich zum Verständnis der Theorie und ihrem Bezug zur Praxis war, wird sie nachfolgend beschrieben.

Die Methode Fallstudie dient als Arbeitsinstrument, welches den Lernenden ein Denkraster gibt, um eine selbst erlebte Pflegesituation mit der Theorie zu vergleichen und daraus Erkenntnisse, Konsequenzen und dann Handlungsvorschläge abzuleiten. Die Absicht ist, dass die Lernenden fähig sind, erlebte Situationen theoriebezogen zu analysieren und dadurch ihr Handeln oder ihre Handlungsvorschläge theoriegeleitet entwickeln, umsetzen und dokumentieren können.

Im ersten Schritt müssen die Lernenden ein selbst erlebtes Beispiel aus ihrer Praxis beschreiben, wobei sie nicht eine Familiensituation, sondern eine individuelle Situation beschreiben. Wichtig ist hierbei, dass sie und die ausgewählte Patientin oder Patient im Zentrum des Geschehens stehen. Die Lernenden müssen in der Lage sein, die Situation einer Patientin oder eines Patienten umfassend zu beschreiben. Sie müssen verschiedene Aspekte aufgrund von Beobachtungen, Wahrnehmungen und Fakten aufzeigen. Dieser Schritt fällt den Lernenden in der dritten Phase relativ leicht. Sie haben mittlerweile Übung damit, es ist ihnen klar, wie der Inhalt sein soll, damit sie damit arbeiten können.

Im zweiten Schritt formulieren sie eine pflegerisch relevante Fragestellung, welche sich auf die Elemente der Pflegetheorie des systemischen Gleichgewichts bezieht. Mit der Fragestellung zeigen die Lernenden auf, welche Aspekte aus der geschilderten Situation nach der Pflegetheorie des systemischen Gleichgewichts zusätzlich untersucht werden sollen. Dieser Schritt ist schon die erste große Herausforderung. Es gelingt den Lernenden häufig nicht, eine klare Eingrenzung ihrer Arbeit vorzunehmen. Häufig lassen sie sich von offenen Formulierungen und zu weit gesteckten Zielen verführen. Die Erfahrung der Autorin ist, dass es Lernenden zwar häufig gelingt, die Richtung ihrer Bearbeitung anzugeben, dass sie jedoch Hilfe benötigen, um wirklich konkrete und verbindliche Formulierungen vornehmen zu können.

Im dritten Schritt geht es darum, dass sie die wesentlichen Aussagen der Pflegetheorie des systemischen Gleichgewichts beschreiben, dies wird als SOLL bezeichnet. Hier ist vor allem wesentlich, dass es ihnen gelingt, die Aussagen, welche Friedemann formuliert, in eigene Worte zu fassen. Einerseits zeigen sie damit auf, dass sie die Theorie verstanden haben, andererseits soll das Umformulieren in eigene Worte dabei behilflich sein, die Theorie für sich nutzbar zu machen. Erwartet wird, dass sie die Prozessdimensionen, die systemischen Ziele und Informationen zum Verständnis von Pflege (Gesundheit, Kongruenz, systemisches Gleichgewicht) korrekt zusammenfassen. Die Vorgaben sind so formuliert, dass die Lernenden eine Orientierung erhalten, mit welchen Elementen der Theorie sie arbeiten müssen. Dies sind Informationen zu den Zielen der Pflege (Regulation/Kontrolle, Stabilität, Spiritualität und Wachstum), zum Verständnis der Pflege (Gesundheit, Kongruenz, systemisches Gleichgewicht) und zu den Prozessdimensionen. Häufig gelingt es den Lernenden gut, den Kern der Aussagen von Friedemann zu erfassen. Schwerer fällt es ihnen, dies in eigenen Worten zu tun. Als Orientierung zum Verständnis der Prozessdimensionen nutzen sie die Beschreibung des Pflegeprozesses und die Befragungsthemen (s. Erster Teil, Punkt 2.8, 2.9, S. 58 ff., 69 ff.) für die Informationssammlung beim Individuum. Als wesentliches

Hilfsmittel nutzen sie die Informationen, welche Friedemann zu den Zielen des menschlichen Systems gibt (s. Erster Teil, Punkt 2.3, S. 30 ff.).

Im vierten Schritt müssen die Lernenden in einer schematischen Darstellung die Pflegetheorie = SOLL, gefasst in eigene Worte, der eigenen Pflegesituation = IST gegenüberstellen und sie analysieren. Es geht darum, dass sie Unterschiede und Gemeinsamkeiten zwischen SOLL und IST erkennen und erste Erkenntnisse feststellen können. Sie stellen einen Bezug zu ihrer Fragestellung her. Dieser Schritt ist ausgesprochen anspruchsvoll und fordert von ihnen ein hohes Maß an analytischer Denkfähigkeit. Hier kommt zum Ausdruck, wer Mühe hat, die Theorie zu verstehen und sie in eigene Worte zu fassen. Eine Schwierigkeit, die für viele zutrifft, ergibt sich aus der ausgeprägten Handlungsorientierung der Lernenden. Statt Erkenntnisse zu formulieren, gehen die Lernenden schon einen Schritt weiter und beschreiben eventuelle Handlungsmöglichkeiten. Diese Schwierigkeiten zu vermeiden, bedeutet eine besondere Herausforderung an die Lehrkräfte, die für die Begleitung der Lernenden verantwortlich sind.

Im fünften Schritt müssen Lernende aus ihren Erkenntnissen theoriegeleitete, realistische und praxisrelevante Handlungsmöglichkeiten beschreiben. Gut gelingt dies denjenigen, welche sich Schritt für Schritt an die Vorgaben der Fallstudie halten, konzentriert und aufmerksam arbeiten und die Pflegetheorie verstanden haben. Lernende, die die Grundsätze der Theorie nicht verinnerlicht haben, laufen Gefahr, dass sie plötzlich wieder völlig losgelöst von ihrer bisherigen Analyse und Reflexion irgendwelche «bauchorientierten» Handlungsvorschläge formulieren.

Als letzten und sechsten Schritt analysieren die Lernenden ihren eigenen Lernprozess. Die Reflexion erfolgt auf methodischer, fachlicher und persönlicher Ebene. Hier kommt wiederum das individuelle Verständnis der Lernenden zum Ausdruck. Wichtige Erkenntnisse für das eigene Lernen mit der Theorie des systemischen Gleichgewichts sind zum Beispiel, dass eine Informationssammlung umfassend erfolgen muss, um die Theorie sinnvoll einsetzen zu können, wie wesentlich es ist, den Mut zu haben, auch mit einer für sie komplexen Theorie zu arbeiten und die Fragezeichen, welche auftauchen, zuzulassen. Gewonnen haben die Lernenden dort, wo sie sehen, dass es ihnen gelingt, eine Situation im Überblick zu erfassen, ohne sie jedoch als abgeschlossen zu betrachten, da sie sich fortlaufend weiterentwickelt.

Die intensive Auseinandersetzung der Lernenden mit einer selbst erlebten Pflegesituation in Bezug zu einer Pflegetheorie zeigt klar auf, welchen Lernprozess sie durchlaufen. Die Lernenden können das Wissen um die systemische Pflegetheorie in die Beziehungsgestaltung und in den Pflegeprozess mit einbeziehen. Gleichzeitig kann das theoriegeleitete Denken geübt werden, indem die Lernenden eigene Erlebnisse mit der Theorie verknüpfen und so viel klarer verinnerlichen und für sich nutzbar machen können. Die Lernenden selbst stöhnen zwar immer über diesen Auftrag, haben sie ihn jedoch ausgeführt, sind sie sehr stolz auf sich selbst und können die gewonnenen Erkenntnisse direkt für die Praxis nutzen. Des Weiteren fehlt noch vielen Pflegenden aus der Praxis das Wissen um Pflegetheorien und deren Umsetzung mit Patienten. Diese Situation mag sich langsam bessern, indem diese Lernenden und andere Pflegende, die sich mit der Theorie auseinandergesetzt haben, als Vorbilder für nachkommende Lernende wirken können.

Ausblick

Die wesentliche Aufgabe der Lehrerin besteht darin, die Theorie des systemischen Gleichgewichts so vermitteln zu können, dass die Lernenden sie für sich verstehen und in ihrer Praxis nutzen können. Dies ist nach wie vor ein hoher Anspruch, vor allem weil die Theorie umfassend ist und abstrakt wirken kann. Die Kluft zwischen Theorie und Praxis wird hier deutlich sichtbar. Nichtsdestotrotz soll dies kein Hinderungsgrund sein, mit der Pflegetheorie zu arbeiten, denn Lernende sind kritisch, offen und noch nicht im «Alltagstrott» festgebunden. In der Ausbildung haben sie die Freiheit, «Fragen zu stellen» und auch «in Frage zu stellen», was ihnen für ihren eigenen Lernprozess und dadurch für ihr Berufsverständnis einen enormen Aufschwung geben kann.

Für die Autorin als Lehrende wird in der Arbeit mit der Theorie des systemischen Gleichgewichts im Unterricht immer wieder deutlich, wie wichtig neben der breiten Fachkompetenz die Persönlichkeitsentwicklung der einzelnen Lernenden ist. Mit dieser Pflegetheorie steht ein Arbeitsinstrument zur Verfügung, welches beidem gerecht werden kann, wenn es gelingt, die Lernenden dafür zu gewinnen. Hier ist die Einstellung der Lehrerin zur Theorie, ihre Begeisterung an einer umfassenden Pflege, ihre Bereitschaft, die Zeit mit Lernenden, denen solche Überlegungen schwerfallen, einzusetzen, maßgebend. Von besonderer Bedeutung ist es, dass das zuvor beschriebene Interaktionssystem zwischen der Lehrenden und der Lernenden das Ziel verfolgt, gemeinsames Wachstum anzustreben.

Die Grundlagen der Theorie können dann in die Praxis einfließen, wenn Lernende bewusst die Begegnung mit ihren Patienten und deren Umfeld gestalten. Unter «bewusst gestalten» werden der Einbezug der eigenen Kompetenzen und Ressourcen im fachlichen und persönlichen Bereich und das Kennen der eigenen Grenzen verstanden.

Der Kern der Erkenntnis der Lernenden ist, dass die Pflegetheorie des systemischen Gleichgewichts für sie dann einen Sinn hat und umsetzbar ist, wenn sie die Komponenten der Theorie in Bezug zu den Patienten und deren Umfeld setzen und diese auch mit ihnen leben können. Die schrittweise Durchführung der vorher beschriebenen Aufgaben unter der ermutigenden Anleitung und Führung der Lehrerin führt zu solchen Erfolgen. Jede Lernende, welche die systemische Pflegetheorie kennen lernt und deren Nutzung üben kann, ist eine zukünftig diplomierte Pflegende, welche dieses Wissen und diese Kompetenz in ihrem Praxisfeld einsetzen und leben kann.

Inzwischen arbeitet die Autorin an einer anderen Schule. Über mehrere Jahre hat sie mit der Theorie von Marie-Luise Friedemann im Kontext des Unterrichtens einen breiten Erfahrungsschatz zusammentragen können. Die Theorie setzt sie vielfältig ein, die Möglichkeiten sind unbegrenzt.

2.6
Curriculares Arbeiten mit der Theorie des systemischen Gleichgewichts in einem dualen Studiengang

Anja Walter

Der Studiengang «Bachelor of Nursing»

An der Evangelischen Fachhochschule Berlin (EFB) begann der erste grundständige Studiengang in der Pflege in Deutschland im Oktober 2004. Ziel des Studiengangs «Bachelor of Nursing» ist es, die Studierenden auf zukünftige Anforderungen in der Gesundheits- und Pflegeversorgung im nationalen und internationalen Kontext vorzubereiten sowie durch die Akademisierung der Pflegeausbildung einen zukunftweisenden Beitrag zur Professionalisierung der Pflege zu leisten. Zudem gewährleistet der akademische Abschluss eine Durchlässigkeit in weiterführende nationale und internationale Studiengänge auf Master-Niveau.

Der Modellstudiengang, der von der EFB und zehn Kooperationspartnern durchgeführt wird, integriert eine an der Fachhochschule stattfindende hochschulische Ausbildung mit der pflegepraktischen Ausbildung in Krankenhäusern sowie weiteren externen Einrichtungen.

In diesem Kapitel werden die curricularen Entwicklungen – insbesondere die didaktischen Entscheidungen in ihrer Verschränkung mit der Theorie des systemischen Gleichgewichts – im Studiengang «Bachelor of Nursing» aufgezeigt (zu den curricularen Entwicklungen vgl. Feldhaus-Plumin, Köhlen & Nicklas-Faust 2009).

Grundlegende curriculare Orientierungen des Studiengangs «Bachelor of Nursing»

Hochschuldidaktische Entscheidungen im Überblick

Die Didaktik beantwortet die Fragen, was, warum und wie gelernt werden soll und wie Lernende und Lehrende dabei interagieren. Sie liefert u. a. Kriterien für die Analyse, Begründung und Vermittlung (berufs-)wissenschaftlicher Inhalte und beschäftigt sich im Rahmen der Analyse und Begründung mit der Frage nach der Stellung des Menschen in Kultur und Gesellschaft.

Für den Curriculumprozess im Studiengang «Bachelor of Nursing» stellten sich diesbezüglich folgende Fragen:

- Woran kann sich eine Hochschuldidaktik orientieren und warum?
- Welche Bedeutung hat es für die didaktische Grundlegung des Curriculums, dass der Studiengang einen Berufsabschluss integriert?

Es muss zunächst festgehalten werden, dass es eine ausdifferenzierte evaluierte Hochschuldidaktik für Bachelor-Studiengänge (noch) nicht gibt (Gerholz & Sloane 2008). Die didaktischen Entscheidungen mussten demzufolge vor dem Hintergrund verschiedener Ansätze begründet getroffen werden.

Für curriculare Entwicklungen – insbesondere in der Berufspädagogik – sind drei Prinzipien leitend: das Wissenschaftsprinzip, das Persönlichkeitsprinzip und das Situationsprinzip (Lipsmeier 2000).

Für den Kontext Erwachsenenbildung werden den curricularen Entscheidungen bspw. Analysen zugrunde gelegt: die Analyse der Wissenschaften, die kategoriale Situationsanalyse, die prognostische Qualifikationsanalyse und die Analyse der Lernvoraussetzungen (Siebert 1996).

Die genannten Aspekte sind in die Curriculumentwicklung im Studiengang «Bachelor of Nursing» eingeflossen.

Des Weiteren soll vorbemerkt werden, dass das Curriculum in weiten Teilen spiralförmig aufgebaut ist. Bestimmte Inhalte werden unter ausgewählten Gesichtspunkten zu Beginn und im weiteren Verlauf des Studiums erneut aufgegriffen. Dies trägt auch der Überzeugung Rechnung, dass Kompetenzen sich prozesshaft in der Auseinandersetzung mit Inhalten und pflegepraktischen Erfahrungen entwickeln.

Ein Lehr-Lern-Verständnis, das den Lernenden eine aktive Rolle, auch und gerade in der Gestaltung der eigenen Lernmöglichkeiten, zuweist, trifft die dialogische Haltung, die aus dem systemischen Ansatz und einer subjektorientierten Betrachtungsweise hergeleitet wird.

Die Abbildung 21 (S. 342) zeigt die grundlegenden didaktischen Orientierungen des Curriculums im Studiengang «Bachelor of Nursing» und deren Konsequenzen. Insgesamt stellen sich diese Aspekte als die didaktischen Entscheidungen im Curriculumprozess auf drei Ebenen dar.

Im Folgenden werden die einzelnen Aspekte näher erläutert. Dabei muss bedacht werden, dass die Entscheidungen in einem Wirkgefüge stehen, sich ineinander verschränken.

Grundlegende curriculare Orientierungen			
(Pflege-)Wissenschaftliche Wissensbestände	Kritisches Bildungsverständnis, kritische Reflexion systemimmanenter Widersprüche	Subjektorientierung	Berufsbezug

⇩ ⇩ ⇩ ⇩

... zeigen sich bspw. im Kompetenzprofil (orientiert am Europäischen Qualifikationsrahmen) und in der Inhaltsauswahl

⇩

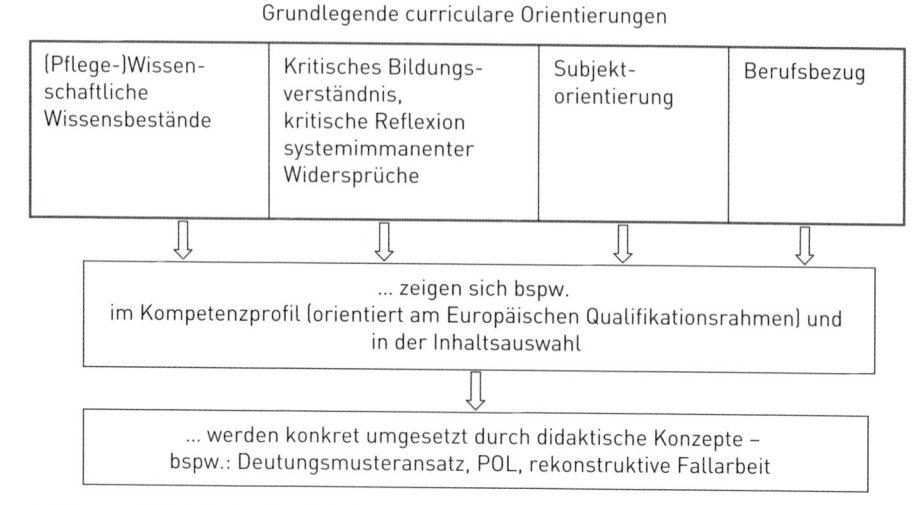

... werden konkret umgesetzt durch didaktische Konzepte – bspw.: Deutungsmusteransatz, POL, rekonstruktive Fallarbeit

Abbildung 21: Hochschuldidaktische Entscheidungen im Curriculumprozess

Pflegetheoretischer Rahmen des Curriculums
Die Theorie des systemischen Gleichgewichts von Marie-Luise Friedemann (2003) gibt dem Curriculum den pflegetheoretischen Rahmen. Wir verstehen die Theorie als Philosophie des Studiengangs. Die Entscheidung, eine pflegewissenschaftliche Theorie als Rahmen zu verwenden, gründet sich auf der Überlegung, dass ein Fachhochschulstudium die Wissenschaft als erste Bezugsgröße aufweisen sollte. Da es sich um ein pflegewissenschaftliches Studium handelt, wurde der Pflegewissenschaft hier eine tragende Rolle zugewiesen. Dies bedeutet, dass die pflegewissenschaftliche Perspektive im Mittelpunkt der Auseinandersetzungen steht. Gleichwohl erhalten die Bezugswissenschaften – insbesondere die Gesundheitswissenschaft, die Sozialwissenschaften und die Naturwissenschaften – ihren Platz. Sie werden z.B. nach ihrem Beitrag befragt, den sie zur Entfaltung und Erklärung der pflegerischen Themen leisten. Die Module integrieren somit diese Wissensbereiche.

Die Theorie des systemischen Gleichgewichts bot im Curriculumprozess einen tragfähigen begrifflichen Rahmen und genügend Weite, andere pflegetheoretische Wissensbestände – bspw. Phänomene und Konzepte der Pflege – zu integrieren. Dadurch gelang eine Ausdifferenzierung der Theorie hin zu Konkretisierungsebenen, was von der Autorin Marie-Luise Friedemann ausdrücklich erwünscht war. Die Theorie ermöglichte zudem die Identifikation zukünftiger Handlungsfelder von Pflege.

Die Theorie stellt das strukturgebende Element des Curriculums dar – sie strukturiert die Inhalte aus pflegerischer Perspektive und eröffnet den Blick auf die

Lernsubjekte, die als Systeme auf verschiedenen Systemebenen von Pflege wirksam werden.

Zur pflegetheoretischen Positionierung sollen hier noch strukturelle Fragen zum pflegerischen Handeln angesprochen werden, die ebenfalls didaktische Konsequenzen nach sich ziehen. Es ist Konsens im pflegewissenschaftlichen Diskurs, dass der Pflege als professionellem Handeln eine doppelte Handlungslogik zugrunde liegt.

Remmers führt dazu aus: «Die professionelle Handlungslogik pflegerischer Arbeit zeichnet sich demnach durch eine Doppelseitigkeit aus, die zugleich die Anerkennung zweier gleichrangig nebeneinander bestehender normativer Ansprüche verlangt: auf der einen Seite die ‹Beherrschung eines wissenschaftlich fundierten Regelwissens mit der dazugehörigen Befähigung zum Umgang mit Theorien›, auf anderen Seite eine ‹hermeneutische Kompetenz des Verstehens des Einzelfalls in der Sprache des Falles› (Dewe & Ferchhoff & Radke 1992)» (Remmers 2000, S. 170, Herv. i. O.)

Wissenschaftliches Regelwissen und der Fallbezug kennzeichnen die beiden miteinander verschränkten Handlungslogiken.

Pflegerisches Handeln ist eine spezielle Form sozialen Handelns, deren Spezifik insbesondere aus dem Körper- resp. Leibbezug erwächst. Der Körper wird dabei im Sinne einer Empfindungseinheit verstanden, was mit dem Terminus «Leib» besser wiedergegeben ist. Remmers stellt die programmatische These auf:

«Trotz der spezifischen Körpernähe des pflegerischen Handlungszusammenhangs gleicht dieser Körper als Leib, sofern er nicht im Spektrum instrumenteller Handlungslogiken erfasst wird, zuweilen doch einem ‹fremden Kontinent› (Freud 1923). Die ethische Relevanz des Körpers muss deshalb auch als ein Problem beruflicher Bildungs- und Lernprozesse verstanden werden, überhaupt als Frage eines ebenso praktisch wie theoretisch zu erweiternden Bildungsbegriffs, in dem die Bewusstwerdung eigener Leiblichkeit als persönlichkeitsbildendes Element von Professionalisierung fungiert» (Remmers 1997, S. 283).

Im Curriculum des Studiengangs «Bachelor of Nursing» werden diese Wissensbestände thematisiert. Der doppelten Handlungslogik wird vor allem über die Formen von Fallarbeit Rechnung getragen, der Leib-Körper-Bezug wird bspw. durch die Thematisierung des eigenen Leib-Körpers der Studierenden ins Blickfeld gerückt.

Kritisches Bildungsverständnis –
kritische Reflexion systemimmanenter Widersprüche

Der im Fachhochschulstudium verfolgte Bildungsanspruch kommt in didaktischen Entscheidungen zum Ausdruck. Die Studierenden sollen gesellschaftliche – und im Studiengang «Bachelor of Nursing» insbesondere auch pflegeberufliche – Realitäten kritisch reflektieren. Anknüpfungspunkt sind hier systemimmanente Widersprüche, die es zunächst zu identifizieren gilt.

Theoretischer Bezugspunkt hierfür sind «Antinomien» und «Paradoxien» professionellen Handelns (Oevermann 1996; 1997; Helsper 2000). Oevermann beschreibt die widersprüchlichen Einheiten, in die «Theorie der Lebenspraxis» eingelassen. Er begreift professionelles Handeln als gesteigerte und mit spezifischen Anforderungen verbundene Lebenspraxis, die die Antinomien besonders zur Entfaltung bringt.

Antinomien werden verstanden als eine spezielle Art des logischen Widerspruchs, bei der die zueinander in Widerspruch stehenden Aussagen gleichermaßen gut begründet sind.[16] Die Paradoxie ist demgegenüber ein «scheinbar» unauflösbarer Widerspruch. Paradoxien sind Handlungsdilemmata, in denen die Antinomien in unterschiedlichen Ausprägungen im Sinne von Fallstrukturvarianten konkrete Gestalt annehmen.

Die Ziele der Auseinandersetzung mit Antinomien und Paradoxien sind:

- eine frühe Sensibilisierung für die zentrale Bedeutung der Antinomien und Paradoxien für die Professionalität;
- das Aufdecken und Reflektieren typischer Reaktionsmuster auf Antinomien und Paradoxien und das Entwerfen von Handlungsalternativen;
- die reflektierte Auseinandersetzung mit «Theorie» und «Praxis».

Verschiedene Pflegedidaktikerinnen haben Beiträge dazu geleistet, wie die Widersprüche im Pflegeberuf aufgedeckt werden können (Darmann 2005; Greb 2000; 2003).

In der Curriculumentwicklung im Studiengang «Bachelor of Nursing» sind diese Ansätze nicht explizit eingewoben. In einer laufenden Prozessevaluation konnten jedoch z. B. mithilfe des Strukturgitters von Greb[17] Modulinhalte überprüft und ergänzt werden.

---

16 Eine Antinomie des professionellen Handelns, die u. a. auch für den Pflegeberuf kennzeichnend ist, ist bspw. die Entscheidungs- und Begründungsantinomie: Professionell Handelnde müssen Entscheidungen treffen, Sie dürfen aber nur entscheiden, wenn abgesicherte Begründungen vorliegen – diese liegen jedoch häufig (noch) nicht vor.

17 Inspiriert durch den Strukturgitteransatz von Blankertz hat Greb eine «fachdidaktische Strukturanalyse des Unterrichtsgegenstandes Pflege» (Greb 2000, S. 222) entworfen. Die im Rahmen der Hochschuldidaktik entwickelte und angewandte «fachdidaktische Matrix» versteht sie als Strukturgitter, «das die gesellschaftlichen Widersprüche der Pflege in sich aufspeichert und durch die es in seiner spezifischen Dynamik bestimmt wird» (a. a. O., S. 224). Als zentralen Widerspruch begreift Greb bspw. den von Patientenorientierung und Vergleichgültigung. Die durch Anwendung des Strukturgitters identifizierten Widersprüche können bei curricularen Entwicklungen mit Situationsanalysen, Pflegetheorien und sozialwissenschaftlichen Wissensbeständen aufgefüllt und unter Zuhilfenahme der Matrix von Schulz auf Unterrichtsziele hin konkretisiert werden.

Subjektorientierung

Die Studierenden und die Lehrenden sowie in der Folge auch die Menschen, denen die Studierenden im Rahmen ihrer beruflichen Tätigkeit begegnen, begreift die Theorie des systemischen Gleichgewichts als Systeme, die in Beziehung zueinander stehen. Die Entwicklungsprozesse Einzelner wirken auf das Gesamtsystem. Für den Curriculumprozess war deshalb ein Prinzip, die beteiligten Subjekte näher zu betrachten und curriculare Entscheidungen an ihnen auszurichten.

Einen theoretischen Rahmen bot hier – neben der Theorie Friedemanns – die Auseinandersetzung Ertl-Schmucks (2000) mit der Subjektorientierung in der Pflegeausbildung. Sie entwickelte unter Rückgriff auf erwachsenenpädagogische Erkenntnisse zum Subjektbegriff eine subjekttheoretisch begründete Pflegedidaktik. Ertl-Schmuck verfolgt ein «zweidimensionales Subjektkonzept» (Ertl-Schmuck 2000, S. 26). Im Mittelpunkt stehen die Subjekte in der Pflegeausbildung und die Subjekte in der Pflegepraxis. Subjektentwicklung sei – so Ertl-Schmuck – eine Zielkategorie professionellen Pflegehandelns. Krisen (z. B. Krankheit) erfordern eine Realitäts- und Identitätsarbeit des Subjekts. Pflegende unterstützen zu Pflegende dabei, indem sie zwischen objektiven Pflegeerfordernissen und subjektiven Bedürfnissen der zu Pflegenden vermitteln, die sich aus dem individuellen Empfinden und den je individuellen Verarbeitungsmöglichkeiten ergeben. Im Rahmen der Vermittlung zwischen den Erfordernissen handeln Pflegende und zu Pflegende ein Arbeitsbündnis aus und treffen gemeinsam Entscheidungen über Ziele und Interventionen. Als besondere Herausforderung begreift Ertl-Schmuck, dass innerhalb einer asymmetrischen Beziehung eine Subjekt-Subjekt-Beziehung angestrebt werden muss. Nur so können die zu Pflegenden ihre Subjektanteile weiter entwickeln, sich aus ihrer regressiven Rolle befreien und selbstverantwortlich am Genesungsprozess mitwirken. Die Interaktionen im Aushandlungsprozess können – so Ertl-Schmuck – jedoch nicht immer im Voraus geplant werden. Pflegerisches Handeln ist nicht vollständig zweckrational, sondern muss um «Verabredungen und Entscheidungen auf der situativen bzw. subjektorientierten Handlungsebene» (a. a. O., S. 164) erweitert werden.

Analog zur Beziehung und zum Aushandlungsprozess zwischen Pflegenden und zu Pflegenden kennzeichnet Ertl-Schmuck die Bedingungen zwischen Lernenden und Lehrenden. Im Hinblick auf die Didaktik kritisiert Ertl-Schmuck, dass sie oft als hierarchisches Planungsinstrument der Lehrenden verstanden wird und die Subjektleistung beim Lernen unterbelichtet bleibt. Lernende erleben ihr Lernen somit nicht selbstbestimmt.

Im Entwurf ihrer subjektorientierten Pflegedidaktik stellt Ertl-Schmuck einen Zusammenhang zwischen Subjektentwicklung, Bildung und Qualifikation her. Sie fordert, dass Pflegebildung nicht in reiner Funktionalität aufgehen darf, in ihr müssen Bildungsprozesse ermöglicht werden. Sozial-kommunikative und kognitiv-reflexive Fähigkeiten sind ebenso erforderlich wie technisch-funktionale Qualifikationen und die Entfaltung kritisch-reflexiver Komponenten.

In der Vorstellung Ertl-Schmucks sollen die von den Lehrenden eingebrachten wissenschaftlich begründeten Lernerfordernisse mit den Lernwünschen und -erwartungen der Lernenden ausbalanciert werden.

Berufsbezug

Ein Studium, das einen Berufsabschluss integriert, muss diesen Beruf in den Blick nehmen: Das Curriculum muss in gewisser Weise auch ein Exzerpt des Berufes bzw. der Berufskultur sein. Die (pflege-)wissenschaftlichen Wissensbestände sollen – wie oben erwähnt – einen Beitrag dazu leisten, pflegerische Themen resp. pflegerische Situationen auszudeuten, zu erklären, vorherzusagen und weiterzuentwickeln.

Im Curriculum wird der Berufsbezug zum einen über berufliche Situationen hergestellt, die mithilfe verschiedener Verfahren reflektiert und analysiert werden. Diese Situationsanalysen sind jeweils in die Module eingebettet. (Pflege-)Wissenschaftliches Wissen wird hier gleichsam in Situationen «eingehängt» und kann somit eher handlungswirksam werden (Schwarz-Govaers 2005 und Fichtmüller & Walter 2007). Zum anderen wird der Berufsbezug über methodische Entscheidungen eingelöst. Schließlich wird der Bezug zum Beruf durch die Konzepte bzw. Instrumente zur «Theorie-Praxis-Verzahnung» hergestellt bzw. unterstützt.

Eine basale didaktische Entscheidung, die der Aspekt «Berufsbezug» einfordert, ist jedoch die Integration von fachhochschulischer und berufspraktischer Ausbildung in die Module des Curriculums.

Die vier grundlegenden Orientierungen der curricularen Entwicklung im Studiengang «Bachelor of Nursing» sind damit umrissen. Die folgenden Ausführungen zeigen die Konsequenzen dieser Entscheidungen beispielhaft auf.

Kompetenzprofil und Inhaltsauswahl

In der Einführung wurden die «W-Fragen» erwähnt, die die Didaktik zu beantworten sucht. Die Modulbeschreibungen stellen gleichsam die Antworten auf diese Fragen dar. Quer dazu liegt das am Europäischen Qualifikationsrahmen orientierte Kompetenzprofil des Studiengangs «Bachelor of Nursing». Es stellt dar, welche Kompetenzen die Studierenden als Absolventen und Absolventinnen zeigen sollen. Die eher abstrakteren Kompetenzen im Profil werden in den Modulen konkretisiert. Dabei ergibt sich eine begründete Relation zwischen Kompetenzen und Inhalten.

Im Rahmen des Curriculumprozesses wurde ein Kompetenzprofil erarbeitet, das den Anforderungen des Europäischen Qualifikationsrahmens (EQR), den Zielen der Ausbildungs- und Prüfungsverordnung des Krankenpflegegesetzes (2003) und gleichermaßen den zukünftigen Handlungsfeldern akademisch ausgebildeter Pflegender gerecht wird. Bspw. verfügen die Absolventinnen über Kompetenzen, die das Erschließen und Ausgestalten neuer pflegerischer Handlungsfelder ermöglichen.

Die Kompetenzen im Kompetenzprofil gliedern sich entsprechend des EQR in:

- Wissen und Verstehen,
- Instrumentale Kompetenzen,
- Systemische Kompetenzen,
- Kommunikative Kompetenzen.

Exemplarisch wird hier eine Kompetenzbeschreibung aus dem Profil herausgegriffen (vgl. Abb. 22). Sie gehört zu den «systemischen Kompetenzen» und illustriert die Bedeutung des pflegetheoretischen Rahmens des Curriculums.

Didaktische Konzepte
Der Deutungsmusteransatz. Die Prämisse des Ansatzes ist, dass Lernen sich vor dem Hintergrund subjektiver Deutungen – von Alltagswissen oder Deutungsmustern – vollzieht. Deutungsmuster sind nach Arnold (1985) als Strukturen zu verstehen, die grundlegende, eher latente Situations-, Beziehungs- und Selbstdefinitionen bereithalten. Sie ordnen die Wirklichkeit, bieten Rechtfertigungspotenzial und halten die Handlungsfähigkeit aufrecht. Sie sind lebensgeschichtlich erworben und treten komplexitätsreduzierend in Form einfacher, stereotyper Erklärungs-, Zuschreibungs- oder Wertmuster zutage. Sie sind nur in eingeschränktem

---

Das systemische Verständnis von Pflege der Absolventinnen kommt darin zum Ausdruck, dass sie bei der Analyse von Pflegesituationen bzw. gesellschaftlichen Situationen:

- Kontexte berücksichtigen und das Beziehungsgeschehen reflektieren,
- Problematiken mehrperspektivisch analysieren – insbesondere individuelle und gesellschaftliche Perspektiven abgleichen,
- andere Sichtweisen zulassen und Widersprüche aushalten,
- interdisziplinäre Sichtweisen einnehmen – auch Grenzen der eigenen Disziplin erkennen,
- die Wissensbereiche auf unterschiedlichen Abstraktionsebenen neu verschränken

und somit die Komplexität von Situationen erfassen. Vor dem Hintergrund dieses Verständnisses handeln sie kultur- und Gender-sensibel.

Abbildung 22: Beispiel für eine systemische Kompetenz

Maße reflexiv verfügbar und aus Interaktionen mit anderen Menschen entstanden – also gesellschaftlich und sozial vermittelt. Soziale Gruppen verfügen über kollektive Deutungsmuster. Auf die berufliche Lebenswelt bezogen, kann auch von berufsspezifischen Deutungsmustern gesprochen werden, die über den jeweiligen institutionellen Kontext vermittelt sind. Diese können problematisch sein und in Lernprozessen thematisiert werden.

Dybowski und Thomssen (1982), die den Ansatz für die erwachsenenbildnerische Forschung aufgriffen, ging es nicht nur um die Lebensbewältigung der Teilnehmenden, sondern Lernende sollen «die gesellschaftliche Realität differenzierter als bisher deuten und gemessen an den objektiven Handlungsanforderungen erweiterte und bessere Handlungsfähigkeiten entwickeln» (S. 52). Dazu sei es notwendig, Deutungsmuster transparent zu machen und ihre Funktion für die Entwicklung von Handlungsorientierungen und -fähigkeiten zu erörtern.

Für die Pflegebildung wurde der Ansatz im Zusammenhang mit Transferfragen aufgegriffen und für die pflegedidaktische Hochschullehre (Fichtmüller & Walter 1998). Er eignet sich insbesondere für die Entwicklung von Deutungs- und Reflexionskompetenz durch Bearbeitung von erlebten Pflege- bzw. Lernsituationen.

Der Ansatz hat für ein Studium, das die pflegerische Praxis integriert, besondere Bedeutung im Hinblick auf historisch gewachsene Deutungsmuster der Berufsgruppe der Pflegenden. Tradierte Muster, die oft sogar einer Professionalisierung entgegenstehen, werden reflexiv verfügbar und somit wandelbar.

Problemorientiertes Lernen. In jedem Modul der ersten drei Studienjahre des Curriculums findet sich eine Phase des Problemorientierten Lernens (POL). POL kann als Konzept in das selbstorganisierte Lernen eingebettet werden. Unter anderem aus der Kritik[18] am selbstorganisierten Lernen begründet sich die «phasenweise» Integration von POL. Allgemein geht es in den verschiedenen Ansätzen selbstgesteuerten Lernens um eine stärkere Berücksichtigung individueller Interessen gegenüber institutionellen Vorgaben (Faulstich 2002, S. 62).

---

18 Empirische Befunde zeigen, dass nicht alle Lernenden die Chancen selbstorganisierten Lernens für sich nutzen können. Weber weist darauf hin, dass ein höherer Bildungsgrad bessere Voraussetzungen für selbstgesteuertes Lernen bietet (1996, S. 180). Schäffter kritisiert, dass das Positive eines Selbstbezugs unterstellt wird und die «negativen Aspekte von selbstreferentieller Aussteuerung, wie Wahrnehmungsblindheit für Neuartiges und Fremdes (...) kaum mehr als pädagogische Herausforderung beschreibbar» sind (1998, S. 139). Und selbstgesteuertes Lernen ist störanfällig. Um selbstgesteuert lernen zu können, nutzen Lernende ein reichhaltiges Unterstützungssystem ihrer Umwelt, u. a. fremdorganisierte Lerngelegenheiten. Es zeigt sich deutlich, dass das «Selbst» allein nicht ausreicht. Es «ist auf eine bildende Umwelt verwiesen. Dieses professionelle ‹Anrichten› von Bildungswelt, wie Dohmen dies als Ergänzung zum individuellen Selbstlernen immer wieder angemahnt hat, wird bei einer verengten Perspektive schnell übersehen» (Reischmann 1997, S. 134).

POL wurde im Studiengang «Bachelor of Nursing» nach dem Vorbild der Züricher Schule für Physiotherapie (Crittin 2003) eingeführt. Das Konzept bildet u.a. eine tragfähige Basis zur Entwicklung von problemlösendem Denken und Handeln, Flexibilität, Ressourcenmanagement und Teamfähigkeit. Fälle aus der persönlichen, beruflichen und gesellschaftlichen Wirklichkeit der Studierenden sind der Ausgangspunkt der Lernprozesse und werden auf ihre Bedeutung für das berufliche Handeln hin geprüft. POL nimmt somit eine zentrale Stellung in den Konzepten zur «Theorie-Praxis-Verzahnung» ein.

Zentraler Bestandteil der Methode POL ist der «Siebensprung», der von den Lehrenden im Studiengang um zwei wesentliche Schritte erweitert wurde, die besonders den Perspektivwechsel bei der Analyse des Falles betonen. Bedeutsam sind ein ergebnisoffener Erfahrungsaustausch, das Einbringen von bereits entwickelten Kompetenzen und Vorwissen sowie das Ausdrücken von Resonanzen, die der Fall bei den Einzelnen auslöst. Die Abbildung 23 zeigt die Schritte des POL, wie sie im Studiengang von einer Lerngruppe mit 6 bis 8 Studierenden bewältigt werden.

Rekonstruktive Fallarbeit. Rekonstruktive Fallarbeit ist über Praxisreflexionen in das Curriculum eingebunden. Fallarbeit wird als bedeutendes Konzept zur «Theorie-Praxis-Verzahnung» betrachtet. Insbesondere die Praxisbegleitenden Studientage[19] bieten eine ideale Struktur dafür.

Die POL-Schritte
1. Eingangsfrage: Wie wirkt der Fall auf Sie? Welche Gefühle und Gedanken löst der Fall bei Ihnen aus?
2. Klären Sie unklare Begriffe.
3. Wie stellt sich die Situation aus den verschiedenen Perspektiven der Beteiligten dar? Identifizieren Sie mögliche Probleme.
4. Bringen Sie Ihre Meinungen, eigene Vorstellungen, Ideen, Ihr Vorwissen ein.
5. Ordnen und prüfen Sie die Richtigkeit der gesammelten Meinungen und Vorstellungen.
6. Formulieren Sie Lernziele zu Fragen, die im Austausch unbeantwortet geblieben sind.
7. Erarbeiten Sie mithilfe von Literatur, Befragungen etc. die Aspekte, die Sie zur Erreichung der vereinbarten Lernziele benötigen.
8. Bringen Sie das, was Sie sich erarbeitet haben, in die Präsentation ein.
9. Feed-back.

Abbildung 23: Die POL-Schritte im Studiengang «Bachelor of Nursing»

---

[19] Praxisbegleitende Studientage finden 14-tägig statt. Die Studierenden kommen aus ihren Praxisfeldern für einen Tag an die Fachhochschule und reflektieren ihre Erlebnisse und die Ergebnisse ihres Praxisauftrags.

Fallarbeit dient der Entwicklung eines professionellen beruflichen Selbstverständnisses und hilft, professionelles Handeln anzubahnen (vgl. doppelte Handlungslogik). Das nicht-standardisierte Handlungsfeld Pflege ist von Handlungskrisen und Versagen von Routinen durchzogen (siehe die Antinomien weiter oben). Rekonstruktive Fallarbeit zielt deshalb auf das Fallverstehen. Fallverstehen bedeutet, die Situation wahrzunehmen, die «Gestalt» der Situation zu erschließen und urteilsfähig zu sein. Erst in der Folge kann eine Auswahl von Handlungsalternativen erfolgen.

Folgende Ziele werden mit rekonstruktiver Fallarbeit verfolgt (Beck et al. 2000; Darmann-Finck, Böhnke, Straß 2009):

- Anbahnung von Reflexions- und Deutungskompetenz, Einüben des hermeneutischen Fallverstehens;
- Bewusstheit über die Konstruktivität des eigenen Urteilens und Handelns, pflegerische Urteilskraft lernen;
- Ermöglichung einer kritischen Auseinandersetzung mit dem Beruf, seinen Widersprüchen und den sozialen Rahmungen (kollektiven Deutungsmustern);
- Erwerb eines wissenschaftlichen Habitus als Aspekt des professionellen Habitus:
- den Blick auf zukünftige Handlungsentwürfe richten;
- Methoden zur Rekonstruktion von Fällen kennen lernen, mit denen die Studierenden ihre spätere Berufspraxis interpretieren können und damit Reflexionsmöglichkeiten gewinnen.

Im Rahmen der Praxisreflexion wird in der rekonstruktiven Fallarbeit im Studiengang überwiegend mit selbst erlebten Fällen aus der pflegerischen Praxis der Studierenden gearbeitet. Subjektive und objektive Strukturen werden aus den Fällen mithilfe verschiedener Methoden herausgearbeitet. Methodische Vorgehensweisen, die auf verschiedenen Pflegebildungsebenen erprobt sind und im Studiengang zum Einsatz kommen, sind bspw. die szenische Bearbeitung (Oelke et al. 2000) oder Reflexionsfragen verschiedener Situationsanalysemodelle (Walter 2006).

Strukturen des Curriculums

Von den 16 fächerintegrativen Modulen werden pro Semester zwei angeboten. Die Module integrieren in den ersten sechs Semestern:

- die hochschulische Ausbildung,
- die pflegepraktische Ausbildung,
- das pflegepraktische Training,

- Praxisbegleitende Studientage,
- Praxisaufgaben und
- fächerintegrative Modulprüfungen.

In den ersten sechs Semestern werden u. a. die Inhalte der Ausbildungs- und Prüfungsverordnung des Krankenpflegegesetzes (2003) bearbeitet.

In der pflegepraktischen Ausbildung werden die Absolventen und Absolventinnen auf präventive, kurative, rehabilitative, beratende, anleitende, koordinierende, qualitätsentwickelnde, steuernde und forschende Aufgaben in der Gesundheits- und Pflegeversorgung vorbereitet.

Eine besondere Herausforderung besteht in einem dualen Studiengang darin, die Lernorte der Studierenden strukturell und inhaltlich zu vernetzen. Die Zusammenarbeit mit den Kooperationspartnern erfolgt dabei auf verschiedenen Ebenen unter Beteiligung zahlreicher Akteure. Wir gestalten die Vernetzung bspw. über:

- Sitzungen mit den Kooperationspartnern zur organisatorischen und fachlichen Abstimmung;
- Arbeitsgruppen mit Praxisanleitenden der Kooperationspartner und Lehrenden;
- Praxisbegleitungen durch Mitarbeiterinnen der Hochschule;
- Praxisbegleitende Studientage der Studierenden an der Hochschule, an denen die Praxiserfahrungen systematisch reflektiert werden;
- Einbeziehung der Mitarbeiterinnen der EFB an Treffen der Praxisanleitenden der Kooperationspartner;
- problemorientiertes Lernen und andere Formen der Fallarbeit;
- das Einladen von Praxisexperten und -expertinnen besonders aus dem Kreis der Kooperationspartner in die Hochschulveranstaltungen.

Wie stellt sich die «Theorie des systemischen Gleichgewichts» in den Modulen dar? – Ein Beispiel

Die Module weisen jeweils einen bestimmten Theoriebezug auf – nehmen demnach bestimmte Ziel- und Prozessdimensionen der Theorie des systemischen Gleichgewichts in den Blick. Dies soll an einem ausgewählten Beispiel illustriert und knapp kommentiert werden.

Abbildung 24 (S. 352 ff.) stellt die (etwas verkürzte) Beschreibung des Moduls 1 dar – so, wie sie sich im Curriculum findet. In diesem Modul geht es um «Selbstreflexion und Entwicklung einer professionellen Haltung im Handlungsfeld der Pflege», die in den folgenden Modulen ihre Fortsetzung findet.

Nr. und Titel des Moduls	1. Selbstreflexion und Entwicklung einer professionellen Haltung im Handlungsfeld der Pflege (Basismodul)
Primärer Theoriebezug	Kohärenz: Stabilität – Spiritualität Individuation: Spiritualität – Wachstum Das einführende Modul gibt einen ersten Überblick über Grundbegriffe der Pflegewissenschaft und der Ethik. Im Zentrum steht dabei die Entwicklung einer inneren Kohärenz und Individuation im Hinblick auf die professionelle Haltung im Handlungsfeld Pflege. In diesem Modul beginnt eine Auseinandersetzung mit der professionellen Haltung im Beruf und sich selbst gegenüber, die in den folgenden Modulen ihre Fortsetzung findet. Pflege wird in diesem Modul auf verschiedenen Systemebenen vorgestellt. Es wird danach gefragt, was die Prozessdimensionen Kohärenz und Individuation auf diesen Ebenen bedeuten können.
Modulverantwortliche	XX

Status	**Dauer**	**Häufigkeit des Angebotes**	**Credits: 15/Workload: 450 – davon:**
Pflichtmodul	1 Semester	jährlich	Präsenzzeit: 180 (inkl. 40 POL-Stunden) Studienzeit: 62 Praxisphase: 208

Voraussetzungen für die Teilnahme	Keine
Kompetenzen	Die Studierenden entwickeln eine professionelle Haltung im Beruf und sich selbst gegenüber. Den Studierenden sind die Philosophie des Studiengangs und Grundzüge pflegewissenschaftlicher Entwicklungen – insbesondere die Theorie des systemischen Gleichgewichts – vertraut. Die Studierenden nehmen sich selbst als in soziale Systeme eingebunden wahr. Sie gestalten den Kontakt mit anderen Systemen. Sie gestalten Pflege an sichtbaren und unsichtbaren Systemgrenzen. Den Studierenden sind die Handlungsfelder der Pflege und anderer Berufsgruppen im Sozial- und Gesundheitssystem einschließlich der institutionellen Strukturen bewusst. Die Studierenden sind für ihre eigene ethische Haltung und für verschiedene ethische Haltungen anderer sensibilisiert. Ihnen ist bewusst, dass pflegerischem Handeln eine ethische Dimension innewohnt. Die Studierenden wenden Techniken des wissenschaftlichen Arbeitens an.

Inhalte	Einführung und Auswertung des Moduls
	Pflege als Wissenschaft
	• Pflegetheoretische Grundlegung des Studiums im Kontext von persönlicher Kohärenz und Individuation: Theorie des systemischen Gleichgewichts, Einführung in die Pflegewissenschaft, professionelle Pflege und pflegerische Haltung, Einführung in das Konstrukt Pflegephänomene
	• Einführung in die Ethik im Spannungsfeld von Stabilität und Wachstum im Beruf
	• Einführung in das wissenschaftliche Arbeiten
	Pflege im Gesellschaftssystem
	• Einführung in das Berufsfeld
	• Pflege als Teil des Gesundheitssystems
	• Entwicklung des Pflegeberufs
	Pflege im institutionellen System
	• Aufbau eines Krankenhauses
	• Struktur der Institution
	Der Mensch als System
	• Selbstmanagement/Lernstrategien und Lernbiographie; Einführung in POL
	• Körper und Bewegung: Eigen- und Fremdwahrnehmung
	• Motivation, Lernen, Persönlichkeitsentwicklung, soziales Verhalten
	• Auseinandersetzung mit der eigenen ethischen Haltung, Werten und Normen
	Pflege als Beziehungssystem
	• Einführung in die Bedeutung der pflegerischen Beziehung
	• Kommunikation und Interaktion
	• Aufbau und Funktion der Sinnesorgane, Physiologie der Wahrnehmung
	• Einführung in die Wahrnehmungspsychologie
	• Einführung in den Pflegeprozess
	Pflege als Berühren der sichtbaren und unsichtbaren Systemgrenzen
	• Einführung in die Pflege als leibzentriertes Handeln, Pflege der sichtbaren und unsichtbaren Systemgrenze, Dekubitusprophylaxe
	• Haut als sichtbare Systemgrenze

Lehr- bzw. Lernformen und Lernorte	Referat, Interview, Gruppenarbeit POL (40 Stunden) Vortrag, Lehrgespräch Praxisaufgabe
Voraussetzung für die Vergabe von Leistungspunkten	Praxisbezogene Hausarbeit zum Thema «Was ist gute Pflege?».
Literatur	
Verwendbarkeit	Bachelor of Nursing, z. Z. begrenzte Anzahl von Teilnehmenden
Zuordnung zu Themenbereichen des KrPflG	X
Stundenzuordnung laut KrPflG	Hochschulische Ausbildung: pflege- und gesundheitswissenschaftlicher, naturwissenschaftlicher, sozial- und geisteswissenschaftlicher Wissensbereich; Recht, Politik und Wirtschaft ...
	Pflegepraktische Ausbildung ...

Abbildung 24: Beschreibung für Modul 1 – Selbstreflexion und Entwicklung einer professionellen Haltung im Handlungsfeld der Pflege

Pflege wird in diesem Modul zu Beginn des Studiums auf verschiedenen Systemebenen vorgestellt. Es wird danach gefragt, was die Prozessdimensionen Kohärenz und Individuation auf diesen Ebenen bedeuten können.

Auf der Ebene «Pflege als Wissenschaft» setzen sich die Studierenden bspw. mit der Theorie des systemischen Gleichgewichts auseinander. Hierbei reflektieren sie – dem didaktischen Konzept der Subjektorientierung und des Deutungsmusteransatzes folgend – ihre eigenen Vorstellungen über die Ziel- und Prozessdimensionen der Theorie. Ihrem persönlichen Pflegeverständnis, mit dem sie das Studium aufgenommen haben, werden ausgewählte Definitionen gegenübergestellt. Damit wird aufgezeigt, inwieweit eine «Individuation» der Pflege als Wissenschaft bereits stattgefunden hat.

Auf der Ebene «Pflege im Gesellschaftssystem» erarbeiten sich die Studierenden u. a. eine Einführung in das Berufsfeld. Sie interviewen professionell Pflegende zu deren Handlungsfeld und reflektieren dieses Feld durch eine Literaturarbeit. Hierbei werden häufig erste Bezugspunkte für ein kritisches Bildungsverständnis offengelegt – wenn z.B. Antinomien und Paradoxien beruflichen Handelns von den Interviewten thematisiert werden. Die Studierenden werden hier erstmals für den

Umgang mit diesen Widersprüchen sensibilisiert und loten ihre Handlungsspielräume aus.

Über das Einladen der Praxisvertreter und -vertreterinnen in die Fachhochschule und das damit verbundene Erzählen von beruflichen Situationen wird u.a. der Berufsbezug in hohem Maße eingelöst.

Auf der Ebene «Der Mensch als System» geht es um die Studierenden als Menschen, die in (Lern-)Systeme eingebunden sind. Hier kann in besonderem Maße erforscht werden, was Stabilität, Spiritualität und Wachstum für den einzelnen Menschen bedeuten kann. Die Studierenden vollziehen hier anhand ihrer eigenen aktuellen Lebenssituation im Studium die Prozess- und Zieldimensionen der Theorie des systemischen Gleichgewichts nach.

Die eigene Lernbiographie wird reflektiert, und es werden ggf. neue Lernstrategien entworfen. Ebenso werden die eigene ethische Haltung, eigene Werte und Normen im Hinblick auf pflegerisches Handeln erstmals reflektiert.

Auch auf der Ebene «Pflege als Beziehungssystem» geht es um die Zieldimensionen Stabilität, Spiritualität und Wachstum. Sie werden hier im Zusammenhang mit der Bedeutung der pflegerischen Beziehung und dem Pflegeprozess thematisiert. Für das Gelingen einer pflegerischen Beziehung sind kommunikative Fähigkeiten von essenzieller Bedeutung.

Subjektorientiert und an selbsterlebten Situationen können die Studierenden diese Fähigkeiten entwickeln. Die Studierenden stellen hier zudem anhand eines einfachen Fallbeispiels erste Überlegungen zur Pflege unter Berücksichtigung der Theorie des systemischen Gleichgewichts an. Sie üben dabei, wichtige Daten zusammenzutragen und die entscheidenden Fragen zu einer Pflegesituation zu stellen.

Ein weiterer Schritt auf der Ebene «Pflege als Beziehungssystem» ist die Auseinandersetzung der Studierenden mit einer Pflegesituation, in der sowohl die Studierende als auch ihr Patient eine Grenzüberschreitung erfahren. In einer Kleingruppe erarbeiten die Studierenden anhand der Schritte des problemorientierten Lernens Deutungs- und Lösungsmöglichkeiten, die häufig szenisch dargestellt werden. Hierbei wird sichtbar, wie sehr sich die Studierenden mit der eigenen Kohärenz und Individuation sowie der des Patienten auseinandersetzen.

Beziehungsaufnahme geschieht auch über das Berühren der sichtbaren und unsichtbaren Systemgrenzen. Die Studierenden lernen hier Pflege als leibzentriertes Handeln kennen, reflektieren ihren eigenen Leib-Körper und tarieren aus, welche Gestaltungsmöglichkeiten es an Systemgrenzen für sie gibt.

Der Berufsbezug wird hergestellt, indem die neu gewonnenen Erkenntnisse in Körperpflegesituationen mit zu Pflegenden übertragen werden. Das «praktische Training» ergänzt diese Auseinandersetzung und führt sie weiter.

Im «Praxisauftrag» zum Modul 1 werden die Studierenden aufgefordert, bspw. die Kontaktaufnahme zu Patienten und Patientinnen anhand folgender Fragen zu beobachten: Wie nehmen Pflegende und andere Berufsgruppen Kontakt mit Patienten/Angehörigen auf? Wie gestalten Sie den Kontakt zu verschiedenen Personen? Was fällt Ihnen leicht? Was würden Sie gern noch verändern? Die Ergebnisse werden jeweils an den «Praxisbegleitenden Studientagen» vorgestellt und reflektiert.

Als fächerintegrative Modulprüfung verfassen die Studierenden wie bereits erwähnt eine «Praxisbezogene Hausarbeit». Ziel der Hausarbeit ist die Reflexion von Erlebnissen vor dem Hintergrund des im Modul 1 erworbenen Wissens, wobei der Fokus auf der Ebene «Pflege als Beziehungssystem» liegt. Eine Aufgabe besteht bspw. darin, eine/n Patient/in zum Erleben der eigenen gesundheitlichen Beeinträchtigung bzw. Pflegebedürftigkeit, zum eigenen Umgang damit und zum Verständnis von «guter Pflege» zu interviewen. Die Studierenden stellen dieses Verständnis von «guter Pflege» ihrem bisherigen Pflegeverständnis und demjenigen von Kollegen und Kolleginnen, die sie ebenfalls dazu befragen, gegenüber. In den schriftlichen Arbeiten wird deutlich, wie sich zwischen den Studierenden und der Patientin/dem Patienten während des Gesprächs Kohärenz entwickelt und Individuationsprozesse initiiert werden. Die Studierenden berichten, dass sie über das Interview eine intensive Beziehung zu der Patientin/dem Patienten aufbauen. Mitunter kommt es vor, dass Patienten den Studierenden sehr persönliche Erfahrungen erzählen, wodurch beide sehr berührt werden und darüber Kohärenz und Wachstum erleben. Solche Erlebnisse zu Beginn des Studiums leisten einen wichtigen Beitrag zur Entwicklung einer professionellen Haltung und zu innerem Wachstum im Sinne der Theorie des systemischen Gleichgewichts.

Zusammenfassung

In diesem Abschnitt wurden die grundlegenden didaktischen Orientierungen dargelegt, die bei der Curriculumentwicklung im Studiengang «Bachelor of Nursing» leitend waren. Über die vier grundlegenden Orientierungen – (pflege-)wissenschaftliche Wissensbestände, kritisches Bildungsverständnis mit kritischer Reflexion systemimmanenter Widersprüche, Subjektorientierung und Berufsbezug – werden die Inhalte gewonnen, die sich im Kompetenzprofil widerspiegeln. Lernprozesse werden maßgeblich über die didaktischen Konzepte Fallarbeit, POL und den Deutungsmusteransatz initiiert. Mit der Verschränkung der verschiedenen Bezugspunkte liegt zum einen ein didaktischer Begründungsrahmen für das Curriculum des Studiengangs vor, zum anderen wurde ein Beitrag zur hochschuldidaktischen Diskussion geleistet.

3 Forschung mit der Theorie des systemischen Gleichgewichts

3.1 Grundsätzliche Überlegungen

Die Theorie des systemischen Gleichgewichts und andere Theorien mittlerer Reichweite bilden das Fundament nicht nur für Pflegehandlungen, sondern auch für Pflegeforschung. In einer quantitativen Studie wird ein Phänomen untersucht, indem die Forscherin[20] den Einfluss von einer oder mehreren Variablen auf eine oder mehrere so genannte abhängige Variablen untersucht. Ein solches Forschungsprojekt erhält durch einen konzeptionellen Rahmen in der Entwicklung von Hypothesen und dem Forschungsplan interne Validität. Interne Validität bedeutet, dass sich die Wahrscheinlichkeit erhöht, dass die Forschungsfragen und Hypothesen tatsächlich die zu erforschenden Variablen und damit diejenigen Faktoren erfassen, die das zu untersuchende Phänomen beeinflussen und keine anderen. Unter gewissenhaftem Einbezug einer erfolgversprechenden Theorie hat eine Studie deshalb bessere Chancen auf interne Validität. Zum Beispiel wurden in den Vereinigten Staaten viele Forschungsprojekte zur Situation allein erziehender Mütter durchgeführt. In diesen Studien untersuchte man den Zusammenhang von allein stehender Mutterschaft im Vergleich zu Elternpaaren und deren Einfluss auf Probleme der Kinder der Familie, wie Verhalten in der Schule, Schulleistungen, Jugendkriminalität und andere mehr. Dazu wurde keine Theorie herangezogen. Man fand signifikante Unterschiede zwischen den Kindern von allein stehenden Müttern und jenen von Elternpaaren. Allein erziehende Mütter erhielten dadurch einen schlechten Ruf, und das Sozialwesen sah sie als Problem für die Gesellschaft. Mit der Zeit wurden jedoch Theorien hinzugezogen, und unter Einfluss systemi-

---

20 In diesem Kapitel wird die weibliche Form Forscherin durchwegs angewendet, in der Annahme, dass Personen beider Geschlechter gemeint sind.

schen Denkens erkannte man, dass die interne Validität solcher Studien sehr problematisch war. Man vermutete, dass die Entwicklung der Kinder weniger von allein erziehenden Müttern (oder fehlenden Vätern), sondern von «störenden» Faktoren (konkurrierenden Hypothesen) wie Armut, Arbeitslosigkeit oder Rollenstress solcher Mütter negativ beeinflusst wurden. Solche Faktoren kamen in Familien mit Elternpaaren viel weniger zum Ausdruck. Ein theoretischer Rahmen, der vom systemischen Denken abgeleitet wird, schließt solche Faktoren mit ein und veranlasst die Forscherin, die Faktoren zu kontrollieren. Das heißt, dass allein stehende Mütter nur mit Müttern aus Familien mit Elternpaaren verglichen werden können, wenn alle Mütter ähnliche Einkommen, Anzahl von Kindern, Berufsverantwortung, Arbeitsstress, etc. haben. Das Resultat war, dass Unterschiede zum großen Teil verschwanden. Eine sorgfältig gewählte Theorie verleiht deshalb der Forschung eine Rechtfertigung und die bestmögliche Chance, dass die Hypothese auf einer realistischen Einschätzung der Situation beruht und dass es sich lohnt, Zeit und Geld in die Forschung zu investieren.

Qualitative Forschung ist dabei nicht ausgeschlossen. Auch hier profitiert die Fragestellung vom umfassenden, theoretischen Denken. Die Entwicklung eines semistrukturierten Fragebogens kann unmöglich ohne theoretischen Hintergrund gestaltet werden (Denzin 1989; Adami 2005). Statt vorzugehen, als hätte man über das zu studierende Phänomen keine Vorkenntnisse, ist es durchaus akzeptabel, gewisse Erwartungen durch eine Theorie zu formulieren und die Themen zur Befragung dementsprechend zu wählen. Eine Forschungsarbeit von Linda Pierce (1998; 2001) bediente sich ethnographischer Methoden. Familien, die Angehörige mit Behinderungen durch einen Schlaganfall pflegten, wurden über ihr Erleben der Pflege befragt. Da die Pflege als Familienprozess betrachtet wurde, bezogen sich die Fragethemen auf Systemerhaltung (Erhaltung der Familie zum Wohl aller Angehörigen), Systemänderung (Anpassung an die Behinderung und Eingliederung der Rehabilitation in den Familienprozess), Kohärenz (gemeinsames Handeln und gegenseitige Unterstützung) und Individuation (Sinnfinden, Wachsen und Lernen durch die Pflege). Dies liefert eine wesentlich andere Perspektive als zum Beispiel eine Stress- und Copingtheorie, die vor allem die negativen Folgen der Pflege durch Überforderung der Pflegenden hervorgehoben hätte.

3.2
Fundamentale Fragen über die Forschung mit Familien

Einführung

In diesem Abschnitt werden zunächst die Grundsätze der positivistisch-empirischen Wissenschaft betrachtet. Anschließend wird die Entwicklung von philosophischen und theoretischen Positionen der zu erforschenden Realität diskutiert, und schließlich wird die Triangulation von Forschungsmethoden als optimales Vorgehen mit der Theorie des systemischen Gleichgewichts erläutert.

Da ein Mangel an Wissen beunruhigend ist, werden große Anstrengungen unternommen, Dinge und Vorgänge zu erklären und zu verstehen. Durch das Organisieren und Kategorisieren von Prozessen wird versucht, Konzepte und theoretische Annahmen zu erklären. Die empirische Forschung mit Familien erfüllt drei Funktionen: Beschreibung, Erklärung und Voraussage. Beschreibung bezieht sich auf das Strukturieren (z. B. in Listen oder Tabellen) von Daten, die wesentliche Merkmale des Phänomens beinhalten. Die Erklärung der Daten umfasst die Gründe, warum, und die Art und Weise, wie sich die verschiedenen Variablen aufeinander beziehen. Beide Funktionen sind die Vorbedingung zur Voraussage der notwendigen Bedingungen, um eine gewisse Wirkung zu erzeugen.

Die wissenschaftliche Erklärung bedient sich systematischer Abstraktionen oder Theorien, die einen kognitiven Kompass zur Erforschung gewisser Phänomene darstellen. Damit sie quantitativ erforscht werden können, müssen Phänomene regelmäßig stattfinden und über die Zeit hin unverändert bleiben. Familienprozesse sind jedoch nur schwer vorauszusagen, da sich Familien fortwährend in einem Entwicklungsprozess befinden, der von unvorhergesehenen komplexen systemischen Einflüssen, wie sie in diesem Buch beschrieben sind, beeinflusst werden. Da hier eine Gesetzmäßigkeit oder Regularität als Vorbedingung zur empirischen Forschung nur schwer zu definieren ist, müssen Familienforscherinnen oft zu revolutionären und kreativen Methoden greifen. Diese haben eine große Debatte unter Experten ausgelöst.

Ein grundlegendes, in der Literatur der vergangenen 20 Jahre ständig wiederkehrendes Thema bezieht sich auf die Frage nach dem relativen Wert und Beitrag verschiedener Forschungsmethoden für die Wissenschaft. Nach dem empirischen Verständnis, wonach sich Vorgänge gesetzmäßig und regelmäßig wiederholen, sind Theorien entweder wahr oder unwahr. Silva und Rothberg (1984), gefolgt von anderen Forscherinnen, schlugen dagegen vor, dass sich die Realität eher im historischen Sinn zyklisch gestaltet und darstellt. Dieses Verständnis nennt sich Historizismus und beschreibt in der Perspektive des systemischen Denkens das ständige Werden der Variablen durch die Wirkungen, die sie auf andere Variablen verursacht haben (Variable A beeinflusst B und C, und die Variablen B und C beeinflussen wiederum Variable A). Dies steht im Gegensatz zur empirischen Perspektive, nach der die Variable A die Variablen B und C permanent verändert. Historizismus bedeutet weiterhin, dass gemäß der Situation oder Perspektive verschiedene «Wahrheiten» zusammen existieren. Da die Bedeutung der Wahrheit von der Gesamtsituation und der Perspektive bzw. dem Verständnis der agierenden Personen abhängt, können verschiedene Theorien zusammen existieren und sich ergänzen. So vertraten Belenky und Kollegen (1986) sowie Kidd und Morrison (1988) bereits in den 1980er-Jahren die Auffassung, dass sich die Pflege auf die Gesamtsituation und der damit verbundenen Prozesse konzentrieren muss und daher die Paradigmen der qualitativen und quantitativen Forschung miteinander vereinbart werden müssen.

Laut Williamson (2005) fördert das Zusammenführen der beiden Grundmethoden in der Forschung mit Familien wissenschaftliches Wachstum, indem sich neue Ideen herauskristallisieren und entwickeln können. Um den Herausforderungen der komplexen systemischen Forschung gewachsen zu sein, müssen Grundlagen und Normen in Frage gestellt und kreative Experimente durchgeführt werden (Newman 1992). Die Wahrheit in der Pflege besteht aus komplexen menschlichen Erlebnissen, aus denen die Forschung ihr Wissen zieht. Da das Wissen der Familienforschung den Forschungsmethoden Sinn verleihen soll, und da je nach Blickwinkel innerhalb oder außerhalb der Familie mehr als eine Wahrheit existieren kann, scheint die Triangulation in der Forschung die beste Methode, um die wirkliche Natur von kulturell diversen Familien verstehen zu lernen (Bechtel, Davidhizar & Bunting 2000).

Triangulation der Forschungsmethoden

Rosanna DeMarco

Laut Denzin (1989), gefolgt von Cox und Hassard (2005), Halcomb (2005), Thomas (2006) und anderen, versteht man unter Triangulation den gemeinsamen Einsatz und Nutzen von zwei oder mehr Forschern, Theorien, Methoden, Informationsquellen oder Analysen innerhalb einer Studie (Cambell & Fiske 1959; Denzin 1989; Jicks 1979; Sohier 1988). Das Ziel aller Arten von Triangulation ist das Reduzieren von Defiziten, die in jedem Forschungsprojekt unvermeidlich sind. Triangulation ist auf allen Ebenen in der Forschung mit der Theorie des systemischen Gleichgewichts vorteilhaft.

«Forschertriangulation» existiert dann, wenn mehrere Forscher die Daten analysieren und interpretieren, mehrere Interviewer Informationen sammeln oder mehrere Beobachter den gleichen Vorgang analysieren oder beschreiben (Jones 2006; Williamson 2005). Der Vorteil dieser Methoden ist der Abbau von Vorurteilen

(Bias) und die Erhöhung der internen Validität. Laut der Theorie des systemischen Gleichgewichts unterzieht sich die Forscherin bei der Interpretation der Daten einem Individuationsprozess, wobei sie ihre eigenen Anschauungen mit einbezieht und dadurch ein individuelles Verständnis des Prozesses erwirbt. Triangulation ist deshalb von Vorteil, weil mehrere Perspektiven oder «Wahrheiten» zum Ausdruck kommen und in ein Ganzes integriert werden können (Thurmond 2001).

«Theorientriangulation» befasst sich mit verschiedenen theoretischen Grundlagen für die Interpretation der gleichen Daten. Jede Theorie führt zu verschiedenen Hypothesen, und die Resultate der Forschung können aufzeigen, welche der Theorien am ehesten den Tatsachen entspricht (Foss 2002; Halcomb 2005; Thurmond 2001; Williamson 2005).

«Triangulation der Methoden» bezieht sich auf die Anwendung von zwei Methoden zur Beantwortung derselben Frage nicht zur Validität, sondern um das Wissen zu erweitern. Triangulation innerhalb der Methode bezieht sich zum Beispiel in einer quantitativen Studie auf den Gebrauch von verschiedenen Fragebögen, die das gleiche Thema ansprechen; in einer qualitativen Studie können es verschiedene Methoden zur Erhebung von Daten sein (z. B. Interview, Beobachtung oder historische Dokumente), die alle das gleiche Thema von verschiedenen Perspektiven aus angehen. Zum Unterschied dazu versteht man unter Triangulation zwischen den Methoden den Gebrauch von qualitativen und quantitativen Methoden in der gleichen Studie. Unterschiedliche Befunde werden durch diese Methoden erwartet, aber durch das Kategorisieren der verschiedenartigen Daten ist es oft möglich, komplexe Beziehungen zu beleuchten und Erklärungen zu finden, die sonst nicht zum Ausdruck kämen (Halcomb 2005; Williamson 2005). Argumente von Forscherinnen, die befürchten, dass Triangulation zu unsauberen Ergebnissen durch die Anwendung unterschiedlicher Methoden führt, werden in der neuen Literatur mehr und mehr ignoriert (Duffy 1987). Trotzdem raten Sim und Sharp (1998) zur Vorsicht, denn auch mit zwei unterschiedlichen Methoden können systematische Fehler eingeplant sein, und Befunde von zweierlei Datenquellen garantieren keine Validität.

Auch die «Triangulation von Daten» dient zur Validation von Befunden und zur Erweiterung des Verständnisses eines Phänomens, z. B. durch Daten, die von verschiedenen geographischen Regionen oder unterschiedlichen Probandengruppen herrühren (Adami 2005; Jones & Bugge 2006).

Noch gibt es viele methodologische Fragen, da keine Methode mathematische oder unmissverständliche Interpretationen liefert. Daher sind theoriebezogene Gedankengänge maßgebend (Wendler 2001). Insgesamt betrachtet, ist Triangulation von besonderem Vorteil für die Entwicklung (Adami 2005; Giddings 2006) und Prüfung von Theorien (Tobin & Begley 2004; Williamson 2005) und für die Überbrückung von Problemen bei Datenerhebungen anhand von Fragebögen. Vor allem tragen sie dazu bei, dass Forscherinnen die Möglichkeit gegeben wird, mit neuen und kreativeren Forschungsansätzen zu experimentieren. Fehlende Struktur, überhöhte Ansprüche an Zeit und Geld, das Ausmaß der Daten sowie Grenzen der Analysemethoden bereiten jedoch weiterhin Probleme (Lambert & Loiselle 2008; Sands & Roes-Strees 2006). Jegliche Forschung soll außerdem auf ethischen Prinzipien beruhen. Dies heißt, dass Forscherinnen die Verantwortung haben, den größten Ertrag für die Gesellschaft mit der kleinsten Belastung der Beteiligten zu erstreben (Woods & Catanzaro 1988). Man erwägt die körperlichen, psychologischen und sozialen Risiken gegenüber dem Nutzen der Forschung. Der Gewinn für die Beteiligten wird durch den Gebrauch von mehreren Methoden, die erlauben, Erlebnisse der Beteiligten aus mehreren Perspektiven tief gehend zu analysieren, optimal ausfallen. Solche Forschung hat vielleicht das größte Potenzial, die Wissenschaft zu stärken und erweiterten Sinn in die Pflegepraxis zu bringen.

3.3
Das Erfassen des Familienprozesses

Die Theorie des systemischen Gleichgewichts bietet vorerst eine Möglichkeit, Familiengesundheit zu erfassen. Familiengesundheit in der quantitativen Forschung kann eine abhängige Variable (die Wirkung oder Folge eines Geschehens) sein, z. B. in der Hypothese: «Familien, die regelmäßige Hilfe bei der Pflege eines behinderten Angehörigen bekommen, haben bessere Familiengesundheit als Familien ohne Hilfe.» Familiengesundheit kann auch als unabhängige Variable (die Ursache des Geschehens) eingesetzt werden, z. B. in der Hypothese: «Familien mit hoher Familiengesundheit haben weniger Probleme mit der Disziplin von Kindern als weniger gesunde Familien.» Als Drittes kann die Variable als beeinflussende Variable dienen, wie bei dem Problem: «Wirkt der Diätkurs auf die Kontrolle von Diabetes anders in Familien mit stabiler Gesundheit als auf weniger gesunde Familien?» Dies zeigt, dass das Konstrukt der Familiengesundheit ein maßgebender Faktor für die Familienforschung ist.

Laut der Theorie des systemischen Gleichgewichts ist die Familiengesundheit die Manifestation von Kongruenz; in der Forschung nennt man deshalb Familiengesundheit einen «Indikator» von Kongruenz. Aber Familiengesundheit ist ein Konstrukt, das aus mehreren Konzepten besteht. In der Literatur besteht wenig Einheit in der Erfassung dieses Konstrukts. Die WHO (World Health Organization) (1973) hält noch immer an einer alten Definition fest, die davon ausgeht, dass in einer gesunden Familie die Angehörigen wenig unter Krankheit leiden. Studien in diesem Sinn konzentrieren sich auf die Gesundheit der Angehörigen (Forschungsübersicht, siehe Campbell 1986). Im Jahre 1973 prägte die WHO jedoch ein zusätzliches Konzept, das der »familialen Gesundheit». Sie äußert sich in der Funktion der Familie, die als wichtigste gesellschaftliche Institution bei der Förderung von Gesundheit und Wohlbefinden verstanden wird (WHO 1973, S. 72). Diese Definition schließt viele Probleme mit ein, unter anderem die Frage nach dem «normalen Funktionieren» der Familie oder der Definition von Wohlbefinden.

Seither haben Forscherinnen ihre eigenen Definitionen abgeleitet. In der Pflege wird die Familiengesundheit häufig der Familienfunktion gleichgestellt (DeChesney 1986). Von der systemischen Perspektive aus betrachtet, geht es dabei um eine interne Dynamik, wie z. B. zwischenmenschliche Beziehungen. Dabei liegen Subsysteme wie Paare, Eltern-Kinder oder Geschwister im Mittelpunkt (Friedman 2003). In Modellen von Stress und Coping bezieht sich die Gesundheit auf fortwährende Familienprozesse, mit denen Stress und Spannungen verarbeitet werden (Clawson 1996). In der umweltbezogenen Pflege wird die Beziehung der Familie zur Gemeinde betont, und Probleme aufgrund von Armut, Scheidungsraten oder Jugendkriminalität werden Indikatoren der Familiengesundheit (-krankheit).

Am ähnlichsten zur Theorie des systemischen Gleichgewichts ist das «Calgary Family Intervention Model», eines der bekanntesten Modelle des «Family Nursing» aus Kanada (Wright & Leahy 2009). In diesem Modell richtet sich Familiengesundheit auf ein Gleichgewicht zwischen Wachstum und Stabilität.

Die Definition in der Theorie des systemischen Gleichgewichts als Gleichgewicht zwischen vier Zielen erleichtert das Quantifizieren von Familiengesundheit. Familiengesundheit ist dann möglich, wenn

- in allen vier Prozessdimensionen gehandelt wird;
- die Angehörigen mit der Funktion ihrer Familie im Großen und Ganzen zufrieden sind;
- Kongruenz innerhalb der Familie und zwischen der Familie und der Umwelt besteht;
- und die Familienmitglieder wenig Angst empfinden (s. Erster Teil, Punkt 2.5, S. 40).

Seit 1986 hat sich Friedemann mit der Entwicklung eines Kurzinstrumentes zur Erfassung von Familiengesundheit beschäftigt. Die vier Faktoren der Gesundheit sind auf folgende Weise in diesem Instrument verankert: 1) Das Instrument erfasst die systemischen Ziele durch Items, die sich auf die respektiven Prozessdimensionen beziehen und den Erfolg der Familie mit diesen Strategien bewerten. 2) Die Bewertung wird von einzelnen Familienangehörigen durchgeführt, ist subjektiv und drückt deshalb in der Punktzahl das Ausmaß der Zufriedenheit mit dem Familienprozess aus. 3) Items, die sich mit der Individuation und Systemänderung befassen, beinhalten den Austausch mit der Umwelt und die Anpassung der Familie an die Umwelt; ihre Bewertung ist ein Indikator für Familienkongruenz mit der Umwelt. 4) Das Ausmaß der Angst der Angehörigen kann mit einem validen psychologischen Instrument leicht zusätzlich gemessen werden.

3.4
Das ASF-E-Instrument (Assessment of Strategies in Families – Effectiveness)

Das ASF-E hat 20 Items, die alle aus drei Beantwortungsmöglichkeiten bestehen. In jedem Item drücken drei Aussagen das Ergebnis von Strategien im Sinne der Prozessdimensionen aus und werden mit Werten (Scores) von 1 bis 3, wobei der Wert 3 für optimale, zufrieden stellende Gesundheit steht, eingeschätzt. Ein Beispiel der Kohärenz ist:

- Wir wissen gleich, wenn mit einem Angehörigen etwas nicht stimmt (bewertet mit 3).
- Wir fühlen uns manchmal missverstanden (bewertet mit 2).
- In unserer Familie versteht man sich schlecht (bewertet mit 1).

Die Befragten müssen für jedes Item eine der drei Aussagen wählen. Die Punktezahl wird am Schluss summiert. Laut der Theorie werden die Items, die Systemerhaltung und Kohärenz ausdrücken, zu einer Gesamtpunktzahl für Stabilität addiert; Items der Kohärenz und Individuation erfassen die Spiritualität; Items der Individuation und Systemänderung erfassen Wachstum und Items der Systemerhaltung und Systemänderung erfassen Regulation/Kontrolle.

Das amerikanische Instrument durchlief acht psychometrische Prüfungen mit Versuchsgruppen zwischen 125 und 622 Personen, meist Leute aus der Gemeinde und von unterschiedlicher kultureller und sozioökonomischer Herkunft. All diese Prüfungen erfolgten durch Faktorenanalysen, die zeigten, dass die Items relativ stabil sind und die Tendenz haben, sich in vier Faktoren zu gruppieren, die mit den theoretischen Dimensionen übereinstimmen. Das ist ein klares Indiz für Konstruktvalidität des Instruments. Die Skalen für Stabilität, Wachstum, Regulation/Kontrolle und Spiritualität haben akzeptierbare Reliabilität, d. h. interne Stabilität und temporäre Reliabilität, bedingt durch vergleichbare Ergebnisse in zwei wiederholten Prüfungen mit den gleichen Beteiligten (zwei Wochen und einen Monat nach der ersten Befragung) (Friedemann 1991; Friedemann & Smith 1997; http://www.fiu.edu/~friedemm).

Dieses Instrument ist in verschiedene Sprachen übersetzt und außerdem in Finnland, der Schweiz und Deutschland, Mexiko und Kolumbien geprüft worden. In der Schweiz wurde eine erste deutsche Übersetzung in 1993 mit 127 Frauen und 53 Männern aus verschiedenen Familien geprüft. Von diesen Probanden lebten 9 % alleine, 28 % in Zwei-Personen-Haushalten. In 58 % der Fälle lebten drei bis fünf Personen im Haushalt. Diese Probanden lebten in kleinen und großen Ortschaften in mehreren deutschsprachigen Schweizer Kantonen. Obschon sich die

Items in die erwarteten Faktoren gruppierten, verwiesen die Resultate auf Probleme in der Verteilung der Antworten. Die Items der Stabilität wurden von zu vielen Beteiligten zu hoch bewertet, was zeigte, dass die Familienstabilität in der Schweiz einen hohen Stellenwert einnimmt und die Befragten nicht gewillt waren, Schwächen einzugestehen, auch wenn sie existierten. Als Folge davon wurde das Instrument von einer Arbeitsgruppe überarbeitet und zusätzliche Fragen wurden hinzugefügt. Eine zweite Überprüfung in der deutschsprachigen Schweiz und eine erste in Deutschland wurden inzwischen abgeschlossen und in der Zeitschrift «Pflege» des Verlags Hans Huber publiziert (Köhlen & Friedemann 2006). Das Instrument hatte nach der Überarbeitung durch die Arbeitsgruppe nun 26 Items. In Deutschland wurde das Instrument von 343 Befragten aus der Gemeinde ausgefüllt, die sowohl unterschiedlichen Alters als auch unterschiedlicher ökonomischer Herkunft waren, wohingegen in der Schweiz 209 Krankenhauspatienten die Fragen beantworteten. Die Analyse brachte vier Faktoren mit einem Eigenwert größer als 1 hervor. Acht Items mussten herausgenommen werden, da sie eine unzureichende Verteilung oder zu schwache Faktorladungen aufwiesen. Das endgültige Assessment-Instrument hat 18 Items mit einem akzeptablen Wert für Reliabilität und interne Stabilität. Somit kann das ASF-E in Deutschland und in der Schweiz genutzt werden, um Forschung mit Familien zu begleiten und Familiengesundheit in Verbindung mit Pflegeinterventionen einzuschätzen. Auch bei diesen beiden Überprüfungen zeigte sich, dass Items der Zieldimension Stabilität die höchsten Werte erhielten, wobei sie nicht ganz so hoch wie bei der ersten Überprüfung in der Schweiz und daher akzeptabel waren. Aber auch die Zieldimension Spiritualität hatte hohe Reliabilitätswerte, gefolgt von Wachstum und schließlich Regulation/Kontrolle (ebd.).

Wie zu Beginn dieses Abschnittes erwähnt, dient die Gesamtpunktzahl des ASF-E zur Erfassung von Familiengesundheit. Zusätzlich können die vier Ziele des Familiensystems einzeln bewertet werden. Dies ist zur Erfassung einer Familienkrise von Nutzen. Da die Definition einer Krise das Wegfallen von Strategien im Zusammenhang mit dem Wachstum der Familie beinhaltet, ist anzunehmen, dass eine Krise besteht, wenn die Familie ihr Wachstum sehr niedrig einschätzt. Auch werden Dimensionen wie Regulation/Kontrolle und Spiritualität von der Krise beeinflusst und zuletzt sogar die Stabilität der Familie. Niedrige Werte (Scores) für diese Dimensionen drücken das Ausmaß der Krise aus.

Eine weitere Anwendung des Instruments wurde anlässlich familientherapeutischer Interventionen zusätzlich geprüft. Im Vergleich zu einer Kontrollgruppe konnten mit dem ASF-E in einer Behandlungsgruppe Fortschritte anhand einer erhöhten Gesamtpunktzahl am Ende der Behandlung und einen Monat danach festgestellt werden (Friedemann 1994). In dieser von der Theorie des systemischen Gleichgewichts geleiteten Behandlung wurde das Instrument nicht nur zur Bewertung, sondern auch zur Behandlung selbst gebraucht. Die erste Familienbewertung wurde mit den Teilnehmern besprochen, Ziele zur Stärkung der am niedrigsten bewerteten Dimension wurden definiert und passende Strategien zusammen ausgearbeitet und anschließend ausgeführt. Die Teilnehmer erhielten eine Graphik ihrer ASF-E Resultate als tägliche Erinnerung, an ihren Strategien zu arbeiten (http://www.fiu.edu/~friedemm). Positive Wirkungen waren auch einen Monat nach der Behandlung noch festzustellen.

In der qualitativen Forschung wird die Familiengesundheit durch Befragung und Beobachtung bewertet. Zum Beispiel wurde in der ethnographischen Studie von Pierce (1998; 2001) der Pflegeprozess einer Familie im Sinne von Familiengesundheit bewertet. Positive und negative Faktoren, die systemische Ziele beeinflussen können, wurden untersucht. Diese Themen wurden in semistrukturierte Interviews eingebaut. So sprachen die Angehörigen von einer emotionalen Last, die sie aufgrund der Verwirrung und des Gedächtnisverlusts des Familienmitglieds, das einen Schlaganfall erlitten hatte, empfanden. Diese Last beeinflusste ihre Familienstabilität. Erhöhte Angst über diese Änderungen brachte die Familien dazu, übliche Familienkonflikte zu vermeiden, um dadurch die Kontrolle wiederzugewinnen. Auf der positiven Seite führte die Pflegesituation zu einem erhöhten Gefühl der Zusammengehörigkeit und Einsatz für den Patienten und die Familie im Allgemeinen. Die Angehörigenpflege diente weiterhin als Motivation, die Situation durch philosophische und religiöse Introspektion zu erfassen und darin einen Sinn für sich selbst und die Familie zu finden, Geduld zu üben und die Zukunft zu akzeptieren, ohne die Hoffnung aufzugeben. Die Familiengesundheit wurde dadurch über das Ziel der Spiritualität neu gestärkt.

Ein Beispiel für Triangulation beim Erfassen von Familiengesundheit ist eine Studie über chronischen Schmerz und seine Auswirkung auf Familien (Friedemann & Smith 1996). Dreißig Familienangehörige mit chronischem Schmerz füllten den ASF-E-Fragebogen aus. Anschließend beantworteten sie Fragen über ihre Familiengesundheit im Sinne der vier Ziele. Die Konvergenz von Theorie und ASF-E-Werten war dadurch erfassbar. In Übereinstimmung mit ihrer Familienbeschreibung waren die Werte für Wachstum niedrig und die für Stabilität sehr hoch. Die Patienten erlebten eine starke Isolation von ihrer Umwelt als Folge ihres Leidens. Als Kompensation wurde die emotionale Verbundenheit innerhalb der Familie gestärkt, oft in einem Maße, welches den Angehörigen ihre Freiheit beschnitt und nicht erlaubte, Individualität auszuüben. Durch die Triangulation konnten die hohen Werte bei der Stabilität richtig interpretiert werden, nämlich als extreme, ungesunde gegenseitige Abhängigkeit statt als außergewöhnlich gute Familienstabilität.

3.5
Forschung mit Familien in schwierigen Situationen
Die quantitative Sicht

Die Literatur verweist auf viele Studien von Familien in Krisen, Krisen, die mit den Entwicklungsphasen der Familie zusammenhängen, Krisen durch Krankheit und andere schwierige Situationen. Die meisten der Studien, die in den USA durchgeführt wurden, sind quantitative Korrelations- und deskriptive Studien. Sie testen einfache Hypothesen oder strukturelle Modelle mit linearen Funktionen. Das theoretische Denken bezüglich Familienkrisen ist vor allem von Stress und Coping und biomedizinischen Theorien beeinflusst. Vereinfacht ausgedrückt, entsteht eine Krise, wenn Personen oder Familien durch Stressfaktoren angegriffen werden, die sie zwingen, sich auf die neue Situation einzustellen. Diese Umstellung überfordert die Person, oder der Familie fehlen die nötigen Ressourcen. Als Folge daraus entsteht eine Krise. Normalerweise sind die Beziehungen zwischen Ursachen und Folgen bei solchen Studien gering, und ähnliche Studien bringen unterschiedliche Ergebnisse. Diese Probleme bestätigen die Annahme in der Theorie des systemischen Gleichgewichts, dass derselbe Stresserreger verschiedene Folgen erzeugen kann, je nach dem allgemeinen systemischen Prozess der Familie und dem der Individuen (Van Riper 2000). Als Forscher dieses Problem realisierten, führten sie eine Anzahl von Studien durch, in denen der «Familientyp» als Co-Variante in den Copingprozess eingefügt wurde, mit der Annahme, dass gewisse widerstandsfähige, robuste Typen von Familien besser mit Problemen fertig werden.

Solche linearen Modelle erscheinen zwar einfach und logisch, aber sind in Realität problematisch und mit der Theorie des systemischen Gleichgewichts unvereinbar. Die Gründe dafür sind folgende:

1. Die Modelle lassen sich nicht mit systemischen Prinzipien vereinbaren; die Variable des Familientyps berücksichtigt die sich ständig evolvierenden Prozesse nur unzureichend.

2. Die Modelle zielen darauf ab, eine objektive Wahrheit zu erforschen, obwohl die Einschätzung der Familie von einzelnen Angehörigen in Wirklichkeit höchst subjektiv ist.

3. Die linearen Modelle bieten keine Lösung zum Problem der Analyseneinheit an.

4. Sie konzentrieren sich auf Mittelwerte in der Messung und vernachlässigen die Vielfalt der Familiensysteme.

5. Sie können Änderungen im Laufe der Zeit nicht erfassen.

Diese Kritikpunkte werden nun näher erläutert.

Systemische Forschung. Die der quantitativen Forschung unterliegenden Annahmen beruhen auf einer messbaren Wirklichkeit und dem linearen Prinzip von Ursache und Wirkung. In der Systemtheorie dagegen widersetzt man sich dem Verständnis von linearer Kausalität und betrachtet die Wirklichkeit als Werdegang der Dinge und Situationen, die sich dauernd ändern. Die Eigenschaften der systemischen Prozesse sind als zirkulär und unwiderrufbar beschrieben, so dass eine Variable A unter anderem die Variable B beeinflusst und ändert, dass dann aber die Variable B und die anderen betroffenen Variablen durch Feed-back wiederum die Variable A ändern. Dieser Kreis geht weiter und dehnt sich auf mehr und mehr Variablen aus mit dem Resultat, dass Variable A nie mehr dieselbe sein wird. Das heißt, dass es in der Realität keine wirklich unabhängigen Variablen gibt, denn auch sie erfahren durch Feed-back Änderungen und entwickeln sich mit der Zeit. Ein lineares strukturelles Modell, auch wenn es noch so viele Variable mit einbezieht, zeigt uns deshalb nur eine Momentaufnahme eines fortlaufenden Prozesses, die zu einem festen Zeitpunkt aufgenommen wurde, aber bereits morgen nicht mehr der Realität entspricht.

Objektivität. Der zweite Mangel an linearen Modellen ist die unterliegende Annahme der Objektivität. Laut der Theorie des systemischen Gleichgewichts ist jede Wirklichkeit subjektiv. Dies heißt, dass Einzelpersonen ihr eigenes Leben und das ihrer Familie aus ihrer persönlichen Perspektive beurteilen. Ihre Individuation über die Jahre hinaus hat sie zu einem allein gültigen Verständnis ihrer eigenen Person und ihrer Rollen als Mensch und Familienangehörige geführt. Zudem führt das Verständnis von Rollen, Rechten und Verantwortungen zu festen Erwartungen über das Verhalten und die Anteilnahme der anderen Angehörigen am Familiengeschehen. Da alle Mitglieder der Familie ihre eigene Familie subjektiv und in Bezug auf ihre eigenen Rollen und Bedürfnisse entwerfen, ist die Wirklichkeit der Familie dort, wo sich die Ansichten und Werte der Einzelnen treffen. Diese Wahrheit wandelt sich über die Zeit und auf der Suche nach Kongruenz. Im Gegensatz dazu beruht die empirische Forschung auf dem logischen positivistischen Paradigma und ist bestrebt, eine einzig gültige Wahrheit zu erforschen (Dzurec & Abraham 1993). Die Tatsache, dass sogar standardisierte Fragebögen und strukturierte Beobachtungen höchst subjektive Informationen liefern, die auf der Interpretation des Fragebogens oder der zu beobachtenden Situation beruhen, stellt den empirischen Forschungsgang in Frage. Quantitative Forschung beruht auf der Wahrscheinlichkeit, der beobachteten Prozesse und statistischen Rückschlüsse, die dazu verwendet werden, gewisse allgemein anwendbare Normen zu berechnen, um sie dann Realität zu nennen. Leider hat diese «künstliche» Realität in der Familienforschung oft wenig mit den eigentlichen systemischen Prozessen zu tun.

Übereinstimmung der Analyseneinheit (Unit of Analysis). Durch das Einführen von mehr und mehr Variablen, die den Copingprozess in der Familie beschreiben sollen, sind solche Forschungsmodelle immer komplexer und schwieriger zu interpretieren. Zum Beispiel kann die Familie die Funktion eines Zensors annehmen, indem sie gewisse Informationen akzeptiert und durchlässt, während sie andere zurückhält oder in die gewünschte Bahn lenkt. Die Familie selbst kann aber auch ein Stressfaktor sein, der gewisse Komplikationen noch verschärft, oder ein Stoßdämpfer, der die schädlichen Wirkungen von Problemen für die Angehörigen mildert. Schließlich kann die Familie auch das Wirkungsfeld darstellen, das durch das Verhalten und Agieren der Mitglieder geprägt wird. Aus all diesen Perspektiven umfasst die Familie eine oder mehrere Variablen, mit denen das Familiensystem gemessen werden kann. In dieser Komplexität und dem Zusammenwirken von Einzelpersonen, Familie und Umfeld kommt das Problem der Analyseneinheit zum Ausdruck. Die Schwierigkeit, nur Variablen auf der gleichen systemischen Ebene in Forschungsfragen oder strukturellen Modellen miteinander in Verbindung setzen zu dürfen, ist nicht neu. Zum Beispiel ist die Forscherin auf der Familienebene gezwungen, alle Variablen auf der Familienebene zu erheben und Konzepte wie Familiencoping, Familienwohlbefinden, Familienkonflikt zu definieren und zu erfassen. Dass solche Konzepte wirklich Familieneigenschaften ausdrücken, wenn die Gesamtwerte der Einzelpersonen addiert werden oder ein Durchschnitt berechnet wird, ist laut Systemtheorie nicht anzunehmen.

Dazu kommt, dass die Forschung immer wieder zeigt, wie weit die Antworten einzelner Familienmitglieder auf die gleichen Fragen oft auseinanderliegen. Dies hat unzählige wissenschaftliche Debatten über den Gebrauch von Familieninformationen durch eine oder mehrere Quellen und über die Frage, was mit unterschiedlichen Antworten getan werden soll, hervorgerufen (z. B. Draper & Marcos 1990; Feetham, Meister, Bell & Gilliss 1993). All diese Probleme können auch mit der Theorie des systemischen Gleichgewichts nicht vollkommen gelöst werden. Die Forschung bezieht sich auf Prozesse statt Zustände und lineare Beziehungen. Das Problem des Zusammenwirkens von Variablen auf verschiedenen systemischen Ebenen bleibt bestehen und muss sorgfältig mit neuen kreativen Methoden wie der Triangulation überbrückt und evaluiert werden.

Vielfalt der Familien. Nach der Theorie des systemischen Gleichgewichts sollte der Prozess jeder einzelnen Familie bewertet werden, denn die Vielfalt der Reaktionen auf Schwierigkeiten, Familienstrategien und Auswirkungen auf einzelne Angehörige ist enorm. Forschungsergebnisse, die vor allem wichtig sind, sind solche über die Faktoren, durch die sich Familien unterscheiden, und die Bedingungen, die für solche Unterschiede verantwortlich sind. Die meisten Studien beziehen sich jedoch auf das Messen von gemeinsamen und typischen Eigenschaften aufgrund der Berechnung von Mittelwerten. Dabei vernachlässigen sie die bei einer Streuung von Ergebnissen außen liegenden Fälle, nämlich die, die am meisten Aufschluss über die Vielfalt von Familienprozessen geben könnten.

Veränderungen über die Zeit. Langzeitstudien sind zahlenmäßig in der Minderheit, da sie zeitlich und finanziell aufwändig sind. Zudem bestehen die üblichen Langzeitstudien aus einer Anzahl Messungen des gleichen Phänomens. Dies erlaubt den Blick auf verschiedene Familienbilder, die zu gewissen Zeitpunkten festgehalten wurden, erklärt aber wenig, wie die Unterschiede von einem Bild zum nächsten entstanden sind. All dies zeigt deutlich, wie wichtig es ist, dass Forscherinnen die sich entwickelnden Muster von Zeit, Raum und Energie erfassen müssen, um wirklich Schlüsse über Familiensysteme ziehen zu können. Dies verlangt neuzeitliche Methoden und schließt die Integration der qualitativen und quantitativen Forschung und andere Arten von Triangulation mit ein.

Die qualitative Sicht

Da die Suche nach einer objektiven Wirklichkeit eventuell erfolglos sein wird, fragt sich nun, welche Methoden sich am ehesten eignen, um subjektive Wirklichkeit anzuschauen und Theorien mittlerer Reichweite zu prüfen. Lowenberg (1993) spricht von der hermeneutischen Perspektive und beschreibt die Wirklichkeit als «buzzing chaos» (S. 65). Aus dem Blickwinkel einer solchen Realität werden auch in der qualitativen Forschung viele Mängel sichtbar. Obwohl qualitative Forschung die erlebte Wirklichkeit zu erfassen versucht, muss man sich fragen, ob die wahrgenommene Realität wirklich die des Probanden oder die der Forscherin oder eine Mischung der beiden Perspektiven ist (Patton 1999). Sandelowski (1993) beschreibt den Forschungsprozess als ein kunstvolles Unterfangen, das eine konstruierte Realität hervorruft, die aus der Interaktion der Beteiligten entsteht. Diese Aussage beschreibt den Prozess der Individuation und Systemänderung nach der Theorie des systemischen Gleichgewichts, durch den sich Informationen entwickeln und einen Sinn erhalten aufgrund ihrer Berührung mit und ihrer Integration in den Lebensprozess der Forscherin. Deshalb ist die gemessene Realität ein evolvierender interpersoneller Prozess, in dem zwei Realitäten vereint und dadurch unzertrennlich werden. Dies ist auch der Grund, warum wiederholte phänomenologische Forschung nicht zweimal dasselbe Resultat bringt (Sandelowski 1993).

Für die Forschung mit der Theorie des systemischen Gleichgewichts ist es notwendig, den ursprünglich zu erforschenden Prozess versuchsweise anhand der theoretischen Konzepte zu formulieren. Diese Formulierung dient als Arbeitshypothese. Zum Beispiel betrachten ethnographische Forscherinnen einen Fall nach dem andern und untersuchen, ob solche theoretischen Erklärungen in jedem Fall zutreffen. Widersprüchlichkeiten bzw. Inkonsistenzen mit dem vorausgesagten Prozess (Arbeitshypothese) müssen beseitigt werden, indem die Forscherinnen die theoretische Erklärung der neuen Realität anpassen, bis eine Übereinstimmung erreicht wird. Demzufolge wird die theoretische Erklärung fortlaufend korrigiert, bis sie in allen Fällen anwendbar ist (Agar 1986).

Obwohl Ethnographie für das Testen von Theorien ideal ist, gibt es auch hier unter Forscherinnen Debatten in Bezug auf die Validität. Hier geht es um innere (emic) und äußere (etic) Realitäten und die Möglichkeit, Befunde zu verallgemeinern. Die innere Realität, nämlich die der Befragten, sollte angestrebt werden. Trotzdem braucht die Forscherin ihre eigene (etic) Realität zur Interpretation der Situation und Prüfung der Theorie. Auch hier entsteht ein Individuationsprozess, durch den die Forscherin ein Teil des Prozesses wird, wobei sie lernt und wächst. Als Konsequenz daraus wird ihr neues Wissen den Ablauf des Prozesses wenigstens teilweise beeinflussen (Carr 1994).

Da es keine perfekten Forschungsmethoden gibt, werden die besten Ergebnisse dadurch erzeugt, dass die Forscherin ihre Befunde immer als fraglich betrachtet, die Defizite durch Triangulation der Methoden zu überbrücken versucht und die Studie langzeitlich weiterführt.

3.6
Forschungskonzepte mit Fokus auf Familienprozesse

Ein Beispiel von Forschung mit Familien, die ein schwer behindertes Kind betreuen

Die theoretische Formulierung des Prozesses umfasst das Folgende: In einer schwierigen Situation wie der Betreuung eines behinderten Kindes müssen Familien einen Individuationsprozess durchlaufen, der eine Systemänderung auszulösen hat. Falls der Prozess zu Kongruenz führt, sollte man Individuation durch Lernen und persönliches Wachstum beobachten können. Bei Familien in der Krise fällt aber das Ziel der Individuation weg.

Das ASF-E-Instrument kann zu wichtigen Schlussfolgerungen verhelfen. Wachstum wird im ASF-E im Sinne von Motivation und Offenheit, mit der Umwelt Austausch zu pflegen, bewertet. Dies beruht auf der Annahme, dass Lernen und Wachsen durch Interaktionen und Austausch von Informationen ermöglicht wird. Niedrige Werte bedeuten, dass sich die Familie von der Umwelt isoliert und dass dadurch das Wachstum nur beschränkt möglich ist.

Da das Instrument subjektiv ist, werden Antworten auf die Fragen, die Wachstum (Prozessdimensionen Individuation + Systemänderung) ausdrücken, von Person zu Person variieren. Die Forscherin muss erwarten, dass einige der Angehörigen das Wachstum in ihrer Familie höher einschätzen als andere. Bei der Erhebung während einer Krisensituation ist jedoch die Subjektivität von Vorteil. Es ist möglich, dass eine Krise entsteht aufgrund der Wahrnehmung einzelner Familienmitglieder, die das Gefühl haben, ihre Kontrolle verloren zu haben. Die Werte der einzelnen Angehörigen zu summieren, ist jedoch gefährlich. Wenn alle Angehörigen in ihrer Familie ein gemäßigtes Wachstum sehen, sind die Werte mäßig. Wenn aber einige der Angehörigen eine große Krise erleben und andere kein Problem wahrnehmen, treffen sich die Werte wiederum in der Mitte und sind nicht von der ersten Situation zu unterscheiden. In den bisherigen Studien mit der Theorie des systemischen Gleichgewichts wurden deshalb die Werte der Einzelpersonen separat berechnet.

Der Einbezug der individuellen Werte der Angehörigen gibt Forscherinnen zusätzliche Information über die Wichtigkeit der verschiedenen Wahrnehmungen im Evolutionsprozess der Situation. Fragen wie: «Ist eine Krisensituation eher möglich, wenn das Wachstum der Mütter von einer Woche zur nächsten zurückgeht oder wenn das Wachstum der Väter zurückgeht?», «Ist die Krise am schlimmsten, wenn alle Angehörigen wenig Wachstum erfahren?», «Wie ist das Verhältnis zwischen der Entwicklung des behinderten Kindes, dem Wachstum der Geschwisterkinder, dem Wachstum der Eltern und dem Ausmaß der Krise?». Bei solchen wird Krise mit zusätzlichen Variablen gemessen, wie Angst oder Streitigkeiten in der Familie. Hier muss die Definition der Analyseneinheit beachtet werden. Da die obigen Fragen die Einheit des Individuums betreffen, müssen Familienvariablen wie Streitigkeiten, um sich der Analyseneinheit anzupassen, als individuelle Wahrnehmungen des Ausmaßes von Streitigkeiten in der Familie definiert werden.

Da die Ergebnisse zu diesen quantitativen Variablen auf Mittelwerten beruhen, bleiben viele Informationen über die Familie unberücksichtigt. Die Studie gewinnt an Wert durch Triangulation mit einer qualitativen Methode, die hilft, die Krisensituation und die Anteilnahme der einzelnen Angehörigen am Geschehen tiefgründiger zu beschreiben. Die Forscherin mag semistrukturierte Interviews durchführen, sie auf Tonband festhalten und den Text Wort für Wort transkribieren. Falls die Befragten in der quantitativen Studie bereits durch die Datenerhebung und/oder die Forscherin beeinflusst wurden, sollten für diese zusätzliche Studie neue Probanden befragt werden. Die Themen der Interviews sollten nicht nur Probleme wie Zeitaufwand, Geldknappheit oder depressive Reaktionen einschließen, sondern auch Anzeichen von Individuation und Wachstum, die durch die Situation ausgelöst worden sind.

Falls mehrere Interviews in gewissen Zeitabständen zu teuer oder beschwerlich sind, könnte die Methode der Fallstudie einbezogen werden. Zum Beispiel könnte sich die Forscherin auf einige Fälle konzentrieren, die sich besonders stark in ihren Wachstumswerten unterscheiden, und dabei versuchen zu verstehen, wodurch sich der Familienprozess und die Reaktion auf das behinderte Kind in diesen Familien unterscheiden. Hier können Daten von Interviews, Pflegedokumenten,

Gesprächen mit außen Stehenden (z. B. Arzt oder Pflegende des Kindes) mit eingeschlossen werden.

Zum Schluss werden die quantitativen und qualitativen Resultate miteinander verglichen und logisch integriert. Die Forscherin könnte z. B. die Aussagen über Individuation und Familienanpassung in einer Liste aufführen und diese Aussagen mit den quantitativen Werten der Einzelpersonen vergleichen. Es wäre zu erwarten, dass hohe Werte beim Wachstum mit häufigen Anmerkungen in Bezug auf Sinnfinden und von der Situation lernen übereinstimmen. Erklärungen auf der Basis dieser Beschreibungen werden durch die Theorie des systemischen Gleichgewichts vorsichtig verallgemeinert. Dies führt meistens zu mehr Fragen, die durch weitere Forschungsarbeiten bearbeitet werden sollten.

Zuletzt wäre zu bemerken, dass diese Vorschläge für Forschungsmethoden nur Beispiele darstellen. Je nach den zu erforschenden Fragen können andere Methoden und andere methodologische Kombinationen in Frage kommen, solange sie dazu beitragen, gewisse Defizite zu beheben. Triangulation kann zur Gründlichkeit der Erkenntnisse beitragen (Thurmond 2001). Qualitative Methoden können auch zur Bestätigung von Befunden aus dem quantitativen Teil der Studie genutzt werden, was zur allgemeinen Validation der Studie beiträgt. Von großer Wichtigkeit ist die Wahl der Instrumente, die mit der Theorie übereinstimmen und die für die Probanden der geplanten Studie geeignet sind. Auch bei einem qualitativen Forschungsdesign muss Vorsicht geübt werden, indem die Forscherin zwar konsequent nach Regeln vorgeht, um glaubwürdige Ergebnisse zu erhalten, dabei aber nicht unnötigerweise die Flexibilität aufgibt, die für eine sinnvolle Darstellung der menschlichen Erlebniswelt erforderlich ist (Sandelowski 1993). Das Wichtigste ist wohl ein Forschungsplan, der bestmöglich versucht, die große Komplexität des Familienprozesses zu berücksichtigen. Dabei soll klar formuliert werden, was die verschiedenen Methoden erfassen und wie sie zu einem umfassenden Verständnis des Phänomens beitragen können.

Viele Autoren weisen bei der Methodentriangulation auf das Problem, dass aufgrund der unterschiedlichen Annahmen, wie messbare Wirklichkeit und eine Wahrheit versus Evolution der Wirklichkeit und diverse Realitäten, die den quantitativen und qualitativen Methoden zu Grunde liegen, eine Kombination der Methoden kaum möglich ist. Laut Foster (1997) können diese beiden gegensätzlichen Weltanschauungen durch den Fokus auf Konzepte, die aufgrund der Forschungsergebnisse zum gemeinsamen «Nenner» werden, überwunden werden. Die Beispiele in diesem Kapitel weisen auf diese Art der Konzepttriangulation (Foster 1997) hin. Vergleichbar mit der Diskussion über die Anwendung der Theorie des symbolischen Interaktionismus als gemeinsame Perspektive für verschiedene Methoden von Benzies und Allen (2001) kann auch die Theorie des systemischen Gleichgewichts als Brücke zwischen zwei Methoden dargestellt werden. Dabei werden Konzepte mit ihren gegenseitigen Beziehungen und Mustern so definiert, dass sie mit den Annahmen beider Perspektiven übereinstimmen. Befunde beider Studienteile können dann dem theoretischen Rahmen unterstellt werden, was aber auch bedeutet, dass die Theorie im Falle von widersprüchlichen Befunden in Frage gestellt werden könnte. Eine lebensnahe Theorie soll jedoch nie vollendet und abgeschlossen sein, sondern in einer immer währenden Evolution für Veränderungen offen bleiben. Die Forschung bietet dazu den Anstoß des nötigen Wachstums.

Exemplarisch wird nun eine qualitative Studie vorgestellt, bei der es darum ging, die Lebenswelt von Familien mit einem an Demenz erkrankten Mitglied unter Berücksichtigung der Bedeutung von Familiengesundheit in der häuslichen Pflege zu erfassen. Ziel war es, erste Rückschlüsse für die Pflege ziehen zu können. Diese Arbeit ist an der Evangelischen Fachhochschule Berlin als Diplomarbeit 2007 entstanden.

Ein Beispiel aus Berlin: Bedeutung von Familiengesundheit in der häuslichen Pflege bei Demenz

Denis Maiwald, Aenne Päplow und Roswitha Sterr

Der wissenschaftliche Diskurs über pflegende Angehörige demenziell erkrankter Familienmitglieder fokussiert sich in der Bundesrepublik Deutschland bisher allein auf deren Belastungssituation. Die Auswirkungen der Pflegesituation auf das gesamte familiäre System, insbesondere unter Betrachtung der Individuation und hohen Komplexität von Anpassungsprozessen innerhalb betroffener Familien, blieb bisher von der Forschung weitgehend unberührt. Das führte uns zu dem Entschluss, die Problemstellung als Thema unserer Diplomarbeit im Studiengang Pflege/Pflegemanagement an der Evangelischen Fachhochschule in Berlin aufzugreifen. Im Rahmen der hier vorgestellten Arbeit betrachteten wir die Pflege und Betreuung des demenziell erkrankten Angehörigen als einen familiären Prozess. Dabei bezog sich unser Erkenntnisinteresse auf die Vielfalt unterschiedlicher Verhaltens- und Handlungsweisen von betroffenen Familien. Ziel war es, zu ermitteln, wie sich die Pflegesituation auf das alltägliche Familienleben auswirkt und welche Strategien Familien entwickeln, um mögliche Konfliktsituationen zu bewältigen. Daraus abgeleitet formulierten wir folgende Fragestellung: Wie erleben Familien, die einen demenziell erkrankten Angehörigen betreuen, häusliche Pflege? Als wissenschaftlichen Bezugsrahmen und weiterführenden Verständniszugang für familiäre Prozesse wählten wir die Theorie des systemischen Gleichgewichts als eine Theorie, welche Familie und Familiengesundheit in das Zentrum von Pflege rückt.

Methodik. In einer qualitativ-deskriptiven Studie erhoben wir die relevanten Daten mittels Leitfaden-gestützter Interviews. Der Interviewleitfaden wurde in enger Anlehnung an Friedemanns Modell konzipiert und beinhaltet Fragen zur Entscheidungsfindung (Systemänderung), zur Anpassung an die Krankheit, zu Erkenntnis- und Lernprozessen (Individuation) und zu den Beziehungen innerhalb der Familien (Kohärenz). Die Interviews wurden in den Familien durchgeführt und aufgezeichnet, wobei eine der Forscherinnen das Interview anhand des semistrukturierten Leitfadens durchführte und eine zweite bereits erste Eindrücke und Inhalte mitschrieb. Sie hielt sich ansonsten im Hintergrund. Der Interviewleitfaden diente hauptsächlich als Orientierung für die Interviewerin.

Stichprobe. Es erfolgte keine weitere Feldeingrenzung. Einzige Voraussetzung war, dass ein demenziell erkrankter Angehöriger im familiären Umfeld gepflegt bzw. betreut wird, und dass die an der Pflege aktiv Beteiligten dem Interview beiwohnen, um somit die Perspektive des gesamten Familiensystems zu erfahren.

Der Feldzugang erfolgte sehr offen über lokale Interessenvertreter (Alzheimergesellschaft, Alzheimer-Angehörigen-Initiative) und über die Ankündigung der Studie im Rahmen eines kleinen Zeitungsartikels im «Berliner Wochenblatt».

Unsere Stichprobe bestand aus vier Familien, in denen die Pflegebeziehung eine Partnerbeziehung ist und drei Familien, in denen die Pflegebeziehung eine Eltern-Kind-Beziehung ist. Die Datenerhebung erfolgte im Zeitraum Januar/Februar 2007 im Großraum Berlin.

Auswertung und Ergebnisse. Die Auswertung erfolgte nach Vorgaben eines interpretativ-reduktiven Analyseverfahrens (Lamnek 1995) in den fünf Schritten: Transkription, Erstellung thematischer Verläufe, themenorientierte Darstellung, Erstellung einer Themenmatrix und fallübergreifende Analyse.

Die Auswertung der Interviews fand zunächst auf der Ebene der einzelnen Fälle statt. Der transkribierte Text wurde insoweit reduziert, als dass prägnante Textstellen sondiert und den entsprechenden Themen zugeordnet wurden. Eine grobe Vorgabe der relevanten Bereiche leistete dabei der Leitfaden. Anhand der thematischen Verläufe erfolgte dann eine deskriptive Analyse der einzelnen Fälle. Die unterschiedlichen Äußerungen wurden abstrahiert und mittels der im Vorfeld aus der Literatur gewonnenen Erkenntnisse entsprechend interpretiert. Es zeichneten sich im Ergebnis drei übergeordnete Aspekte ab, die Einfluss auf den familiären Anpassungsprozess hatten:

- vorherrschende Problemlagen in Pflegebeziehungen (beispielsweise Deprivation der Ehebeziehung, vergangene Beziehungskonflikte, die sich ungünstig auf das Pflegearrangement auswirkten, Rollenkonflikte durch Rollenumkehr);

- (insbesondere) psychische Belastungen der Hauptpflegepersonen (beispielsweise durch Angebundenheit, emotionale Abhängigkeit, ambivalente Gefühlslagen);
- positive Aspekte einer Pflegeübernahme (beispielsweise durch positive Pflegemotivation, gelungene emotionale und personale Selbstpflege, gute Ressourcen).

In der weiteren methodischen Bearbeitung wurden die bereits abstrahierten Handlungs- und Verhaltensweisen so übersetzt, dass sie den vier bekannten Prozessdimensionen (Systemerhaltung, Kohärenz, Individuation und Systemänderung) zugeordnet werden konnten und einen Überblick über sämtliche herausgefilterten Strategien und Problemlagen in den einzelnen Prozessdimensionen ermöglichten. Anhand dessen erfolgte eine fallübergreifende themenorientierte Darstellung der gegebenen Familienprozesse.

Die zentrale Frage der vorgestellten Arbeit beschäftigt sich mit der Bedeutung familiärer Gesundheit im Kontext häuslicher Pflege bei Demenz. Das Erkenntnisinteresse zielte darauf, zu erfahren, wie gut oder weniger gut betroffene Familien mit den tagtäglichen Herausforderungen umgehen. Dabei wurden Familienprozesse, die im Ergebnis zu einem guten Arrangement mit der Pflegesituation führen, ebenso wie Verhaltens- und Handlungsweisen bzw. Umstände, die dazu führen, dass Familien sich weniger gut mit der Pflegesituation arrangieren und zum Teil in sehr kritische Situationen geraten, dargestellt. Sich abzeichnende Tendenzen unter Betrachtung der individuellen Aushandlungsprozesse im Arrangement der Familien mit der Pflegesituation haben wir als Kernergebnisse thesenartig zusammengefasst:

1. Eine hohe Komplexität familiärer Prozesse insgesamt: Die interviewten Familien waren in ihrem Umgang mit der Situation, dabei insbesondere in ihrem Belastungsempfinden und in ihren Beziehungsdynamiken individuell höchst verschieden, was einmal mehr deutlich macht, dass Unterstützungsmaßnahmen an die Bedürfnisse der einzelnen Familien angepasst werden müssen. Insgesamt gab es kein von den befragten Familien präferiertes Ziel, um Kongruenz zu erreichen.

2. Eine gelungene Anpassung an die Pflegesituation bei stark ausgeprägter Kohärenz innerhalb des Familiensystems: Auffallende Determinanten einer starken Kohärenz waren eine liebevolle Beziehung zum Pflegebedürftigen, das uneingeschränkte Einverständnis mit der Pflegerolle und ein starker Zusammenhalt der Familienmitglieder untereinander. Als gleichsam wichtig stellten sich ebenso die Akzeptanz der Krankheit Demenz, dabei primär ein verständnisvoller Umgang mit den gravierenden Wesensveränderungen des Erkrankten, und weiterführend die Befähigung zu einer emotionalen Unabhängigkeit vom Pflegegeschehen dar.

3. Ein gutes Gelingen der häuslichen Pflege bei auf Wachstum und Lernen ausgerichteten Handeln im Familiensystem: Insgesamt stellen sich uns alle Familien als sehr wissbegierig und offen für neue Erkenntnisse dar. Bei einigen Familien waren die angeführten Lernprozesse primär auf Handlungskompetenzen bezüglich der Pflege ausgerichtet. Bei anderen wiederum konnten wir eine gute Selbstreflexion der einzelnen Familienmitglieder beobachten, die im Ergebnis zu einem besseren Umgang mit der Pflegesituation führte. Reflektiertes Handeln im Sinne der Herausbildung einer gelungenen emotionalen Distanz zum Pflegegeschehen und das regelmäßige Kommunizieren der Probleme, der Bedürfnisse und der eigenen Erfahrungen stellten sich insgesamt als eine gute Voraussetzung für gelungene Individuationsprozesse dar.

- Resilienz als Ressource im Anpassungsprozess: Innerhalb von intragenerationellen Pflegebeziehungen beobachteten wir Zuversicht und Halt durch die jahrelange Gefährtenschaft als eine auffallend wichtige Ressource für eine Anpassung. Die langjährigen Ehen unserer Interviewpartner waren zum Teil auch von gemeinsam bewältigten bedrohlichen Lebensereignissen geprägt. Die betroffenen Ehepartner sahen darin eine Art Kraftreservoir, die Bewältigung der Herausforderung durch die Erkrankung besser zu tragen (Kohärenz).

- Zusätzliche emotionale Belastungen durch nicht ausgehandelte Konflikte zwischen den Pflegepersonen: Obwohl meist vor der Pflegesituation entstanden, wurden sie in den Pflegealltag hineingetragen. In zwei interviewten Familien entstanden dadurch zusätzliche emotionale Belastungen für die Hauptpflegeperson, da sich einzelne Konfliktparteien gänzlich aus der Pflege zurückzogen. Verstärkt werden diese Belastungen durch die empfindliche Beeinträchtigung der familiären Entscheidungsfindung hinsichtlich der Pflege und Betreuung des erkrankten Familienmitglieds (fehlende Individuation).

- Verstärkung der Handlungen in der Prozessdimension Systemerhaltung als Coping bei drohender Überlastung: Ausgewogene Organisationsstrukturen, klar definierte Verantwortungs- und Entscheidungsgewalten, Routinen im Tagesablauf und Unabhängigkeit waren wichtig, um Stabilität und Regulation/Kontrolle zu erlangen. Sie dienten primär dem Schutz des Familiensystems vor dem Gefühl des Ausgeliefertseins und dem Verlust der Selbstkontrolle.

- Eher schlecht ausgeprägte systemerhaltende Prozesse aufgrund fehlender Ressourcen im Sinne eines Unterstützungspotenzials: Erfährt die Hauptpflegeperson wenig Unterstützung und dadurch eine zunehmende soziale

Isolation, und ist eine Kommunikation mit der zu pflegenden Person aufgrund des weit fortgeschrittenen Krankheitsstadiums kaum mehr möglich, besteht die Gefahr der Totalisierung der Lebenswelt des bzw. der Pflegenden. Insbesondere das körperliche und geistige Wohlbefinden, so genannte Selbstpflegehandlungen, werden vernachlässigt.

- Individuation trotz gemäßigter Kohärenz bei nicht gegebener Einheit im Familiensystem: Familien stellten sich uns nicht immer als Einheit dar. Wir konnten sowohl Konflikte innerhalb des Pflegeduals als auch innerhalb anderer familiärer Subsysteme beobachten. Solche Konflikte mäßigen die Kohärenz. Dennoch reicht sie zum Teil aus, um Individuation zu erlauben.

Zusammenfassend zeigt diese Studie, dass die Familiengesundheit und damit auch die Qualität der Pflege direkt mit der Stärke der Familienkohärenz zusammenhängen. Familien, bei denen vorausgehende Konflikte die Kohärenz beeinträchtigten, hatten Probleme mit der Individuation und erlebten wenig auf die Pflegesituation gestütztes Wachstum. Im Unterschied dazu hatten Familien mit starker Kohärenz die Fähigkeit, ihre Aufgabe und Situation in positivem Licht zu betrachten und dabei als Familie stärker zu werden.

Implikationen für die Praxis. Für die Institution Pflege heißt es: NEUE WEGE – Familienorientierung. Pflegende müssen dazu übergehen, Familien als Klienten der Pflege zu betrachten, sie zu unterstützen, zu begleiten und zu beraten. Das Ganze selbstverständlich theoriegeleitet durch entsprechende Pflegemodelle. Hier bietet sich, so die Forscherinnen, die Theorie des systemischen Gleichgewichts in herausragender Weise an. Pflege bedeutet, mit den Familien zusammen den Weg zu optimaler Kongruenz zu erarbeiten. Die Individuationsdimension erscheint dabei von größter Wichtigkeit, denn ohne Individuation finden pflegende Angehörige wenig Sinn an ihrer Aufgabe, lehnen ihre Rolle ab und beeinträchtigen dabei ihre Gesundheit. Dem können Pflegende gegebenenfalls durch ein offenes Ohr und professionelle Beratung entgegenwirken.

Der wichtigste Aspekt in Bezug auf die Gesellschaft ist es, diesen tapferen, unermüdlichen Menschen, die ihre demenziellen Angehörigen pflegen und betreuen, endlich die ihnen gebührende Wertschätzung entgegenzubringen.

Zu empfehlen ist selbstverständlich die Überarbeitung des Pflegebedürftigkeitsbegriffes. Der Ruf danach ist nicht neu. Der vom Bundesministerium für Gesundheit einberufene Beirat hat bereits seinen Abschlussbericht mit Empfehlungen für einen neuen Pflegebedürftigkeitsbericht vorgelegt.

Zu empfehlen ist gleichwohl, aktiv zu werden, wenn es um die Enttabuisierung der Krankheit Demenz geht, wenn es weiterführend um die Sensibilisierung der Bevölkerung hinsichtlich dieser Krankheit geht. Schon Kinder sollten dahingehend aufgeklärt werden.

Ein sehr wichtiger Aspekt ist vor dem Hintergrund des Familienstrukturwandels selbstredend die Erweiterung des Familienbegriffes, gerade in Hinblick auf – die Pflege- und Betreuungsarbeit übernehmende – Freunde, Nachbarn, etc. und deren Entlohnung bzw. die Anerkennung ihrer Arbeit.

3.7
Forschung mit Familien in Interaktion mit Pflegenden

Studien dieser Art bilden den Kern der Pflegeforschung. Sie erläutern Fragen wie: «Was können Pflegende tun, um Familien in Situationen von Krankheit und Leiden zu unterstützen?», «Was ist die beste Intervention, um die gewünschten Erfolge zu erzielen?». Bei diesen Fragen geht es um den Pflegeprozess mit Familien, der die Förderung der Familienprozesse, der Kongruenz und Familiengesundheit beinhaltet. Deshalb hat die Forschung der familienbezogenen Pflege die Aufgabe, die Interaktion Familie – Pflegende zu analysieren und zu erproben, wie gewisse Prozesse die Bemühungen der Familie, die vier Ziele, Kongruenz und Gesundheit zu erreichen, entweder erleichtern oder behindern.

Die in diesem Buch beschriebenen Fälle zeigen den Pflegeprozess in Aktion. Im Beispiel des Herrn F. verhilft die Pflegende dem Ehepaar zu einer Aussprache, die Wachstum fördert und der Familie hilft, die Krankheit des Herrn F. und seine ungewisse Zukunft zu akzeptieren. Im Beispiel des psychisch kranken Herrn T. berät die Pflegende die Familie im Fassen des Entschlusses, Herrn T. in einem Heim wohnen zu lassen. Im Fall des sterbenden Herrn Z. lässt sich die Pflegende auf eine spirituelle Verbindung ein, durch die sie wichtige Erkenntnisse in Bezug auf ihr eigenes Leben schöpft. Im Fall der Frau B. wird die Pflegende zum Mitglied eines Interaktionssystems, durch das Individuation und eine beginnende Akzeptanz des Todes der 9-jährigen Tochter Monika möglich werden. Das Beispiel der Frau I. beschreibt die Pflege auf der individuellen Ebene durch Beratung der Frau I. im Durcharbeiten einer Systemänderung und auf der Familienebene mit dem Ziel einer erneuten Integration der Frau I. in ihre Familie. Schließlich zeigt die Situation mit Frau D., die an Alzheimer-Krankheit leidet, die kreative Arbeit der Pflegenden, durch welche die Bedürfnisse der Frau D. und ihrer Angehörigen berücksichtigt und miteinander versöhnt werden. In all diesen Fällen richten sich die Fragen sowohl auf den Pflegeprozess selbst als auch auf das Erleben der Pflege und das Pflegeziel der Individuation und Systemänderung. Dabei können die Systemebenen der Familie und der Pflegenden gleichermaßen berücksichtigt werden.

Wenn sich die Forschung durch die Entwicklung von Interaktionen zwischen Forscherin und Probanden ausdrückt, wird sie zur Intervention. Das heißt, dass Änderungen in der Wahrnehmung der Familienmitglieder, die in der qualitativen

Forschung als Störfaktoren angesehen werden (Sandelowski 1993), oft die Wirkung erzielen, die mit einer Pflegeintervention angestrebt werden. Positive Änderungen, z. B. im Verstehen der emotionalen Reaktionen einer Patientin mit Alzheimer-Krankheit, können in der Tat die Kraft darstellen, die die Pflege mit Forschung verbindet. Diese Interaktion wird deshalb nicht mehr als hindernd, sondern als wertvoll für den Forschungsprozess angesehen.

Zum Beispiel erklärt Oiler Boyd (1993), dass viel erreicht werden kann und viele Pflegende davon profitieren, wenn ganz gewöhnliche Pflegehandlungen aus der Sicht einer Forscherin durchgeführt werden. Die oben zitierten Fälle könnten in Detail und methodischem Vorgehen intensiviert werden und dabei die Qualifikationen von Fallstudien erhalten (Yin 1984). Eine Reihe von Fallstudien, die sich auf dasselbe Phänomen beziehen, eignet sich sehr gut zum Testen einer Theorie. Da zum Beispiel laut der Theorie des systemischen Gleichgewichts Individuation in der Beziehung zwischen Patient und Pflegender für die Qualität der Pflege maßgebend ist, kann eine Forscherin die Pflegenden in ihren Fallstudien in zwei Kategorien der Individuation einteilen und sie auf der Ebene der Pflegequalität vergleichen. Zur ersten Kategorie gehören Pflegende mit Anzeichen von Individuation: Pflegende, die sich durch ihre Arbeit bereichert fühlen, zufrieden sind mit ihrem Beruf, humorvolle und traurige Geschichten über ihre Patienten zu erzählen haben, von interessanten Erkenntnissen berichten und sich über anerkennende Bemerkungen ihrer Patienten freuen. In die andere Kategorie gehören Pflegende, die für ihre Patienten wenig Verständnis haben, verärgert sind und an ihrer Arbeit wenig Gefallen finden. Der Wert einer solchen Forschungsarbeit und ihre Umsetzbarkeit hängen von ihrer theoretischen Basis ab. Die Forscherin wird durch die Theorie des systemischen Gleichgewichts auf maßgebende Prozesse und Variablen, die dabei in Betracht gezogen werden sollten, verwiesen. Die Befunde der Forschung liefern dann die spezifische Information, durch die diese Prozesse Struktur und Substanz erhalten.

Diese Art Forschung erlaubt es, den Pflegeforscherinnen sogar Einblick in Sphären der Empfindung zu geben, wie die Interaktion auf spiritueller Ebene zwischen der Pflegenden und Herrn Z. aufzeigte. Geschichten über solche zutiefst empfundenen Situationen des Sterbens können die Bereitwilligkeit anderer Pflegenden, ihre eigenen Geschichten zu erzählen, vergrößern. Qualitative Forschung kann dabei die philosophischen Grundsätze des Denkens und Empfindens betreffs Leben und Tod beleuchten. Solche offenen Diskussionen führen nicht nur zu Forschungsergebnissen, sondern auch zur Selbstreflexion und Reifung der beteiligten Pflegenden. Solche Methoden können deshalb auch positive Auswirkungen auf die Teams und Abteilungen haben.

Wenn das Testen der Theorie die Grundlage der Forschung ist, werden zwei Themen akut, die sich auf die Validität der Daten beziehen. Das erste ist Selbstbewertung. Selbstbewertung bezieht sich auf die Bereitschaft, die eigenen Werte zu reflektieren und die Ehrlichkeit und Willigkeit, die Theorie zu ändern, falls die Resultate nicht wie vorausgesehen ausfallen. Ehrlichkeit kann zum Problem werden bei Forscherinnen, die zu viel Energie in eine Theorie investiert haben. So ist die Versuchung groß, manche Erzählungen etwas zu ergänzen oder unpassende Details wegzulassen, nur um die Kongruenz mit der Theorie beizubehalten. Das zweite Thema ist ähnlich. Beim Zuhören von Erzählungen kann eine Forscherin unmöglich alle Details berücksichtigen. So bringt sie ihre eigene Perspektive und Kultur in die Auswahl der zu interpretierenden Daten. Das Resultat sind ein enger Fokus und der Verlust von andersartigen Anschauungen (Sadler & Hulgus 1991).

Diesen kritischen Einflüssen kann durch Feed-back der Probanden bis zu einem gewissen Grad vorgebeugt werden. Eine andere Methode ist «Forschertriangulation». Diese Methode ist aber nur wirksam, wenn die Forscherinnen von unterschiedlicher Herkunft sind und sehr unterschiedliche Auffassungen vertreten. Kollegen aus dem gleichen Beruf, mit gleicher Ausbildung, gleichem Alter und ähnlicher Lebenserfahrung haben sich möglicherweise dieselben Denkarten angeeignet und verleihen einer Forschung wenig Vielfalt in der Interpretation der Aussagen.

Andere passende Methoden zählen zur Aktionsforschung, die mit Einzelpersonen, Familien, Pflegeteams und Abteilungen betrieben werden kann. Zum Beispiel könnte die Einführung der Familienanamnese in einem Pilotprojekt getestet werden. Information über die Nützlichkeit einer solchen Anamnese könnte durch Fallbesprechungen erhoben werden. Eine Anzahl von Fällen, bei denen die Pflege von den traditionellen historischen und medizinischen Daten abgeleitet wurde, kann mit einer gleichen Anzahl von Fällen verglichen werden, bei denen die Pflege durch die Familienanamnese erweitert wurde. Dabei können die verschiedenen Pflegedokumente und die Art und Qualität der Pflegehandlungen verglichen werden. Ergänzende Methoden könnten Fokusgruppen sein, in denen Pflegende ihre Pflege sowohl mit als auch ohne Berücksichtigung der Familienanamnese beschreiben oder Patienten ihre Pflege beurteilen. Dabei müssen auch emotionale Reaktionen auf die neue Methode in der Gruppendynamik genau beobachtet, auf Band aufgenommen und dokumentiert werden. Zum Zweck der Erhebung von Daten betreffs Zufriedenheit von Patienten und/oder Pflegepersonal könnte anstelle einer Fokusgruppe ein quantitativer Survey eingeführt werden. Diese Methode erlaubt besseren Privatschutz und ermöglicht ehrlichere Antworten, wenn sie anonym durchgeführt wird. Neben allen Bewertungen der quantitativen und qualitativen Daten müssen vom Aktionsteam im Verlauf auch die weiter folgenden Entscheidungen über eine mögliche, auf andere Abteilungen ausgedehnte Anwendung der Anamnese, der Änderung des Fragebogens oder der Pflegedokumentation oder gänzliches Absetzen der Familienanamnese getroffen werden.

Der große Vorteil solcher partizipatorischen Aktionsforschung ist die aktive Beteiligung der Pflegenden und Patienten, die letzten Endes am meisten von neuen

Pflegemethoden betroffen werden, an der Forschung selbst. Dies verleiht den Beteiligen Kontrolle und beseitigt die Barrieren, die normalerweise zwischen Gruppen mit sehr unterschiedlichem Status, wie Pflegende, Forscherinnen und Patienten, existieren, und erlaubt gemeinsames Lernen und Wachsen (Lindsey & McGuinness 1998).

Ein Beispiel von Aktionsforschung auf der Basis der Theorie des systemischen Gleichgewichts ist die Forschung von Pilar Amaya in Kolumbien. Professorin Amaya hat Instrumente entwickelt, mit denen sie Daten der Familiengesundheit und Risiken für physische und psychische Probleme in Familien erhebt. Angefangen in Kolumbien, hat sie diese Instrumente mit den Ärmsten in der Bevölkerung geprüft und validiert. Anschließend hat sie die Forschung auf sechs lateinamerikanische Länder erweitert. In diesen Ländern arbeitete sie mit Universitäten zusammen, die in Kliniken in Armutsvierteln aktiv sind, und bildete Teams von Professoren, Pflegenden und Studenten, um Familien, die die Klinik besuchen, auf die Forschung vorzubereiten, Interviews durchzuführen und Aktionsforschung auszuführen. Die Daten wurden durch Ausfüllen der Fragebogen während Besuchen mit den armen Familien in ihren einfachen Behausungen erhoben. Nach der Bewertung der Ergebnisse versammelten sich alle Beteiligten, inklusive interessierte Familien, um die Ergebnisse zu erfahren und daraus Interventionen zu entwickeln. Neue Interventionen, die die Zustimmung der Mehrheit erhielten, sollen innert Kürze im Ausbildungs- und Behandlungsprogramm der Klinik eingebaut und den Familien angeboten werden. Beispiele solcher Interventionen sind Säuglingspflegekurse, Ergotherapie für Betagte mit chronischen Leiden, Kurse über Ernährung, Kinderentwicklung, Impfungen und Krankheitsverhütung und andere. Professorin Amaya und die Teams sind zurzeit damit beschäftigt, Evaluationsstudien der Interventionen zu planen (Amaya de Peña 2000).

Andere Methoden können sich ebenso wertvoll zum Studium der familienbezogenen Pflege erweisen. Ethnographie unter anderen eignet sich besonders gut zum Studium der Kultur in Familien. Laut der Theorie des systemischen Gleichgewichts wird die Kultur in Familien gelebt; der Familienprozess reflektiert die Kultur der Familie in der Art und dem Ausmaß der Strategien, die zu den vier systemischen Zielen führen. Die ethnographische Studie von Linda Pierce (1998; 2001) beschrieb, wie schwarze Familien in einer amerikanischen Großstadt die Pflege ihrer Angehörigen auf höchst effiziente Weise organisierten, auch wenn sie außer der eigenen Familie sehr wenige Ressourcen hatten. Pierce zog daraus sehr wichtige Hinweise für die häusliche Pflege solcher Familien: Um die besten Ergebnisse zu erzielen, besteht die Aufgabe der Pflegenden weniger darin, die körperliche Pflege der Patienten auszuführen, sondern darin, den Familien gewisse Hinweise zur Erleichterung der Pflegearbeit zu geben, ihnen zu helfen, Zugang zu vorhandenen Ressourcen wie günstigeren Medikamenten, Rollstühlen oder anderen Geräten zu verschaffen und ihnen für ihre große Einsatzbereitschaft Anerkennung zu geben. Diese Studie beruhte auf der Theorie des systemischen Gleichgewichts und führte auch zu wertvollen Erkenntnissen über den Familienprozess im Allgemeinen und die Angehörigenpflege im Besonderen. Da die Qualität der häuslichen Pflege besonders stark von einem fundierten Verständnis der Familien und von der Einfühlung in die Freuden und Leiden der Familien abhängt, ist eine ethnographische Studie des Familienprozesses ein einzigartiges Mittel, ein solches Pflegeverständnis zu erlangen.

Fragen wie: «Wie unterscheiden sich Familien in ihren Bedürfnissen von Information, Ressourcen, Beratung oder emotioneller Unterstützung?», «Wie sehen Familien ihre Rolle in der Langzeitpflege, in einem Pflegeheim oder in der Klinik?», «Wie unterscheiden sich Familien in ihrer Interaktion mit dem Pflegepersonal?», wurden bis dahin meist durch Korrelationsstudien untersucht. In solchen Studien ist ein über einen längeren Zeitraum geführtes Protokoll von großer Wichtigkeit. Familienvariablen, die mit dem Pflegeprozess zusammenhängen, ändern sich im Laufe der Zeit und sind von besonderer Bedeutung, wenn man z. B. die Einlieferung in ein Pflegeheim verschieben möchte (Montgomery & Kosloski 1994). Mit Korrelationsstudien, Regressionsanalysen und strukturellen Modellen, die zu einem gewissen Zeitpunkt durchgeführt werden, sind jedoch die Änderungen der Variablen in komplexen systemischen Prozessen schwer vorauszusagen. Allerdings kann man solche Methoden zu mehreren Zeitpunkten wiederholen, um die Situation von einem Punkt zum nächsten zu beschreiben. Was jedoch fehlt, ist ein volles Verständnis für die Dynamik der Prozesse und eine Erklärung, warum sich die Situation gewisser Familien verbessert, während sich für andere die Probleme häufen. Wiederum kann man mit Methodentriangulation die besten Ergebnisse erreichen.

Als Letztes wird hier eine Triangulationsstudie von Friedemann und ihrem Forschungsteam, die im Staat Michigan in den USA durchgeführt wurde, als Beispiel beschrieben (Friedemann, Montgomery, Maiberger & Smith 1997; Friedemann, Montgomery, Rice & Farrell 1999). Die Studie hatte das Ziel, die Involvierung von Familien in Pflegeheimen zu untersuchen sowie zu prüfen, ob die auf die Angehörigen bezogenen Vorschriften und Regulationen in den Pflegeheimen einen Einfluss auf die Familienbeteiligung an der Pflege hatten. Die Situation bei einer Ersteinlieferung eines betagten Familienmitglieds in ein Pflegeheim wurde theoretisch im Sinne der Theorie des systemischen Gleichgewichts beschrieben. Da, laut Theorie, Familien durch das Erhalten der Tradition ein relativ fest etabliertes Muster aufweisen, ist anzunehmen, dass sie bestrebt sind, diese gewohnten Verhaltensweisen auch nach einer Einlieferung eines Angehörigen in ein Pflegeheim beibehalten zu wollen. Das Pflegeheim wird deshalb als geographische Erweiterung der Familie betrachtet. Das Pflegeheim hat jedoch seinen eigenen systemischen Prozess, der von den Familien eine wesentliche Anpassung ihrer Rollen erwartet. Dies führt zu den Annahmen, dass 1) Familien von Heimbewohnern versuchen, sich auf die Art zu beteiligen, die mit ihrem gewohnten Familienprozess übereinstimmt; dass 2) die Vorschriften und Regeln im Heim helfen oder verhindern können, dass die begehrte Rolle von den Familien ausgeübt werden kann, und dass 3) diejenigen Heime, die flexibel genug sind, Familien auf die von ihnen vorgeschlagene Art am Geschehen im Heim teilnehmen zu lassen und sie in den Organisationsprozess des Heims aufnehmen, von diesen Familien am höchsten bewertet werden.

Der erste Schritt der Studie war eine Befragung von Pflegedirektorinnen in 208 Pflegeheimen nach ihren Vorschriften und Regulationen, welche die Angehörigen betreffen. Anschließend wurden die Heime in vier Gruppen geteilt, je nach den Werten in ihrer Offenheit Familien gegenüber (Familienfreundlichkeit), die sie in ihrem Survey erhielten. Vierundzwanzig Pflegeheime wurden eingeladen, an der Studie teilzunehmen. Die Heime wurden aus jeder der vier Gruppen nach dem Zufallsprinzip ausgewählt. Da man vermutete, dass Heime mit mehr Familienfreundlichkeit auch mehr Hilfe bieten würden, Probanden zu rekrutieren, einigte man sich auf je fünf Heime in den zwei höheren Kategorien der Familienfreundlichkeit und auf je sieben Heime in den zwei niedrigeren. Dieses sicherte eine gute Verteilung von familienfreundlichen Regulationen.

Aus all diesen Heimen wurden Familienangehörige von 216 neuen Heimbewohnern intensiv über ihre Situation vor und nach der Heimeinlieferung und über ihre Erwartungen am Geschehen im Pflegeheim teilzunehmen, telefonisch befragt. Ein zweites Interview erfolgte drei Wochen später, um die tatsächliche Beteiligung zu erfragen. Am Schluss dieses zweiten strukturierten Interviews antworteten die Angehörigen auf drei führende Fragen:

1. «Wie verbringen Sie normalerweise Ihre Besuchszeit im Pflegeheim?»,

2. «Was hilft Ihnen am ehesten, sich im Heim wohl zu fühlen und sich so zu engagieren, wie Sie wollen?»,

3. «Was hindert Sie daran, sich so einzusetzen im Pflegeheim, wie Sie gerne möchten?».

Die quantitativen Daten wurden mit Regressionsanalyse, ein Verfahren, mit dem man feststellt, wie stark gewisse Faktoren von anderen abhängen und durch welche Variablen gewisse Ergebnisse erwartet werden können, ausgewertet und ein strukturelles Modell konstruiert. Die Theorie des systemischen Gleichgewichts unterstützend, fand man, dass gewisse Familienverhaltensmuster wirklich zu ähnlichen Erwartungen betreffs der Beteiligung im Heim führten. Zum Beispiel zeigten Familien, die normalerweise eine offene Kommunikation und freien Ausdruck der Emotionen brauchen, sich am ehesten in allen möglichen Aktivitäten im Heim beteiligten, während jene Familien, für die Stabilität den höchsten Stellenwert einnahm, eher bestrebt waren, sich im Pflegeheim beraten zu lassen. Die Hinweise der Pflegenden wurden von diesen Familien gebraucht, um ihre Pflege und Unterstützung der Angehörigen im Pflegeheim den Vorschriften gerecht durchführen zu können.

Die Erwartung der Beteiligung hatte eine starke Korrelation mit der eigentlichen Beteiligung, auch wenn Faktoren, wie zusätzliche Familienpflichten oder Verheiratetsein, diese Beteiligung negativ beeinflusste. Geschlechtsunterschiede in der Art der Beteiligung waren festzustellen, indem Töchter sich am ehesten an der körperlichen Pflege der Heimbewohner beteiligten.

Entgegen aller Erwartungen stellte es sich jedoch heraus, dass die Vorschriften im Pflegeheim wenig mit dem Ausmaß der Beteiligung im Pflegeheim zu tun hatten. Was die Art der Beteiligung betraf, konnten jedoch gewisse Unterschiede festgestellt werden, die mit der Gelegenheit für Angehörige, im Pflegeteam und beim Planen der Pflege eine Rolle zu spielen, zusammenhing. Familien, die bei der ersten Befragung nicht erwarteten, viel Körperpflege durchzuführen, setzten sich in einem größeren Ausmaß ein, als erwartet, wenn ihre Mithilfe vom Pflegeteam unterstützt wurde. Dies stand im Kontrast zu Familien, die ursprünglich einen großen Pflegebeitrag leisten wollten. Solche Familien beteiligten sich in Wirklichkeit eher noch mehr, aber die Unterstützung ihrer Beteiligung vom Pflegeteam hatte keinen oder sogar etwas negativen Einfluss. Diese Ergebnisse konnten auf der Basis der quantitativen Daten nicht erklärt werden.

Die qualitativen Daten dagegen lieferten eine Erklärung. Die Familien waren vor allem über das Wohl der Heimbewohner besorgt. In Heimen unter guten Bedingungen, wo die Erwartungen der Pflegequalität erfüllt wurden, entwickelten sich Beziehungen zwischen den Pflegenden und den Familien, die von gegenseitiger Zuneigung gekennzeichnet waren. In anderen Heimen, in denen die Familienfreundlichkeit niedrig war, steigerte sich die Besorgnis um das Wohl der Angehörigen. Die Familien sahen sich oft gezwungen, mehr Pflege zu leisten, als ursprünglich geplant, um sicher zu sein, dass ihre Angehörigen genug aßen oder in einem sauberen Bett liegen konnten. Ihre vermehrte Beteiligung bedeutete deshalb eine Kompensation für unzureichende Pflege des Personals und hatte wenig mit Motivation zu tun. Dieser Befund war wertvoll in Bezug auf Qualitätssicherung in den Pflegeheimen und konnte nur dank Triangulation festgestellt werden.

Auch die unterscheidenden Charaktere der Familien kamen im qualitativen Teil besser zum Ausdruck, und die Erweiterung des Familienprozesses ins Pflegeheim konnte dokumentiert werden. Die Studie betonte die Notwendigkeit eines gewissen Ausmaßes von Familienorientierung, die eine Vorbedingung zur Vertrauensbildung darstellt und durch die bekannten Rollenkonflikte zwischen Pflegenden und Familienangehörigen vermieden werden können.

3.8
Evaluation, Interventionsforschung und Evidence-Based Nursing

Evaluation und Interventionsforschung

Die Evaluationsforschung hat die vergleichende Bewertung von Interventionen oder Programmen zum Ziel. Die Forschungsprotokolle dieser Art Projekte sind historisch gesehen ohne theoretische Grundlage. Evaluationsformulare erkundigen sich über Ansichten und Zufriedenheit mit der Intervention und Outcome-Kriterien, wie bessere Gesundheit, Wissen über ein Thema und Ähnliches. Das klassische Evaluationsprojekt mit den glaubhaftesten Ergebnissen ist jedoch nach wie vor das Experiment mit randomisierter Versuchs- und Kontrollgruppe (Patton 1997).

Experimente und Quasi-Experimente stehen in keinem Gegensatz zur Theorie des systemischen Gleichgewichts. Sie sind von Vorteil zur Beurteilung von genau definierten Interventionen und hoch strukturierten Programmen, die wiederholt auf die gleiche Weise durchgeführt werden. Beispiele sind ein bestimmter Kurs für Diabetiker, eine Technik zur Behandlung von Dekubiti oder eine systematische Orientierung für Familien, die Angehörige in ein Pflegeheim einliefern. Oft sind jedoch die Kosten einer solchen Evaluation beachtlich und lassen sich kaum verantworten in Anbetracht der vielen störenden Faktoren, die das Ergebnis beeinflussen können, wie beispielsweise vorheriges Wissen, persönliche Befindlichkeit, Intelligenz oder Gesundheitszustand der Beteiligten oder die Auswirkung auf die Beteiligten durch die Person, die die Intervention durchführt. Zudem ist das beste Experiment eines, das für den Durchschnittspatienten geplant ist. Sogar in solchen Fällen können Ergebnisse enttäuschend ausfallen aufgrund von fehlender Validität und Reliabilität der Messinstrumente oder methodologischen Problemen, wie bei einem hohen Ausfall von beteiligten Probanden oder Änderung der Umstände der Probanden zwischen den Zeitpunkten der Datenerhebung. Deshalb sind qualitative Daten zur Unterstützung bei der Interpretation der Änderungen fast unentbehrlich.

Wenn Pflegende das Ziel haben, Interventionen den unterschiedlichen Charakteren der Patienten anzupassen, sind andere Methoden der Evaluation angebracht. Ein Beispiel ist eine Studie, in der Friedemann ein auf die Theorie des systemischen Gleichgewichts basiertes Behandlungsmodell evaluierte. Das Protokoll dieser Studie umfasste ein quasi-experimentelles Design mit mehreren Outcome-Variablen, welche mehrfach gemessen und in Kombination mit einer deskriptiven Methode, mit der der Patient in Bezug auf seinen Erfolg beim Erreichen von individuellen Zielen, die in der Therapie festgelegt wurden, eingestuft wurde. Das Kongruenzmodell (Friedemann 1992) ist eine Familienbehandlung, mithilfe dessen Drogensüchtigen, die sich einer Behandlung unterziehen, geholfen werden kann, erneut Anschluss an ihre Familie zu finden. Familienangehörige zusammen mit den Drogensüchtigen treffen sich einmal pro Woche während acht Wochen. Der Behandlungsplan für jedes Treffen ist hoch strukturiert und umfasst wichtige Informationen über Familiengesundheit, Beratung und Übungen, die das Erleben und Empfinden fördern. Trotz der Struktur erlaubt das Modell den Beteiligten, ihre eigenen Ziele auf höchst persönliche Weise selbst zu setzen.

Bei dieser Forschung ging es darum, im selben Rehabilitationszentrum eine passende Kontrollgruppe zu finden. Die Outcome-Variable war Familiengesundheit und wurde mit dem ASF-E und einem zweiten Instrument, dem FamilienAPGAR (Smilkstein 1978), gemessen. Daten wurden zu Beginn und am Ende der Behandlung und einen Monat nach der Behandlung erhoben. Die Kontrollgruppe wurde zu den gleichen Zeitpunkten untersucht, erhielt aber keine Behandlung. «Goal Attainment Scaling» (Kiresuk & Sherman 1975) diente zur Bewertung der individuellen Ziele. Nach dieser Methode werden fünf individuell bestimmte Schritte auf dem Weg zum selbst gewählten Ziel in Worten beschrieben. Der erste Schritt soll sich auf die gegenwärtige Situation beziehen, während der fünfte das optimale Erreichen des Ziels ausdrückt. Die anderen Schritte liegen dazwischen. Diesen Schritten werden Nummern von 1 bis 5 zugeteilt, so dass die Bewertung mit statistischen Methoden durchgeführt werden kann. Das Protokoll ist dementsprechend über die Zeit ausgedehnt, berücksichtigt individuelle Unterschiede und erlaubt quantitative Varianzanalyse, eine Untersuchung der Änderung der Mittelwerte der Variablen (Erreichen des Ziels) von einem Zeitpunkt zum nächsten. Die Ergebnisse wurden von Friedemann 1994 beschrieben.

In dieser Evaluation ergab es sich, dass ein qualitativer ergänzender Ansatz von großem Vorteil gewesen wäre. Die Werte für Familiengesundheit waren nach acht Sitzungen etwas niedriger als vor der Behandlung, und die Werte der Kontrollgruppe waren fast unverändert. Im Gegensatz zu der Evaluation der individuellen Ziele, die große Fortschritte zeigten, schien dies nicht richtig. Das unerwartete Ergebnis wurde folgendermaßen aufgrund der Pflegedokumente interpretiert: Die Familien wurden durch die Therapie aufmerksam auf Familienprobleme, die sie zu Beginn nicht bewusst wahrgenommen hatten. Diese neue Perspektive senkte ihre Selbstbeurteilung der Familiengesundheit und bedeutet im Grunde einen erwünschten Erfolg, der aber durch Betrachtung der Statistiken allein nicht so ausgelegt würde. Diese Erklärung konnte man zwar den Patientendokumenten entnehmen, jedoch hätte eine solide qualitative Studie bessere wissenschaftliche Informationen geliefert. Trotzdem erzielte die Familiengesundheit, den Erwartungen entsprechend, einen Monat nach der Behandlung signifikante Fortschritte in der Behandlungsgruppe mit wenig Unterschied zu der Kontrollgruppe. Dies zeigt, dass die vorausgehende Diskussion zur Triangulation der Methoden auch hier zutrifft. Nebst der Vertiefung der Befunde können qualitative Daten auch Auskunft über die Qualität der Behandlung durch Vergleiche mit vorgeschriebenen Standards liefern.

Bei Evaluationsstudien wird nicht nur das Endprodukt angeschaut, sondern auch die Prozesse, die zum Endprodukt führen. Die Intervention selbst stellt diesen Prozess dar. Während er sich entwickelt, versucht die Forscherin den Entwicklungsprozess mit Methoden, wie zuvor beschrieben, zu evaluieren. Dies ist vor allem wichtig, wenn sich das Projekt oder die Behandlung sich nicht ganz so darlegen, wie es vorgesehen war, was in den meisten Fällen zutrifft. Durch Befragungen, Fallstudien und Statistiken über die Beteiligten, über Erfolge und Misserfolge kann die Forscherin auf potenzielle Probleme hinweisen und den Weg zu Verbesserungen öffnen.

Die Methoden, die für eine Evaluation gewählt werden, müssen auch hier durch die Forschungsfragen und die Ziele des Projektes bestimmt werden (Asen et al. 1991). Deshalb dürfen Ansätze kreativ sein, solange sie mit strikten Standards und rigorosen Kontrollmethoden ausgeglichen werden. Zum Beispiel empfehlen Aaronson und Burman (1994), dass Forscherinnen Pflege-/Behandlungsdokumente mit großer Vorsicht behandeln sollten, obwohl sie zu den meistgebrauchten Informationsquellen in der Evaluationsforschung gehören, denn die Qualität und Validität der Daten in solchen Dokumenten ist oft ungenügend, und Informationen sollten durch zusätzliche Daten aus anderen Quellen ergänzt werden.

Unabhängig von den Methoden ist die Qualität einer Evaluation vor allem auf die Forscherinnen selbst zurückzuführen. Eine ideale Forscherin reagiert auf die Situation, braucht flexible Methoden, kennt sich bestens mit mehreren Methoden aus und leistet genaueste Arbeit (Patton 1999). Auch wenn dieses Ideal oft stark mit der Realität der Praxissituation zusammenstößt, kann niemand sich den Zielen besser nähern als die Pflegeforscherinnen selbst.

Während Evaluationsstudien die Qualität und Wirksamkeit von Interventionen oder Programmen ins Auge fassen, geht es in der Praxis öfters darum, zuerst passende, den Umständen angepasste Interventionen zu finden, bevor sie evaluiert werden können. Dabei sind Evidence-Based Nursing (EBN) oder Evidence-Based Practice (EBP) zum großen Schlagwort geworden. Wenn auch das EBN an sich keine rigide Forschung, sondern ein Problemlösungsprozess ist, bedienen sich doch viele Interventionsforscher des EBN als Instrument, um die bestmögliche Intervention zu entdecken und zu evaluieren. Bei den meisten dieser Forschungsprojekte geht allerdings eine theoretische Basis verloren. Der nächste Abschnitt hat zum Ziel, den Begriff des EBN innerhalb der Pflege in Deutschland zu erklären, gefolgt von gewissen kreativen Ideen über Möglichkeiten, eine theoretische Basis in den Prozess einzubauen.

Evidence-Based Nursing

Mit Katrin Rohde

Wissen muss genutzt werden, um existent bzw. präsent zu sein. Was nützt der Gesellschaft und explizit der Pflege ein Pool von vielen tausend Studien, wenn keiner sie liest oder, schlechter noch, wenn keiner sie kritisch liest? Aus diesem Wissen heraus und aus dem Wunsch nach einer wissenschaftlichen Basis des Pflegehandelns, die zur Professionalisierung der Pflege beiträgt, gewinnt die Methodik des Evidence-Based Nursing (EBN) zunehmend an Raum (vgl. Panfil 2005). In der Verknüpfung des systemtheoretischen Ansatzes mit der Methode EBN kann ein zusätzlicher Gewinn gesehen werden, der sich aus dem Gedanken speist, dass es beiden Ansätzen um die strukturierte und dennoch nicht regelfixierte patienten- bzw. systemorientierte Zusammenarbeit von Pflegetheorie und Pflegepraxis geht.

Zur Historie des EBN in Deutschland. Die Profession Pflege hat in den letzten Jahrzehnten eine Vielfalt von Änderungen erfahren. Im Rahmen ihrer Professionalisierung erobert sie sich seit über 20 Jahren zunehmend ihr eigenes wissenschaftliches Feld. Ein Bestandteil dieser Entwicklung ist das EBN. EBN als Problemlöseprozess, als «missing link – zwischen Theorie und Praxis» (Thiel et al. 2001). EBN dient nicht nur dazu, die Kluft zwischen Theorie und Praxis zu verringern bzw. zu überwinden, sondern beinhaltet die Chance zur Überwindung des pflegewissenschaftlichen Rückstandes in der Bundesrepublik (vgl. auch Schlömer 2000).

Der Begriff des EBN wurde durch Sackett und seine Mitarbeiter in Kanada in den 1990er-Jahren an der MacMaster University in Toronto in Anlehnung an die bewährte Praxis der Evidence-Based Medicine (EBM) eingeführt. Schon 1999 wurde das erste deutschsprachige Zentrum für Evidence-Based Nursing an der Martin Luther Universität Halle-Wittenberg eröffnet (www.ebn-zentrum.de). Zu Beginn des neuen Jahrtausends erfolgte die vertiefte Auseinandersetzung mit grundlegenden Gedanken und Zielsetzungen des EBN als einem Themenkomplex, der vor allem in der Zeitschrift «Pflege» des Huber Verlages unter unterschiedlichen Perspektiven aufgearbeitet wurde. Dieser Trend hat sich in den vergangenen Jahren auf die Auseinandersetzung mit konkreten Fragestellungen zur Vermittlung von EBN/EBP in der pflegerischen Ausbildung (Rohde 2007; 2008; Glissmann 2009, Schubert & Wrobel 2009) und zum exemplarischen Einsatz evidenzbasierter Konzepte ausgerichtet (Behrens & Langer 2009).

Aktuelle Zusammenhänge. Seit das Krankenpflegegesetz mit seiner Ausbildungs- und Prüfungsverordnung (KrPflG) 2004 in Kraft getreten ist, sind Pflegeforschung und zunehmend auch EBN ins Augenmerk von Lehrenden, Lernenden und Verantwortlichen des Qualitätsmanagements getreten (vgl. auch Altenpflegegesetz

AltPflG 2003). Auszubildende und Studierende pflegerischer Berufe werden häufig gleichsam als Multiplikatoren für eine evidenzbasierte Pflege(-praxis) erachtet. In der Gesetzgebung wird eine «wirksame und wirtschaftliche» Pflege gefordert (Sozialgesetzbuch V [SGB V] und Sozialgesetzbuch XI [SGB XI]). In SGB V wird außerdem eine auf «wissenschaftlichen Erkenntnissen» beruhende Pflege gefordert. EBN verhilft dazu, Pflegebedürftige individuell in einzigartigen pflegerischen Entscheidungen zu unterstützen. Es ermöglicht eine Pflegepraxis, die im Auftrag der einzelnen Pflegebedürftigen und in Zusammenarbeit mit ihnen dem Ziel der bestmöglichen Pflege folgt und mögliche Qualen und Leid weitestmöglich reduziert – soweit dies im Einflussbereich der Pflege liegt.

Begrifflichkeit. Pflege ist gemeinsames Handeln mit Patientinnen und Patienten sowie ggf. deren Angehörigen. «Evidence-based Nursing ist die Nutzung der derzeit besten wissenschaftlich begründeten Erfahrungen Dritter im individuellen Arbeitsbündnis zwischen einzigartigen Pflegebedürftigen und professionell Pflegenden» (Behrens & Langer 2006, 27).

Die gemeinsame pflegerische Entscheidungsfindung beruht auf unterschiedlichen Wissensquellen bzw. Entscheidungsfaktoren wie:

- der Expertise der Pflegenden,
- den Vorstellungen und Wünschen der Patienten und Patientinnen,
- gemeinsam vereinbarten Zielen (Ergebnis der Interaktion, intersubjektive und objektivierende Entscheidungen),
- Umgebungsbedingungen, Rahmenbedingungen,
- Ergebnissen der Pflegeforschung,
- Ergebnissen des Pflege- bzw. Problemlöseprozesses,
- Flexibilität auf allen Seiten (Prioritäten können sich im Verlauf des Pflegeprozesses ändern)
- Intuition (zu Reflexion und Verbalisierung der pflegerischen Intuition vgl. Gross 2004),
- Erfahrung (aller Beteiligten),
- wirtschaftlichen Faktoren sowie
- gesellschaftlichen Bedingungen und Anforderungen.

Der Begriff der «Evidence-Based Patient Choice», der das Recht der Patienten auf eine ausführliche, aktuelle und sachlich richtige Information beschreibt, ist in unserem Zusammenhang besonders wichtig, da er den Prämissen der Pflege nach

3. Forschung mit der Theorie des systemischen Gleichgewichts

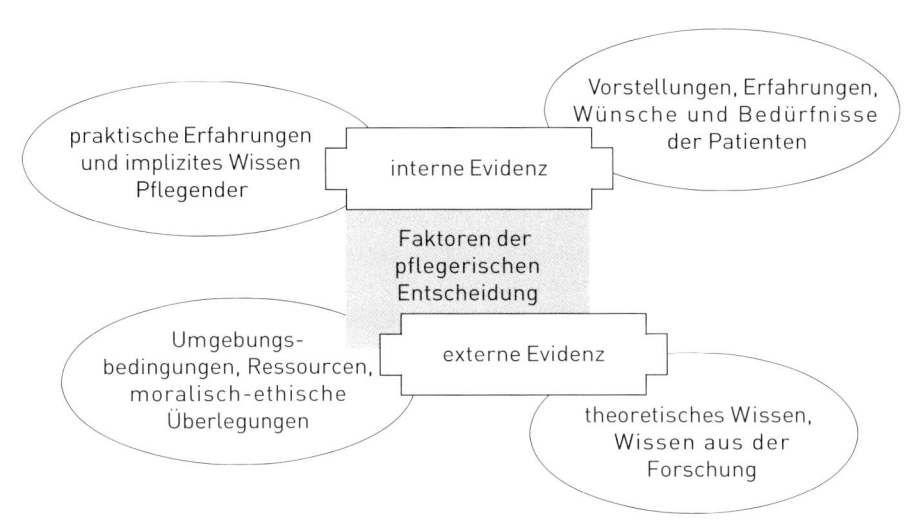

Abbildung 25: Faktoren der pflegerischen Entscheidung

der Theorie des systemischen Gleichgewichts entspricht. In dem gemeinsamen Gedanken, dem Patienten in seinem Umfeld die bestmögliche Pflege zukommen zu lassen, lässt sich mit Behrens und Langer sagen, dass EBN eine Pflegepraxis ist, die «die pflegerischen Interessen der individuellen Pflegebedürftigen im Auftrag der einzelnen Pflegebedürftigen und in Zusammenarbeit mit ihnen auf der Basis eines durch beständige zwischenmenschliche Nachprüfung ständig verbesserten Wissens (derzeit beste Belege) im pflegerischen und pflegerisch beratenden Entscheidungshandeln zu erfüllen sucht» (Behrens & Langer 2006, 27).

Pflegerische Entscheidungen werden in der Interaktion mit Patienten und ihren Familien getroffen, im Austausch; den Bedürfnissen, Ressourcen, Zielen und Möglichkeiten der Entwicklung des Systems eröffnen sich neue Wege (vgl. Abb. 25: Faktoren der pflegerischen Entscheidung). Dieser Austausch beruht u.a. darauf, dass die richtigen Fragen gestellt werden. Fragen, die von den Familien verstanden werden und auf die sie sich in diesem Moment einlassen können. Evidence-Based Nursing geht problem- und handlungsorientiert von konkreten Praxissituationen aus, aus welchen heraus Fragestellungen entwickelt werden (Brinker-Meyendriesch 2003).

Um der Auseinandersetzung mit Fragen- und Problemstellungen eine zielgerichtete und vergleichbare Struktur zu geben, werden die bewährten Schritte des EBN genutzt:

1. Aufgabenstellung – gemeinsam mit dem Patienten erfolgt eine Klärung der pflegerischen Aufgabe in ihrem theoretischen Zusammenhang;
2. Fragestellung – es werden Fragen formuliert, die eindeutig und beantwortbar sind;

3. Literaturrecherche – es wird nach aktuellem und relevantem Forschungswissen gesucht;
4. kritische Beurteilung – das Gefundene wird unter dem Fokus der Glaubwürdigkeit, Aussagekraft und Anwendbarkeit kritisch betrachtet. Dabei werden die avisierten Pflegebedürftigen, die Umgebung und das konkret definierte Problem immer im Auge behalten;
5. Implementierung – nach der Ermittlung des besten verfügbaren und anwendbaren Wissens z. B. erfolgt eine veränderte Arbeitsorganisation o. Ä.;
6. Evaluation – die Wirkungsanalyse zieht ggf. weitere Veränderungen nach sich (Beispiel für eine systemorientierte Umsetzung des Prozesses s. u.).

EBN und der Forschungsprozess. Der wissenschaftliche Forschungsprozess ist in vielen Elementen den beschriebenen Schritten ähnlich: Auch Forschende werden durch eine Fragestellung bewegt, die sie prozessorientiert beantworten wollen. Auch sie formulieren Fragestellungen und suchen Wege, diese zu beantworten. Ein Teil des Weges ist dabei die kritische Analyse existierender und inspirierender oder vergleichbarer Forschungsergebnisse.

Die Entwicklung einer Forschungsfrage kann entweder auf einem deduktiven oder induktiven Weg geschehen. Der deduktive Weg orientiert sich an einer etablierten Theorie, aus der offene Fragen abgeleitet werden, deren empirische Überprüfung notwendig erscheint. Der induktive Weg nimmt seinen Ausgang von Beobachtungen eines Problems in der Praxis. Dabei kommt der Patient zusammen mit seinem Umfeld in den Blick. Die Theorie des systemischen Gleichgewichts kann für den Aushandlungsprozess mit den Patienten und Patientinnen wichtige Einsichten zur Verfügung stellen.

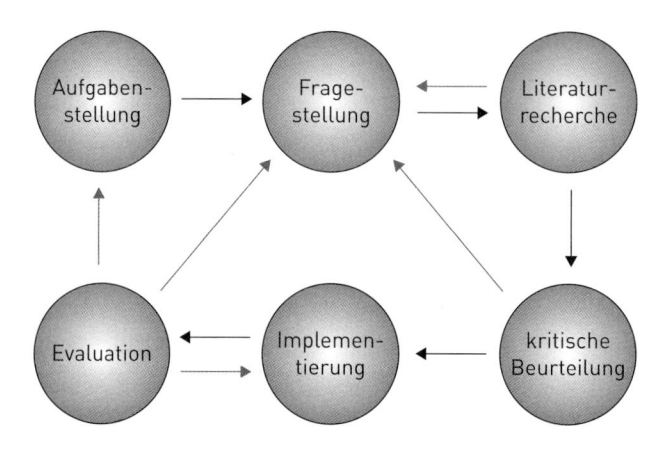

Abbildung 26: Die 6 Schritte der EBN-Methode

Im Vergleich zum individuellen Aushandlungsprozess, der im Idealfall im Sinne des EBN geführt werden würde, werden in der Pflegeforschung durch Interventionen und deren Auswertung Materialien auf breiterer Ebene ermittelt (beispielsweise Fragebögen oder Beobachtungen) und die Ergebnisse daraus kritisch hinterfragt sowie mit anderen Studien und ihren Ergebnissen in Vergleich gestellt. Bei einem positiven Forschungsergebnis im Sinne eines Erfolges wird die angewandte Intervention weiterhin umgesetzt. Die Ergebnisse werden beispielsweise via Vorträge und Fachartikel kommuniziert und zugänglich gemacht. Von den Empfängern werden sie wiederum kritisch auf eine mögliche Umsetzung in ihrem Umfeld hin betrachtet. So wie jede Familie unterschiedlich ist, sind die Kulturen in Ländern, aber auch in einzelnen Institutionen/Systemen unterschiedlich, so dass eine Übertragung nicht unweigerlich möglich ist.

Kurz gesagt, EBN weist eine klare Nähe zur Pflegeforschung auf bzw. ist ein möglicher Bestandteil von Pflegeforschung. EBN betreibt nicht selbst Pflegeforschung, sondern rezipiert die Resultate der Forschung wissenschaftlich und überführt sie ggf. in die Praxis. Beide Methoden können für sich oder in Kombination miteinander vor dem Hintergrund der systemischen Theorie umgesetzt werden.

Diskussion. EBN ist ein Instrumentarium, sich wissenschaftlichen Erkenntnissen anzunähern. Ein Hilfsmittel, das dazu verhilft, Wissensbestände auszuwählen, zu sortieren und kritisch zu betrachten. Mayer (2004) nimmt eine kritische Haltung zum EBN als Grundlage einer professionellen Pflege ein. Sie kritisiert die Popularität des Begriffs – eine Popularität, die auch mit einem sprachlich lockeren Umgang mit dem Konzept einhergeht. Sie kritisiert die stark naturwissenschaftliche und medizinische Ausrichtung des EBN, die mitunter aus seinen Bezügen zum EBM resultiert. Sie plädiert für einen sensiblen Umgang der Pflegenden mit Forschungsergebnissen unterschiedlicher Art. Dieser sensible Umgang beginnt bereits bei der Zugänglichkeit von Forschungsergebnissen, bei der Frage, ob alle Pflegenden über einen (relativ) sicheren Umgang mit Studienberichten und deren kritischer Bewertung verfügen müssen, oder ob es auf dieser Ebene eher darum geht, dass Wege nicht nur im Tun, sondern auch im Denken gemeinsam gegangen werden. Will heißen, dass die Forschungsergebnisse beispielsweise durch eine Pflegewissenschaftlerin aufgearbeitet werden, in einem Vortrag den Pflegenden vorgestellt und die mögliche Umsetzung in die Praxis samt möglicher Einwände diskutiert werden.

Auch wenn bereits eine gewisse Ernüchterung bzw. eine Abkehr von dem Ideal erfolgt ist, dass alle Pflegenden

- einen sicheren und interessierten Umgang mit wissenschaftlichen Erkenntnissen pflegen,
- statistische Beschreibungen und Ergebnisse kritisch nachvollziehen können,

- von sich aus das Bedürfnis haben, ihr Handeln kritisch zu hinterfragen oder durch das kritische Rezipieren von Fachartikeln zu fundieren,
- so gut Englisch sprechen, dass sie sich in einem doch eher begrenzten Zeitrahmen mit Veröffentlichungen zu ihrem Fachbereich auseinandersetzen können,

so bietet EBN doch zumindest die Grundlage hierfür. Die Erfahrungen der vergangenen Jahre haben gezeigt, dass das Ideal aktuell nicht erreichbar ist. Zum einen hat eine entsprechende flächendeckende Schulung nicht stattgefunden bzw. wurde auch seitens der Institutionen nicht angestrebt, zum anderen liegen die personellen und zeitlichen Ressourcen zur Umsetzung nicht vor, und nicht zuletzt kann von einem gleichen Interesse aller Pflegenden nicht ausgegangen werden. So hat sich das Ziel dahingehend verschoben, dass Pflegende ihre Fragen möglichst innerhalb ihrer Institution oder Verbände an Experten bzw. Multiplikatoren weitergeben können und durch sie ihre Antworten erhalten bzw. geschult werden.

In der deutschsprachigen Literaturlandschaft zeigt sich die Umsetzung einer pflegewissenschaftlichen Fundierung dahingehend, dass pflegewissenschaftliche Erkenntnisse und Theorien zunehmend in maßgebliche Lehr- und Fachbücher Eingang finden und die Anzahl an Veröffentlichungen von konkreten Forschungsergebnissen stark zugenommen hat. Auch Lehrende setzen häufiger pflegewissenschaftliche Erkenntnisse in ihrer Lehre ein, sie sind nicht mehr primär berufs- und praxiserfahrene Fachexperten, wenngleich aufgrund der hohen Anforderungen einer laufenden Aktualisierung bei einer hohen Arbeitsbelastung die Schwerpunkte noch immer beim Lehrbuch- und Erfahrungswissen liegen. Auch in Fachzeitschriften werden Studienergebnisse stärker und kritischer diskutiert.

Beispiel. Pflegende einer Diabetesklinik haben ein Interesse daran, die Compliance der Patienten, ihren Angeboten und den Hinweisungen auf Schulungen und Beratungen zu folgen, zu stärken. Sie wissen um die Förderung der Lebensqualität der Betroffenen, wenn die getroffenen Absprachen zuverlässig eingehalten werden – auch vor dem Hintergrund, dass dies nicht immer leicht ist. Nach der gemeinsamen Teilnahme an einem EBN-Workshop entscheiden sie sich dafür, nach neuen Wegen zu suchen, diesen Prozess zu unterstützen. Aus praktischer Erfahrung wissen sie, dass durch die Beteiligung der Familien bessere Erfolge zustande kommen. Deshalb möchten sie von Familien selbst hören, welche Ideen diese zur Förderung der Zusammenarbeit und v. a. der Comliance/Adherence haben. Sie laden sechs betroffene Familien zum Gespräch ein. Im Rahmen eines Austauschs zeigen sie ihnen ein vereinfachtes Diagramm der Theorie des systemischen Gleichgewichts. Sie nutzen diesen Ansatz, um zu besprechen, wie sie das Diabetesregime in den Familienprozess einbauen und wie die Pflegenden sie dabei unterstützen könnten. Anschließend sprechen sie über Ressourcen, die benötigt werden, um die vorgeschlagenen Änderungen durchzuführen. Die Pflegenden erstellen eine Liste aller Vorschläge und Bedürfnisse. Aus dieser Liste leiten sie Suchbegriffe ab. Dann recherchieren sie in Literatur und spezifischen Datenbanken nach Studienberichten über Interventionen und familienbasierten Programmen, die auf ihre Situation anwendbar und glaubwürdig sind. Zur kritischen Beurteilung teilen sie sich die Artikel untereinander auf. Sie schreiben zu den Artikeln jeweils eine kurze Zusammenfassung des Wesentlichen und notieren die Schlussfolgerungen, die sie aus ihrer kritischen Beurteilung ziehen. In einer Sitzung besprechen sie ihre Funde und einigen sich darauf, eine auf die Theorie des systemischen Gleichgewichts basierte Schulung für Patienten und Angehörige anzubieten. Da die Literatur von Erfolgen mit Computerprogrammen spricht, wollen sie den Familien mit einem an Diabetes erkrankten Mitglied mit der Hilfe eines Spezialisten ein Programm anbieten, in dem die Familie die zentrale Rolle spielt. Anschließend wollen sie das Angebot dahingehend bewerten, ob die Patienten eine bessere Kontrolle der Krankheit erreichen, wie zufrieden die Familie ist und wie viel Wissen sie sich im Rahmen der Schulung aneigneten. Zum Schluss lassen sie sich zur Evaluation von den beteiligten Familien über ein Telefoninterview berichten, wie weit ihr erkranktes Familienmitglied den Absprachen und Vorgaben folgt, wie und warum sich ihr Familienprozess geändert hat und ob diese Änderung positiv oder negativ war.

Das Beispiel zeigt, wie erfolgreich die Umsetzung des EBN-Prozesses unter Bezug auf die familien- und umweltbezogene Pflege erfolgen kann und wie diese dem Geschehen eine zusätzliche Eindeutigkeit gibt. Falls das Vorgehen der Pflegenden der Diabetesklinik erfolgreich ist, kann die Klinik ihr Projekt ausdehnen. Die Evaluation könnte dann mit standardisiertem Fragebogen eine größere Anzahl von Beteiligten einbinden, die die Schlussfolgerungen aus der Auswertung qualitativer Erzählungen ausgewählter Familien erweitert. Stehen der Klinik die entsprechenden Gelder zur Verfügung, geht die Vorgehensweise zunehmend in den Forschungsprozess über. Dann könnte das beschriebene Vorgehen als Pilotstudie oder als Prätest bezeichnet werden, die/der aufgrund der erfolgreichen Umsetzung in eine Studie übergeht und damit die vorerst vorrangig theoretisch ermittelten Annahmen nach strengen wissenschaftlichen Kriterien überprüft.

Zusammenfassung und Ausblick

Es sind erfolgreiche Schritte zur Entwicklung einer wissenschaftsfundierten Pflege erfolgt. Sie bedürfen jedoch einer stetigen Pflege und Förderung, damit es zum Professions- und Selbstverständnis von Pflegenden gehört, sich mit neuen Erkenntnissen in ihrem Fachbereich zu beschäftigen. Was EBN, Pflegeforschung und den systemischen Ansatz eint, ist die Frage nach der Qualität, der Nützlichkeit für die Patienten und ihre Familien sowie ethische Grundsätze in Vorgehen und im Blick auf den Menschen.

Zur Erweiterung der internen Evidenz (vgl. Abb. 25, Faktoren pflegerischer Entscheidung) erfolgen Absprachen und Entscheidungen im Rahmen der Theorie des systemischen Gleichgewichts mit den Patienten zusammen. Auch diese informieren sich über aufbereitete Forschungsberichte über ihre Erkrankung und mögliche pflegerische Interventionen. Um mit ihnen in einen effektiven und gleichberechtigten Diskurs zu gehen, bereiten sich Pflegende vor und bauen ihr Wissen laufend aus. Weiterhin kommunizieren sie ihre gemeinsam als angemessen eingeordneten Erkenntnisse (vgl. bspw. evidenzbasierte Pflegestandards) der jeweiligen Zielgruppe angemessen und beziehen ggf. andere Berufsgruppen mit ein.

Abschließend ist zu bemerken, dass eine Familientheorie dann Sinn und Wahrheit in sich trägt, wenn sie im Innern logisch und widerspruchsfrei ist (Silva & Sorrel 1992) und dadurch Familien zu helfen vermag, ihre Probleme zu lösen. Die Theorie des systemischen Gleichgewichts hat das Potenzial, gewissenhafte Forscherinnen über verschiedene Methoden auf der Suche nach neuem Wissen in die richtige Richtung zu lenken.

Sechster Teil:

Über 20 Jahre Erfahrungen mit der Theorie des systemischen Gleichgewichts

1 Herausforderung für die Pflege

Christina Köhlen

In diesem Kapitel wird die Theorie des systemischen Gleichgewichts als Herausforderung für die Pflege dargestellt.

1.1 Ein Rückblick

Seit der Erscheinung der ersten Auflage der familien- und umweltbezogenen Pflege im Jahre 1996 hat sich im deutschsprachigen Raum viel in der pflegewissenschaftlichen Landschaft entwickelt. Das drückt sich nicht zuletzt in der seitdem wachsenden Anzahl der Beiträge von Auflage zu Auflage aus. Die erste Auflage entstand in den 1990er Jahren in der Schweiz an der damaligen Kaderschule in Aarau, wo Marie-Luise Friedemann einige Jahre unterrichtete. Bemerkenswert daran ist, dass es sich dabei nicht um eine Übersetzung ihrer Arbeiten der ersten Veröffentlichungen zur Theorie des systemischen Gleichgewichts (Framework of Systemic Organization) handelt, sondern um eine eigene Darstellung und Entwicklung der Theorie in deutscher Sprache – Friedemanns Muttersprache – innerhalb der Kultur des deutschen Sprachraums. Vielleicht ist darin bereits ein Grund für den Erfolg der Theorie im deutschsprachigen Raum zu sehen. Es handelt sich nicht nur um eine Übersetzung aus dem angloamerikanischen Raum, wie bei eigentlich allen anderen pflegetheoretischen Veröffentlichungen der damaligen Zeit mit den entsprechenden Nebenwirkungen. Die Veröffentlichung ihres Buches «The Framework of Systemic Organization – A Conceptual Approach to Families and Nursing» erschien bereits 1995 bei Sage Publishing in den USA. Entwickelt hat Friedemann ihre Ideen auf der Grundlage ihrer eigenen

Forschung mit Familien an der Wayne State University in Detroit, Michigan. Aber als gebürtige Schweizerin ist Friedemann selbstverständlich auch durch die deutschsprachige Kultur und die hiesigen wissenschaftlichen Errungenschaften geprägt. Diese sind in die Entwicklung ihrer Theorie eingeflossen. Sie selbst versteht ihre Pflegetheorie daher auch als eine europäische Theorie. Zudem wurde sie nie müde, sich den Fragen und der Kritik an ihrer Arbeit in der Schweiz, in Deutschland und Österreich persönlich zu stellen und dabei Rede und Antwort zu stehen.

Bereits bei der zweiten Auflage 2003 wird deutlich, dass die Theorie auf Resonanz bei Pflegenden und angehenden Pflegewissenschaftlerinnen stößt. Das liegt nicht zuletzt daran, dass es im Bereich der Pflege von Familien (Familiy Nursing) keinen pflegetheoretischen Rahmen gab, den man für seine eigene Forschung hätte nutzen können. Pflege wurde (fast) immer in Bezug auf das Individuum verstanden. Angehörige oder Familien kamen in der Betrachtung fast nicht vor. Als Pflegende aus der Kinderkrankenpflege kommend, war ich selbst am Ende meines Pflegepädagogikstudiums an der Humboldt-Universität Berlin auf der Suche nach einem pflegetheoretischen Rahmen für meine Diplomarbeit, die sich mit dem Thema «Häusliche Kinderkrankenpflege» befasste. Mit diesem Thema betrat ich ebenfalls pflegewissenschaftliches Neuland. Dabei war die Theorie des systemischen Gleichgewichts genau das, wonach ich gesucht habe. Etwas, womit ich arbeiten konnte und viele meiner Fragen beantwortet werden konnten. Jedoch war die Auseinandersetzung damit eine große Herausforderung und je mehr ich mich mit der Theorie befasste, desto mehr tauchten erwartungsgemäß Fragen auf. Schließlich wandte ich mich während eines pflegewissenschaftlichen Kongresses direkt an Marie-Luise Friedemann, um meine Fragen beantwortet zu bekommen. Als Ergebnis dieses ersten Kontakts begann meine Mitarbeit an der zweiten Auflage dieses Buches, wo ich meine qualitativen Forschungsergebnisse zur häuslichen Kinderkrankenpflege in Deutschland vorstellen konnte. Auch wurden bereits Projekte aus Pflegebildung und Beratung aufgegriffen (s. Teil 3, Kap. 3.5 sowie Teil 5, Kap. 2.4 und 2.5). Schließlich entstand daraus eine nunmehr fast zwanzigjährige Zusammenarbeit und Freundschaft. Zahlreiche gemeinsame Veranstaltungen und Veröffentlichungen haben dazu beigetragen, die Theorie des systemischen Gleichgewichts im deutschsprachigen Raum bekannter und das Buch so erfolgreich zu machen.

Für die dritte Auflage von 2010 gelang es uns schließlich weitere Kollegen und Kolleginnen, die mit der Theorie des systemischen Gleichgewichts arbeiten, für einen Beitrag zu gewinnen. So konnten wir zeigen, in wie vielen Pflegebereichen die Theorie zum Einsatz kommen kann, wie z.B. der häuslichen Kinderkrankenpflege (s. Teil 3, Kap. 3.5 und 3.6), in Bereichen der Langzeitpflege von betagten Menschen mit Demenz sowie bei chronischer Krankheit (Teil 3, Kap. 3.2 und 3.4), aber auch bei psychischer Krankheit (s. Teil 3, Kap. 3.3). Marie-Luise Friedemann selbst hatte bereits in der ersten Auflage Fallbeispiele aus ihrer eigenen Praxis vorgestellt, die die Einsatzmöglichkeiten der Theorie aufzeigten. Des Weiteren wurden weite Teile des Buches grundlegend überarbeitet und aktualisiert. Hier insbesondere der Teil 1, in dem die Theorie des systemischen Gleichgewichts innerhalb der familien- und umweltbezogenen Pflege vorgestellt wird, aber auch der Teil 2 in dem Einflussfaktoren im Familienprozess dargestellt werden, wurde überarbeitet. Dabei galt unser Interesse vor allem, den Einfluss der Kultur auf Menschen und Familien in einer sich globalisierenden Welt herauszuarbeiten. Schaut man sich die Forschungsarbeiten Friedemanns an, so wird deutlich, dass die Berücksichtigung kultureller Aspekte immer ihr besonderes Anliegen war (s. auch Teil 6, Kap. 6).

Neben der praktischen Pflege wurden in der dritten Auflage explizit zwei weitere Einsatzbereiche vorgestellt: zum einen in der Pflegebildung im Hochschulbereich (s. Teil 5, Kap. 2.6) und zum anderen in der Pflegeforschung, die Marie-Luise Friedemann immer besonders am Herzen lag (s. Teil 5 Kap. 3). Beide Einsatzbereiche werden in dieser vierten Auflage erneut aufgegriffen und vertieft (s. Teil 6, Kap. 3 und 6).

1.2
In der Gegenwart

In der vierten Auflage dieses Buches konnten einige interessante Aspekte im Zusammenhang mit der Theorie des systemischen Gleichgewichts und ihrer Nutzung hinzugefügt werden. Der neue sechste Teil des Buches gibt sowohl Einblicke in aktuelle Entwicklungen, als auch persönliche Sichtweisen. Uns war es wichtig, dass neben neuen Projekten und Forschungsergebnissen auch der Raum für persönliche Erfahrungen in der Auseinandersetzung mit der Theorie gegeben ist. Daher werden nicht nur die Projekte dargestellt, sondern auch Erfahrungen und Kritikpunkte aufgegriffen. Gleichzeitig war es uns wichtig, durch diese Erfahrungswerte allen Interessierten praxisnah neue Möglichkeiten der Umsetzung und Anregungen für die eigene Praxis aufzuzeigen. Die Kreativität der Autorinnen und Autoren ist dabei äußerst beeindruckend.

Die Beiträge des sechsten Teils stellen eine kleine Auswahl von Projekten und Erfahrungen von Kollegen und Kolleginnen dar, die in der einen oder anderen Weise mit uns in Kontakt gekommen sind. Es kann keine repräsentative Auswahl sein, da die Zahl derjenigen, die mit der Theorie arbeiten, hoch ist, aber dennoch unbekannt. Viele von ihnen treten mit uns in Kontakt, um ihre Fragen zu diskutierten. Daher wissen wir, dass das Interesse an der Theorie nach wie vor vorhanden ist.

Im zweiten Kapitel dieses Teil stellt Elisabeth Schreier in einem sehr persönlichen Beitrag ihre Gedanken und Erkenntnisse vor, die sie in den vergangen Jahren in der Schweiz gesammelt hat. Ihre schematische Zusammenfassung der Pflegetheorie von Marie-Luise Friedemann kann als Quintessenz sehr hilfreich für Pflegende in der Praxis sein. Im dritten Kapitel zeigen Anne Bohrer und Erika Feldhaus-Plumin auf, welche Erfahrungen sie in den vergangenen Jahren bei der Nutzung der Theorie des systemischen Gleichgewichtes an der Hochschule in einem dualen Pflegestudiengang gemacht haben. Eindrücklich zeigen sie Herausforderungen, Chancen und Zukunftsperspektiven auf. In ihrem Beitrag geben sie hilfreiche Einblicke in Arbeitsmaterialen für Studierende.

Im vierten Kapitel schließlich beschreibt Benjamin Jahn die Einführung der Theorie des systemischen Gleichgewichts, als eine neue Pflegephilosophie in einem gesamten Klinikum. Seine Rolle als Lehrender an der Pflegeschule des Klinikums stellt ihn vor die Herausforderung, die Theorie dort zu lehren und die Auszubildenden auf die Arbeit in der Praxis vorzubereiten. Bemerkenswert ist, dass es sich hier um ein Akutkrankenhaus handelt, dass sich explizit für die Einführung der Theorie als Pflegephilosophie aufgrund ihrer Berücksichtigung der Familie ausspricht.

Im fünften Kapitel stellen Cornelie Wolf und Cordula Fischer dar, wie sie die Theorie disziplinübergreifend für die Hebammenausbildung nutzen. Sie geben uns praktische Einblicke, wie sie die Theorie hier adaptiert haben und wie positiv Frauen auf diese Art der Begleitung reagieren.

Die bisher erwähnten Beiträge haben erneut unterstrichen, dass die Theorie Friedemanns im deutschsprachigen Raum anders genutzt wird, als im angloamerikanischen sowie mittel- bis südamerikanischen Raum. Marie-Luise Friedemann zeigt im sechsten Kapitel auf, wie durch aktuelle Forschung und Studien die Qualität der Pflege und Versorgung von Familien verbessert werden kann. Insgesamt machen alle Beiträge deutlich, dass es zwar eine gewisse Herausforderung darstellt, mit der Theorie zu arbeiten, aber gleichzeitig auch einen enormen Erkenntnisgewinn mit sich bringt, wenn man es tut.

1.3
Wiederkehrende Kritikpunkte

Gleichwohl die Theorie des systemischen Gleichgewichts viel Zuspruch erhält, gibt es doch immer wiederkehrende Kritikpunkte, die auch in den Beiträgen dieses sechsten Teils der vierten Auflage anklingen. Exemplarisch werden an dieser Stelle einige genannt:

- Die Theorie ist zu kompliziert. Es gibt zu viele Fachbegriffe, die in der Pflegepraxis nur Verwirrung stiften. Daher werden Teile weggelassen und/oder nur Teilaspekte berücksichtigt.

- Die Fragen, die für eine umfangreiche Anamnese zu den einzelnen Prozessdimensionen gestellt werden sollen, sind zu intim und verletzten die Privatsphäre der Patienten und Patientinnen.
- Es ist in der Praxis, gerade im Akutbereich einer Klinik, zu wenig Zeit, um die Theorie dort anwenden zu können. Für umfangreiche Gespräche ist keine Zeit.
- Wenn die Pflegekraft zum Teil der Familie wird, ist das dann noch professionelle Pflege?

Die Liste ließe sich wahrscheinlich noch fortführen, aber zusammenfassend sind dies die häufigsten Kritikpunkte, die uns im Laufe der Jahre in den Diskussionen und Auseinandersetzungen mit Kollegen und Kolleginnen genannt wurden.

Als Antwort auf diese Kritikpunkte sollen zunächst ein paar grundsätzliche Überlegungen angestellt werden. Eine dieser Überlegungen betrifft die prinzipielle Frage nach dem Ziel, was man bei einer wie auch immer gearteten Form der Umsetzung oder Nutzung der Theorie, sei es in der Pflegepraxis oder Pflegebildung, erreichen möchte. Die Antwort auf diese Frage wird in einem dualen Studiengang naturgemäß völlig anders ausfallen, als in einem Akutkrankenhaus oder in der häuslichen Kinderkrankenpflege. Je nachdem, wie die Antwort ausfällt, kann es völlig legitim sein, auch Teilaspekte zu nutzen oder bestimmte Schwerpunkte zu setzen. Es gibt hier kein Richtig oder Falsch, es gibt nur die Auseinandersetzung mit dem Thema und den Weg, den Pflegende einschlagen möchten, um ihr Ziel zu erreichen. Friedemann macht keine allgemeingültigen Aussagen dazu, wie die «richtige» Umsetzung aussehen soll. Die kann es auch nicht geben, weil die Pflege und die Bedürfnisse von Familien zu vielschichtig sind, um sie umfassend für alle allgemeingültig vorschreiben zu können. Friedemann wünscht sich, dass Pflegende ihren eigenen, kreativen Weg gehen, dadurch die Theorie weiterentwickeln und sie so zu ihrer Theorie machen. So wie wir die Beiträge des gesamten Buches verstehen, geschieht das auch bereits in vielen Bereichen.

Dass die Theorie zu kompliziert und die Begriffe zu schwierig seien, ist einer die häufigsten Kritikpunkte. Da Fachsprache ein Ausdruck von Wissenschaftlichkeit ist und die Theorie ein Produkt pflegewissenschaftlicher Forschung, wird es nicht ohne Fachbegriffe gehen. Und ja, es kann am Anfang Mühe machen, sich in das Theoriegebäude des systemischen Gleichgewichts hineinzudenken. In der Auseinandersetzung mit der Theorie (z. B. in einer Projektgruppe oder innerhalb eines Qualitätszirkels) kann es daher sehr hilfreich sein, wenn für einige Begriffe Alternativen gesucht werden und somit Übersetzungsarbeit für Pflegende in der Praxis und für Familien gesucht werden, mit denen auf Grundlage der Theorie gearbeitet werden soll. Das Gleiche gilt auch für die Formulierungen für die Pflegedokumentation (oder in Praxisaufträgen innerhalb der Pflegebildung). Allerdings hat die Erfahrung auch gezeigt, dass im Laufe der Auseinandersetzung mit der Theorie, das Denken in den Begriffen immer leichter fällt, da sie die Realität von Familien beschreibt und erfasst, was sich auch in der Pflege und Begleitung von Familien widerspiegelt. Diese Erkenntnis hilft den Pflegenden, die Theorie zu verstehen und Handlungsmöglichkeiten abzuleiten. Sie erkennen sich und ihr pflegerisches Handeln in der Theorie teilweise wieder, was den Effekt hat, dass sie sich verstanden und bestätigt fühlen. Schließlich haben wir alle auf die eine oder andere Art Erfahrungen im familiären Kontext gemacht, sodass wir uns selbst in der Theorie wiedererkennen können. Voraussetzung dafür ist allerdings die Bereitschaft, sich darauf einlassen zu wollen.

Es ist unbenommen, dass einige Pflegebereiche ein höheres Patientenaufkommen und einen höheren Patientendurchlauf haben, als andere Bereiche. Sicherlich macht es keinen Sinn, hier eine detaillierte und umfangreiche Anamnese zu allen Teilaspekten der Prozessdimensionen durchzuführen. Auch an dieser Stelle sei auf die eigentliche Zielsetzung eines Umsetzungsprojekts sowie die ggf. damit verbundene bereits angesprochene Übersetzungsarbeit verwiesen. Um das Gelingen solcher Projekte zu gewährleisten, bedarf es immer einer sorgfältigen Vorbereitung und diese erfordert in der Regel Zeit. Es ist wahrscheinlich nicht zu erwarten, dass alle Pflegenden diesen Weg mitgehen, aber es ist zu erwarten, dass man ihnen beim Verständnis und bei der Arbeit im Pflegealltag Hilfestellung gibt. Die Entscheidung jedoch, eine Pflegetheorie als Grundlage für pflegerisches Handeln in einer Einrichtung zu nehmen, ist eine Managemententscheidung und nicht die einer Einzelperson. Entsprechend sollten Ressourcen für die Umsetzung bereitgestellt werden. Nichtsdestotrotz kann jede Pflegeperson sich mit der Theorie beschäftigen und ihren eigenen Horizont und ihr eigenes Pflegeverständnis erweitern und dadurch ihre Haltung gegenüber Patienten und Patientinnen sowie ihrer Familien überdenken und ggf. anders mit ihnen umgehen und kommunizieren. Dazu braucht es keinen Qualitätszirkel, sondern die Bereitschaft zum eigenen Wachstum und zur Individuation. Auch darin sehen wir eine Anwendung und Zielsetzung der Theorie. Alles was hilft, die Situation und Pflege von Familien zu verbessern, ist erlaubt. Grundsätzlich könnte man sagen, ist die innere Haltung von Pflegenden gegenüber ihrer Patientinnen und Patienten sowie deren Familien wichtiger als die buchstabengetreue Umsetzung und die Frage, was Friedemann wohl gemeint haben könnte. Nicht, dass das unwichtig wäre, aber allem übergeordnet ist unser Verständnis als Pflegende und das, was wir für die Familien und uns erreichen wollen. Die Theorie kann da nur eine Unterstützung sein, damit wir verstehen und verstanden werden in unserer Auseinandersetzung mit den Familien und ihrer Pflege.

Im Prinzip gehört dazu auch die Aussage «Die Pflegekraft wird Teil des Familiensystems». Diese Forderung Friedemanns hat immer wieder zu Irritationen und Missverständnissen geführt. Gemeint ist eine innere Haltung zur Familie. Natürlich sind wir nicht wirklich Familienangehörige, aber folgt man dem systemischen

Denken, dann spielen wir temporär als Pflegende eine wichtige Rolle in einer von uns gepflegten bzw. betreuten Familie. An dieser Stelle wird auch immer wieder deutlich, dass Pflegende in ihrer Ausbildung häufig nicht so sozialisiert sind, in Systemen zu denken. Ansonsten wäre klar, dass wir Familiensysteme bereits allein durch unsere Anwesenheit beeinflussen. Da das so ist und wir es nicht verhindern können, meint Friedemann, dass wir diese Tatsache zum Wohle der Familie nutzen sollten, indem uns bewusst wird, dass wir temporär zum Familiensystem gehören, weil wir da sind. Friedemann plädiert dafür, dass wir diese Tatsache aktiv in und mit den Familien nutzen sollten, um die Familien bestmöglich zu unterstützen. In meiner eigenen Forschung im Bereich der häuslichen Kinderkrankenpflege habe ich diese Äußerung immer wieder von Familien, die ein chronisch krankes Kind haben, gehört, dass Pflegende «schon zur Familie gehören», weil sie eine wichtige Ressource und Unterstützung für die Familien und deren Familiengesundheit geworden sind. Es ist also kein Ausdruck unprofessioneller Pflege, sondern im Gegenteil ein Ausdruck von Professionalität, sich dieser Rolle bewusst zu sein und sie aktiv zu gestalten. Dass es dabei immer wieder zu Aushandlungsprozessen, wie weit diese Zugehörigkeit gehen soll, kommen wird, liegt in der Natur der Sache. Auch hierin drückt sich die familienbezogene und professionelle Haltung einer Pflegeperson aus. Familien in Not versuchen mitunter so viele Unterstützungen zu bekommen, wie sie kriegen können oder meinen, kriegen zu müssen. Wo Pflegende ihre Grenze ziehen, hängt von unterschiedlichen Faktoren ab. Die Auseinandersetzung mit den eigenen Grenzen ist jedoch unabdingbarer Bestandteil für das eigene Wachstum und die professionelle Kongruenz, die wir als Pflegende empfinden können und anstreben sollten.

Abschließend sei angemerkt, dass es sich bei der Theorie um eine Theorie mittlerer Reichweite handelt und daher nicht Antworten auf alle Fragen im Zusammenhang mit der Pflege von Familien gegeben werden können. Für Fragestellungen innerhalb spezifischer Pflegesituationen in Familien ist die Theorie des systemischen Gleichgewichts zu allgemein gehalten. Hier bedarf es dann weiterer Forschung oder auch der Hinzuziehung spezifischer Theorien. Wie das gehen kann, zeigt Friedemann in ihrem Beitrag in Kapitel 6 exemplarisch an einigen Studien auf. Dieses Vorgehen ist legitim und auch erwünscht, um Familien umfassend unterstützen zu können. Die Theorie bietet jedoch einen Orientierungsrahmen, um Familien und Familiengesundheit zu begreifen und zu erfassen. Handlungsanweisungen lassen sich nicht immer zwingend ableiten. Hier sind unsere Kreativität und unser Mut gefragt. Häufig hilft es schon, wenn wir aufmerksam zuhören. Die Themen zur Informationssammlung zu den einzelnen Prozessdimensionen dienen hier als wichtige Anhaltspunkte und um unsere Aufmerksamkeit zu lenken. Sie sind auf keinen Fall schematisch abzuarbeiten. Gerade wenn die Zeit knapp ist, hört ein geschultes Ohr mehr und nimmt ein aufmerksamer Verstand mehr wahr, wenn die Aufmerksamkeit zielgerichtet ist. Dass einige

Themen der Informationssammlung als zu intim empfunden werden, mag für ein erstes Gespräch mitunter richtig sein, darf aber nicht als Schutzbehauptung herhalten, wenn es ggf. Probleme gibt, die die Familiengesundheit gerade in diesem Punkt empfindlich stört. Meine Erfahrung ist es, dass Familien durchaus dankbar reagieren, wenn jemand mal die Sache anspricht. Wenn die Familie darüber nicht sprechen möchte, dann wird sie es uns sagen. Wichtigste Voraussetzung für ein Gespräch im Sinne der Theorie ist jedoch die erwähnte zielgerichtete Aufmerksamkeit, die man schulen kann. Mit diesen Hinweisen sind wir wieder beim Ausgangspunkt dieser kurzen Betrachtung der Kritikpunkte angelangt. Die einzelnen Punkte sind miteinander verknüpft und können daher kaum isoliert betrachtet werden. Schließlich ist es auch durchaus legitim zu sagen, die Theorie des systemischen Gleichgewichts ist interessant und beinhaltet viele wertvolle Aspekte, aber sie passt nicht zu unserer Einrichtung und unserer Zielsetzung. Eigene Grenzen zu definieren, gehört unseres Erachtens nach zum persönlichen Wachstum und zur professionellen Individuation, auch wenn das Ergebnis die Entscheidung gegen die Arbeit mit der Theorie des systemischen Gleichgewichts beinhaltet.

1.4
Fazit

Mein persönliches Fazit fällt erwartungsgemäß positiv aus. Ich habe fast 20 Jahre mit der Theorie gearbeitet, sie gelehrt in der Aus-, Fort und Weiterbildung sowie an der Hochschule, Vorträge gehalten, zahlreiche Veröffentlichungen geschrieben und (Forschung-) Projekte dazu durchgeführt. Was mich am meisten daran fasziniert ist die Tatsache, dass es für mich in der Auseinandersetzung mit der Theorie immer wieder neue Erkenntnisse gibt, sei es mit Studierenden, Kollegen und Kolleginnen oder auch Klienten und Klientinnen und nicht zuletzt mit Marie-Luise Friedemann selbst. Es beeindruckt mich immer wieder, welche kreativen Lösungen und Möglichkeiten diese Theorie bei Kollegen und Kolleginnen zum Vorschein bringt. Ich denke, das liegt nicht zuletzt im systemischen Denken, was vielen Pflegenden nach wie vor schwerfällt, als Grundprinzip von Offenheit für eigene Ideen und andere theoretische Ansätze. Das zeigt sich auch wieder in den Beiträgen dieses sechsten Teils, der absichtlich offen für Neues und auch Kritisches gehalten wurde.

2 Ein Bericht aus der Schweiz

Elisabeth Schreier

In diesem Bericht werden die Erfahrungen einer Schweizer Autorin mit der Theorie des systemischen Gleichgewichtes beschrieben.

2.1
Einführung

Der nachfolgende Bericht ist als persönliche Quintessenz der Autorin aus eigenen Erfahrungen, Erkenntnissen und Schlussfolgerungen zur familien- und umweltbezogenen Pflegetheorie von Marie-Luise Friedemann zu verstehen und bezieht sich nicht auf eine breit abgestützte oder gar forschungsbasierte Untersuchung. Nichtsdestotrotz kann eine breitere, über persönliche Sichtweisen hinaus gehende, Aussage getroffen werden, da das Ausüben und Ausbilden des Berufs der Pflegefachperson in einem Zeitraum von über 30 Jahren erfolgt ist und daher eine Fülle reflektierter Erfahrungen vorliegen. Die mit persönlichem Wachstum einhergehenden Veränderungen flossen direkt in den eigenen Berufsalltag ein. Sie wurden als Berufsschullehrerin an viele, durch sie begleitete, Lernende und Studierende weitergegeben und von diesen teilweise ebenfalls erlebt und bestätigt.

Die Schweiz. Die Schweiz ist ein Land, welches einen Großteil ihrer Identität darin sieht, dass sie der direkten Demokratie und der hohen regionalen Autonomie und damit einhergehend einer breiten Kultur der Kompromissbereitschaft einen hohen Stellenwert einräumt. Dies spiegelt sich nicht nur in den politischen und gesellschaftlichen Prozessen, sondern auch in den berufsbildenden Entwicklungen wider. Viele Berufe lassen sich über den dualen Bildungsweg erlernen (ein Teil der Ausbildung findet theoriebezogen an einer Schule, ein ähnlich großer Teil in der konkreten Praxis statt). Die Politik und die Bildungsverantwortlichen der Schweiz sind überzeugt davon, mit dem dualen Bildungsweg, im Vergleich zu anderen Industrienationen, einerseits ein probates Mittel gegen eine hohe Arbeitslosigkeit, insbesondere bei den jungen Erwachsenen, zu haben (SBFI, 2017). Andererseits stellt dies eine Quelle der hohen Produktqualität und Flexibilität des Arbeitsmarktes dar. Die duale Berufsbildung ist bei der Bevölkerung gut akzeptiert, breit abgestützt und wird als Stärke des Systems wahrgenommen. Nebst übergeordneten national gültigen Rahmenbedingungen gibt es sprachliche und insbesondere auch regional orientierte Schwerpunkte und damit auch Unterschiede der Möglichkeiten, den Beruf der diplomierten Pflegefachfrau, des diplomierten Pflegefachmannes zu erlernen.

2.2
Annäherung

Seit ich selber den Beruf der diplomierten Pflegefachfrau erlernte, habe ich mehrere Ausbildungsreformen erlebt und mit ihnen einhergehend, haben sich nicht nur die Aufgaben, Herausforderungen und Möglichkeiten der Pflegenden gewandelt, auch die Berufsbezeichnung hat sich verändert. Von der AKP (Allgemeinkrankenpflegende), KWS (Kinderkrankenpflege, Wochen- und Säuglingspflege) oder der PsyKP (Psychiatriepflege) über die Bezeichnung der Pflegefachfrau, dem Pflegefachmann auf Diplomniveau I oder II, hin zur heute gültigen Betitelung der diplomierten Pflegefachfrau, dem Pflegefachmann HF (Höhere Fachschule) oder FH (Fachhochschule). Obwohl sich, nebst der Ausbildung, auch die Möglichkeiten des Einsatzes des Berufs der Pflege stetig gewandelt haben, bleibt der Kern der Aufgabe der Pflege immer der Gleiche. Dabei beziehe ich mich einerseits auf die im Jahr 2004 durch das Projekt «Zukunft Medizin Schweiz» der Schweizerischen Akademie der medizinischen Wissenschaften formulierten Definition der Pflege, welche sich an der Definition des ICN (International Council of Nurses) anlehnt. Deren übergeordnete Aussage lautet: «Professionelle Pflege fördert und erhält Gesundheit, beugt gesundheitlichen Schäden vor, und unterstützt Menschen in der Behandlung und im Umgang mit Auswirkungen von Krankheiten und deren Therapien. Dies mit dem Ziel, für betreute Menschen die bestmöglichen Behandlungs- und Betreuungsergebnisse sowie die bestmögliche Lebensqualität in allen Phasen des Lebens bis zum Tod zu erreichen.» Andererseits habe ich bei Maio (2016) eine beeindruckende Beschreibung der Pflege entdeckt, welche sich nun ergänzend in mein Verständnis von Pflege eingefügt hat: «Pflege gehört zu den Urmanifestationen der Hilfe und Unterstützung. Sie ist aus einer Gesellschaft nicht wegzudenken, weil sie die Antwort auf ein Urbedürfnis des Menschen darstellt. Schon daraus wird deutlich, dass die Pflege nicht einfach, wie man früher annahm, eine Hilfsdisziplin der Medizin darstellt, sondern sie ist eine eigenständige Disziplin, mit einer ureigenen Aufgabe, eigener Zielsetzung, eigener Methodik, eigenem Wert.» Hier möchte ich die Aussage Maio's noch ergänzen «… und einer eigenen Wissensbasis». Das Modell des systemischen Gleichgewichts von Marie-Luise Friedemann stellt einen Teil davon dar.

Erste Begegnung und was daraus entstand

Als ich in den 1990er Jahren meine erste Stelle als Berufsschullehrerin für Pflege antrat, wurde ich zum ersten Mal bewusst mit dem Modell der familien- und umweltbezogenen Pflege von Marie-Luise Friedemann konfrontiert. In der Vorbereitung meiner zugewiesenen Unterrichtseinheiten musste ich erkennen, dass es nicht ausreichte, mir die Theorie des systemischen Gleichgewichts lesenderweise zu erarbeiten. Ich verstand sie nicht wirklich. Dies wurde mir schmerzlich bewusst, als ich mit den Fragen der Lernenden und Studierenden konfrontiert wurde und sie weder beantworten, noch mit ihnen zusammen eine Antwort entwickeln konnte. Ich versuchte mich krampfhaft an meinen Vorbereitungen und am Buch mit dem Modell festzuhalten – mit mäßigem Erfolg. Anzumerken ist, dass diese Erfahrung zu einer Zeit erfolgte, als das Internet mit seinen vielen Möglichkeiten, wie PubMed und Wikipedia, noch nicht seinen selbstverständlichen Einzug in die Unterrichtsräume gefunden hatte. Umso erfreulicher war es, als ich an einem internationalen ICN Kongress Marie-Luise Friedemann kennen lernen durfte. Wir unterhielten uns angeregt über das Verständnis und den möglichen Einsatz des Modells des systemischen Gleichgewichts im Unterricht und in der Praxis. Diese Auseinandersetzung trug viel dazu bei, mein Verständnis des Modells zu vertiefen. Dass dadurch auch eine über die Jahre andauernde Zusammenarbeit, insbesondere auch mit der Co-Autorin Christina Köhlen, entstand, war ein zusätzliches Geschenk. Die Möglichkeit mich an der 2. Auflage des Buches zu beteiligen, trug ebenfalls wesentlich dazu bei, mir die Theorie nicht nur zu erarbeiten, um sie flexibel und individuell im Unterricht einsetzen, sondern sie auch generell und flexibel im Alltagsleben nutzen zu können.

Mit jeder Unterrichtseinheit gelang es mir, mehr Sicherheit in der Thematik zu entwickeln (s. hierzu die Beschreibung in Teil 5, Kap. 2.5.). Dies stärkte meine Kompetenz und es gelang mir zunehmend und überzeugter, mit einfacheren Worten und Beispielen, das Modell im Unterricht zu vermitteln. Dadurch fiel auch den Studierenden ein eigener Zugang leichter. Interessant dabei war feststellen zu können, wie sich das Modell immer mehr in mein ganzes Leben «einschlich». Ich ertappte mich dabei, größere Veränderungen meiner persönlichen Situation mit Hilfe des systemischen Gleichgewichts zu analysieren. Ich fing an, eine Selbstanalyse à la systemischem Gleichgewicht vorzunehmen, wenn sich in mir eine generelle Unzufriedenheit breitmachte oder ich feststellen musste, dass ich an meine Grenzen stieß und eine Veränderung in meinem Privat- oder Berufsleben anstand.

Als ich vor über 12 Jahren meine aktuelle Stelle am Bildungszentrum für Gesundheit und Soziales des Kanton Solothurns (BZ-GS) antrat, bot sich mir die Chance mich dafür einzusetzen, dass das Modell der familien- und umweltbezogenen Pflege und die Theorie des systemischen Gleichgewichts ins Ausbildungscurriculum integriert wurde. Somit habe ich nun die Gelegenheit, jedes Jahr etwa 80 Studierenden die Theorie des systemischen Gleichgewichts, integriert in das Modell der familien- und umweltbezogenen Pflege nach Friedemann, näher zu bringen, sodass die Studierenden es zurück in ihre vielfältige Praxis bringen können. Einige von ihnen wählen das Modell gar als theoretische Grundlage, um ihre Diplomarbeit zu schreiben, welche zusammen mit der Praktikumsqualifikation und einem mündlichen Fachgespräch ein Bestandteil des Abschlussexamens darstellt. Mein Vermittlungsansatz hat sich im Laufe der Jahre sehr verändert. Orientierte ich mich in den ersten Jahren noch sehr stark am Aufbau des Buches und vermittelte die Inhalte aus einer eher abstrakten Perspektive, gelang es mir immer mehr, meinen eigenen Weg der Herangehensweise zu entwickeln, der sich nun seit einigen Jahren bewährt hat. Zur Verdeutlichung stelle ich den Unterrichtsablauf nachfolgend kurz vor und lege dar, mit welchen Aufträgen die Studierenden arbeiten, um sich dem Modell des systemischen Gleichgewichts anzunähern.

2.3
Einbettung und Rahmenbedingungen

Bevor ich einen Unterrichtsablauf präsentiere, wie ich ihn heute gestalte, möchte ich auf die curricularen Grundlagen eingehen. Im pädagogischen Konzept des BZ-GS ist formuliert, welches Verständnis von Lernen gelebt wird. Dieses orientiert sich am Ziel, dass die Studierenden im Berufsalltag handlungsfähig werden sollen. Sie sollen berufliche Situationen erfolgreich bewältigen können. Deshalb müssen sie befähigt werden, Wissen, welches sie in der Theorie erarbeiten, in konkreten Situationen in ihrem Berufsalltag einzusetzen. Hier wird von Kompetenzen gesprochen, deren Definition sich an der Konstruktion von Le Boterf (2015) orientiert. Kompetenz als Fähigkeit, Situationen im Alltag bewältigen zu können und die hierfür notwendigen Kenntnisse und Fertigkeiten zu aktivieren. Dass diese beruflichen Kompetenzen mit der Ausbildung abgeschlossen sein könnten, wird schon durch die Erkenntnis von Patricia Benner (2017) widerlegt, die dies mit ihrer Darlegung von «From Novice to Expert» sehr schön aufgezeigt hat. Dies bedingt, dass die Studierenden in der Ausbildung, nebst der fachlichen Auseinandersetzung, auch sehr viel über das eigene Lernen nachdenken müssen und sie Techniken erproben und erweitern können, um auch zukünftige Handlungsfähigkeit zu sichern. Ein weiterer wesentlicher Aspekt für die Studierenden hierzu ist das Entwickeln und Aneignen der Fähigkeit des kritischen Denkens. Als Lehrperson muss ich mir immer vergegenwärtigen, dass unter den Studierenden eine breite Heterogenität besteht. Die Spannweite von leistungsstarken, zu eher schwächeren Studierenden und deren Auswirkung auf den Unterricht ist nicht zu unterschätzen. Dies beeinflusst das Verständnis- und Lernklima enorm. Gerade bei einer Theorie, wie dem systemischen Gleichgewicht ist es deshalb wichtig, sowohl die Komplexität, als auch die Einfachheit der Theorie gleichzeitig aufzeigen zu können, um eben sowohl die leistungsstarken, als auch die eher schwächeren Studierenden zu erreichen. Mit der Unterrichtsplanung, wie ich sie nun seit einigen Jahren anwende, scheint mir dies zu gelingen. Überprüfen lässt sich dies, wie alle Bildungserfolge, eher schwerlich. Ich beziehe mich hier auf die fortlaufenden Rückmeldungen der Studierenden, welche ich regelmäßig nach meinen Unterrichtseinheiten einfordere. Die thematische Auseinandersetzung aller Unterrichtseinheiten erfolgt immer unter Einbeziehung der Aspekte Verantwortlichkeit, Komplexität und Transferfähigkeit. Dass die Patientenorientierung unter der Berücksichtigung unvorhergesehener gesundheitlicher Probleme erfolgt und die davon abgeleitete Unterstützung sich auf die gesundheitliche Einschränkung und der damit einhergehenden Phänomene und Probleme orientiert, ist schon fast eine Selbstverständlichkeit, welche jedoch, gerade in der heutigen Zeit mit ihren Umbrüchen im Gesundheitswesen und der ökonomischen Zielvorgaben, nicht oft genug erwähnt werden kann. Natürlich ist der Einbezug des Umfelds der Patienten ein Muss, um diese Ziele auch wirklich erreichen zu können. Hier drängt sich die Theorie des systemischen Gleichgewichts meiner Ansicht nach schon fast selbstverständlich auf.

2.4 Aktuelle Anwendung

Der Unterricht des Modells des systemischen Gleichgewichts erfolgt im Rahmen des Themenblocks Familiengesundheit, welches sich hier an der Nursing Outcome (Johnson, Maas & Moorhed, 2005) Definition orientiert: «Ergebnisse, die den Gesundheitszustand und das Verhalten oder Funktionen der Familie als Ganzes oder einzelner Mitglieder beschreiben». Die Unterrichtssequenz zum systemischen Gleichgewicht ist eher im späteren Teil der Ausbildung eingeplant, sodass eine gewisse Erfahrung und einige wesentliche Wissensgrundlagen bei den Studierenden vorausgesetzt werden können. Insbesondere hat bei ihnen schon eine breite fachbezogene Auseinandersetzung stattgefunden. Des Weiteren haben sie sich fortlaufend ihren eigenen Lernstrategien und ihrem Lernprozess gestellt, indem sie ihre Reflexion im Rahmen ihrer Praktikumsqualifikationen, der Portfolioarbeit, den Aufgaben im Unterricht und dem Verfassen der schriftlichen Arbeiten dokumentierten und Rückmeldungen von Ausbildungsverantwortlichen und Lehrpersonen erhalten haben.

Die Studierenden sind es also gewohnt, mit sich selber als wichtigem Arbeitsinstrument zu arbeiten. Nachdem ich eine Übersicht über den Ablauf der Unterrichtssequenz vorgenommen habe, beginne ich den Unterricht zuerst mit einer Selbsteinschätzung. Hierfür fordere ich die Studierenden dazu auf, eine Selbsteinschätzung ihrer persönlichen, aktuellen Situation mit Hilfe des Modells des systemischen Gleichgewichts vorzunehmen. Zu diesem Zweck habe ich eine Adaption des Diagramms vorgenommen (siehe Abbildung 27), indem ich ein vertikales A4-Blatt in vier gleichgroße Teile aufgeteilt habe und in jedes Feld einige, meiner Ansicht nach, relevante übergeordnete Leitfragen der Befragungsthemen der Informationssammlung des systemischen Gleichgewichts aufgeführt habe, um den Studierenden das «Sich Einlassen auf die Aufgabe» zu erleichtern.

Ergänzend besteht nun die Möglichkeit, Probleme und Ressourcen in jedem Feld aufzuführen, ohne dass ich bisher die Begrifflichkeiten des Modells des systemischen Gleichgewichts schon bearbeitet hätte. In einem nächsten Schritt sollen die Studierenden in jedem Feld einzeichnen, wie viel Energie sie für das entsprechende Feld, mit den von ihnen aufgeführten Themen, verwenden. Hierfür stelle ich ihnen das Bild einer runden Torte zur Verfügung, welche ihr Energiepotential

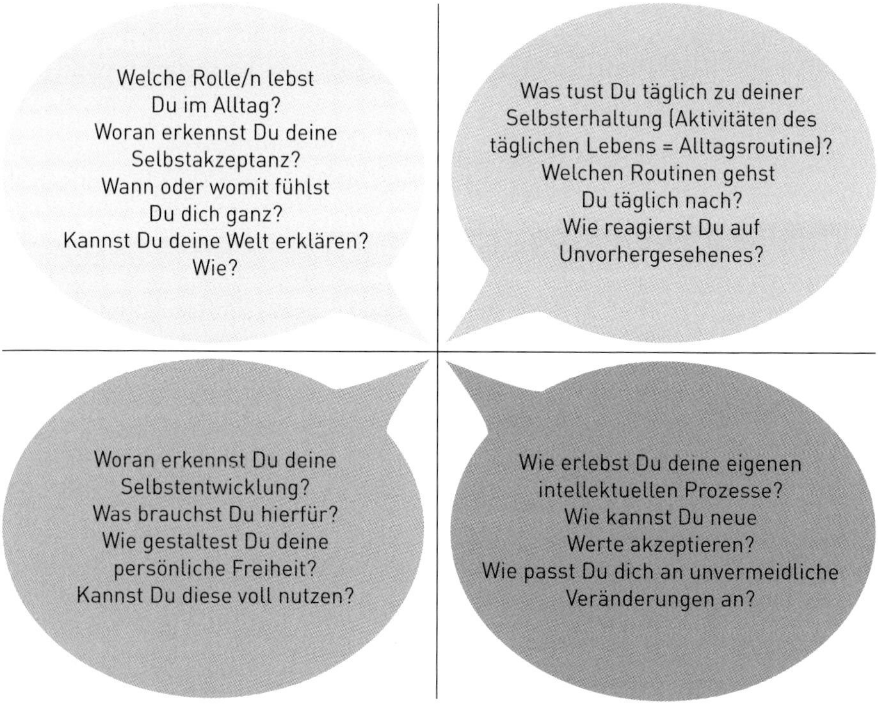

Welche Rolle/n lebst Du im Alltag?
Woran erkennst Du deine Selbstakzeptanz?
Wann oder womit fühlst Du dich ganz?
Kannst Du deine Welt erklären? Wie?

Was tust Du täglich zu deiner Selbsterhaltung (Aktivitäten des täglichen Lebens = Alltagsroutine)?
Welchen Routinen gehst Du täglich nach?
Wie reagierst Du auf Unvorhergesehenes?

Woran erkennst Du deine Selbstentwicklung?
Was brauchst Du hierfür?
Wie gestaltest Du deine persönliche Freiheit?
Kannst Du diese voll nutzen?

Wie erlebst Du deine eigenen intellektuellen Prozesse?
Wie kannst Du neue Werte akzeptieren?
Wie passt Du dich an unvermeidliche Veränderungen an?

Abbildung 27: Adaption des Diagramms nach der Theorie des systemsichen Gleichgewichts nach Schreier (2017)

darstellt. Diese «Torte» sollen sie, ausgehend von der Mitte des Schemas, in alle vier Felder verteilen. Begleitet wird dieser Teil der Aufgabe mit den Fragen: Welches Feld «verspeist das größte Stück Torte»? Wo wird die meiste Energie investiert? Wo kann nur wenig Energie eingesetzt werden? Im Plenum bearbeite ich die einzelnen Konzepte und Propositionen des systemischen Gleichgewichts näher, indem ich folgenden Fragen mit den Studierenden nachgehe:

- Was ist unter Angst zu verstehen? Welche Bedeutung hat sie in diesem Kontext? Was ist der systemische Ansatz?
- Was sind Prozessziele und Prozessdimensionen?
- Welche Bedeutung haben diese für das Individuum und/oder das System/die Familie?

Zuvor erhalten die Studierenden jedoch eine Übersicht (siehe Abbildung 28), welche die Quintessenz des systemischen Gleichgewichts darstellt. Dies begleitet mit dem Hinweis, dass wir im Unterricht nun «zweigleisig» fortfahren werden. Einerseits soll immer der Blick aufs Ganze gewährleistet sein, indem sie sich das Dokument meiner Quintessenz vor Augen halten. Andererseits werden im Plenum die einzelnen Begriffe, Propositionen und Konzepte des Modells des systemischen Gleichgewichts fortlaufend erklärt, diskutiert, anhand von Beispielen verdeutlicht und deren Bedeutung für das Modell erarbeitet, so wie sie im Kapitel 2 dieses Buches beschrieben werden.

Nach Erhalt dieser Übersicht oder Quintessenz der Theorie (bzw. des Diagramms) wird im Plenum gemeinsam intensiv an den Begrifflichkeiten gearbeitet. Wie sind sie zu verstehen? Was steckt dahinter? Welches Verständnis haben die einzelnen Studierenden? Wo tauchen Fragen und Unklarheiten auf? Welche Grundlagen, z.B. zum Thema Angst, haben sie in einer anderen Unterrichtseinheit oder in der Praxis schon erlernt und können dies nun für das Verständnis des systemischen Gleichgewichts nutzen? Erfahrungsgemäß zeigen die Studierenden zu Beginn des Unterrichts, nach dem Erstellen des Selbstbildes, ein gutes Verständnis für das Modell des systemischen Gleichgewichts. Je weiter der Unterricht jedoch fortschreitet, je mehr die Begriffe auseinandergenommen und auf ihre Bedeutung für das Anwenden der Theorie und des Diagramms untersucht werden, desto größer wird die Verwirrung unter den Studierenden. Sehr bald entsteht eine Stimmung von «das ist viel zu kompliziert». Ich freue mich immer auf diese Phase der Verwirrung, denn damit erhalte ich die Resonanz, dass die Studierenden sich auf die Thematik eingelassen haben. Hier kann ich ihnen nun aufzeigen, dass Verwirrung der erste Schritt zur Erkenntnis ist. Meist gelingt es mir mit diesem Hinweis, Neugierde bei den Studierenden zu wecken und sie sind wieder bereit, sich aufmerksam der weiteren Auseinandersetzung und herausfordernden

Wohlfühlen:	Verletz- barkeit	Beibehalten:
Individuum		Individuum
• Innere Verbundenheit		• Selbsterhaltung
• Selbstakzeptanz	Stabilität	• Routine (kulturell bedingtes Verhalten)
• Rolle in der Umwelt ist bewusst		• Reaktionen auf erwartete und unvorhergesehene Geschehnisse
• Sich ganz fühlen		
Familie		
• Zusammenhalt der Familie		Familie
• zusammen sein und zusammen gehören		• Problemlösungsstrategien in der Familie
• positiv in die Zukunft sehen können		• Feste feiern
• für einander da sein und mit einander teilen		• Weiterleben des Kulturbewusstsein und der damit verbundenen Lebensmuster

	Kohärenz	Systemerhaltung	
Einsam -keit	Spiritu- alität		Regulation/ Kontrolle	Hilflosig -keit
	Individuation	Systemänderung	

Selbstentwicklung:		Änderung:
Individuum		Individuum und Familie
• individuelle Freiheit		• intellektuelle und emotionelle Prozesse
• Selbstentwicklung		• Unterschiede vereinen
		• neue Werte akzeptieren
Familie		• Anpassung an die Veränderung
• Offenheit der Familie		
• Selbstentwicklung der Mitglieder		
• Beziehung zu einander	Wachstum	Familie
• sich gegenseitig inspirieren	Konflikt Lang- weile	• Entwicklung neuer Familienstrukturen und Lebensmuster

Prozessziele:	Funktion der Prozessziele	Vermeidung der Ängste:
• Regulation/Kontrolle	• Spannungen	• Hilflosigkeit/Unsicherheit
• Stabilität	• all das, was Ausdruck der Persönlichkeit des Menschen ist	• Verletzbarkeit
• Spiritualität	• Sinnfindung, intellektuelle Prozesse	• Einsamkeit
• Wachstum:	• notwendige Anpassung an die sich laufend und immer schneller verändernde Umwelt	• Langeweile/Konflikte

> Prozessdimensionen verkörpern alle Handlungen, welche Individuen oder Familien (Systeme) vornehmen, um zwei Prozessziele zu verfolgen
>
> Angst kann als Motivator verstanden werden, die Prozessziele anzugehen. Prozessziele sind als solches abstrakte Elemente. In den Prozessdimensionen erfolgen letztendlich die Handlungen, um die jeweiligen Ängste anzugehen und die Prozessziele anzustreben. Die Prozessziele Stabilität und Wachstum können als Gegenspieler betrachtet werden. Sowohl Regulation/Kontrolle, als auch die Spiritualität sind Massnahmen bei der Bedrohung der Stabilität durch Wachstum.

Abbildung 28: Schematische Zusammenfassung der Pflegetheorie von Marie-Luise Friedemann nach Schreier (aktualisiert 2017)

Denkarbeit zu stellen. Ein weiteres Bild, welches ich im Unterricht zur Verdeutlichung verwende, ist, dass die Studierenden nicht linear, sondern spiralförmig ihren Gedanken und Fragen nachgehen sollen. Dies stellt natürlich eine große Herausforderung dar, sind sie es doch gewohnt, in linearen Bahnen, wie Standards und Checklisten, zu denken. Hier ziehe ich den Pflegeprozess als fortlaufenden Kreislauf zur Unterstützung heran. Diesen haben sie in der Regel verinnerlicht, sodass ihnen der Spagat zwischen linearem und fast spiralförmigem (bzw. vernetztem) Denken nach ersten Hürden doch einigermaßen gelingt, zumindest gemeinsam und im Plenum. Dass hier ganz viel assoziatives Denken gefragt ist, ist eine wesentliche Erfahrung, auf welche die Studierenden dann beim Ausprobieren zurückgreifen können.

Zur Konkretisierung arbeite ich sehr viel mit Patienten- und Familienbeispielen. Unterstützend streue ich persönliche Beispiele aus meiner eigenen Lebens- und Lehrsituation bei.

2.5
Persönliche Erkenntnisse

Spannend für mich ist zu erkennen, dass, je öfter ich die Theorie vermittle, es mir einfacher gelingt, diese zu erklären und darzulegen. Ich habe also einen langen Weg zurückgelegt. Angefangen mit Verzweiflung und Überforderung, hin zum selbstbewussten Vermitteln des systemischen Gleichgewichts im Unterricht und in Beratungssituationen. Interessant ist auch zu realisieren, wie sehr das Modell ein Teil meines Lebens geworden ist und sich in meine ganz persönliche Lebensphilosophie integriert hat. Hierfür gebührt Marie-Luise Friedemann und ihrer Co-Autorin Christina Köhlen mein aufrichtiger Dank. Die Herausforderung trug so nicht nur zu einer Erweiterung und Vertiefung meiner beruflichen Kompetenz bei, sondern stellt eine Bereicherung meines Lebens dar.

3 Erfahrungen mit der familien- und umweltbezogenen Pflege

Anne Bohrer und Erika Feldhaus-Plumin

Der folgende Beitrag beschreibt Erfahrungen mit der familien- und umweltbezogenen Pflege aus der Perspektive von Lehrenden und Studierenden im Studiengang Bachelor of Nursing an der Evangelischen Hochschule Berlin.

3.1 Einleitung

Seit dem Jahr 2004 ist es an der Evangelischen Hochschule Berlin möglich, Pflege ausbildungsintegriert zu studieren. Im Zuge eines umfangreichen Curriculumprozesses (s. Teil 5, Kap. 2.6) entstand das aktuelle Curriculum, welches grundlegend durch die Theorie des systemischen Gleichgewichts (Friedemann & Köhlen 2010) strukturiert ist. Gleichzeitig findet sich die Arbeit mit der Theorie konsequent im Studienverlauf wieder. In diesem Beitrag wird die Arbeit mit der Theorie aufgrund der Erfahrungen der Lehrenden und Studierenden beschrieben und reflektiert.

Die Entscheidung für die Theorie des systemischen Gleichgewichts als curriculare Grundlage des Studiengangs fiel bewusst vor dem Hintergrund der Bedeutsamkeit, die der Pflege von Familien aktuell und zukünftig zukommt. Als leitende Professorin des Studienganges brachte Christina Köhlen die Idee zur Implementierung ein und war maßgeblich an der Umsetzung beteiligt. Wie Köhlen (2015, 37) konstatiert, steht die Pflegewissenschaft in Deutschland noch am Anfang, was die Pflege von Familien angeht. Überwiegend wird in pflegetheoretischen Arbeiten zwar die Bedeutung der Familie für den pflegebedürftigen Menschen betont, gemeint ist zumeist jedoch die Familie als sozialer Bezugspunkt und Ressource des Individuums. Eine Pflege im Sinne des angloamerikanischen «Family Nursing» nimmt die Familie dagegen weitreichender als eine Einheit bzw. ein System in den Blick: Pflege richtet sich nicht am Individuum, sondern an der gesamten Familie aus (Köhlen, 2015; 34–35). In der Theorie des systemischen Gleichgewichts ist Pflege «eine Dienstleistung auf allen Systemebenen (Individuum, Interaktionssysteme, Familien, Organisationen, Gemeinden und Bevölkerung» (Friedemann & Köhlen, 2010; 48). Diese systemische Perspektive bietet sich in besonderer Weise für eine hochschulische Pflegeausbildung an, in der Studierende dazu befähigt werden, vernetzt und systemisch zu denken und ihre Pflege an der Dynamik der jeweiligen pflegerischen Situationen auszurichten. Der Fachqualifikationsrahmen Pflege für die hochschulische Bildung (Hülsken-Giesler & Korporal, 2013) formuliert u.a. die folgenden Kompetenzziele für Absolventinnen und Absolventen pflegebezogener Studiengänge:

- «besitzen grundlegende Kenntnisse über den gesellschaftlich-institutionellen Rahmen des pflegerischen Handelns und Erkenntnisse zu dessen gesellschaftlicher Bedingtheit» (ebd., 25)

- «sind in der Lage, klientel-, personal- und unternehmensspezifische Ressourcen zu erkennen, zu erschließen und in pflegerelevante Prozesse einzubringen» (ebd., 32)

- «sind in der Lage ihre berufspraktischen Erfahrungen in verschiedenen institutionalisierten Bezügen und Settings zu reflektieren» (ebd., 35).

Die Theorie des systemischen Gleichgewichts eignet sich unseres Erachtens hervorragend als ein Denkrahmen und eine Reflexionsfolie für die Entwicklung einer professionellen Haltung im Berufsfeld Pflege. Studierende lernen die Theorie im Studienverlauf auf verschiedenen Ebenen kennen: Zum einen als ein curriculares Grundgerüst ihres Studiums und zum anderen als wiederkehrenden Lerninhalt innerhalb einzelner Module. Beide Ebenen werden nachfolgend veranschaulicht.

3.2
Familien- und umweltbezogene Pflege als curricularer Denkrahmen

Durch die familien- und umweltbezogene Pflege von Friedemann und Köhlen bietet das Curriculum des Studiengangs Bachelor of Nursing an der Evangelischen Hochschule Berlin den Studierenden einen Denkrahmen. Er ermöglicht es den

Studierenden, von Beginn an konsequent familienorientiert und systemisch zu denken und Pflegeempfänger und Pflegeempfängerinnen und ihren Familien im Berufsfeld entsprechend sensibilisiert zu begegnen.

Das Curriculum beinhaltet 16 Module für das Lernen in Hochschule und Praxis, welche innerhalb von 4 Jahren zum Berufsabschluss in der Gesundheits- und Krankenpflege sowie zum Bachelor of Nursing führen. Im Verlauf der Module werden die verschiedenen Systemebenen von Pflege aufeinander aufbauend erschlossen, angefangen von der Betrachtung des Individuums, über die Pflege von Interaktionssystemen/Familien bis hin zur Betrachtung von Pflege in Institutionen und Gemeinden bzw. auf gesellschaftlicher Ebene. Abbildung 29 zeigt, dass die verschiedenen Module jeweils bestimmte Systemebenen in den Mittelpunkt rücken. Während die Module eins und zwei im ersten Studienhalbjahr noch stark auf das Individuum ausgerichtet sind, nimmt die Komplexität bereits im dritten Modul zu, indem beispielsweise Gesundheitsförderung und Prävention, sowohl auf der Ebene des Individuums, als auch bezogen auf Gruppen und verschiedene Settings bearbeitet werden. Im Studienverlauf kehren Theorieelemente der familien- und umweltbezogenen Pflege regelmäßig wieder, gleichzeitig nimmt die Komplexität kontinuierlich zu indem z. B. der Blick vermehrt auf Familien, Gruppen, das Gemeinde- oder Gesellschaftssystem gerichtet wird.

Systemebene von Pflege

Gemeinde- und institutionelle Systeme

Gesellschaftssysteme

Familiensysteme/soziale Bezugssysteme

Pflegerisches Handel in 4 Prozessdimensionen (Kohärenz, Systemerhaltung, Systemänderung, Individuation)

M7, 13, 15

Pflege als Wissenschaft und andere Wissenschaften

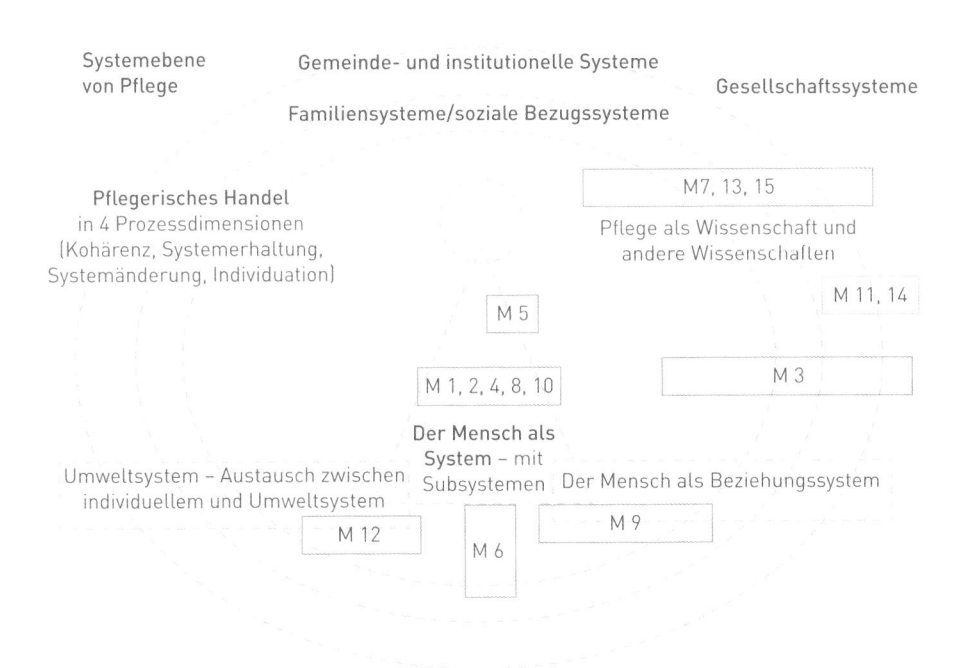

M 11, 14

M 5

M 1, 2, 4, 8, 10

M 3

Umweltsystem – Austausch zwischen individuellem und Umweltsystem

Der Mensch als System – mit Subsystemen

Der Mensch als Beziehungssystem

M 12

M 6

M 9

Abbildung 29: Module des Curriculums und Systemebenen von Pflege

Der Stellenwert der Theorie des systemischen Gleichgewichts im Curriculum bringt es mit sich, dass die Begriffe der Theorie auf vielfältige Weise in den studiengangsbezogenen Materialien sichtbar werden. So weisen die Modulbeschreibungen explizit den Theoriebezug aus und zeigen auf, welche Ziel- bzw. Prozessdimensionen im Kontext des pflegerischen Handelns eines Moduls eine besondere Bedeutung besitzen (siehe Abbildung 30).

Das Modulhandbuch des Bachelor of Nursing und viele weitere Materialien wie bspw. Kompetenzbeschreibungen für einzelne Praxisphasen, Praxisaufträge oder Lern- und Prüfungsaufgaben stehen nicht nur Studierenden und hauptamtlich Lehrenden zur Verfügung, sondern werden Praxisanleitenden, Pflegefachkräften und Leitungspersonen in der Praxis transparent gemacht. Über die Jahre hat sich gezeigt, dass es eine Herausforderung für externe Lehrende bzw. Personen aus der Praxis darstellt, in den Begriffen der Theorie von Friedemann und Köhlen zu denken bzw. sich darin sicher zu bewegen. Es ist daher eine wichtige Aufgabe, regelmäßig mit allen am Studium beteiligten Personen ins Gespräch über das Curriculum bzw. einzelne Lehr- und Lernmaterialien zu kommen und in diesem Kontext die Theorie der familien- und umweltbezogenen Pflege in einfachen Worten zu erklären und Fragen zu beantworten. Die sprachliche Vereinfachung erleichtert es während der Praxisphasen den Studierenden und Praxisanleitenden, den Denkrahmen der Theorie zu nutzen, ohne zu große sprachliche Hürden überwinden zu müssen. Abbildung 31 gibt einen Auszug aus den Materialien zur Vernetzung des Lernens in Hochschule und Praxis wieder. In diesem Auszug werden die Kompetenzziele der ersten Module veranschaulicht. Sie dienen als Information für Studierende und Praxisanleitende in der ersten Praxisphase.

In persönlichen Kontakten zu Personen im Praxisfeld, beispielsweise im Rahmen von Zwischengesprächen, machen die Lehrenden des Studiengangs Bachelor

Nr. und Titel des Moduls	1. Selbstreflexion und Entwicklung einer professionellen Haltung im Handlungsfeld der Pflege
Primärer Theoriebezug	Kohärenz: Stabilität – Spiritualität
	Individuation: Spiritualität – Wachstum
	Das einführende Modul gibt einen ersten Überblick über Grundbegriffe der Pflegewissenschaft und der Ethik. In diesem Modul beginnt eine Auseinandersetzung mit der professionellen Haltung im Beruf und sich selbst gegenüber, die in den folgenden Modulen ihre Fortsetzung findet. Pflege wird in diesem Modul auf verschiedenen Systemebenen vorgestellt. Es wird danach gefragt, was die Prozessdimensionen Kohärenz und Individuation auf diesen Ebenen bedeuten können.

Abbildung 30: Auszug aus der Modulmaske des ersten Moduls (Feldhaus-Plumin, Köhlen, Nicklas-Faust 2010, S. 49)

> Welche Kompetenzen wurden in den Modulen 1 und 2 an der Hochschule angebahnt und werden in Ihrer ersten Praxisphase gefördert?
>
> **Modul 1**
> **Selbstreflexion und Entwicklung einer professionellen Haltung im Handlungsfeld der Pflege**
>
> Die Studierenden beginnen, eine professionelle Haltung im Beruf und sich selbst gegenüber zu entwickeln. Sie machen sich mit dem Studiengang und mit Grundzügen pflegewissenschaftlicher Entwicklungen vertraut.
>
> Die Studierenden nehmen sich selbst als in soziale Systeme eingebunden wahr (dazu zählen z. B. Individuen, Familie, Freunde, Institution Krankenhaus, Pflegeteam). Sie gestalten den Kontakt mit anderen Systemen.
>
> Die Studierenden gestalten Pflege an sichtbaren und unsichtbaren Systemgrenzen. Beispielsweise achten sie auf Nähe und Distanz bei der Kontaktaufnahme oder bei der Unterstützung zu Pflegender bei der Körperpflege.
>
> Den Studierenden sind die Handlungsfelder der Pflege und anderer Berufsgruppen im Sozial- und Gesundheitssystem einschließlich der institutionellen Strukturen bewusst.
>
> Die Studierenden sind für ihre eigene ethische Haltung und für verschiedene ethische Haltungen anderer sensibilisiert. Ihnen ist bewusst, dass pflegerischem Handeln eine ethische Dimension innewohnt.
>
> Die Studierenden kennen und wenden Techniken des wissenschaftlichen Arbeitens an.
>
> Die Studierenden integrieren Methoden der Selbstpflege in ihr pflegerisches Handeln, z. B. rückengerechtes und kinästhetisches Arbeiten.

Abbildung 31: Auszug aus der Praxismappe (EHB/Bachelor of Nursing 2015, S. 14)

of Nursing ganz unterschiedliche Erfahrungen hinsichtlich des Interesses gegenüber der Theorie bzw. der Akzeptanz dieser von Seiten der Pflegepraxis. Es gibt begeisterte Interessierte ebenso wie Pflegende, welche mit Skepsis reagieren. Vielfach treffen wir auf Personen, die wenig über die Theorie des systemischen Gleichgewichts wissen und im gemeinsamen Gespräch feststellen, dass sie die Ziele der familien- und umweltbezogenen Pflege sehr gut nachempfinden können, wenngleich ihnen die Begriffe der Theorie fremd oder umständlich erscheinen. In akutklinischen Settings wird häufig geäußert, dass sich der Einbezug von Angehörigen bereits jetzt aufgrund der strukturellen Rahmenbedingungen kaum umsetzen lässt. Dass eine familienorientierte Haltung letztlich das berufliche Handeln erleichtern kann, ist vielen Pflegenden nicht bewusst bzw. geht das Wissen darum unter dem hohen Anforderungsdruck in der alltäglichen Pflegepraxis verloren. Wie Studierende die Arbeit mit der Theorie in Hochschule und Praxis erleben, kommt nachfolgend zum Ausdruck.

3.3
Familienorientierung als wiederkehrender Lerninhalt im Pflegestudium

Die Arbeit mit der Theorie des systemischen Gleichgewichts ist im Curriculum spiralförmig und somit wiederkehrend sowie erweiternd angelegt. Die erste Annäherung an die Theorie des systemischen Gleichgewichtes findet unmittelbar zu Studienbeginn im Modul 1 statt. In der Auseinandersetzung mit der eigenen pflegerischen Haltung und den Handlungsfeldern von Pflege, erfolgt der Einstieg in die Theorie mit Erläuterungen und praxisnahen Beispielen und fokussiert das System des Individuums sowie der Familie. Abbildung 32 gibt einen Arbeitsauftrag wieder, den die Studierenden in der Anfangsphase der Auseinandersetzung mit der Theorie bearbeiten. Zu diesem Zeitpunkt befinden sich die Studierenden selbst in einer Phase großer Umbrüche: Der Beginn des Studiums als ein neuer Lebensabschnitt, nicht selten ein Umzug/Wohnungswechsel, die Veränderung des bisherigen sozialen Umfeldes u.v.m. Vor diesem Hintergrund fällt es den Studierenden leicht, sich in die Ziel- und Prozessdimensionen der Theorie, aus ihrer persönlichen Situation heraus, hineinzudenken.

Nach dem ersten Kennenlernen der Theorie erleben die Studierenden ihre erste Praxisphase und werden ermutigt, die Theorie als Denkrahmen mit in die Praxis zu nehmen. In jedem Modul wird die Theorie des systemischen Gleichgewichts erneut aufgegriffen und beispielsweise mit anderen Pflegetheorien in Beziehung gesetzt. So wird die Theorie vertieft in Bezug auf das System Umwelt (z.B. in Modul 3 in den Kontext von Gesundheitsförderung und Prävention) gestellt und bei der Thematisierung der Salutogenese, der salutogenetische Ansatz der Theorie des systemischen Gleichgewichts hervorgehoben. Als weiteres Beispiel lässt sich das Modul 6 anführen, dass in der Auseinandersetzung mit Familie den Schwerpunkt auf Wachstum und Entwicklung legt. In späteren Modulen wird neben den Systemen Individuum, Familie und Umwelt das gesellschaftliche System thematisiert, indem beispielsweise die gesundheitlichen und pflegerischen Versorgungsstrukturen in Modul 11 einen Schwerpunkt bilden. Im letzten Semester haben die Studierenden die Möglichkeit, ein Wahlpflichtmodul zu belegen. Eines dieser Module ist Beratung in Pflege und Hebammenwesen (Modul 16B). Dieses Modul zeichnet sich durch seine Interdisziplinarität aus, indem Studierende des Bachelor of Nursing und des Bachelor of Midwifery gemeinsam studieren. Die Familienorientierung in der Beratung bietet eine weitere Möglichkeit, die Theorie des systemischen Gleichgewichts praxisnah zu erarbeiten.

«Mein systemisches Gleichgewicht im Blick...»

In diesem Arbeitsauftrag wenden Sie die Theorie des systemischen Gleichgewichts von Friedemann auf Ihre persönliche systemische Situation an. Diese Schritte unterstützen Sie darin, sich mit den Kernkonzepten der Theorie auseinander zu setzen.

Einzelarbeit:
1. Wie verstehe ich meine «Familie»? Wer zählt für mich dazu?
2. Welche weiteren (Sub-)Systeme spielen in meinem Leben eine Rolle/ in welche Systeme bin ich eingebunden?
3. a) Wie wichtig sind mir in meinem Leben die Zieldimensionen nach Friedemann:
   - Stabilität
   - Wachstum
   - Regulation/Kontrolle
   - Spiritualität

Wie hat sich das möglicherweise über meine Lebensspanne verändert?

b) Was/wie viel tue ich derzeit zur:
   - Systemerhaltung
   - Kohärenz
   - Individuation
   - Systemänderung

c) Wie empfinde ich mein derzeitiges Gefühl der Kongruenz (= Gleichgewicht/Einklang) mit mir selbst und mit meinem Familien- und Umweltsystem?

Visualisieren Sie Teilergebnisse in der Abbildung:

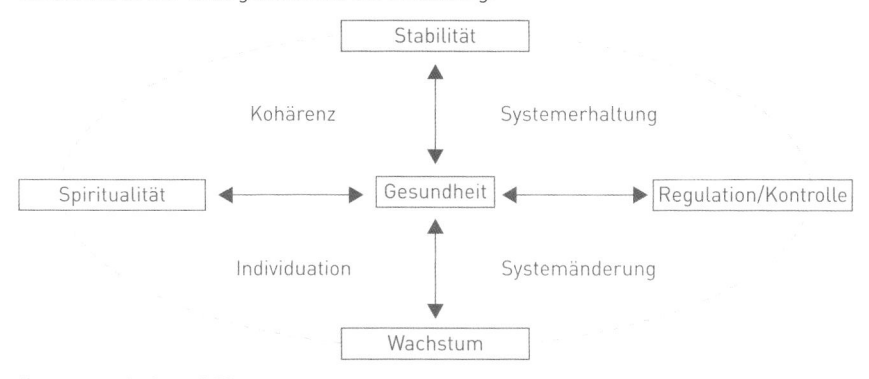

```
                        Stabilität
                            ↑
                            │
         Kohärenz           │        Systemerhaltung
                            ↓
  Spiritualität ◄────► Gesundheit ◄────► Regulation/Kontrolle
                            ↑
         Individuation      │        Systemänderung
                            │
                            ↓
                        Wachstum
```

Gruppenarbeit und Plenum
- Stellen Sie sich in selbst gewählten Kleingruppen wesentliche Erkenntnisse aus ihrer Einzelarbeit vor. Sie entscheiden selbst, worüber Sie in der Gruppe sprechen möchten.
- Tauschen Sie sich darüber aus, welche Gemeinsamkeiten und Unterschiede Sie im Hinblick auf ihre Erkenntnisse feststellen können.
- Bringen Sie am Ende einen Gedanken zur Diskussion ins Plenum mit. Sie können diesen Gedanken als These oder Frage, als Symbol, Standbild oder auch in Form eines Gedichtes veröffentlichen.

Abbildung 32: Beispiel für die Arbeit mit der Theorie des systemischen Gleichgewichts im Modul 1

3.4
Herausforderungen in der Arbeit mit der Theorie

Die bereits erwähnte Zurückhaltung in der Praxis gegenüber der Theorie bzw. der Gedanke, die Theorie des systemischen Gleichgewichtes sei nicht umsetzbar, findet sich auch in den Rückmeldungen von Studierenden des Bachelor of Nursing an der EHB wieder. So äußern Studierende, dass der Einbezug von Familien in der stationären Pflege in Akutkliniken nicht vorkommt. Darüber hinaus empfinden sie es als eine Verletzung der Privatsphäre eines Menschen, wenn sie ihm bei Gesprächen über das Diagramm zu nahe kommen, z. B. bezogen auf die Frage nach den Rollen, die eine Person in der Familie einnimmt oder nach Mustern, die in der Familie in Hinblick auf Wachstum, Spiritualität, Stabilität oder Regulation/Kontrolle gelebt werden. Gleichzeitig wird deutlich, dass Erfahrung und Übung erforderlich sind, um die entsprechenden Fragen einfach und praxisnah stellen zu können. Die anfängliche Hürde zeigt sich auch teilweise in Ängsten von Studierenden, mit den Patientinnen und Patienten ins Gespräch zu kommen. Daraus resultierend stellt sich für uns als Lehrende die Frage: Was bedeutet es für Pflegestudierende, wenn sie Möglichkeiten der Arbeit mit Familien erlernen, welche sie in akutklinischen Settings nicht realisieren können? Welche Lösungswege bieten wir als Lehrende dazu an? Eine der Konsequenzen aus dieser Rückmeldung ist es, in den Seminaren folgende Frage offen zu diskutieren: «Für welche pflegerischen Settings eignet sich die Theorie besonders? Für welche weniger? Wie hängt die Nutzung der Theorie in der Praxis mit den Rahmenbedingungen der Pflegepraxis zusammen?» Bereits in Modul 1 sind einige der Studierenden sehr kritisch bezüglich der Anwendbarkeit der Theorie im akutklinischen Setting. Sie sehen das Potenzial stärker für die ambulante, psychiatrische oder stationäre Langzeitpflege.

Darüber hinaus haben wir als Lehrende den Eindruck, dass die Studierenden sich zur Vereinfachung und Handhabbarkeit der Theorie des systemischen Gleichgewichts Teilaspekte herausgreifen, z. B. den Einbezug der Familie, die Entwicklung der Pflege mit den Patientinnen und Patienten in einem gemeinsamen Prozess oder die Anwendung systemischer Fragen. Diese Gedanken sind häufig Gegenstand in Modulprüfungen wie beispielsweise der Hausarbeit in Modul 1. Die Prozess- und Zieldimensionen hingegen werden in ihren Begrifflichkeiten anfangs nur selten verarbeitet, da dies wiederum Übung erfordert. In den höheren Semestern erfolgt dies z. B. bezogen auf die Auseinandersetzung mit den erwähnten gesundheitlichen und pflegerischen Versorgungsstrukturen, d. h. eher auf einer strukturellen Systemebene, denn auf der individuellen oder familiären Systemebene. In dem beschriebenen Vertiefungsmodul Beratung werden die Prozess- und Zieldimensionen in der Anwendung der Theorie stärker berücksichtigt. Zum einen sind diese im Kontext von familienorientierter Beratung leichter anzuwenden und zum anderen fällt es Studierenden zu diesem Zeitpunkt – im vierten Studienjahr – leichter, sich in den Begriffen der Theorie sicher zu bewegen. Eine, aus den Rückmeldungen der Studierenden und unseren Eindrücken zu der Umsetzung der Theorie des systemischen Gleichgewichts in die Praxis, resultierende Frage, die sich uns in der Reflexion stellt, ist folgende: Welches Ziel wird mit der jeweiligen Unterrichtssequenz/der Arbeit mit den Studierenden verfolgt? Geht es um die Anwendung der Theorie in der Praxis durch die Studierenden? Oder geht es nicht vielmehr zunächst um eine Sensibilisierung für die Familienorientierung, um die Grundlegung einer Denkhaltung? Von diesem Punkt aus betrachtet können die Studierenden sich und ihr pflegerisches Handeln weiter entwickeln. An den regelmäßig stattfindenden praxisbegleitenden Studientagen, erhalten die Studierenden kontinuierlich die Gelegenheit, die erlebte Pflegepraxis und ihr eigenes Handeln zu reflektieren. Dabei kann beispielsweise zur Sprache kommen, welche für die Studierenden teils überraschend positiven Erfahrungen sie machen, wenn sie sich trauen, mit Patientinnen und Patienten ein echtes Gespräch über ihre gesundheitliche Situation und ihre Wünsche im Pflegeprozess zu führen.

3.5 Chancen und Zukunftsperspektiven

Unser Eindruck zur Reflexion auf curricularer Ebene ist, dass sich die Theorie des systemischen Gleichgewichts sehr gut eignet, um pflegerisches Handeln auf den verschiedenen Systemebenen von Pflege zu erfassen, zu durchdenken und für Studierende «erlernbar» zu machen. Der curriculare Aufbau der 16 Module im Studiengang Bachelor of Nursing an der Evangelischen Hochschule Berlin erscheint unseres Erachtens inhaltlich sehr gut gelungen. Als weitere Stärke zeigt sich, dass die Theorie bereits «generalistisches Denken» ermöglicht, d.h. den Blick auf pflegerische Settings in ihrer Vielfalt über einzelne Altersstufen oder Berufsgruppen hinaus ermöglicht – wenngleich für ein konsequent generalistisch angelegtes Pflegestudium eine grundlegende Überarbeitung und Erweiterung des Curriculums von Nöten ist. Auch scheint unseres Erachtens die Sensibilisierung der Studierenden für die Familienorientierung häufig zu gelingen. Dies ergibt sich u.a. aus Rückmeldungen aus der Praxis z.B. im Rahmen von Zwischengesprächen. Kritisch muss jedoch über die Jahre hinweg betont werden, dass Pflegekräften und Praxisanleitenden in unseren Kooperationshäusern, die in der Mehrzahl kein Studium absolviert haben und sich meist nur wenig mit Pflegetheorien beschäftigen, das Verständnis für Begriffe der Theorie und die sprachliche Anwendung schwerfallen. Das äußert sich beispielsweise im Nachvollzug von Modulbeschreibungen und Praxisaufträgen. An dieser Stelle sind wir als Lehrende gefragt, den Transfer der Theorie für die in der Praxis tätigen Kolleginnen und Kollegen zu ermöglichen. Wir haben teilweise bereits Vereinfachungen in den Materialien vorgenommen, so wie es Friedemann und Köhlen auch im Sprachgebrauch mit Pflegeempfängern und -empfängerinnen vorsehen. In Zukunft wäre eine weitere systematische Vereinfachung der Materialien erstrebenswert. Der regelmäßige Austausch mit allen Beteiligten des Studienganges zur Theorie des systemischen Gleichgewichts ist dabei eine permanente Herausforderung. Dieser Austausch könnte noch umfangreicher und strukturierter erfolgen, als es unter den vorgegebenen Rahmenbedingungen und Ressourcen derzeit realisierbar ist. Schließlich scheint die Implementierung der Theorie des systemischen Gleichgewichts in der stationären somatischen Akutpflege deutlich erschwert, dies hängt nicht zuletzt mit der hohen Arbeitsdichte und einer stark verkürzten Krankenhausverweildauer zusammen, sodass kaum Spielraum bleibt, im Sinne der Theorie, Gespräche mit Patienten und Patientinnen zu führen, Informationen über einzelne Ziel-/Prozessdimensionen einzuholen oder gar umfassend mit Familien zu arbeiten. Ziel im Studiengang Bachelor of Nursing kann es somit sein, die bereits erschlossenen Felder für die Theorie des systemischen Gleichgewichts, wie z. B. Psychiatrische Pflege, stationäre Langzeitversorgung, ambulante Pflege, weiter zu fokussieren, gleichzeitig jedoch kreative Ideen zu entwickeln, damit die Studierenden die Grundgedanken der Theorie auch in die Akutpflege einbringen können. Bezogen auf Ängste und Unsicherheiten der Studierenden ist es zudem notwendig, die Übungsmöglichkeiten zu erweitern, um die Studierenden in den Anwendungsmöglichkeiten der Theorie zu unterstützen. Die kann beispielsweise im Rahmen der Praxistrainings im Skillslab sowie an den praxisbegleitenden Studientagen weitergeführt werden.

4 Eine neue Pflegephilosophie einführen

Benjamin Jahn

Dieser Beitrag beschreibt die Einführung einer neuen Pflegephilosophie am Klinikum Itzehoe und stellt die damit verbundenen Herausforderungen für die Pflegeausbildung dar.

4.1 Einführung

Im Frühjahr 2015 beschloss das Direktorium des Klinikums Itzehoe, eine einheitliche Pflegephilosophie für das gesamte Haus zu implementieren (Klinikum Itzehoe, 2016). Das Klinikum ist eines der größten Krankenhäuser in Schleswig-Holstein und akademisches Lehrkrankenhaus der Universitäten Kiel, Lübeck und Hamburg. Es hat über 2.200 Mitarbeiter und Mitarbeiterinnen. Es befindet sich in kommunaler Trägerschaft (Klinikum Itzehoe, 2017). Die Wahl fiel auf die Theorie des systemischen Gleichgewichts von Marie-Luise Friedemanns (Friedemann & Köhlen, 2010), da sie das prozesshafte Denken von Menschen aufnehme. Ihr Vorzug sei es, dass Familie und Angehörige in den Pflegeprozess einbezogen werden und Pflege sich nicht an Defiziten, sondern an Ressourcen orientiere. In Kombination mit den im Klinikum bereits verfolgten Ansätzen der Familialen Pflege und des Case Managements, seien das Modell sowie die Theorie von Friedemann besonders geeignet (Müller, 2017).

Zur Vorbereitung der Einführung wurde eine Arbeitsgruppe, bestehend aus Vertretern der Pflegenden aller Kliniken und Abteilungen, gegründet. Bis heute werden Veranstaltungen konzipiert, um die Mitarbeiter des Pflegedienstes zu informieren und zu schulen. Die Assessmentinstrumente und Dokumentationssysteme werden den Ansprüchen der Theorie Friedemanns angepasst. Zuvor wurde in der ersten Hälfte des Jahres 2016 innerhalb eines studentischen Projektes eines Mitarbeiters aus der Pflege, ein quantitativer Fragebogen zur Erhebung der Kenntnisse über die familien- und umweltbezogenen Pflege und die Theorie des systemischen Gleichgewichts entwickelt. Mit ihm wurden 32 Pflegende aus der Klinik für Allgemein-, Viszeral- und Gefäßchirurgie sowie alle Teilnehmer der Arbeitsgruppe befragt. Keine Kenntnisse über die Theorie hatten 54 % der Befragten, wohingegen 33 % über ungefähre Kenntnisse berichteten. Lediglich 13 % gaben an, das Modell der familien- und umweltbezogenen Pflege sei ihnen vertraut (Sohn, 2016). Auch wenn die Stichprobe nicht repräsentativ ist, weisen die Ergebnisse darauf hin, dass ein Großteil der Pflegenden keine konkreten Vorstellungen von Friedemanns Ansätzen hat. Nach Aussage des Pflegedirektors sei die Reaktion der Mitarbeiter aber dennoch durchaus positiv. Gerade die Realitätsnähe sei ein Grund, warum sie die Einführung dieser Pflegetheorie begrüßten. Dies führe zu einer hohen Identifikation (Müller, 2017).

4.2 Unterrichtseinheit

Das Klinikum Itzehoe verfügt über eine eigene Schule für Gesundheits- und Krankenpflege und Gesundheits- und Kinderkrankenpflege. Ihre Auszubildenden sollen durch eigenes Handeln und als Multiplikatoren einen wichtigen Beitrag zur Implementierung der Pflegetheorie und der damit verbundenen Pflegephilosophie in der praktischen Pflege leisten. Sie müssen sich also im Rahmen ihrer Ausbildung im Klinikum Itzehoe mit der Theorie des systemischen Gleichgewichts auseinandergesetzt haben. So können sie ihre Rolle im Gesundheitswesen erkennen, diese kritisch einschätzen und den Beruf der Pflege in der Gesellschaft positionieren (KrPflAPrV, 2003). Als Lehrender an der Pflegeschule des Klinikums habe ich im Dezember 2016 an der Universität Hamburg, mein Studium für das Lehramt an Beruflichen Schulen in der Fachrichtung Gesundheit abgeschlossen. Während des Studiums hatte ich die Gelegenheit, im Rahmen eines Seminars einen Unterricht mithilfe der Reflexionskategorien des Strukturgitters nach Greb (2003) zu planen und an der Pflegeschule durchzuführen. Als Exempel habe ich die, der neuen Pflegephilosophie des Klinikums zugrundeliegende, Pflegetheorie gewählt. Der Kurs bestand aus 22 Auszubildenden, mit vorwiegend mittlerem Bildungsabschluss. Sie befanden sich am Ende des zweiten Ausbildungsjahres und hatten in ihren praktischen Einsätzen bereits unterschiedliche Haltungen zur Patientenversorgung kennengelernt. Der Unterricht wurde in die Lerneinheit «Pflegewissenschaftliche Grundlagen in das berufliche Handeln einbeziehen» (Curriculum Itzehoe, 2015; 16) integriert, in der bisher andere Pflegetheorien behandelt wurden.

Innerhalb des pflegewissenschaftlichen Unterrichts steht der Theorie-Praxis-Transfer im Vordergrund, nachdem man eine Pflegetheorie aus mehreren Perspektiven betrachtet hat. Friedemanns systemischer Ansatz weist ein hohes Abstraktionsniveau und wenig praktische Handlungsanweisungen auf. Dies kann für Auszubildende in der Pflege eine Herausforderung bedeuten, da sie nicht im vernetzten Denken sozialisiert seien (Köhlen, 2015; 54). Eine direkte Anwendung auf eigene konkrete Pflegesituationen ist nicht unmittelbar möglich. Primäres Ziel der Unterrichtseinheit war es, dass die Auszubildenden das «Einswerden» der Pflegenden mit dem System Familie, also die intensive Teilhabe am Familienleben, kennenlernen und reflektieren. Sie sollten es als Aufgabe der Pflegenden begreifen, zusammen mit dem Patienten und seiner Familie für Familiengesundheit zu sorgen und somit eine Kongruenz herzustellen. Dabei sollten die familieneigenen Potenziale und Fähigkeiten im Vordergrund stehen. Außerdem sollte den Auszubildenden ein gesellschaftliches Pflegeverständnis vermittelt werden. Sie sollten erkennen, dass die Pflegeprofession und somit auch sie selbst, einen gesellschaftlich wahrgenommenen Aufgaben- und Verantwortungsbereich hat. Das Bildungsziel war der Erwerb hermeneutischer Fallkompetenz. Durch die theoretische Auseinandersetzung mit dem Exempel, der Friedemann-Theorie, sollten die Auszubildenden ein Grundlagenwissen zur Systemtheorie und zum funktionalistischen Denken erwerben und erkennen, dass sie in der Gesellschaft, im Beruf und im Privaten bestimmte Funktionen haben.

Als Einstieg in das Thema und zur Fokussierung der Aufmerksamkeit auf die nachfolgende Arbeitsphase diente ein kurzer frontaler Lehrervortrag zur Biografie Friedemanns und zur Systemtheorie. In einer kurzen Arbeitsrunde wurden die Auszubildenden gebeten, sich zu vorgegebenen, für die Theorie wichtigen pflegewissenschaftlichen Begriffen Gedanken zu machen und diese im Plenum vorzustellen. Hierdurch sollten sie motiviert werden, sich mit elementar verwendeten Begriffen der Theorie Friedemanns auseinanderzusetzen. Das durch die Beiträge der Auszubildenden entstehende Netzwerk aus Metaplankarten, visualisierte systematisch bereits die Theorie und bildete gleichzeitig das Vorwissen dieser und die von ihnen geschaffenen Verbindungen zwischen den Begriffen ab, welche im Unterrichtsverlauf weiterentwickelt und strukturiert wurden. In einem weiteren Kurzvortrag zur Theorie des systemischen Gleichgewichts wurde die Strukturierung des Netzwerks der Auszubildenden erklärt. Durch diese Einheit konnten sie ihre Aufmerksamkeit erneut bündeln und bekamen einen Überblick über diese Pflegetheorie. Da die Metaplanwand mit dem Netzwerk noch zur Verfügung stand, konnten sie an eigenes Vorwissen anknüpfen und dieses vertiefen. Durch die Auseinandersetzung mit einem Originaltext von Köhlen (2012) konnten das Konzept weiter verinnerlicht und Fragen geklärt werden. Als Zwischenfazit wurde der bisherige Unterrichtsverlauf durch die Lehrperson nochmals zusammengefasst und das bisher von den Auszubildenden erworbene Wissen gefestigt. In einem abschließenden Unterrichtsgespräch wurden die theoretischen Inhalte auf die praktische Arbeit und Erfahrung der Auszubildenden bezogen. In der Auseinandersetzung mit der Frage, wie die Theorie in der klinischen Praxis umgesetzt werden kann und welche Schwierigkeiten dabei entstehen können, wurde der Theorie-Praxis-Transfer vorbereitet. Zum Abschluss wurde auf das Lernziel der Stunde Bezug genommen und drängende Fragen geklärt.

4.3
Reflexion

Pflegewissenschaftlichen Unterrichtsinhalten begegnen Auszubildende häufig mit Skepsis. Sie wollen praktisch arbeiten und keine Wissenschaftler werden. Auch in meinem Unterricht erwies sich die Auseinandersetzung mit dem systemischen Ansatz für die Auszubildenden als Hürde. Dennoch zeigten sie sich dem Thema gegenüber offen und waren zu einer engagierten Mitarbeit bereit. Friedemanns Aussage, die Pflegekraft werde zu einem Teil der Familie des zu Pflegenden, führte bei den Auszubildenden zu Irritationen. Sie äußerten Zweifel, dass unter diesen Bedingungen noch eine professionelle pflegerische Distanz aufrechterhalten werden kann. Dabei gingen die Auszubildenden allerdings von einem tradierten, sehr eng gefassten Konzept von Familie aus. Als hilfreich erlebten sie den Anspruch Friedemanns, die Förderung der Ressourcen des Pflegebedürftigen zum Inhalt pflegerischen Handelns zu machen. Grundsätzlich war ihnen dieser Gedanke nicht neu. In der praktischen Ausbildung erleben sie aber oft, dass der Fokus auf einen Ausgleich von Defiziten gelegt wird. Insgesamt ist es nach meinem Eindruck im Rahmen der Unterrichtseinheit gelungen, den Auszubildenden die Theorie des systemischen Gleichgewichts näherzubringen und ihr Interesse zu wecken. Sie konnten die Inhalte kritisch reflektieren und Ideen für die Umsetzung in ihrer praktischen Arbeit formulieren.

Inzwischen ist die Unterrichtseinheit im Curriculum der Schule fest etabliert. Sie wird in der zweiten Hälfte des zweiten Ausbildungsjahres angeboten. Welcher Zeitpunkt im Verlauf der Ausbildung für die Vermittlung von theoretischen Kenntnissen über die Pflegetheorie am geeignetsten ist, wird sich erst im weiteren Verlauf herausstellen. Die Auseinandersetzung mit Pflegetheorien am Anfang der Ausbildung stellt für die Auszubildenden sicherlich eine Überforderung dar. Andererseits macht es wenig Sinn, die theoretischen Grundlagen, nach denen sie auch während ihrer Ausbildung arbeiten sollen, erst zum Ende der Ausbildung hin zu vermitteln, zumal es auch darum geht, ihnen ein neues Rollenverständnis zu vermitteln. Ohnehin kann eine 90-minütige Unterrichtseinheit nicht ausreichend sein, um die Auszubildenden mit der Theorie Friedemanns vertraut zu machen. Sie muss durch Übung und Reflexion während der gesamten Ausbildung in allen Unterrichtseinheiten immanent mit vermittelt und gefestigt werden.

4.4
Einbindung in die Pflegepraxis

Neben dem theoretischen Unterricht hat auch die praktische Ausbildung einen hohen Stellenwert, um die Auszubildenden mit der Pflegetheorie vertraut zu machen. Besonders geeignet sind hierfür die Arbeitsbereiche der Familialen Pflege, des Home-Treatments und des Case Managements. In der Familialen Pflege weisen die Pflegenden die Familienmitglieder schon während des stationären Aufenthaltes direkt am Krankenbett des Pflegebedürftigen in die notwendigen, auf den Patienten abgestimmten Pflegetechniken ein. Nach der Entlassung aus der Klinik unterstützen sie die Angehörigen im häuslichen Umfeld für maximal sechs Wochen. Im Home-Treatment des Zentrums für Psychosoziale Medizin am Klinikum werden Menschen mit ausgeprägten psychischen Erkrankungen im gewohnten häuslichen Umfeld von einem speziell ausgebildeten, interdisziplinären Team behandelt, um einen stationären Aufenthalt zu vermeiden. Das Case Management bereitet durch individuelle Beratung und begleitende Unterstützung von Patienten und Familie bereits im Krankenhaus die Entlassung vor, um eine möglichst hohe Pflege- und Betreuungsqualität nach dem stationären Aufenthalt zu gewährleisten.

Bisher werden Auszubildende in den genannten Bereichen noch nicht regelhaft eingesetzt, sodass nur einzelne Erfahrungsberichte vorliegen. Als positiv wird die Einbindung der Familie in den Pflegeprozess empfunden. Skepsis wird jedoch hinsichtlich der Forderung Friedemanns geäußert, die Pflegenden sollen sich z. B. bei der Familialen Pflege in die häusliche Umgebung begeben. Da die Schülerinnen und Schüler in ihrer Ausbildung bisher so sozialisiert werden, dass ihr Arbeitsplatz das Krankenhaus ist, äußern sie die Erwartung, dass die Familienmitglieder in die Klinik kommen. Zwar müssen sie auch ambulante Einsätze absolvieren, diese werden aber nicht nur in ambulanten Pflegediensten, sondern auch in Tageskliniken und Tagespflegeeinrichtungen abgeleistet. Ambulante Versorgungskonzepte sind somit nicht regelhaft im Erfahrungswissen der Auszubildenden verankert. Das Konzept der Gemeindepflege ist in Schleswig-Holstein ohnehin nicht mehr flächendeckend realisiert. Auszubildende, die Einsätze in ambulanten Ausbildungsbereichen absolviert haben, äußern sich positiv, über die Möglichkeit, die individuellen Wünsche des zu Pflegenden und seiner Familie zu berücksichtigen und die Betreuung durch Mitarbeiter der Klinik auch nach der Entlassung noch fortzuführen. Um die Pflegetheorie Friedemanns auch im Erfahrungswissen der Auszubildenden zu verankern, ist es erstrebenswert, die Bereiche Familiale Pflege, Home-Treatment und Case Management regelhaft für praktische Einsätze zu öffnen.

Fasst man die bisherigen Erfahrungen zusammen, wird deutlich, dass die Auszubildenden der Pflegetheorie Friedemanns durchaus offen gegenüberstehen, dass die bisherige Struktur der Ausbildung es ihnen häufig aber noch schwer macht, eigene praktische Erfahrungen in der Umsetzung der Theorie zu gewinnen. Weitere Anpassungen im theoretischen und praktischen Curriculum werden erforderlich sein.

Da mir die Theorie Friedemanns bisher nicht vertraut war, erforderte die Entscheidung des Krankenhausdirektoriums, eine Pflegephilosophie basierend auf der Theorie von Friedemann einzuführen, für mich eine intensive Auseinandersetzung mit dem systemischen Ansatz. Als Kollegium stehen wir vor der Herausforderung, die Theorie des systemischen Gleichgewichts im Curriculum zu verankern. Dass die Philosophie den zu Pflegenden mit seiner Familie und seinem Umfeld in das Zentrum der pflegerischen Arbeit rückt, seine Individualität und seine Ressourcen betont, erlebe ich als Bereicherung pflegerischen Handelns. Dass Friedemann fordert, ihre Theorie zur Theorie der jeweiligen Einrichtung zu machen und nach individuellen Bedürfnissen weiterzuentwickeln (vgl. Friedemann & Köhlen, 2010; 11–13, 19, 21), eröffnet die Möglichkeit, sie im Rahmen intensiver Diskussionen an die Bedürfnisse des Klinikums anzupassen und damit ihre Akzeptanz zu fördern.

5 Die Anwendung in der Hebammenausbildung

Cornelie Wolf und Cordula Fischer

Dieses Kapitel beschreibt die Anwendung der familien- und umweltbezogenen Pflege in der Hebammenausbildung.

5.1
Motivation und Hintergründe

Die familien- und umweltbezogene Pflege nach Marie-Luise Friedemann wurde 2008 in der Hebammenschule am Universitätsklinikum Heidelberg eingeführt und ist seither fester Bestandteil der dortigen Ausbildung. Die Hebammenschule ist Teil der Akademie für Gesundheitsberufe Heidelberg, die über zwölf Ausbildungsgänge, mit insgesamt 840 Ausbildungsplätzen verfügt, von denen 45 zur Hebammenschule gehören. Die Ausbildung erfolgt über drei Jahre hinweg mit jährlichem Beginn. Seit 2012 gibt es die Möglichkeit, ausbildungsintegriert zu studieren, entweder im Studiengang «Interprofessionelle Gesundheitsversorgung» in einer Kooperation zwischen der Akademie und der medizinischen Fakultät an der Universität Heidelberg oder im Studiengang «Hebammenwesen», der in einer Kooperation mit der Hochschule Ludwigshafen im Verbund mit weiteren Hebammenschulen angeboten wird. Das Team der Hebammenschule besteht aus Hebammen, die sich durch Weiterbildung und unterschiedliche Studienabschlüsse für eine Lehrtätigkeit qualifiziert haben. Zu ihrem Aufgabenbereich gehören neben der Lehrtätigkeit und der Lernbegleitung der Werdenden Hebammen (WeHen)[21] auch praktische Unterrichte und Praxisbegleitung.

---

21 Der Begriff Werdende Hebamme (WeHe) soll der Vielfalt unterschiedlicher Ausbildungswege gerecht werden und ist eine offiziell vom Bundesrat Werdender Hebammen (ehemals Bundeshebammenschülerinnenrat) im Deutschen Hebammenverband eingeführte Bezeichnung.

Das Modell der familien- und umweltbezogenen Pflege in die Hebammenausbildung einzuführen, hatte folgende Hintergründe: Der Aufgabenbereich bzw. das Versorgungsangebot von Hebammen in Deutschland umfasst die Begleitung sowie Unterstützungsleistungen über einen längeren Zeitraum innerhalb der reproduktiven Lebensphase. Die Betreuung kann bereits bei der Familienplanung beginnen und zieht sich in Form eines «Bogens» (siehe Abbildung 33) durch die Schwangerschaft, die Geburt und das Wochenbett bis zum Ende der Stillzeit in die frühe Elternschaft (Sayn-Wittgenstein, 2007).

Schwangerschaft, Geburt und Wochenbett sind in der Regel keine krankhaften Ereignisse. Vielmehr beschreiben sie einen Übergang, der eine Anpassung erfordert und einen Rollenwechsel mit sich bringt. Zu den zentralen Aufgaben von Hebammen gehört es, die Physiologie der damit verbundenen Prozesse zu unterstützen und Frauen/Eltern mit ihrem Kind und ihrer Familie in diesem Übergang zu begleiten. Es ist ihre Aufgabe, Auffälligkeiten zu erkennen und eine ggf. notwendige Behandlung einzuleiten. Ein Großteil ihrer Tätigkeit hat jedoch präventiven Charakter und zielt auf eine gute Bewältigung von Schwangerschaft, Geburt, Wochenbett und der damit verbundenen neuen Lebenssituation. Hebammentätigkeit hat also eine salutogenetische Ausrichtung und orientiert sich an den Fähigkeiten und Ressourcen von Frauen und ihren Familien (Sayn-Wittgenstein, 2007; 35 f.). Entsprechend soll Werdenden Hebammen in der Ausbildung die große Vielzahl von Tätigkeiten, Aufgaben und Betreuungsangeboten von Hebammen in ihrer Vielschichtigkeit vermittelt werden. Der vor allem im klinisch-stationären Bereich vorherrschende biomedizinische Fokus auf Versorgung greift hier jedoch zu kurz. Häufig ist die damit verbundene Betreuung stark auf körperliche Veränderungen reduziert und setzt bei der Behebung von Defiziten an, wohingegen viele Aspekte und Zusammenhänge einer umfassenden Versorgung und Gesundheitsförderung nicht ausreichend in den Blick genommen werden. Ebenfalls unzureichend ist die Reduktion der praktischen Ausbildung auf kurze klinische Betreuungsausschnitte. Dies wird vor allem in der Wochenbettbetreuung sichtbar. Dem wirkt seit 2014

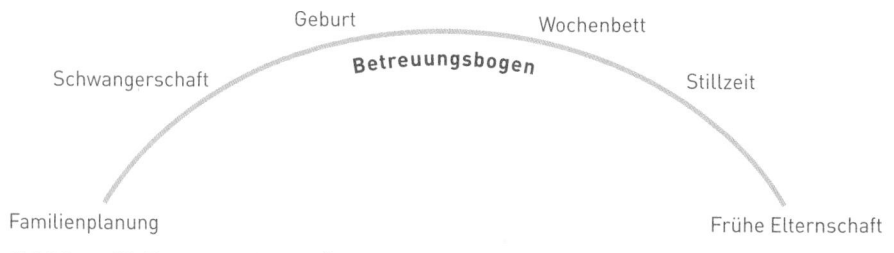

Abbildung 33: Betreuungsbogen (Quelle: Sayn-Wittgenstein, F. 2007; 24)

eine Gesetzesänderung entgegen, die in größerem Umfang auch außerklinische Einsätze vorschreibt.

Diese Umstände sowie Bestrebungen, die Ausbildung hinsichtlich einer anstehenden Akademisierung in Deutschland stärker theoretisch zu fundieren, führten zu dem Auftrag an eine der Kolleginnen des Schulteams, bestehende Pflegetheorien auf ihr Potenzial für eine umfassendere Hebammenbetreuung zu überprüfen. Zugleich war es ein Anliegen, mit der Förderung theoriegeleiteten Handelns zu einer Qualitätsentwicklung der Hebammenbetreuung beizutragen. Die familien- und umweltbezogene Pflege nach Friedemann wurde nach einer systematischen Recherche und dem Vergleich unterschiedlicher Pflegetheorien, hinsichtlich ihrer Einsetzbarkeit in der Hebammentätigkeit, ausgewählt. Folgende Überlegungen unterstützten diese Wahl: In der Tätigkeit von Hebammen spielt die Bedeutung von Familie eine große Rolle. Die in der familien- und umweltbezogenen Pflege enthaltenen und gegenüber anderen Modellen erweiterten Konzepte von «Familie» und «Familiengesundheit» passen gut zum Versorgungsauftrag von Hebammen.

Ein großer Teil der Hebammentätigkeit findet außerklinisch und im direkten häuslichen Umfeld von Familien statt. Die berufliche Biographie und Perspektive von Marie-Luise Friedemann, die dieses Modell aus der Gemeindepflege heraus generierte, bietet viele Anknüpfungspunkte für die aufsuchende Tätigkeit von Hebammen. Verschiedene Fachartikel zur Anwendung des Modells und der darin enthaltenen Theorie des systemischen Gleichgewichts gaben Hinweise auf die Einsetzbarkeit im deutschen Gesundheitswesen und Ideen zur Einführung in der Hebammenausbildung (Köhlen & Beier, 2000; Holoch &Frech, 2001; Köhlen, 2004; Köhlen & Friedemann, 2005; Jürgensen, Kubanski & Köhlen 2006).

5.2
Schritte der Implementierung

Auf einer Klausurtagung im Sommer 2008 setzte sich das Team der Hebammenschule mit der familien- und umweltbezogenen Pflege nach Friedemann auseinander und kam zu dem Entschluss, diese in der Ausbildung Werdender Hebammen einzuführen. Zunächst wurde die familien- und umweltbezogene Pflege nach Friedemann und die darin enthaltene Theorie des systemischen Gleichgewichts vorgestellt. Bezugspunkte zum Aufgabenfeld der Hebammentätigkeit wurden überprüft und geklärt. Um die Theorie und ihre Anwendbarkeit kennenzulernen und greifbarer zu machen, wurde sie auf ein Fallbeispiel aus der Hebammenbetreuung im Wochenbett übertragen, das gemeinsam bearbeitet wurde. Dabei konnten erste Erfahrungen mit der Informationssammlung eines Falls und der Analyse einer Situation gemacht werden. Zugleich wurde an den Erfahrungsschatz der Kolleginnen angeknüpft und dieser als Ressource genutzt bzw. in die Fallbearbeitung eingebunden. Besonders die Erfahrungen einer Kollegin mit einer Ausbildung in systemischer Familientherapie kamen hier zum Tragen. In der gemeinsamen Bearbeitung wurden Ressourcen und Probleme aus dem Fall den vier Prozessdimensionen (Systemerhaltung, Systemänderung, Individuation und Kohärenz) zugeordnet. Dabei entwickelten alle Beteiligten eine Vorstellung davon, was die Anwendung in der Praxis bedeutet. Mit Hilfe des Diagramms aus der Theorie des systemischen Gleichgewichts wurden mögliche Ziele für die weitere Betreuung formuliert. In dieser Fallbearbeitung und anwendungsorientierten Auseinandersetzung mit ihren vielen praxisrelevanten Anknüpfungspunkten kam es zu der einvernehmlichen Einschätzung, dass die Arbeit mit dieser Theorie, gerade durch den Blick auf die Familie als System, einen deutlichen «Mehrwert» für die Ausbildung bieten kann. Im Gegensatz zu defizitorientierten, also an der Behebung von Mängeln orientierten Versorgungsmodellen basiert sie auf einem ressourcenorientierten Ansatz, der durch die beschriebenen Dimensionen und Ausprägungen definierbar wird. Das Diagramm des systemischen Gleichgewichts ist ein Instrument, das eine systematische Analyse komplexer Zusammenhänge innerhalb des Familiensystems möglich macht. Damit erweitern sich auch die Anhaltspunkte für Betreuungsziele und Interventionen, die hier gemeinsam mit den betreuten Frauen/Familien bestimmt werden. Nicht zuletzt bewirkt das Aufgreifen von Ressourcen eine Mobilisierung derselben und stärkt dadurch die Familie, was ein wesentliches Ziel der Betreuung durch Hebammen ist.

Mit der Akzeptanz und positiven Bewertung durch das gesamte Schulteam, fiel die Entscheidung für eine Implementierung der familien- und umweltbezogenen Pflege nach Friedemann in der Hebammenausbildung. Um dies konkret werden zu lassen, wurden die im Rahmen der Ausbildungs- und Prüfungsverordnung für Hebammen gegebenen Freiräume in Theorie und Praxis ausgelotet und die Verortung geklärt. Die theoretische Einbindung erfolgt seither im letzten Drittel des ersten Ausbildungsjahres über das Unterrichtsfach Pflege, anknüpfend an das Thema prozessgesteuertes Arbeiten (Pflegeprozess) und eine biographische Auseinandersetzung mit der eigenen Familie. Anwendungsbereiche in der praktischen Ausbildung sind die klinischen Einsätze auf der Schwangerenstation sowie die klinischen und außerklinischen Einsätze im Wochenbett. Die Einsätze im Kreißsaal sind derzeit noch nicht einbezogen, da dort der Kontakt zur Frau und ihrer Familie vergleichsweise kurz ist und die Geburt stark im Vordergrund steht, sodass Zeit und Raum für die Auslotung der Prozessdimensionen nicht oder nur sehr begrenzt gegeben sind.

Bei der im Folgenden beschriebenen Implementierung lassen sich zwei Ebenen unterscheiden: zum einen eine inhaltlichen Ebene, die eine vorgenommene Übertragung und Anpassung der Theorie auf die Arbeit von Hebammen beschreibt, zum anderen eine organisatorische Ebene mit Darstellung der Überlegungen zur Verortung im Unterricht und einer Anwendung in der praktischen Ausbildung.

5.3
Inhaltliche Anpassung

Im Zuge der Entscheidung, die familien- und umweltbezogene Pflege nach Friedemann in die Ausbildung zu implementieren, erfolgte eine gewisse Anpassung bezogen auf die Besonderheiten der Betreuung von Frauen/Familien durch Hebammen. Der Bedarf hierfür zeigte sich in der Auseinandersetzung mit der Theorie und insbesondere durch die Arbeit mit dem Fallbeispiel. Als Indikatoren dienten Bereiche, in denen «Übersetzungen» in den Hebammenberuf vorgenommen werden mussten, um die Bedeutung der Fragen und Aspekte zur Informationssammlung und zu den Prozessdimensionen zu verstehen (siehe Abbildung 34). Auf diese Weise wurde der nachfolgend beschriebene Anpassungsbedarf identifiziert und vorgenommen: Es erfolgte eine Zuordnung von «hebammenspezifischen» Betreuungsaspekten zu den Prozessdimensionen. Aus den Informationssammlungen wurden geburtshilflich relevante Aspekte herausgefiltert und mögliche Stichpunkte und Fragen zur Datenerhebung formuliert. Die Informationssammlungen zu den Prozessdimensionen Individuum und Familie wurden zusammengeführt und daraus folgend ein einzelner Erhebungsbogen (siehe Abbildung 34) auf der Basis der bereits genannten Anpassung erstellt.

Der Begriff der «Angst» wurde teilweise durch andere Begrifflichkeiten wie zum Beispiel durch «Sorge um …» ersetzt. Hier gab es bei allen Kolleginnen das Bedürfnis, mit diesem Begriff zurückhaltend umzugehen – im Bewusstsein, dass Angst ein relevanter Faktor im geburtshilflichen Kontext ist, jedoch durch zu starke Fokussierung auch ungewollt verstärkt oder hervorgerufen werden kann. Die Aufklärung der Frau über die Anwendung der Theorie soll nur auf Nachfrage erfolgen. Grund hierfür ist, die Auszubildenden nicht zu überfordern und ein Herantasten an die Umsetzung in der Praxis zu ermöglichen.

1. Informationssammlung/Analyse Frau		
	Ressourcen	Probleme
Systemerhaltung		
Körperfunktionen Alltagsstrukturen Finanz. Sicherheit Vorbereitung *(Beibehalten)*		
Kohärenz		
Rollen, Werte Prinzipien Inneres Gleichgewicht (Zusammenleben Stimmigkeit)		

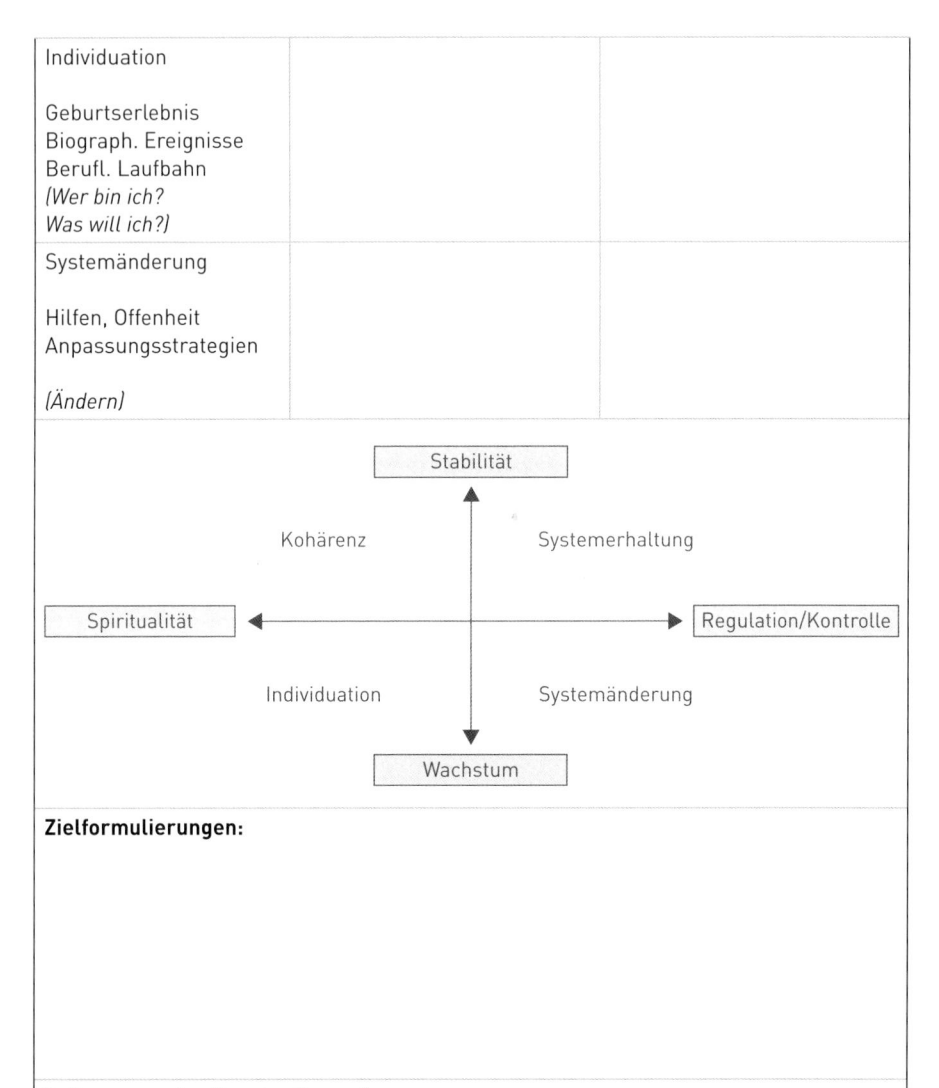

Individuation Geburtserlebnis Biograph. Ereignisse Berufl. Laufbahn *(Wer bin ich?* *Was will ich?)*		
Systemänderung Hilfen, Offenheit Anpassungsstrategien *(Ändern)*		

```
                    Stabilität
                        ▲
        Kohärenz        │        Systemerhaltung
                        │
Spiritualität ◄─────────┼─────────► Regulation/Kontrolle
                        │
        Individuation   │        Systemänderung
                        ▼
                    Wachstum
```

Zielformulierungen:

2. Fragen zu den Prozessdimensionen

Systemerhaltung:
- Körperfunktion (körperliche Umstellungsprozesse Schwangerschaft, Geburt, Wochenbett, Stillzeit)
    - → Wohlbefinden und Bedürfnisse
- Lebensmuster, Familienmuster und Familienrhythmus:
    - → Alltagsstrukturen, → Rollen (-verständnisse), Kindererziehung, Haushaltsroutine
    - → Entwicklungsstufen der Angehörigen
- «Regeln» und Regelungen
- Einschätzung je nach Bedarf und Offenheit:
  Lebensgestaltung → Freizeit, Erholung, Kontakte, Kultur, Freunde, Religion
  Zeit- und Energieeinsatz für die Familie

Systemänderung
- Änderungen/Anpassungsbedarf? (Rückspiegeln, ggf. nachfragen)
  Was erkannt oder geäußert (Sozialanamnese)?
  z. B. «Wie lief die Nacht?» → Bericht → Bewusstwerden
  (Welche Pläne/Strategien greifen nicht mehr?)
- Ressourcen für die Anpassung
  → Wer unterstützt? Wie?
  → Flexibilität
  → bewährte Anpassungsstrategien
  → vorhandene Mittel, Hilfen, Stärken
- Was hindert die Anpassung?
  (äußerlich/innerlich)
- starre Vorstellungen oder Werte vorhanden?
- Sorgen, Befürchtungen, Ängste, etc.?
  (Welche Alternative, Ideen, Anpassungshilfen?)
- Angst um Stabilität, Verlust Selbstvertrauen

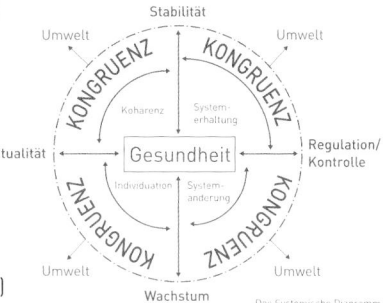

Das Systemische Diagramm
Abb.: Kühlen, Friedemann 2016, S. 64

Kohärenz:
- Wer oder was ist mir wichtig?
- Was gibt Kraft und Halt?
- Innere Ruhe und Gleichgewicht
  → Was brauche ich dafür?
- Werte, Einstellung, Prinzipien?
- Kommunikation (verstehen und sich verständlich machen)
- Verbunden sein im Familiensystem und Freundeskreis, Netzwerk, gemeinsame Familienidentität
  (In welchem Netz bin ich «gehalten»? Wo werde ich «aufgefangen»?)
- Misshandlungen/Gewalt/Unterdrückung eigener Bedürfnisse (Sozialanamnese)

Individuation:
Wachstum durch:
- Geburtserlebnis? Schwangerschaftserleben?
- Wie wichtig sind:
  → Beruf, Familie, Partnerschaft, Freunde?
  → soziales Engagement?
- Vorstellungen, Auseinandersetzung, Vorbereitungen, Austausch
  (Rolle, Beziehung, Elternwerden etc.)
- evtl. wichtige biographische Ereignisse (Krise, Grenzerfahrung, Krankheiten, anderes)
- Mutter-Kind-Beziehung
  «Nun sind Sie schon eine Weile zusammen. Wie geht's Ihnen miteinander? Was haben Sie aneinander entdeckt?»
- evtl. auch Spiritualität (→ siehe Kohärenz)

Abbildung 34: Erhebungsbogen (Teil 1 und 2) der Hebammenschule am Universitätsklinikum, Akademie für Gesundheitsberufe Heidelberg, Version von 2017

5.4
Schritte der Einführung und Weiterentwicklung

Die theoretische Einführung wurde als Teamteaching geplant. Eine Kollegin übernahm das Thema hauptverantwortlich. Es wurden Anregungen aus einem Artikel von Holoch und Frech (2001) aufgegriffen und auf die Unterrichte in der Hebammenausbildung übertragen. Ausgehend von einem (selbst-)reflektierenden Einstieg über die Bedeutung des (eigenen) Familiensystems, erfolgt die Auseinandersetzung mit der Theorie anwendungsbezogen und ebenfalls mit Hilfe eines Fallbeispiels. In diesem Zusammenhang wird auch der auf die Hebammenbetreuung angepasste und entwickelte Erhebungsbogen zur Informationssammlung und Analyse eingeführt. Für den nächsten praktischen Einsatz wird der Praxisauftrag erteilt, ein Anamnesegespräch mit einer Schwangeren oder Wöchnerin und eventuell anwesenden Familienmitgliedern zu führen. Aus der daraus gewonnen Informationssammlung und Beobachtung soll eine möglichst wertfreie Situationsbeschreibung angefertigt werden. Dazu informieren die Werdenden Hebammen im Vorfeld über den Zweck des Gesprächs (Praxisauftrag) sowie einen anonymen, vertraulichen Umgang mit allen Daten und klären das Einverständnis der befragten Personen. Im nächsten Schulblock sollen die Beschreibungen in Gruppen bearbeitet, mit Hilfe der Theorie analysiert und die Anwendung auf diese Weise vertieft werden (siehe ebd.).

Mit dem Schulteam folgten drei weitere Klausurtagungen (2009, 2010, 2011) zur Evaluation, Reflexion und Weiterentwicklung der Anwendung der familien- und umweltbezogenen Pflege mit Hilfe der gewonnenen Erfahrung. Die Klausurtagungen waren auch wichtig, um die Theorie tiefer zu durchdringen, sie in den Köpfen aller lebendig zu halten und neue Kolleginnen und Kollegen einzuführen. Aus demselben Grund erfolgte das Teamteaching in wechselnden Konstellationen. Schnell zeigte sich, dass eine sichere Anwendung nur möglich ist, wenn die Lehrenden des Schulteams eine gute Kenntnis der Theorie haben. Diese braucht es, denn sie begleiten die WeHen in klinischen Unterrichten und bei Wochenbettbesuchen, in denen die Theorie zum Einsatz kommt.

Mit dem Ziel, die Umsetzung nachhaltiger zu verankern, wurden im Rahmen der Klausurtagungen auf Basis erster Erfahrungen und der Auswertung von Unterrichten und Praxisaufträgen folgende Weiterentwicklungen vorgenommen: zur möglichst frühen Sensibilisierung der WeHen wurden Beobachtungsaufgaben in Form von Leitfragen (siehe Abbildung 35) für den ersten klinischen Unterricht durch die Lehrenden im Wochenbett entwickelt. Dieser findet in Form eines gemeinsamen Wochenbettbesuchs zu Beginn der praktischen Ausbildung statt. Die WeHen haben zu diesem Zeitpunkt einfaches Basiswissen über die Vorgänge im Wochenbett, aber noch keine Kenntnis über komplexere Zusammenhänge oder pflegetheoretische Bezüge. Die Leitfragen bahnen jedoch den Blick für syste-

> **Beobachtungsaufgaben/Leitfragen für Wochenbettbesuche im Grundkurs der Hebammenausbildung**
>
> 1. Mutter-Kind-Beziehung *(Individuation)*
> 2. Auf welchen Ebenen sehen oder beobachten Sie Umstellungsprozesse? körperlich, im Familiensystem, Sonstige... *(Systemerhaltung/Systemänderung)*
> 3. Welche positive Kraft (Ressourcen) bringt die Frau mit? Was gibt ihr Halt? *(Kohärenz)*
>
> Übergeordnet die Fragestellung:
> Wie verändert sich die Frau während des Besuchs? (Besuch = Intervention)

Abbildung 35: Leitfragen Wochenbettbesuche (Eigene Darstellung)

mische Zusammenhänge, auf die mit der Einführung der Theorie im nächsten Schulblock Bezug genommen werden kann.

Der Erhebungsbogen wurde um Zielformulierungen/Familienziele erweitert, damit die weitere Betreuung aus der Analyse und dem Diagramm des systemischen Gleichgewichts abgeleitet wird. Es wurde festgelegt, dass der Erhebungsbogen als Einlegeblatt verbindlicher Teil der Dokumentation von Wochenbettbesuchen im zweiten und dritten Ausbildungsjahr sein soll. Ebenfalls wurde er in die Examensdokumentation der praktischen Wochenbettprüfung mit aufgenommen, ohne jedoch in die Bewertung der Dokumentation mit einzufließen. Die Leitfragen/Beobachtungsaufgaben und der Erhebungsbogen werden für retrospektive Situationsanalysen genutzt. Insbesondere in den, durch die Lehrenden begleiteten, Wochenbettbesuchen wird der Bogen gezielt eingesetzt, um zu einer erweiterten familiären Situationseinschätzung zu gelangen und Ziele für die weitere Betreuung der Frau und ihrer Familie zu formulieren. Der heutige Stand der Anwendung gliedert sich in 5 Phasen (siehe Abbildung 36):

5.5
Rückmeldungen

Sowohl nach den Unterrichtseinheiten, als auch nach den Praxissequenzen findet eine Reflexion und Evaluation der Eindrücke und Erfahrungen statt. Im Folgenden werden die Ergebnisse aus Sicht der Werdenden Hebammen und bezüglich den Erfahrungen der Lehrenden zusammengefasst.

Umsetzung in Unterricht und Praxis

1. Phase Praxis
- Wochenbettbesuch Lehrerinnen und WeHen mit Beobachtungsaufgaben (Leitfragen)
- Situationsanalyse und Reflexion des Wochenbettbesuchs mithilfe der Leitfragen und des Erhebungsbogens

2. Phase Theorie
- erste Unterrichtseinheit im Teamteaching
- Einführung in die Theorie – Übung am Fallbeispiel aus der Praxis
- Praxisauftrag

3. Phase Praxis
- Durchführung Praxisauftrag
- Anamnesegespräch nach Friedemann
- schriftliche Fallbeschreibung

4. Phase Theorie
- zweite Unterrichtseinheit im Teamteaching
- Auswertung Praxisauftrag – Gruppenarbeiten Situationsanalyse nach Friedemann mit Zielformulierung
- Reflexion

5. Phase Praxis
- weitere Wochenbettbesuche unter Anwendung von Friedemann
- Erhebungsbogen als Einlegeblatt der Wochenbettdokumentation

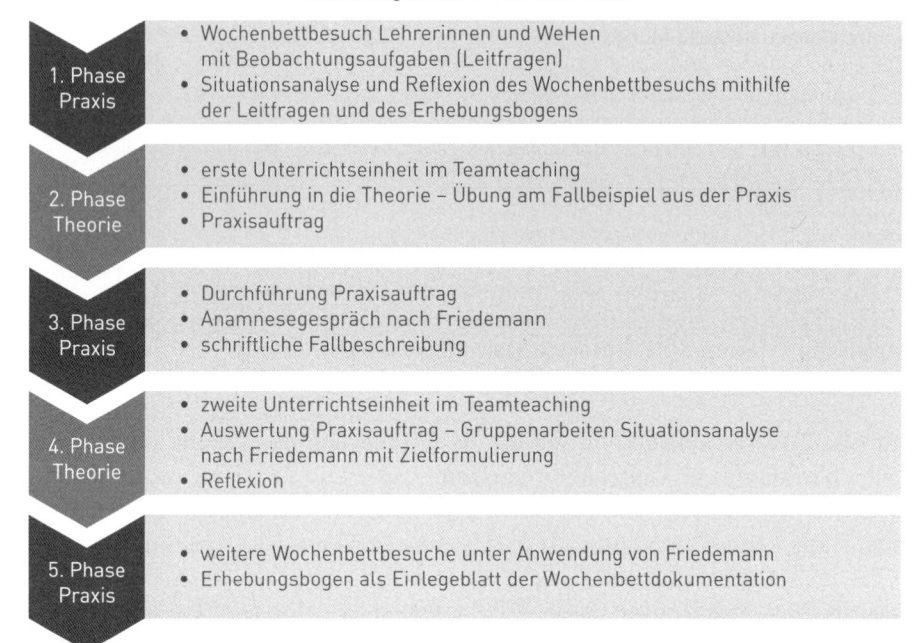

Abbildung 36: Umsetzung der familien- und umweltbezogenen Pflege nach Friedemann (Eigene Darstellung)

Sicht der Werdenden Hebammen

Rückmeldungen zur Auseinandersetzung mit der familien- und umweltbezogenen Pflege. Häufig wird es von WeHen als «*zunächst schwierig*» beschrieben, sich in die Theorie hineinzudenken. Fallbeispiele im Unterricht erleichtern jedoch die anfangs ungewohnte Art, in Systemen zu denken. Die Wiederholung und Vertiefung mit Hilfe von Beispielen aus der Praxis und der eigenen Lebenswelt/der eigenen Familie machen die Anwendung zunehmend konkreter und verständlicher. Immer wieder wird von sogenannten «*Aha-Erlebnissen*» hinsichtlich komplexer Einflussfaktoren auf Gesundheit und Erleben/Befinden in den Umstellungsprozessen, die Schwangerschaft, Geburt und Familienbildung mit sich bringen, berichtet. In den Rückmeldungen fallen häufig Stichworte wie: «*spannend*»… «*Horizonterweiterung*»… «*umfassende, weniger medizinische Perspektive*». Darüber hinaus dient die Arbeit mit der Theorie als Hilfe zur Strukturierung in komplexen Situationen, unterstützt die Gewichtung von Problemen und erweist sich als nützlich zum Sichtbarmachen von Ressourcen.

Die von den WeHen geäußerten Schwierigkeiten bei der Zuordnung von Informationen und Verhaltensweisen zu den Prozessdimensionen, konnten bisher nicht vollständig ausgeräumt werden. Sie bewerten besonders positiv, dass der Einsatz der Theorie zu genauem Hinhören anregt und dazu auffordert, wertfrei über Situationen und Personen zu denken und zu reden. In diesem Zusammenhang thematisieren sie eine auffällige Differenz zu Erfahrungen bei Dienstübergaben, in denen sie eine wertfreie Darstellung von Personen oder Situationen häufig vermissen.

Rückmeldungen zur Anwendung in der Praxis. Als eine der häufigsten Rückmeldung aus den Praxiseinsätzen geben WeHen an, dass ein Familienanamnesegespräch viel Zeit (ca. 45 Minuten) benötigt und daher oft nicht ohne weiteres in den Stationsablauf integriert werden kann. Zur Realisierung ist es hilfreich, wenn die Auszubildenden den Praxisauftrag beim Erstgespräch auf der Station vorstellen, um so den dafür nötigen Freiraum offiziell einzufordern und einzuplanen. Hinsichtlich der Anamneseerhebungen berichten die meisten Auszubildenden, dass die Gespräche dann am besten laufen, wenn sie nicht in Form eines Interviews oder als Abfragen einer Checkliste erfolgen, sondern in die allgemeine Betreuung eingebunden werden können. Daher werden die Gespräche überwiegend frei geführt und Notizen zum Verlauf und den dabei angesprochenen Themen erst später, außerhalb des Patientenzimmers, notiert. Interessanterweise kommen manchmal Informationen zu Frauen und ihren Familien oder Familiensituationen zutage, die auf Station bisher nicht bekannt waren, aber in der weiteren Betreuung durch die Pflegepersonen berücksichtigt werden. Nach Einschätzung der WeHen eignet sich die Theorie besonders gut für eine Nutzung im Rahmen einer kontinuierlichen und längerdauernden Betreuung. Hierzu zählen in der Hebammentätigkeit längere Betreuungszeiträume z. B. in der Schwangerschaft (auch bei längeren Klinikaufenthalten), im Wochenbett (vor allem im außerklinischen Bereich) oder bei der Betreuung durch eine Hebamme über den ganzen Zeitraum des Betreuungsbogens (s. o.). Für kürzere Kontakte oder bei Frauen mit Wehen unter der Geburt halten sie die Anwendung der Theorie jedoch für zu aufwändig und daher weniger geeignet.

Die Frauen selbst wurden zu ihrem Erleben bisher nicht befragt, aber die WeHen berichten durchgehend von einer großen Aufgeschlossenheit der Frauen/Paare und einer überwiegend positiven Resonanz auf die von ihnen geführten Anamnesegespräche. Ihrer Einschätzung nach liegt es vor allem daran, dass Frauen/Paare es sehr wertschätzen, wenn sich jemand Zeit für sie nimmt und tiefergehend auf ihre Bedürfnisse eingeht. Ansonsten berichten die WeHen, dass Frauen/Familien im Lauf des Gesprächs häufig selbst formulieren, wo sie Probleme und Bedürfnisse sehen und eigene Strategien (er)kennen, die zur Verbesserung und Unterstützung ihrer Situation eingesetzt werden können.

Erfahrungen der Lehrenden

Die hier dargestellten Erfahrungen stammen aus Reflexionsrunden während der Klausurtagungen, aus Nachbesprechungen der Unterrichte sowie aus kollegialem Austausch über Praxisbesuche und der Arbeit mit den Erhebungsbögen. Damit geben sie Eindrücke und Beobachtungen wieder, sind aber nicht systematisch erfasst oder ausgewertet worden. Sie thematisieren zum einen Auswirkungen auf die Kompetenzentwicklung der WeHen, zum anderen Erfahrungen, die sich auf die Implementierung der Theorie in die Hebammenausbildung beziehen.

Kompetenzentwicklung der Auszubildenden. Eine systematische Untersuchung hinsichtlich einer erweiterten Kompetenzentwicklung der Auszubildenden durch die Einführung und Anwendung der familien- und umweltbezogenen Pflege nach Friedemann hat nicht stattgefunden. Doch thematisierten die Kolleginnen übereinstimmend folgende Veränderungen: Die WeHen werden für eine wertfreie Kommunikation sensibilisiert und lernen, Situationen im Klinikalltag kritisch zu analysieren und zu hinterfragen. Sie entwickeln eine größere Achtsamkeit für Gespräche über Frauen/Familien, wie sie z. B. in Form von Dienstübergaben stattfinden. Analog zur Erfahrung der WeHen, dass Frauen/Familien ihre Probleme, Bedürfnisse und Strategien im Gespräch häufig selbst erkennen und formulieren, lernen die WeHen aus Sicht der Lehrenden, in diesen Gesprächen «Pflege auszuhandeln». Die betreuten Frauen/Familien erhalten damit eine aktive Rolle im Betreuungsprozess. Die WeHen entwickeln eine deutlich breitere Wahrnehmung von Einflüssen und Zusammenhängen, was Umstellungsprozesse, Befinden und Gesundheitserleben im Kontext von Schwangerschaft, Geburt und Wochenbett betrifft. Die WeHen werden sich stärker ihrer eigenen Rolle und der Rolle von Hebammen bei ihrer Arbeit bewusst. Sie setzen sich aktiv mit Fragen einer professionellen Beziehung auseinander. Dabei reflektieren sie auch Themen wie den Umgang mit Macht, die Stärkung der Autonomie der Frau und ihrer Familie und die Bedeutung einer Betreuung, die darauf achtet, Selbstständigkeit zu fördern und keine Abhängigkeit zu erzeugen. Ein weiterer erkennbarer Gewinn für die WeHen ist die Schulung eines systematischen Blicks auf vorhandene Ressourcen der Frau und ihrer Familie. Dieser ressourcenorientierte Ansatz wird verinnerlicht und über die Wochenbettbesuche hinaus in den beruflichen Arbeitsalltag integriert.

Implementierung einer Theorie im Rahmen der Möglichkeiten einer Ausbildung. Die Auseinandersetzung mit einer Pflegetheorie sowie der gemeinsame Entwicklungsprozess der Umsetzung und Anwendung in der theoretischen und praktischen Ausbildung bereicherte das Schulteam und förderte den fachlichen Diskurs. Gleichzeitig wurden die von den Lehrenden begleiteten Wochenbettbesuche hinsichtlich Struktur und Erwartungshorizont abgestimmt. Zu Beginn gab es

Ideen, die Anwendungsbereiche auszuweiten und z. B. freiberufliche Einsätze stärker einzubeziehen bis hin zu Überlegungen, freiberufliche Hebammen einzuladen, sie in die familien- und umweltbezogene Pflege einzuführen und in diesem Rahmen auch die Praxisaufträge der WeHen vorzustellen. Aufgrund fehlender zeitlicher Ressourcen hat sich das leider als unrealistisch herausgestellt.

Bisher wird die familien- und umweltbezogene Pflege überwiegend im Bereich des Wochenbetts bei den durch die WeHen durchgeführten Wochenbettbesuchen angewandt. Dabei werden sie regelmäßig durch Praxisbesuche der Lehrerinnen begleitet. Alle Beteiligten erleben so die Verbindung von Unterricht (Theorie) und Anwendung (Praxis). Der fortlaufende Einsatz in einem Betreuungsbereich zeigt exemplarisch, wie das Arbeiten mit der Theorie des systemischen Gleichgewichts möglich ist. Ein Transfer in andere Betreuungsbereiche sollte gelingen, da die Grundlagen hierfür gelegt und erfahren worden sind. Was die Sicherheit der Lehrenden in der Vermittlung und Anwendung des Pflegemodells betrifft, bleibt für die gerade nicht am Unterricht beteiligten Kolleginnen und Kollegen die Herausforderung, «eingedacht» zu bleiben. Das betrifft weniger den erweiterten systemischen Blick auf die Frau mit ihrer Familie, als die Fähigkeit, speziellere Fragen von WeHen zur Theorie und deren Anwendung zu beantworten. Hier hat sich das Teamteaching in wechselnden Konstellationen bewährt und etabliert. Das Kollegium blieb dauerhaft mit dem Thema betraut, wodurch sich eine Expertise entwickeln konnte, die ebenfalls zur Etablierung beigetragen hat.

5.6 Fazit und Ausblick

Rückblickend und zusammenfassend lässt sich sagen: zu Beginn der Arbeit mit der familien- und umweltbezogenen Pflege nach Friedemann gab es seitens der WeHen noch kritisches Infragestellen der Theorie, die ihnen sehr komplex und eher schwierig verständlich erschien. Dies löste sich jedoch mit jedem Durchgang weiter auf. Auch im Kollegium wuchs die Sicherheit mit zunehmender Anwendung, wozu die Klausurtagungen in den ersten vier Jahren hilfreich waren. Eine gewisse Freiheit durch die beschriebenen «hebammenspezifischen» Anpassungen hat zur Erleichterung der Umsetzung beigetragen. Heute wird diese weder von den Kolleginnen und Kollegen im Dozententeam noch von den WeHen in Frage gestellt. Auch nach neun Jahren werden immer noch Anpassungen und Veränderungen vorgenommen. Die Anwendung ist durch einen kontinuierlichen Prozess der Durchführung, Auswertung und Weiterentwicklung in Bewegung, was die Arbeit mit der Theorie lebendig hält.

Erreicht werden konnte ein erweiterter Blick auf die Betreuung, der an Ressourcen anknüpft und das Familiensystem mit einbezieht. Den WeHen wurde ein

Instrument an die Hand gegeben, das in nahezu allen Bereichen der Hebammenarbeit einsetzbar ist und längerfristig zu einer ganzheitlicheren Betreuung von Familien führen kann.

Wünschenswert wäre, die familien- und umweltbezogene Pflege in weiteren Bereichen, zum Beispiel in der Schwangerenbetreuung und Schwangerenvorsorge, anzuwenden. In der Lehre lässt sich die Auseinandersetzung mit systemtheoretischem Denken vertiefen. In dieser Hinsicht ist die angekündigte Akademisierung des Hebammenberufs in Deutschland zu begrüßen. Sie bietet Spielräume, die Arbeit mit der familien- und umweltbezogenen Pflege auszuweiten.

6 Weiterentwicklung der Forschung

Marie-Luise Friedemann

In diesem Beitrag beschreibt die Autorin die weltweite Weiterentwicklung der Forschung, basierend auf der Theorie des systemischen Gleichgewichtes.

6.1
Aktuelle Entwicklungen international

In diesem Abschnitt geht es um die internationale Verbreitung der Theorie des systemischen Gleichgewichts (TSG). Während im deutschsprachigen Europa das Interesse vor allem auf der Umsetzung der Theorie in die Pflege beruht, wird in anderen Ländern die TSG als Leitfaden und Orientierung für Forschung im Zusammenhang mit Pflege und Familiengesundheit betrachtet. Dies betrifft europäische Länder wie Finnland, Spanien und Portugal sowie Länder der zwei amerikanischen Kontinente und Asien. Kleine Forschungsprojekte werden vor allem von Studierenden durchgeführt. Sie wenden sich dann an mich, da sie mich um die Bewilligung der Nutzung des ASF-E (Assessment of Strategies in Families – Effectiveness) bitten. Trotz der Zusage, mir die Resultate mitzuteilen, höre ich von den rund sechs Projekten pro Jahr kaum etwas, ausser sie werden in Fachjournalen publiziert. Deshalb ist anzunehmen, dass weit mehr Forschung betrieben wird, als mir bekannt ist.

Seit ich das Instrument zur Erhebung von Familiengesundheit, das ASF-E, entwickelte ist das Interesse an Familienforschung in der akademischen Gemeinde weltweit gestiegen. Fakultäten verschiedener Universitäten haben Forschungsprojekte entwickelt, in denen sie das ASF-E eingesetzt haben. Ich wurde häufig gebeten Thesen von Master Studenten und Studentinnen sowie Doktoranden und

Doktorandinnen zu leiten oder zu bewerten, Seminare zu geben und Forschungsgruppen zu beraten. Durch das Instrument wurde die TSG zum Grundstein vieler Projekte. Sowohl in den USA, wie auch in Mexiko, Kolumbien, Panama, Peru und Ecuador haben Forscher und Forscherinnen staatliche Gelder für ihre Projekte bekommen, da sie die maßgebenden Personen in verantwortlichen Einrichtungen von der Nützlichkeit der TSG und den darauf aufgebauten Methoden überzeugen konnten.

In den USA hat sich die grundsätzliche Haltung geändert, was die Umsetzung von Pflegetheorien im Pflegeumfeld betrifft. Bedauerlicherweise wird die Pflege von Familien in den meisten Krankenhäusern und Kliniken vernachlässigt. Zum Beispiel ist das «Family Nursing» den Studenten und Studentinnen in Bachelor- und Master-Programmen an meiner Universität, der Florida International University in Miami, und vielen anderen vollkommen unbekannt, obwohl sie oft schon viele Jahre in der Pflege gearbeitet haben. Zwar lernen Praktikanten und Praktikantinnen im «Family Nurse Practicioner»-Programm, mit Patienten verschiedener Altersgruppen umzugehen, haben aber keine Vorstellung davon, um was es sich bei der Pflege auf der systemischen Ebene der Familie handelt. So höre ich in der Bewertung meines E-Kurses zum Thema Pflege von Familien (fakultatives Angebot im Curriculum), von großem Erstaunen über neue Möglichkeiten, sich mit Angehörigen und Familien auseinanderzusetzen. Durch den Kurs lernen die Beteiligten endlich den Nutzen und erkennen die ethische Pflicht, solche Pflegetätigkeiten anzuwenden. Trotz großer Anstrengungen der Internationalen Family Nursing Association, die mit verschiedenen Modellen arbeitet, bleibt in der nächsten Zeit noch viel für die verbesserte Pflege von Familien zu tun. Dennoch gibt es positive Anzeichen in die richtige Richtung. Meiner Meinung nach ist der erste Schritt zur Verbreitung neuer Entwicklungen und Ideen in der Pflege, die Ausbildung von Spezialfachkräften. Da die Pflegebildung der Grund- und Fortgeschrittenenstufe in den USA auf akademischer Ebene geschieht, ist es sinnvoll, wissenschaftliche Theorien an den Universitäten bereits in den grundständigen Studiengängen zu lehren. Naturgemäß gehört an den Universitäten die Forschung zur Berufsbeschreibung der Lehrkräfte und dient zur Weiterentwicklung der Pflegewissenschaft. Durch die Forschung lernen Studierende neue Pflegemethoden und erhalten die Möglichkeit, solche am Praxisort einzusetzen (evidence-based care). Folglich ist der Erfolg der TSG an zahlreichen Universitäten, der sich durch die Nutzung der Lehrkräfte in eigenen Forschungsprojekten erklärt, sehr positiv zu bewerten. An Universitäten, die ein Family Nursing-Programm anbieten, wird die Theorie, zwar nicht ausschliesslich, aber immerhin zusammen mit anderen Theorien gelehrt. Da es den Studenten und Studentinnen oft überlassen bleibt, mit welcher Theorie sie arbeiten möchten, gibt es immer wieder einige, die sich bei mir melden, weil sie ihre Abschlussarbeit auf der Grundlage der TSG schreiben wollen. Dabei ist natürlich zu hoffen, dass ihre Arbeit auch an ihrem Arbeitsplatz auf Resonanz stößt.

6.2
Darstellung ausgewählter Forschungsprojekte

Wie zuvor erwähnt, sind Professoren und Professorinnen verpflichtet, Forschung zu betreiben. Ihre Bewährung an der Universität wird weniger an ihrer Lehrqualität gemessen als an ihrem Erfolg, Gelder für Forschung zu akquirieren. Dabei sind in den USA die «National Institutes of Health» von höchster Bedeutung als Geber von Forschungsgeldern. Nicht nur bezahlen sie die Ausgaben eines Projektes, sondern auch die Gehälter des ganzen Forschungsteams und indirekte Ausgaben der Universität. Wer sich einen Namen machen will, bemüht sich deshalb, einen innovativen Forschungsantrag zu stellen, um sein Projekt zu finanzieren.

Für die Durchsetzung der TSG war es ein sehr signifikanter Erfolg, von den National Institutes of Health (NIH) als legitime Basis für Forschungsprojekte anerkannt zu werden. Dieses ist Dr. Linda Pierce und ihrem Forschungsteam in Toledo, Ohio, als erstes gelungen. Ihre Dissertation und Pilotarbeit über Familien, die einen Angehörigen versorgen, der einen Schlaganfall erlitten hat, wurde bereits in früheren Auflagen (siehe Teil 5, Kapitel 3.7) dieses Buches erwähnt. Seither erweiterte das Team seine Arbeit in zwei grundlegenden Schritten. Als erstes erforschten sie qualitativ in einer Pilotstudie den Pflegeprozess von neun Familien, die auf dem Land wohnten und von einem Rehabilitationszentrum entlassen worden waren. Pierce und ihr Team entwickelten eine Computerintervention (Caring~Web) zur Unterstützung dieser Familien. Diese besteht aus drei Teilen:

1. Zunächst werden physiologische Prozesse erläutert, die sich bei einem Schlaganfall und bei der Rehabilitation abspielen. Angereichert werden diese Informationen mit weiterführenden Links zu verschiedenen aufklärenden Webseiten.

2. Des Weiteren gibt es die Möglichkeit für Familien, in einem Frage und Antwort-Bereich sich direkt mit einer professionellen Pflegenden über Probleme und Interventionen auseinandersetzen zu können.

3. Es steht den Familien eine Diskussionsplattform zur Verfügung, in der alle beteiligten Familien miteinander Gedanken, Ideen, Sorgen und Freuden teilen können.

Mit Geldern von einem privaten Fond (Rehabilitation Nursing Foundation) untersuchten sie zuerst die Machbarkeit der Intervention (Pierce, Steiner & Govoni 2004a). Als zweites führten sie weitere Pilotstudien durch, um dadurch zu erfassen, wie Familienmitglieder die Pflegerolle erlernen und sich damit auseinandersetzen (Cervantez-Thompxon, Pierce, Steiner, Govoni, Hicks & Friedemann 2004a). Dazu diente die TSG als Leitfaden für Telefonate mit semistrukturierten Fragebögen und als Grundlage für die Analyse dieser Interviews, der Eintragungen auf der Diskussionsplattform sowie des Frage und Antwort-Bereichs. Vom Team wurde ein Kodierungssystem mit Friedemann als Beraterin entwickelt, das die vier Prozessdimensionen und das Konzept Kongruenz enthielt. Innerhalb dieser Dimensionen wurden «Subcodes» für Aktivitäten, Reaktionen und Pflegehandlungen identifiziert, die dann im Team besprochen und beschrieben wurden. Die Studie zeigte, dass die Pflegerolle nicht anhand von einfachen Regeln erlernt wurde. Vielmehr konnten hier die Folgen des Schlaganfalls erfasst werden, welche die gewohnten Rollen und Beziehungen in der Familie grundlegend änderten. Die Angehörigen blieben nicht mehr nur Ehepartner, Freunde, Töchter/Söhne und Schwiegertöchter/Schwiegersöhne, sondern wurden zu Pflegenden, Hausfrauen bzw. -männern, Therapeuten, etc. Sie mussten sich nun um alle Bedürfnisse der betroffenen Person kümmern, dabei immer in der Hoffnung, dass sich die Dinge wieder einmal normalisieren würden. Die Interviews und Diskussionen im Caring~Web zeigten ihre Bemühungen, die Situation unter Kontrolle zu bringen (Systemerhaltung) und die nötigen Änderungen anzugehen (Systemänderung), um eine neue Stabilität zu erreichen. Die Fragen und Antworten, wie auch die Beiträge in den Diskussionen, zeigten dass die Angehörigen im Caring~Web Neues lernten (Individuation) und Unterstützung und Trost fanden (Kohärenz) (Pierce, Steiner, Govoni, Hicks, Cervantez-Thompson & Friedemann, 2004b). Das Team war nun bereit, den nächsten Schritt zu wagen. Das erweiterte Projekt wurde von den National Institutes of Health (NIH) akzeptiert und unterstützt. Die Versuchsgruppe umfasste pflegende Angehörige aus 73 Familien. Wieder war die Studie qualitativ ausgerichtet und die Einträge im Caring~Web waren die Basis für die Analyse (insgesamt 2455 Beiträge zu Problemen und 2687 zu Erfolgen). Die Analyse basierte wiederum auf der Grundlage der TSG. Drei Kernthemen konnten unter den Problemen ausgemacht werden:

1. Frustration mit täglichen Situationen (Systemerhaltung)
2. Sich hilflos fühlen und Hilfe suchen bei anderen (Kohärenz)
3. Normalität suchen versus Sich abmühen (Systemerhaltung versus -änderung).

Drei Kernthemen konnten unter den Erfolgserlebnissen identifiziert werden:

1. Schwierigkeiten überwinden und nach Selbständigkeit streben (Systemerhaltung)
2. Zusammenarbeiten und Erfolge des Betroffenen erkennen (Kohärenz)
3. Ein neues Gefühl von «normal» und Gleichgewicht im Leben finden (Individuation und Systemerhaltung).

Durch die theoretische Grundlage konnten die Forscherinnen die Entwicklung von neuen Rollen, Beziehungen und Wertanschauungen verfolgen. Während anfangs das Ziel darin bestand, heil durch den Tag zu kommen und die betroffenen Angehörigen gewisse Aktivitäten selbst auszuführen lernten, bewegte sich die Dynamik mit der Zeit in die Richtung von Individuation und erneuter Kohärenz. Als Themen konnten hier die Wiederherstellung von Beziehungen, die Annahme neuer Rollen und Aktivitäten und ein anderer Blick auf die Zukunft identifiziert werden. Als ein weiteres Produkt dieser Studie entstand auch ein ausgefeiltes Kodierungssystem, welches nun als Auswertungsinstrument anwendbar für ähnliche Forschung mit pflegenden Familienangehörigen zur Verfügung steht. Dieses Instrument besteht aus Codes, die den vier Prozessdimensionen zugeschrieben werden können und eine Beschreibung aller Codes beinhaltet (Pierce, Steiner, Cervantez-Thompson & Friedemann, 2014).

Zusammenfassend können wir betonen, dass Pierces Forschung direkt von der Theorie abgeleitet ist, dass die Befunde Aufschluss geben über die Familienprozesse, die sich abspielen während der Anpassung an die neue Situation mit der Übernahme von Pflegeaufgaben. Zugleich bestätigen die Resultate die Propositionen der Theorie, denn Familien, die in den vier Dimensionen entsprechend angemessen handelten, waren jene, die die beste Kongruenz (Zufriedenheit mit ihrer Situation) erreicht haben. Ausserdem konnte in dieser Studie ein Instrument, basierend auf der TSG, für qualitative Forschung generiert werden.

Während auch meine eigene Forschung über Angehörigenpflege in Pflegeheimen (Friedemann, Montgomery, Maiberger & Smith, 1997), die in früheren Auflagen dieses Buches beschrieben wurde, direkt auf die TSG gestützt war, war die Theorie in neueren Studien oft mit anderen Theorien verbunden. Diese ergänzenden Theorien, die spezifisch auf das Thema im Blickfeld eingingen und auch in der Leserschaft bekannt waren, dienten dazu, die TSG auf die praktische Ebene zu bringen. Da es sich bei der TSG ja bekanntlich um eine Theorie mittlerer Reichweite handelt, war das in diesen Studien mitunter erforderlich. Zum Beispiel untersuchte ich mit der Studie «Resource need and use of multiethnic caregivers of elders in their homes», unterstützt durch die National Institutes of Health (NIH), verschiedene Variablen, die die Benötigung von vorhandenen hilfreichen Ressourcen und deren aktuellen Gebrauch beeinflussten. Dabei ging es schlussendlich um die Entwicklung der Pflegerolle und Pflegeidentität und Unterschiede zwischen ethnischen Gruppen und zwischen männlichen und weiblichen pflegenden Angehörigen. Die Versuchsgruppe umfasste 613 primär für die Pflege verantwortliche Angehörige aus folgenden ethnischen Bevölkerungsgruppen: Weiße, Kubaner, andere Hispanics und Schwarze, vor allem aus der Karibik, die in ihrem Heim mit der Hilfe von strukturierten Fragebögen interviewt wurden, die standardisierte Instrumente und demographische Fragen enthielten. Während hier die TSG zusammen mit der Literatur zum Thema Angehörigenpflege und ethnische Unterschiede zur Wahl der Variablen und zur Bildung eines strukturellen Modelles angewendet wurde, trat die Caregiver Identity Theory (Montgomery & Kosloski, 2009) in den Vordergrund zur Erläuterung der Entwicklungsprozesse. So stellte sich heraus, dass in allen ethnischen Gruppen die pflegenden Angehörigen ihr Verantwortungsbewusstsein und Identität vor allem von den Bedürfnissen der betroffenen Personen ableiten; dass sie also ihre Kohärenz aufzubauen vermögen, solange sie ihre Rolle akzeptieren und dabei positive Erfahrungen machen. Anderseits fühlen Angehörige, die ihre Rolle nicht an die Bedürfnisse des Patienten anpassen können und Rollenkonflikte erleben, erhöhten Stress und Belastung im Pflegeprozess (Friedemann, Newman, Buckwalter & Montgomery, 2014). Durch unsere Studie stellten wir fest, dass Ehepartner am wenigsten Hilfe beantragten, dass männliche Pflegende, vor allem jüngere, eher bereit waren, nach Hilfe zu fragen und dass Frauen mehr Belastung empfanden als Männer (Friedemann & Buckwalter, 2014).

Schließlich erklärten wir kulturelle Unterschiede direkt mit der TSG, mit den Prozessen der Kulturerhaltung und Kulturtransformation (siehe Teil 2, Kapitel 4). Die Variablen bezogen sich auf kulturelle Werte, Emotionen und aktuelle Strategien, wie z. B., wer bei welchen Pflegehandlungen mithelfen soll. Die Unterschiede waren allgemein weniger ausgeprägt als erwartet. Alle Gruppen fanden, ihre Familien seien stabil und fühlten starkes Pflichtbewusstsein (Kulturerhaltung). Unterschiede waren vermutlich auf die Immigrationsgeschichte, Alter, Einkommen, Akkulturation (Kulturtransformation) und Ähnliches zurückzuführen. So arbeiteten Kubaner mehr Stunden und fühlten trotzdem weniger Stress als andere. Karibische Angehörige waren bereit, mehr Familienmitglieder im Pflegeprozess einzusetzen, als alle anderen Gruppen, möglicherweise, weil sie jünger waren und öfters Patienten mit kognitiven Problemen versorgten. Auch hatten sie in der Regel weniger Einkommen und arbeiteten nebenher. Dies zeigt, dass Kulturtransformation ein Prozess ist, der von verschiedenen Faktoren abhängt, die mehr oder weniger Druck auf die pflegenden Angehörigen ausüben, nötige Änderungen durchzuführen, auch wenn solche nicht immer mit den ursprünglichen kulturellen Werten übereinstimmten (Friedemann, Buckwalter, Newman & Mauro, 2013). Etwas mehr Klarheit über Prozesse der Kulturtransformation bringt die Untersuchung der Variable «Adult Day Care Service Centers (ADS)» und Gründe, warum Angehörige diese Ressource verwenden. Hier wurde das Modell von Health Service Use angewendet (Anderson & Newman, 1973). Voraussagende Faktoren, die Effekte in der Gruppe der Befragten erklären, waren hierbei Alter, Geschlecht, ethnische Gruppe, Ausbildung, Beruf, Familienstruktur und auf die Gesundheit bezogene Einstellungen. Erleichternde/erschwerende Faktoren waren Einkommen und Wohlstand, Distanz zu diesen Einrichtungen, Kosten und Qualifikationen. Bedürfnisfaktoren umfassten Krankheitsgrad und emotionale Belastung der pflegenden Angehörigen. Die Entscheidung, ADS, d.h. Tagespflege in den Pflegeplan zu integrieren, hing nicht von der Zugehörigkeit zu einer ethnischen Gruppe ab. Stattdessen war die Entscheidung von den Bedürfnissen der betroffenen Person abhängig, vor allem deren kognitiven Problemen (Bedürfnisfaktoren). Besagte voraussagende Faktoren zeigten auch eine gewisse Wichtigkeit im Entscheidungsprozess und Kosten wurden oft als Grund für eine Entscheidung gegen die Tagespflege erwähnt. Allerdings war bei dementen Patienten das Aufkommen von Depressionen bei pflegenden Angehörigen häufig und führte zur vermehrten Nutzung von Tagespflegeangeboten (Brown, Friedemann & Mauro, 2012). Wenn Angehörige ihre pflegebedürftigen Familienmitglieder einer ADS-Tagespflege überließen, mussten sie bereit sein, wenigstens tagsüber die Kontrolle über den Pflegeprozess und das Wohlergehen der betroffenen Person aufzugeben. Dies ging oft bei Hispanics und karibischen Familienangehörigen, manchmal auch bei weißen Familien, gegen ihre ursprüngliche kulturelle Einstellung, selbst verantwortlich sein zu wollen. Die Tatsache, dass solche Angehörigen trotzdem von der ADS-Tagespflege Gebrauch machten, weist darauf hin, dass Kulturtransformation unter Druck beschleunigt wurde. Zusammenfassend bleibt festzustellen, dass andere Modelle zusammen mit der TSG erhöhte Klarheit in die untersuchten Prozesse gebracht haben.

Bei der zuvor erwähnten Forschung von Pierce diente die Theorie nicht nur zur Interpretation der Resultate, sondern führte gleichzeitig zu einem Instrument, das von anderen Forschern angewendet werden kann. Eine andere Studie, auch von den NIH unterstützt, hatte die Entwicklung eines Instrumentes zur Erfassung der Planung von Langzeitpflege als Ziel (Friedemann, Newman, Seff & Dunlop, 2004). In dieser Studie wurden drei Modelle und die Fachliteratur als theoretischer Rahmen genutzt, um Planungsstrategien für Langzeitpflege im Sinne eines Gleichgewichts zwischen Kontrolle und Akzeptanz (Spiritualität) zu definieren. Diese Strategien wurden durch Fokusgruppen bestätigt und/oder ergänzt, um zu einem standardisierten Fragebogen zu kommen. Der Fragebogen war jedoch nicht das einzige Resultat der Studie. Die Faktoren als Fragenkomplexe, gehörten drei Dimensionen an:

1. **Kontext** umfasste demografische Daten und Familiendaten
2. **Kontrolle** beinhaltete:
    a. bisherige Planung (z. B. Alterswohnung suchen, nach möglichen hilfreichen Einrichtungen ausschauen, sich mit Angehörigen über anstehende Entscheidungen absprechen)
    b. Gesundheitsaktionen (z. B. regelmässige ärztliche Kontrolle, Diät und Bewegung, dem ärztlichen Anordnungen folgen)
    c. finanzielle Planung (z. B. investieren, sparen, ein Testament schreiben)
3. **Akzeptanz** bezog sich auf die Bereitschaft, nach Hilfe zu fragen und Hilfe zu akzeptieren.

Diese Faktoren wurden von dem Ausmaß, in dem Ressourcen (wie Familienhilfe oder Alterseinrichtungen) vorhanden und/oder zugänglich waren, beeinflusst. Durch die Studie konnten wir diese Faktoren in einem Modell so organisieren, dass sie in weiteren Studien methodisch geprüft werden können. Wiederum zeigte es sich, dass der theoretische Rahmen, die Messung der Variablen und die Resultate eng miteinander verknüpft sind.

6.3 Internationale Studien mit dem ASF-E

Das Assessment of Strategies in Families – Effectiveness wurde in der vorherigen Auflage dieses Buches ausführlich vorgestellt (siehe Teil 5, Kapitel 3.4). Natürlich müssen Instrumente zur Messung von Familiendynamik valide sein. Dass der Bedarf eines Instrumentes zur Messung von Familienstrategien und somit Familiengesundheit groß ist, zeigt der internationale Erfolg des ASF-E. Angefangen hat seine Verbreitung in den 1980er Jahren nach Finnland, wo eine finnische Übersetzung unter meiner Leitung getestet wurde und schließlich zu einem kulturgerechten Fragebogen führte (Friedemann, Astedt-Kurki & Paavilainen, 2003). Dieser wurde eingesetzt, um die Familiendynamik der Patienten in Kliniken und ihrer Angehörigen zu untersuchen (Astedt-Kurki, Friedemann, Paavilainen, Tamentie & Paunoner-Ilmonen, 2001).

Als nächstes beschäftigte sich Professorin Maria Luisa Chavez an der Universität von Nuevo Leon, Monterrey, Mexiko mit einer Übersetzung des ASF-E in die spanische Sprache. Das Ziel dort war es, ein valides Instrument zu haben, um die Familiengesundheit von Schülern aus verschiedenen sozioökonomischen Schichten festzustellen, um ihren Bedarf nach sozialen Diensten einzuschätzen zu können. Diese Studie wurde mit Tausenden von jugendlichen Schülern und einem Elternteil durchgeführt. Sie wurde mit Hilfe von Regierungsgeldern finanziell unterstützt (Chavez-Aguilera, Friedemann & Alcorta-Garza, 2000). Die letzte Studie mit 407 Schülern und Eltern führte zu der endgültigen Version des Instrumentes mit 17 validen Fragen. Chavez brauchte das Instrument, um die Beziehung zwischen dem Selbstbewusstsein von 336 Jugendlichen und ihrer Familiengesundheit zusammen mit Schulleistung, Popularität und anderen Faktoren zu untersuchen. Eine positive Korrelation zwischen Familiengesundheit (Individuation und Systemänderung) und Selbstbewusstsein sowie Schulleistung, besonders bei Schülern aus der untersten Sozialschicht konnte festgestellt werden (Chavez-Aguilera, Friedemann & Alcorta-Garza, 2001). Mit diesen Resultaten wurden daraufhin weitere staatliche Ressourcen beantragt, um schließlich ein Screening durchzuführen, damit festgestellt werden konnte, welche Schüler familientherapeutische Unterstützung brauchen.

Die Entwicklung der Forschung mit der TSG in Kolumbien entwickelte sich anders. Professorin Amaya an der Nationalen Universität von Kolumbien in Bogotá erhielt staatliche Unterstützung, um eine Anzahl von Screening-Instrumenten, basierend auf der TSG, zu entwickeln und zu testen. In verschiedenen Provinzen von Kolumbien befragte sie Familien mit dem Ziel, ihre Gesundheits- und Lebensrisiken zu erfahren. Mit Teams von Pflegenden und Ärzten der staatlichen Gesundheitszentren in verarmten Gebieten analysierte sie die Resultate und entwickelte Interventionen und Programme für Personen verschiedener Altersgruppen oder Patienten mit verschiedenen chronischen Leiden. Diese Studie erweiterte sie in späteren Jahren in andere Länder, wie zum Beispiel Panama, Guatemala und Mexiko. Die Studenten und Studentinnen unserer Universität verbrachten einen Sommer mit ihr in San Luis Potosí, Mexiko, um ihre Interviews durchzuführen und den Forschungsprozess zu erlernen. Professorin Amaya führte das Thema der Familienbezogene Pflege an der Nationalen Universität von Kolumbien in Bogotá ein. Diese Universität wurde so das erste Bildungszentrum mit Doktorandenprogramm für Lehrkräfte von anderen Universitäten Kolumbiens und anderen lateinamerikanischen Ländern. Aus speziellem Interesse bildete die Fakultät eine Arbeitsgruppe, um zusammen mit Studenten Forschungsprojekte in familienbezogener Pflege zu entwickeln und durchzuführen. Diese Forschungsgruppe modifizierte das mexikanische ASF-E, um es kulturell an Kolumbien anzupassen. Dieses kolumbianische Instrument wird nun in zahlreichen Studien eingesetzt. Unter anderem befasst sich die Gruppe mit chronisch kranken älteren Menschen und ihren Familien, forscht über ihre Fähigkeiten und Bedürfnisse und entwickelt Interventionen, um diesen Menschen das Leben zu erleichtern. Gleichzeitig begleiten die Gruppenmitglieder Studierende in Master- und Doktorandenprogrammen, um mit ihnen Projekte für ihre Abschlussarbeiten und Dissertationen zu entwickeln. Etliche dieser Arbeiten beziehen sich auf die TSG oder gebrauchen das ASF-E.

Ich bekomme regelmässig Anfragen zur Bewilligung des Gebrauchs des ASF-E. Die TSG und das ASF-E haben sich unterdessen auch an anderen Universitäten in Kolumbien und in anderen Ländern durchgesetzt. An der Universidad Pedagógica y Tecnológica de Colombia in Tunja bildete sich die Gruppe GICS (Gruppe zur Investigation von Qualität, Modellen und Theorien in der Kranken- und Gesundheitspflege), die jährlich eine Konferenz durchführt. In 2011 wurde ich nach Paipa, Boyacá eingeladen, wo man sich unter anderem mit der TSG auseinandersetzte. Nach meinem Vortrag berichteten sechs Teilnehmer von ihren Projekten mit dem ASF-E. Themen waren: Gesundheit in Familien von Jugendlichen in Paipa, Gesundheit von Familien mit älteren Menschen zwischen 65 und 80 Jahren, Beziehung zwischen Familiengesundheit und akademischem Erfolg von Schülern, Gesundheit von Familien mit schwangeren Jugendlichen, Familiengesundheit in Familien mit Angehörigen, die einen Suizidversuch hinter sich hatten und eine Studie über die Reliabilität des ASF-E. Diese Studien waren im Allgemeinen sehr positiv, was die

Nützlichkeit und Validität des Instrumentes betrifft. Die Forscher und Forscherinnen kamen aus verschiedenen Universitäten, die der Gruppe GICS angehören.

Besonders aktiv ist eine Gruppe von Professorinnen und Studierender an der Universität San Gil, in Kolumbien, unter der Leitung von Professorin Lucenith Criada Morales. Sie begann in 2008 mit einer Studie über Familien der Studenten an ihrer Universität und entdeckte, dass die allgemeine Familiengesundheit bei Zweidrittel der Versuchsgruppe eher niedrig war. Auch zeigten die Resultate, dass sich finanzielle Schwierigkeiten in der Familie oft auch interpersonell auswirkten und dass die Universität vermehrt auf finanzielle Hilfe für Studierende achten sollte.

Die zweite Studie, die sie in Paipa präsentierte, wurde mit Familien mit schwangeren Jugendlichen durchgeführt und zeigte, dass die Familienstabilität trotz der Schwangerschaft bemerkenswert hoch blieb, während sich Familienwachstum als niedriger ausgeprägt erwies. Dies zeigte, dass diese Familien wohl ihre Angehörigen unterstützten, aber zugleich Schwierigkeiten hatten, sich an die neue Situation anzupassen. In 2011 veröffentlichte Criada eine dritte Studie, die sie auch in Paipa vorgetragen hatte. Hier befragte das Team 23 Familien nach einem Suizidversuch eines Angehörigen. Sie fanden, dass sich 61 % der Familien auf der niedrigsten Stufe der Familiengesundheit einschätzten. Da viele der Personen, die einen Suizid versuchten, Studenten waren, die keinen Zugang zu psychiatrischen Ressourcen hatten und aus bedürftigen Familien stammten, war die Studie ein Aufruf zur Verbesserung der psychiatrischen Unterstützung von Studenten im allgemeinen (Araque, Cala, Hernández, Jiménez, Sálazar, Sierra, Montañez, & Criado-Morales, 2011).

Seit der Konferenz in Paipa haben sich die Anfragen zum Gebrauch des ASF-E gehäuft, sowohl von Studenten aus Bogotá, wie auch von anderen Universitäten. Das Instrument wird oft mit anderen Instrumenten zusammen verwendet, z.B. zur Erfassung von Bedürfnissen und Risiken von Familien in bestimmten Gemeinden, als Basis für Programmentwicklung (in Kolumbien); zur Entwicklung und Prüfung eines Programms der häuslichen Versorgung von betagten Menschen mit chronischem Leiden (in Kolumbien); zur Erforschung von gesundheitsfördernden Lebensstilen von Patienten mit Krebs (in Spanien); zur Untersuchung der Korrelation von Familiendynamik und dem Alter, in welchem Jugendliche sexuelle Beziehungen beginnen (in Peru); und zur Untersuchung der Gesundheit von Familien mit Schulkindern (in Ecuador).

Als neueste Entwicklung gilt das Interesse am ASF-E-Instrument in Brasilien. Ursprünglich wurde es von der Professorin Ana Albuquerque Queiroz in Portugal in die portugiesische Sprache übersetzt. Leider konnte sie wegen schwerer Krankheit keine weitere Forschung unternehmen. Nun aber wird die Doktorandin Fernanda Lise in Pelotas, Rio Grande do Sul, Brasilien, Albuquerques Arbeit weiterführen und das Instrument der brasilianischen Sprache und Kultur anpassen. Sie wird das ASF-E als Forschung für ihre Doktorarbeit mit Familien in ihrer Gemeinde prüfen und validieren.

Zusammenfassend kann bemerkt werden, dass die Forschung mit der Theorie und dem ASF-E zwar noch am Anfang steht, aber weit offen ist, die verschiedensten Probleme anzugehen und das Wissen in der Kranken- und Gesundheitspflege zu erweitern. Die erste Anfrage aus Deutschland über das deutsche ASF-E ist kürzlich eingetroffen und wir hoffen, dass die Forschung damit auch lokal bald Früchte tragen wird.

Nachwort

Die Leserinnen und Leser, die sich eingehend mit diesem Buch befasst haben, mögen gemerkt haben, dass die beschriebenen Situationen trotz großer Unterschiede Gemeinsamkeiten aufweisen. Das Ziel der Pflege richtet sich vor allem auf diese Gemeinsamkeiten aus. Die Gemeinsamkeiten des Lebensprozesses stellen die verbindenden Elemente dar, die Verständnis, Sensibilität und damit eine qualitative Pflege möglich machen. Diese Gemeinsamkeiten erleichtern die Analyse in der Diversität der Pflegesituationen. Sie bedeuten aber auch das verbindende Element zwischen Pflegeperson und Patient oder Familie. Es ist zu hoffen, dass Leserinnen und Leser motiviert sind, die Theorie des systemischen Gleichgewichts auch dazu zu benützen, sich selbst besser zu verstehen und auf ähnliche Weise die Motive der Patienten und Familien zu verstehen.

Die ganzheitliche oder umfassende Pflege wird dann einfacher, wenn die Situation als Ganzes verstanden wird. Die Faszination der Pflege wird auch zunehmen, wenn die zusammenhängenden Lebensfaktoren erkannt und in die Arbeit einbezogen werden können. Die eigene Entwicklung der Pflegeperson ist dabei ebenso wichtig wie die professionelle Dienstleistung. Dieses Buch hat auf die bedeutendsten Fragen im systemischen Prozess hingewiesen, um Gesundheit in der Familie fördern zu können.

Fragen wie: «Was soll ich tun, wenn der Patient nicht am Diagramm interessiert ist?», «Wie kann ich die Pflege gestalten, wenn die Zeit für Gespräche mit der Familie fehlt?», sind sekundäre Fragen. Die Struktur des Pflegeprozesses ist in diesem Buch als Hilfe zum Problemlösen empfohlen worden. Das heißt aber nicht, dass er rigide und routinemäßig angewandt wird, ohne ihn der Situation anzupassen. Die Schritte des Pflegeprozesses sollen kein Hindernis darstellen, die Pflege nach der Theorie des systemischen Gleichgewichts durchzuführen. Jede Pflege verlangt Verständnis für die momentane Situation, Weitsicht und die nötige Flexibilität, die Bedürfnisse der Patienten und Bedingungen des Umfeldes zu berücksichtigen. Beispiele solcher Flexibilität mit bewusstlosen und sterbenden Patienten sind im Buch erläutert worden. So ist es zum Beispiel nicht vorgeschrieben, wie und wann eine Anamnese gemacht werden soll. Die Tabellen zur Datenerhebung sind Richtlinien und keine Checkliste. Es mag sein, dass die Institution einen Fragebogen vorgibt. In einem solchen Fall liegt es an der Pflegeperson, zu analysieren, wie die Fragen zur Erfassung des systemischen Diagramms zu integrieren und welche zusätzlichen Fragen notwendig sind.

Das systemische Diagramm ist eine große Hilfe in der Arbeit mit klar denkenden und interessierten Patienten und Familien. Wiederum heißt dies jedoch, dass die Pflege auch ohne Erklärung des Diagramms möglich ist. Die Empfehlung, das Diagramm einzuführen, beruht auf der Erfahrung, dass viele Patienten sehr positiv auf die Erklärung eines vereinfachten Diagramms reagieren. Das systemische Denken erschließt ihnen oft zuvor unerkannte Möglichkeiten, ihr Leben zu verändern. Schwierige Begriffe wie Kongruenz können anders benannt werden, aber die meisten Patienten sind fähig, diese Begriffe zu verstehen, wenn sie ihnen im Zusammenhang mit ihrer Situation klargemacht werden. Das Wichtigste an der Erläuterung ist deshalb die Bemühung der Pflegeperson, die systemischen Prozesse lebensnah, also mit Beispielen, die auf die spezifische Situation ausgerichtet sind, zu schildern. Hier liegt eine große Verantwortung bei Lehrenden und Forschenden, da sie mit ihrer Arbeit die praktische Umsetzung der Theorie vorantreiben. Die Pflegebildung ist hier «Vorreiterin». Die Chancen einer weiteren Umsetzung in der Zukunft werden durch das Lehren und Lernen der Theorie im Unterricht, wie insbesondere die Entwicklung der letzten Jahre in der Schweiz gezeigt hat, erhöht.

Immer wieder taucht die Frage auf: «Wie kann ich mit der Theorie pflegen, wenn Pflegeteam und Krankenhaussystem kein Verständnis dafür haben und zu viele Hindernisse bestehen?» In der neuen Auflage werden weitere kreative Beispiele eines möglichen Transfers in die Praxis, die Lehre und die Forschung vorgestellt. Dabei wird deutlich, welches Potenzial an Möglichkeiten der Umsetzung die Theorie des systemischen Gleichgewichts in sich birgt. Die Gelegenheit, Veränderungen einzuleiten, liegt vor allem in uns selbst. Es ist aussichtslos zu erwarten, dass sich die Umwelt zuerst umgestaltet, damit wir uns in der idealen Umwelt entwickeln können. Falls eine Umgestaltung stattfinden sollte, wer anderes als wir selbst sollte sie bewerkstelligen? Die ganzheitliche oder umfassende Pflege ist mehr als ein Schlagwort in Leitbildern oder eine Art Verbesserung der Pflegequalität. Umfassende Pflege ist ethisch-moralisch begründbar und soll verantwortungsbewusst und der Situation entsprechend durchgeführt werden. Dabei spielt Zeit einen unwichtigen Faktor, und viele Grenzen beziehen sich vor allem auf unsere eigene Angst und Unsicherheit. Können wir es mit unserer Berufsethik verantworten, wenn wir Patienten als medizinische Objekte betrachten und dabei ihre menschlichen Nöte vernachlässigen? Die Ethik der Pflege ist die Basis des Pflegeberufes und darf auch in der technisch-wirtschaftlichen Zukunft nicht außer Betracht gelassen werden. Die Theorie des systemischen Gleichgewichts präsentiert eine mögliche Denkweise und die Richtlinien, welche umfassende Pflege ermöglichen. Gleichzeitig weckt die damit verbundene positive Einstellung das Selbstvertrauen, fördert persönliches Wachstum und verleiht uns Reife in der Pflege und im täglichen Leben.

Anhang

Literatur

Zum ersten Teil:
Die Theorie des systemischen Gleichgewichts in der familien- und umweltbezogenen Pflege

Bauer, I. (1996): Die Privatsphäre des Patienten. Bern: Verlag Hans Huber.
Baumann, St. L. (2000): Family Nursing: Theory-Anemic, Nursing Theory-Deprived. Nursing In: Science Quarterly, 13 (4), 285–290.
Bell, J. M.; Swan, N. K. W.; Taillon, C.; McGovern, G. & Dorn, J. (2001): Learning to Nurse the Family. In: Journal of Family Nursing, (7) 2, 117–127.
Bohm, D. (1980): L'ordre involu-evolu de l'univers et la conscience. In: Bohm, D.: Science et conscience: Les deux lectures de l'univers. Paris: Edition Stock et France-Culture, (p. 99–125).
Boszormenyi-Nagy, I. & Spark, G. M. (2006): Unsichtbare Bindungen: Die Dynamik familiärer Systeme. 8. Aufl. Stuttgart: Klett-Cotta/J. G. Cotta'sche Buchhandlung Nachfolger
Buckley, W. (1967): Sociology and modern systems theory. Englewood Cliffs, NJ: Prentice-Hall.
Constantine, L. L. (1986): Family paradigms: The practice and theory of family therapy. New York: Guilford Press.
Fawcett, J. (1989): Analysis and evaluation of conceptual models of nursing. Philadelphia: Davis company, 2. Ed.
Fawcett, J. (1996): Pflegemodelle im Überblick. Bern, Göttingen: Verlag Hans Huber.
Fawcett, J. (1999): Spezifische Theorien der Pflege im Überblick. Bern, Göttingen: Verlag Hans Huber.
Friedman, M. (Ed.) (1998): Family Nursing. Research, Theory, & Practice. 4th Edition, Stamford, Connecticut, California, USA: Appelton & Lange.
Gilliss, C.; Highley, B.; Roberts, B. & Martinson, I. (Eds.) (1989): Toward a Science of Family Nursing. Menlo Park, California, USA: Addison-Wesley Publishing Company.
Grant, J. S. (1999): Social Problem-Solving Partnerships with Family Caregivers. In: Rehabilitation Nursing, 24 (6), 254–260.
Gottlieb, L. N. & Feeley, N. (1999): Nursing Intervention Studies: Issues Related to Change and Timing in Children and Families. In: Canadian Journal of Nursing Research, 30 (4), 193–212.
Jung, C. G. (1954): Von den Wurzeln des Bewußtseins. Zürich: Rascher.
Kantor, D. & Lehr, W. (1975): Inside the family. San Francisco: Jossey-Bass.
Malinski, V. M. (2000): Nursing Theory-Based Research With Families: State of the Art. In: Nursing Science Quarterly, 13 (4), 285–290.
Maruyama, M. (1960): Morphogenesis and Morphostasis. Methodos, 12 (48), 251–296. New York: Norton.
Milz, H. (1985): Die ganzheitliche Medizin: Neue Wege zur Gesundheit. Königstein: Athenäum.
Minuchin, S. (1974): Families and family therapy. Cambridge: Harvard University.

Orem, D. E. (1995): Nursing: concepts of practice. St. Louis, MI: Mosby, 5. ed., pp. 95–117.
Parsons, T. (1951): The social system. London: Routledge & Kegan.
Poletti, R. (1985): Neue Wege zur ganzheitlichen Pflege. Basel: Recom.
Rappaport, J. (1987): Terms of empowerment/exemplars of prevention: Toward a theory for community psychology. In: American Journal of Community Psychology, 15, 121–128.
Reiss, D. & Oliveri, M. E. (1980): Family paradigm and family coping: A proposal for linking the family's intrinsic adaptive capacities to its responses to stress. In: Family relations, 29, 431–444.
Riemann, F. (1979): Grundformen der Angst. Basel: Ernst Reinhardt Verlag.
Schoenfelder, D. P.; Swanson, E. A.; Pringle Specht, J. K.; Maas, M. & Johnson, M. (2000): Outcome Indicators for Direct and Indirect Caregiving. In: Clinical Nursing research, (9) 1, 47–69.
Sennett, R. (1983): Verfall und Ende des öffentlichen Lebens. Frankfurt am Main: S. Fischer Verlag.
Stark, W. (1993): Lebensbezogene Prävention und Gesundheitsförderung. Konzepte und Strategien für die psychosoziale Praxis. 2. Aufl. Freiburg: Lambertus Verlag.
Stark, W. & Bobzien, M. (1988): Selbsthilfezentrum München: Zurück in die Zukunft. Selbsthilfe und gesellschaftliche Entwicklung. München: Profil Verlag.
Stierlin, H.; Rücker-Embden, I.; Wetzel, N. & Wirsching, M. (2001): Das erste Familiengespräch. 8. Aufl. Stuttgart: Klett-Cotta.
Sullivan, H. S. (1953): Interpersonal theory of psychiatry. New York: Norton.
Summerton, H. (2000): Who cares? In: Nursing Times, 96 (1), 30–31.
Veit, A. (2004): Professionelles Handeln als Mittel zur Bewältigung des Theorie-Praxis-Problems in der Krankenpflege. Bern: Verlag Hans Huber.
von Bertalanffy, L. (1968): General systems theory. New York: George Brazeller.
von Uexküll, T. (1979): Psychosomatische Medizin. München: Urban & Schwarzenberg.
Whall, A. (1995): Foreword. In: Friedemann, M. L.: The Framework of Systemic Organisation: A Conceptual Approach to Families and Nursing (pp. VII–VIII). Thousand Oaks, California, USA: Sage Publication.
Whyte, D. & Robb, Y. (1999): Families under stress: how nurses can help. In: Nursing Times, 95 (30), 50–52.
Wiener, N. (1948): Cybernetics or control and communication in the animal and machine. Paris: Herman & Cie.
Willi, J. (1987): Ko-evolution. Reinbek bei Hamburg: Rowohlt Verlag.
Willi, J. & Heim, E. (1985): Psychosoziale Medizin, Band 1. Berlin: Springer-Verlag.

Zum zweiten Teil:
Einflussfaktoren im Familienprozess

Adamson, P. (2008): UNICEF, The child care transition. Innocenti Report Card 8, UNICEF Innocenti Research Centre, Florence.
Allemann, C. & Meyer, G. (1991): Donne italiane. Locarno: Editore Dado.
Beck-Gernsheim, E. (1997): Die Kinderfrage. Frauen zwischen Kinderwunsch und Unabhängigkeit. 3., durchgesehene u. erw. Aufl. München: Verlag H. C. Beck.
Beck-Gernsheim, E. (2000): Was kommt nach der Familie? Einblicke in neue Lebensformen. 2., durchgesehene Aufl. München: Verlag H. C. Beck.
Berger, B. & Berger, P. L. (1983): In Verteidigung der bürgerlichen Familie. Frankfurt am Main: S. Fischer Verlag.

Bourdieu, P. (1984): Die feinen Unterschiede: Kritik der gesellschaftlichen Urteilskraft. Frankfurt a. M.: Suhrkamp Verlag.
Bourdieu, P. (1988): Homo academicus, Frankfurt a. M.: Suhrkamp Verlag.
Bundesamt für Statistik (Hrsg.) (2008): Familien in der Schweiz. Statistischer Bericht 2008. Neuchâtel.
Bundesministerium des Innern (Hrsg.) (2004): Migrationsbericht im Auftrag der Bundesregierung. Berlin. www.bmi.de
Bundesministerium für Familie, Senioren, Frauen und Jugend (Hrsg.) (2009): Familienreport 2009. Leistungen Wirkungen Trends. Berlin. www.bmfsfj.de
Clignet, R. (1990): Wandlungen in familialen Lebensstilen: Anomie durch Knappheit und Anomie durch Überfluß. In: Lüscher, K.; Schultheis, F. & Wehrspaun, M. (Hrsg.) Die «postmoderne» Familie: Familiale Strategien und Familienpolitik in einer Übergangszeit. Konstanz: Universitätsverlag Konstanz, S. 116–130.
Diekmann, A. & Weick, S. (Hrsg.) (1993): Der Familienzyklus als sozialer Prozess. Sozialwissenschaftliche Schriften, 26. Berlin: Duncker & Humblot.
Erikson, E. H. (1965): Kindheit und Gesellschaft. 2. Auflage. Stuttgart: Klett Verlag.
Fthenakis, W. E. (1995): Ehescheidung als Übergangsphase (Transition) im Familienentwicklungsprozeß. In: Perrez, M.; Lambert, C. E. & Plancherel, B. (Hrsg.) Familie im Wandel. Bern: Hans Huber Verlag.
Fthenakis, W. E. (1998): Wandel von Familienbeziehungen nach Scheidung und Wiederheirat. Studie des Bundesministeriums für Familie, Frauen, Senioren und Jugend (Hrsg.).
Fux, B. (1994): Der familienpolitische Diskurs. Berlin: Verlag Duncker & Humblot, Sozialpolitische Schriften, Heft 64.
Geiger, T. (1967): Die soziale Schichtung des deutschen Volkes: Soziographischer Versuch auf statistischer Grundlage. Nachdruck der Ausgabe 1932. Stuttgart: Enke.
Gestrich, A.; Krause, J.-U. & Mitterauer, M. (2003): Geschichte der Familie. Stuttgart: Kröner.
Glick, P. C. (1947): The family cycle. American Sociological Review, 12, 164–174.
Gugerli, D. (1991): Das bürgerliche Familienbild im sozialen Wandel. In: Fleiner-Gerster, T.; Gilliand, P. & Lüscher, K. (Hrsg.): Familien in der Schweiz. Freiburg/CH: Universitätsverlag Freiburg, S. 59–74.
Hennings, L.(1995): Familien- und Gemeinschaftsformen am Übergang zur Moderne – Haus, Dorf, Stadt und Sozialstruktur zum Ende des 18. Jahrhunderts am Beispiel Schleswig-Holsteins. Berlin: Duncker & Humblot.
Hettlage, R. (1998): Familienreport. Eine Lebensform im Umbruch. 2., aktualisierte Aufl. München: Verlag H. C. Beck.
Infratest Sozialforschung (2003): Hilfe- und Unterstützungsbedürftige in Privathaushalten in Deutschland 2002. Schnellbericht. München.
Institut für Demoskopie Allensbach (2008): Alleinerziehende: Lebens- und Arbeitssituation sowie Lebenspläne. Allensbach: Im Auftrag des Bundesministeriums für Familie, Senioren, Frauen und Jugend (Hrsg.).
Konietzka, D. & Kreyenfeld, M. (Hrsg.) (2007): Ein Leben ohne Kinder. Kinderlosigkeit in Deutschland. Wiesbaden: VS Verlag für Sozialwissenschaft.
Künemund, H. (2002): Die «Sandwich-Generation» – typische Belastungskonstellation oder nur gelegentliche Kumulation von Erwerbstätigkeit, Pflege und Kinderbetreuung? In: Zeitschrift für Soziologie der Erziehung und Sozialisation, 22, 344–361.
Landtag Nordrhein-Westfalen (Hrsg.) (2005): Situation und Zukunft in Pflege in NRW. Bericht der Enquête-Kommission des Landtags Nordrhein-Westfalen. Düsseldorf.
Lempp, R. (1993): Familie im Umbruch. München: Kösel Verlag.

Leser, M. (1995): Alter und Migration. Köniz: Sozioethek.
Lettke, F. & Lange, A. (Hrsg.) (2007): Generationen und Familie. Analysen – Konzepte – gesellschaftliche Spannungsfelder. Frankfurt, Main: Suhrkamp.
Loncarevic, M. (2001): Migration und Gesundheit. In: Domenig, D. (Hrsg.): Professionelle Transkulturelle Pflege. Handbuch für Lehre und Praxis in Pflege und Geburtshilfe. Bern: Hans Huber, 65–86.
Lüscher, K.; Schultheis, F. & Wehrspaun, M. (Hrsg.) (1990): Die «postmoderne» Familie: Familiale Strategien und Familienpolitik in einer Übergangszeit. 2., unveränd. Aufl. Konstanz: Universitätsverlag Konstanz.
Mesmer, B. (1991): Familienformen und gesellschaftliche Strukturen. In: Fleiner-Gerster, T.; Gilliand, P. & Lüscher, K. (Hrsg.): Familien in der Schweiz. Freiburg/CH: Universitätsverlag Freiburg, S. 31–58.
Nave-Herz, R. (2002): Familie heute. Wandel der Familienstrukturen und die Folgen für die Erziehung. 2., überarb. u. erg. Aufl. Darmstadt: Primus Verlag.
Planck, U. (1964): Der bäuerliche Familienbetrieb zwischen Patriarchat und Partnerschaft. Stuttgart: Enke Verlag.
Riedo, R. (1991): Ausländerfamilien. In: Fleiner-Gerster, T.; Gilliand, P. & Lüscher, K. (Hrsg.): Familien in der Schweiz. Freiburg/CH: Universitätsverlag Freiburg, S. 393–411.
Riesman, D. (1950): The lonely crowd. New Haven: Yale University Press.
Rosenbaum, H. (1996): Formen der Familie: Untersuchungen zum Zusammenhang von Familienverhältnissen, Sozialstruktur und sozialem Wandel in der deutschen Gesellschaft des 19. Jahrhunderts. Frankfurt, Main: Suhrkamp.
Schelsky, H. (1967): Wandlungen der deutschen Familie in der Gegenwart. Stuttgart: Enke Verlag.
Schneider, N. F. (2003): Alleinerziehend – soziologische Betrachtung zur Vielfalt und Dynamik einer Lebensform. In: Fegert, J. M. & Ziegenhain, U. (2003): Hilfen für Alleinerziehende: Die Lebenssituation von Einelternfamilien in Deutschland. Weinheim: Juventa.
Sieder, R. (1987): Sozialgeschichte der Familie. Frankfurt am Main: Suhrkamp Verlag.
Statistisches Bundesamt (2007): Haushalte und Familien – Ergebnisse des Mikrozensus 2007 – Fachserie 1, Reihe 3. Wiesbaden: jährliche Erscheinungsfolge.
Tuna, S. (2001): Die Bedeutung von Familienzentriertheit und Individuumszentriertheit im Migrationskontext. In: Domenig, D. (Hrsg.): Professionelle Transkulturelle Pflege. Handbuch für Lehre und Praxis in Pflege und Geburtshilfe. Bern: Hans Huber, 213–226.
Tyrell, H. (1990): Ehe und Familie: Institutionalisierung und Deinstitutionalisierung. In: Lüscher, K.; Schultheis, F. & Wehrspaun, M. (Hrsg.): Die «postmoderne» Familie: Familiale Strategien und Familienpolitik in einer Übergangszeit. Konstanz: Universitätsverlag Konstanz, S. 145–156.
Uzarewicz, C. (2006): Transkulturelle Pflege. In: Dibelius, O. & Uzarewicz, C.: Pflege von Menschen höherer Lebensalter. Stuttgart: Kohlhammer Verlag, 147–167.
Vinken, B. (2007): Die deutsche Mutter. Der lange Schatten eines Mythos. Frankfurt/Main: Fischer Taschenbuch Verlag.

Zum dritten Teil:
Pflege der Familie in Fällen von Krankheit, Gebrechen und nahendem Tod

Anonymus (2008): Gesetz zu dem Übereinkommen der Vereinten Nationen vom 13. Dezember 2006 über die Rechte von Menschen mit Behinderungen sowie zu dem Fakultativprotokoll vom 13. Dezember 2006 zum Übereinkommen der Vereinten Nationen über die Rechte von Menschen mit Behinderungen. Bundesgesetzblatt Teil II, Nr. 35, Bonn, S. 1419–1457.

Antonovsky, A. & Franke, A. (1997): Salutogenese: Zur Entmystifizierung der Gesundheit. Tübingen: DGVT-Verlag.

Bächtold, A. (1991): Gedanken zur Gestaltung der Lebenssituation geistigbehinderter Menschen. In: Böker, W. & Brenner, H. D. (Hrsg.): Geistigbehinderte in psychiatrischen Kliniken. Neue Tendenzen und Konzepte. Bern: Verlag Hans Huber, S. 23–34.

Baier, C. (1991): Neue Herausforderungen für Pflegerinnen und Pfleger. In: Hüssy, K. & Egli, J. (Hrsg.): Wohnort Psychiatrische Klinik. Geistig behinderte Menschen im Abseits. Luzern: Edition SZH/SPC, S. 31–39.

Bandura, A. (1997): Self-efficacy: The exercise of control. New York: Freeman.

Barham, P. & Hayward, R. (1991): From the mental patient to the person. London: Tavistock/Routledge.

Bartholomeyczik, S. (1981): Krankenhausstruktur, Stress und Verhalten gegenüber den Patienten, Teil 2: Ergebnisse. Schriftenreihe Strukturforschung im Gesundheitswesen, Band 7. Berlin: Berliner Arbeitsgruppe Strukturforschung im Gesundheitswesen, Technische Universität.

Bateson, G. & Jackson, D. D. (1964): Some varieties of pathogenic organization. In: McRioch, D. (Ed.): Disorders of communication, Vol. 42, Research Publications. Baltimore: Williams & Wilkins.

Beck-Gernsheim, E. (1990): Alles aus Liebe zum Kind. In: Beck, U. & Beck-Gernsheim, E.: Das ganz normale Chaos der Liebe. Frankfurt am Main: Suhrkamp, 135–183.

Becker, K. F. (1992): Sterben in christlicher Sicht. In: Schmitz-Scherzer, R. (Hrsg.): Altern und Sterben. Bern: Hans Huber, S. 43–61.

Bennett, D. H. (1989): Probleme der beruflichen und sozialen Rehabilitation psychisch Kranker und Behinderter in Großbritannien. In: Kulenkampff, C. & Picard, W. (Hrsg.): Fortschritte und Veränderungen in der Versorgung psychisch Kranker. Köln: Rheinland-Verlag, S. 163–172.

Bienstein, C. & Halek, M. (2007): «Und es ist doch etwas geblieben…» Umgang mit schwerster Beeinträchtigung nach Schlaganfall. In: Dederich, M. & Grüber, K.: Herausforderungen. Mit schwerer Behinderung leben. Frankfurt am Main: Mabuse, S. 121–132.

Böker, W. & Brenner, H. D. (1991): Einführung. In: Böker, W. & Brenner, H. (Hrsg.): Geistigbehinderte in psychiatrischen Kliniken. Neue Tendenzen und Konzepte. Bern: Verlag Hans Huber, S. 11–19.

Broda, M. (1987): Wahrnehmung und Bewältigung chronischer Krankheiten. Weinheim: Deutscher Studien Verlag.

Bundesamt für Gesundheit (BAG). Eidgenössisches Departement des Innern der Schweiz. Bern. http://www.bag.admin.ch/themen/medizin/00683/01916/index.html?lang=de (eingesehen am 30.5.2009)

Bundesvereinigung Lebenshilfe (2007): Vision 2020, einzusehen unter www.lebenshilfe.de

Burmeister, I.; Goschin, N. et al. (1989): Häusliche Kinderkrankenpflege – Modellprojekt Externer Pflegedienst in Berlin, Band II: Ergebnisse der sozialmedizinischen und ökonomischen Begleitung. Robert Bosch Stiftung (Hrsg.) – Förderungsgebiet Gesundheitspflege, Gerlingen: Bleicher Verlag.

Caplan, G. (1964): Principles of preventive psychiatry. New York: Basic Books.
Christen, C. (1989): Wenn alte Eltern pflegebedürftig werden. Bern/Stuttgart: Verlag Paul Haupt.
Corbin, J. & Strauß, A. (2004): Weiterleben lernen: Verlauf und Bewältigung chronischer Krankheit. Bern: Verlag Hans Huber.
Deppe, H.-U.; Friedrich, H. & Müller, R. (Hrsg.) (1989): Das Krankenhaus: Kosten, Technik oder humane Versorgung. Frankfurt: Campus Verlag.
Dimond, B. (1996): The Legal Aspects of Child Health Care. London, UK: Mosby.
Dockter, G.; Lindemann, H. & Tümmler, B. (Hrsg.) (2000): Mukoviszidose. Stuttgart, New York: Georg Thieme.
Dokken, D. & Sydnor-Greenberg, N. (1998): Helping Families Mobilize Their Personal Ressources. In: Pediatric Nursing, 24(1), 66–69.
Egli, J. (1991): Die psychiatrische Klinik als Lebensfeld für Menschen mit einer geistigen Behinderung. In: Hüssy, K. & Egli, J. (Hrsg.): Wohnort Psychiatrische Klinik. Geistig behinderte Menschen im Abseits. Luzern: Edition SZH/SPC, S. 11–19.
Feldmann, L. (1989): Leben mit der Alzheimer-Krankheit. München: R. Piper.
Filipp, S.-H. (2007): Kritische Lebensereignisse. In: Brandstädter, J. & Lindenberger, U. (Hrsg.): Entwicklungspsychologie der Lebensspanne. Stuttgart: Kohlhammer, S. 337–366.
Fornefeld, B. (1997); Elementare Beziehung und Selbstverwirklichung Schwerstbehinderter in sozialer Integration – Reflexionen im Vorfeld einer leiborientierten Pädagogik. 4. Aufl. Aachen: Mainz.
Freudenberg, E. (1990): Der Krebskranke und seine Familie. Stuttgart: TRIAS-Thieme Hippokrates Enke.
Friedemann, M.-L. & Köhlen, C. (2003): Familien- und umweltbezogene Pflege. Bern: Verlag Hans Huber.
Glaser, B. G. & Strauss, A. L. (1965): Awareness of dying. Chicago: Aldine.
Grass-Kapanke, B.; Kunczik, T. & Gutzmann, H. (2008): Studie zur Demenzversorgung im ambulanten Sektor – DIAS. Schriftenreihe der Deutschen Gesellschaft für Gerontopsychiatrie und -psychotherapie e.V.
Greeff, A. P.; Vansteenwegen, A. & Ide, M. (2006): Resiliency in families with a member with a psychological disorder. In: American Journal of Family Therapy, 34(4), 285–300.
Guntern, G. (1993): Im Zeichen der Schmetterlinge: Leadership in der Metamorphose: Vom Powerplay zum sanften Spiel der Kräfte. Bern: Scherz.
Häfner, H. & Rössler, W. (1989): Die Reform der Versorgung psychisch Kranker in der Bundesrepublik. Versorgungskonzepte und Versorgungsstrategien für psychisch Kranke und Behinderte seit der Veröffentlichung der Enquête 1975. In: Kulenkampff, C. & Picard, W. (Hrsg.): Fortschritte und Veränderungen in der Versorgung psychisch Kranker. Köln: Rheinland-Verlag, S. 17–54.
Hansen, W. (2007): Medizin des Alterns und des alten Menschen. Stuttgart: Schattauer.
Hatfield, A. B. (1990): Family education in mental illness. New York: The Guilford Press.
Heckmann, C. (2004): Die Belastungssituation von Familien mit behinderten Kindern. Heidelberg: Universitätsverlag Winter.
Held, T. (1989): Psychiatrische Familienpflege. Ergebnisse einer prospektiven elfjährigen Langzeitstudie. Stuttgart: Ferdinand Enke Verlag.
Holoch, E. & Frech, S. (2001): Familienorientierte Kinderkrankenpflege. In: «kinderkrankenschwester»/Verlag Max Schmidt-Römschild, 20(10), S. 438–443.
Hüssy, K. & Egli, J. (Hrsg.) (1991): Wohnort Psychiatrische Klinik. Geistig behinderte Menschen im Abseits. Luzern: Edition SZH/SPC.
Hutchfield, K. (1999): Family-centred care: a concept analysis. In: Journal of Advanced Nursing, (29)5, 1178–1187.

Internationale Klassifikation der Krankheiten, 10. Revision der Klassifikation, 1992.
Jerneizig, R.; Langenmayr, A. & Schubert, U. (1991): Leitfaden zur Trauertherapie und Trauerberatung. Göttingen: Vandenhöck & Ruprecht.
Johnstone, M. (1992): Der Schlaganfall-Patient. Stuttgart: Gustav Fischer Verlag.
Kantor, D. & Lehr, W. (1975): Inside the family. San Francisco: Jossey-Bass.
Käppeli, S. (1988): Pflege und Pflegetheorien. Krankenpflege (DBfK), 1, 6.
Käppeli, S. (1989): Projekt ‹Treffpunkt›. Ein Aktionsforschungsprojekt in einem Pflegeheim. Pflege, 2 (1), 49–57.
Kemm, R. & Welter, R. (1987): Coping mit kritischen Ereignissen im Leben Körperbehinderter. Heidelberg: Edition Schindele.
Kittay, E. F. & Feder, E. (2003): The Subject of Care: Feminist Perspectives on Dependency. Lanham: Rowman and Littlefield.
Kittay, E. (2003): Behinderung, gleiche Würde und Fürsorge. In: Concilium 39 (2003) 2, S. 226–236.
Kitwood, T. (2004): Demenz. Bern: Verlag Hans Huber.
Kocher, G. & Oggier, W. (2007): Gesundheitswesen Schweiz 2007–2009. Eine aktuelle Übersicht. Bern: Verlag Hand Huber.
Koch-Straube, U. (2001): Beratung in der Pflege. Bern: Verlag Hans Huber.
Kübler-Ross, E. (1976) Reif werden zum Tode. Stuttgart: Kreuz Verlag.
Köhlen, C.; Beier, J. & Danzer, G. (1999): «Ein Stückchen normales Leben» – Eine qualitative Studie über die Gesundheitspflege bei chronisch kranken Kindern in der häuslichen Betreuung. In: Pflege – Die wissenschaftliche Zeitschrift für Pflegeberufe/Verlag Hans Huber, 12 (5), 309–14.
Kruse, A. (1988): Die Auseinandersetzung mit Sterben und Tod – Möglichkeiten eines ärztlichen Sterbebeistandes. Zeitschrift für Allgemeinmedizin, 64, 87–95.
Kübler-Ross, E. (1971): Interviews mit Sterbenden. Stuttgart: Kreuz Verlag.
Kübler-Ross, E. (1976): Reif werden zum Tode. Stuttgart: Kreuz Verlag.
Lambeck, S. (1992): Diagnoseeröffnung bei Eltern behinderter Kinder. Göttingen: Hogrefe.
Lau, E. E. (1975): Tod im Krankenhaus: Soziologische Aspekte des Sterbens in Institutionen. Köln: Verlag J. P. Bachem.
Lazarus, R. S. & Folkman, S. (1984): Stress, Appraisal and Coping. New York: Springer.
Lehr, U. (1983): Psychologische Aspekte des Altern. In: Reimann, H. & Reimann, G. (Hrsg.): Das Alter. Stuttgart: Enke Verlag, S. 140–163.
Liken, M. (2001): Caregivers in crisis: Moving a relative with Alzheimer's to assisted living. In: Clinical Nursing Research, 10 (1), 52–68.
Lohaus, A. (1990): Gesundheit und Krankheit aus der Sicht von Kindern. Göttingen: Verlag für Psychologie – Dr. C. J. Hogrefe.
Lutz, G. & Künzer-Riebel, B. (Hrsg.) (1991): Nur ein Hauch von Leben. Eltern berichten vom Tod ihres Babys und von der Zeit ihrer Trauer. Frankfurt a. M.: Fischer Taschenbuch Verlag.
Mace, N. L. & Rabins, P. V. (1991): Der 36-Stunden-Tag. Die Pflege des verwirrten älteren Menschen, speziell des Alzheimer-Kranken. Bern: Hans Huber Verlag.
Maiwald, D.; Päplow, A. & Sterr, R. (2007): Die Bedeutung von Familiengesundheit in der häuslichen Pflege. Eine Untersuchung des familialen Pflegesettings bei Demenz. Diplomarbeit (Studiengang Pflege/Pflegemanagement) – Evangelische Fachhochschule Berlin.
Martin, S. D. (1995): Coping With Chronic Illness. In: Home Healthcare Nurse, Vol. 13, No. 4, pp. 50–54.
Matthes, W. (1989): Pflege als rehabilitatives Konzept. Grundlagen aktivierend rehabilitativer Pflege. Hannover: Curt R. Vincentz Verlag.

Mäurer, H.-C. (1989): Schlaganfall. Rehabilitation statt Resignation. Stuttgart: Georg Thieme Verlag.

May, R. (1977): The meaning of anxiety (rev. ed.) New York: Norton.

Mazenauer, B. (1991): Rechte des Menschen mit einer geistigen Behinderung contra Pflichten der Klinik, des Vormundes und der Angehörigen. In: Hüssy, K. & Egli, J. (Hrsg.): Wohnort Psychiatrische Klinik. Geistig behinderte Menschen im Abseits. Luzern: Edition SZH/SPC, S. 57–66.

Meier, M. (1989): Angehörige in der Langzeitpflege. Pflege, 2 (2), 92–104.

Menlo, M. (1991): Die Verletzlichkeit des Menschen – psychiatrische Aspekte geistiger Behinderung. In: Hüssy, K. & Egli, J. (Hrsg.): Wohnort Psychiatrische Klinik. Geistig behinderte Menschen im Abseits. Luzern: Edition SZH/SPC, S. 21–27.

Miller, J. F. (2003): Coping fördern – Machtlosigkeit überwinden. Hilfen zur Bewältigung chronischen Krankseins. Bern: Verlag Hans Huber.

Neuhaus, P. (1991): Hinausverlegung aus der Klinik. Psychiatrische Klinik Bellelay (Kanton Bern). In: Böker, W. & Brenner, H. D. (Hrsg.): Geistigbehinderte in psychiatrischen Kliniken. Neue Tendenzen und Konzepte. Bern: Verlag Hans Huber.

Niederberger-Burgherr, J. (1994): Wie erleben Töchter den Eintritt ihrer betagten Mütter in ein Pflegeheim? Pflege, 7 (3), S. 198–210.

Nolan, M. & Nolan, J. (1995): Responding to the Challenge of Chronic Illness. In: British Journal of Nursing, Vol. 4, No. 3, pp. 145–147.

Nuland, S. (1994): Wie wir sterben. Ein Ende in Würde? München: Kindler Verlag.

Ochsmann, R. (1993): Angst vor Tod und Sterben: Beiträge zur Thanato-Psychologie. Göttingen: Hogrefe.

Piaget, J. (1974): Der Aufbau der Wirklichkeit beim Kinde. Stuttgart: Klett.

Priester, K. (2004): Aktuelle und künftige Dimensionen demenzieller Erkrankungen in Deutschland – Anforderungen an die Pflegeversicherung. Veröffentlichungsreihe der Arbeitsgruppe Public Health, Forschungsschwerpunkt Arbeit, Sozialstruktur und Sozialstaat, Wissenschaftszentrum Berlin für Sozialforschung (WZB).

Reinhardt, D.; Götz, M. et al. (2001); Cystische Fibrose. Berlin, Heidelberg: Springer-Verlag.

Rhode, J. J. (1962): Soziologie des Krankenhauses zur Einführung in die Soziologie der Medizin. Stuttgart: Enke Verlag.

Richter, H. E. (1980): Flüchten oder standhalten. Reinbek bei Hamburg: Rowohlt.

Rička, R. (1994): Lernprozeße während der Krankheitsbewältigung im Akutspital. Masterthesis.

Rufer, M. (1991): Wer ist irr? Bern: Zytglogge Verlag.

Rüsch, N.; Berger, M.; Finzen, A. & Angermeyer, M. C. (2004): In: Berger, M. (Hrsg): Psychische Erkrankungen – Klinik und Therapie. Elektronisches Zusatzkapitel Stigma. http://www.berger-psychische-erkrankungen-klinik-und-therapie.de/ergaenzung_ruesch.pdf

SAA (Schweizerische Arbeitsgemeinschaft für Aphasie) (1990): Aphasie – Sprachverlust. Bern: Schneider AG.

Saal, F. (1994): Leben kann man sich nur selber. Texte 1960–1994. Düsseldorf: Bundesverband für Körper- und Mehrfachbehinderte.

Sacks, O. (1987): Der Mann, der seine Frau mit einem Hut verwechselte. Reinbeck b. Hamburg: Rowohlt.

Sauter, D.; Abderhalden, C.; Needham, I.; Wolff, S. (2006): Lehrbuch psychiatrische Pflege. 2. überarb. Auflage, Bern: Verlag Hans Huber.

Schaeffer, D. & Moers, M. (2008): Überlebensstrategien – ein Phasenmodell zum Charakter des Bewältigungshandelns chronisch Erkrankter. Pflege & Gesellschaft 13 (1), S. 6–31.

Schmitt, G. M.; Kammerer, E.; Harms, E. (1996): Kindheit und Jugend mit chronischer Erkrankung. Göttingen: Hogrefe.
Schmitz-Scherzer, R. (1992): Sterben heute. In: Schmitz-Scherzer, R. (Hrsg.): Altern und Sterben. Bern: Hans Huber, S. 9–26.
Seligman, M. E. (1979): Erlernte Hilflosigkeit. München: Urban & Schwarzenberg.
Simonton, O. C.; Mathews-Simonton, S. & Creighton, J. (1982): Wieder gesund werden. Eine Anleitung zur Aktivierung der Selbstheilungskräfte für Krebspatienten und ihre Angehörigen. Reinbek bei Hamburg: Rowohlt Verlag.
Soder, M. (1991): Erfahrungen der Pflegenden in Gesprächen mit Angehörigen von Langzeitpatienten. Pflege, 4 (2), 122–134.
Sozialgesetzbuch XI (SGB XI) (2008) Pflegeweiterentwicklungsgesetz.
Spichiger, E.; Kesselring, A.; DeGeest, S. (2006): Professionelle Pflege – Entwicklung und Inhalte einer Definition. In: Pflege – Die wissenschaftliche Zeitschrift für Pflegeberufe, 19 (1), 45–51.
Stucki, E. (1994): Die Erlebniswelt von Eltern krebskranker Kinder im Kinderspital. Bern: Schweizerisches Rotes Kreuz.
Theunissen, G. (2005): Wege aus der Hospitalisierung. Empowerment in der Arbeit mit schwerstbehinderten Menschen. Bonn: Psychiatrie-Verlag.
Ulcar, I. (1991): Menschlich sterben in unmenschlicher Zeit – Möglichkeiten und Grenzen der Sterbebegleitung. Pflege, 4 (1), 31–44.
Walsh, F. (2006): Ein Modell familialer Resilienz. Heidelberg: AuerVerlag.
Wells, J. N.; Cagle, C. S.; Bradley, P., & Barnes, D. M. (2008): Voices of Mexican American caregivers for family members with cancer: On becoming stronger. In: Journal of Transcultural Nursing, 19 (3), 223–233.
Welter, R. (1982): Ökologische Aspekte zur Frage der Rehabilitationsmöglichkeiten in Pflegeheimen. In: Institut für Ehe und Familie. Zusammenhänge 3. Menschliche Systeme: Ein Rahmen für das Denken, die Forschung und das Handeln. Vorträge des 7. Internationalen Symposiums Zürich: Institut für Ehe und Familie.
Welter, R. (1991): Territoriale Aspekte der Lebensfeldgestaltung. ? In: Hüssy, K. & Egli, J. (Hrsg.) Wohnort Psychiatrische Klinik. Geistig behinderte Menschen im Abseits. Luzern: Edition SZH/SPC, S. 67–74.
Weyerer, S. (2005): Altersdemenz. Gesundheitsberichterstattung des Bundes. Heft 28, Robert Koch-Institut.
WHO (2001): The World Health Report 2001. Mental health: new understanding, new hope. Genf: WHO. http://www.who.int/whr/2001/en/whr01_ch1_en.pdf (eingesehen am 30.5.2009)
Whyte, D. A. (1997): Coping with transitions: Crisis and loss. In: D. A. Whyte (Ed.): Explorations in family nursing. London: Routledge, 39–53.
Worden, J. W. (1983): Beratung und Therapie in Trauerfällen. Bern: Hans Huber Verlag.
Ziegler, U. & Doblhammer, G. (2009): Prävalenz und Inzidenz von Demenz in Deutschland. Eine Studie auf Basis von Daten der gesetzlichen Krankenversicherungen von 2002. Rostocker Zentrum.

Zum vierten Teil:
Familien mit Krisen im Innern und Krisen durch die Umwelt

Aguilera, D. C. (1998): Crisis intervention: Theory and methodology. 8th edition, St. Louis, MO: Mosby.
Amendt, G. (1992): Die Droge. Der Staat. Der Tod. Auf dem Weg in die Drogengesellschaft. Hamburg: Rasch und Röhung.

Badura, B.; Litsch, M. & Vetter, C. (Hrsg.) (2000): Psychische Belastung am Arbeitsplatz: Zahlen, Daten, Fakten aus allen Branchen der Wirtschaft. Heidelberg: Springer Verlag.

Bilitza, K.W. (Hrsg.) (2007): Psychodynamik der Sucht. Psychoanalytische Beiträge zur Theorie. Göttingen: Vandenhoeck & Ruprecht.

Brinkmann, R.D. & Stapf, K.H. (2005): Innere Kündigung. Wenn der Job zur Fassade wird. München. C.H. Beck.

Bühlmann, B.I. (1988): Wohlstand und Armut in der Schweiz. Eine empirische Analyse für 1982. Grüsch: Verlag Rüegger, Basler Sozialökonomische Studien, Band 32.

Bulman, R. & Wortman, C. (1977): Attributions of blame and coping in the «real world»: Severe accident victims react to their lot. In: Journal of Personality and Social Psychology, 35, 351–363.

Burisch, M. (2006): Das Burnout-Syndrom. Theorie der inneren Erschöpfung. 3. Aufl. Heidelberg: Springer Verlag.

Danish, S. & D'Augelli, R. (1995): Kompetenzerhöhung als Ziel der Intervention in Entwicklungsverläufen über die Lebensspanne. In: Filipp, S.-H. (Hrsg.) (1995): Kritische Lebensereignisse. 3. Aufl. Weinheim: Psychologie Verlags Union.

Dietz, B. (1997): Soziologie der Armut: eine Einführung. Frankfurt am Main: Campus Verlag.

Elder, G.H. (1974): Children of the Great Depression: Social change in life experience. Chicago: The University of Chicago Press.

Engel, U. & Hurrelmann, K. (1993): Was Jugendliche wagen. Eine Langschnittstudie über Drogenkonsum, Streßreaktionen und Delinquenz im Jugendalter. München: Juventa Verlag.

Fischer, B. (1992) Ergebnisse einer Basler Studie: Armut und die Lücken im sozialen Netz. Soziale Medizin, 19 (6), 19–23.

Frank, R. (1989): Definitionen und Epidemiologie. In: Olbing, H.; Bachmann, K.D. & Groß, R. (Hrsg.): Kindesmißhandlung. Eine Orientierung für Ärzte, Juristen, Sozial- und Erziehungsberufe, Köln: Deutscher Ärzteverlag, S. 18–25.

Friedemann, M.L. (1987): Families of the unemployed worker: Need for nursing intervention and prevention. Archives of Psychiatric Nursing, 1 (2), 81–87.

Friedemann, M.L. & Webb, A.A. (1995): Family health and mental health: six years after economic stress and unemployment. In: Issues in Mental Health Nursing, 16 (1), 51–66.

Frieze, I. (1979): Perceptions of battered wives. In: Frieze, I.; Bar-Tal, D. & Carroll, J. (Eds.): New approaches to social problems (pp. 79–108). San Francisco: Jossey-Bass.

Greif, S.; Bamberg, E. & Semmer, N. (Hrsg.) (1991): Psychischer Stress am Arbeitsplatz. Göttingen: Hogrefe Verlag für Psychologie.

Gross, W. (1990): Sucht ohne Drogen. Arbeiten, Spielen, Essen, Lieben. Frankfurt a.M.: Fischer Taschenbuch Verlag.

Grunebaum, H. & Solomon, L. (1982): Toward a theory of peer relationships. Part 2: On the stages of social development and their relationship to group psychotherapy. In: International Journal of Group Psychotherapy, 32, 283–306.

Heitmeyer, W. & Soeffner, H.-G. (2004): Gewalt: Entwicklungen, Strukturen, Analyseprobleme. Frankfurt am Main: Suhrkamp.

Hettlage, R. (1998): Familienreport. Eine Lebensform im Umbruch. München: C.H. Beck.

Hildebrand-Lüdeking, S. & Eggert-Metje, R. (1989): Darstellung einer sexuellen Kindesmisshandlung. In: Olbing, H.; Bachmann, K.D. & Groß, R. (Hrsg.): Kindesmisshandlung. Eine Orientierung für Ärzte, Juristen, Sozial- und Erziehungsberufe. Köln: Deutscher Ärzteverlag, S. 34–38.

Hollstein, W. (1989): Der Schweizer Mann. Probleme, Hoffnungen, Ängste, Wünsche. Eine empirische Untersuchung. Zürich: Werd Verlag.

Hugo, M. & Markus, M. (1985): Versorgungs- und Einkommensspielraum. Geldknappheit vor allem bei Frauen im mittleren Alter. In: Lompe, K. (Hrsg.): Die Realität der neuen Armut. Analysen der Beziehungen zwischen Arbeitslosigkeit und Armut in einer Problemregion. Regensburg: Transfer Verlag, S. 157–184.
Huster, E.-U.; Boeckh, J. & Mogge-Grotjahn, H. (2008): Handbuch Armut und soziale Ausgrenzung. Wiesbaden: VS Verlag für Sozialwissenschaften.
Jäggi, C. & Mächler, T. (1989): Armut: Ein Mangel an Lebensqualität. In: Bühlmann, B.; Enderle, G.; Jäggi, C. & Mächler, T. (Hrsg.): Armut in der reichen Schweiz (9–114). Zürich: Orell Füssli.
Jahoda, M.; Lazarsfeld, P. F. & Zeisel, H. (1975); Die Arbeitslosen von Marienthal. Frankfurt: Suhrcamp.
Janoff-Bulman, R. (2006): Schema-change perspectives on posttraumatic growth. In: Calhoun, L. G. & Tedeschi, R. G. (Eds.): Handbook of Posttraumatic Growth: Research and Practice. Mahweh, NJ: Erlbaum.
Jaspers, K. (1965): Allgemeine Psychopathologie. Berlin: Springer.
Kantor, D. & Lehr, W. (1975): Inside the family. San Francisco: Jossey-Bass.
Kast, V. (2009): Der schöpferische Sprung. Vom therapeutischen Umgang mit Krisen. Düsseldorf: Patmos.
Kieselbach, T. & Wacker, A. (Hrsg.) (1985): Individuelle und gesellschaftliche Kosten der Massenarbeitslosigkeit. Weinheim/Basel: Beltz.
Kohn, A. (1988): Konkurrenz kostet den Erfolg. In: Psychologie Heute (Hrsg.): Arbeit – Die seelischen Kosten. Thema: Arbeit und Psyche (35–43). Weinheim/Basel: Beltz.
Kolasinski, E. (1991): Erfahrungen im Umgang mit Suchtkranken. Krankenpflege, 12, 692–694.
Kreutzer, A. (2000): «Ich glaube, es ist gottgewollt, daß wir arbeiten.» Zur Sinnschöpfung durch Erwerbsarbeit. Frankfurt am Main: Frankfurter Arbeitspapiere zur gesellschaftsethischen und sozialwissenschaftlichen Forschung; 25) unter http://www.sankt-georgen.de/nbi/pdf/fagsf/nbi_fa25.pdf.
Krieger, I. & Schläfke, B. (1985): Weitere Indikatoren zur Bestimmung von Lebenslagen. In: Lompe, K. (Hrsg.): Die Realität der neuen Armut. Analysen der Beziehungen zwischen Arbeitslosigkeit und Armut in einer Problemregion (S. 185–213). Regensburg: Transfer Verlag.
Krieger, I., Pollmann, B. & Schläffer, B. (1985): Die mehrdimensionale Erfassung von neuer Armut. In: Lompe, K. (Hrsg.): Die Realität der neuen Armut. Analysen der Beziehungen zwischen Arbeitslosigkeit und Armut in einer Problemregion (S. 9–18). Regensburg: Transfer Verlag.
Leibfried, S. & Voges, W. (Hrsg.): Armut im modernen Wohlfahrtsstaat. Opladen: Westdeutscher Verlag; Kölner Zeitschrift für Soziologie und Sozialpsychologie, Sonderheft 32.
Liken, M. (2001): Caregivers in crisis: Moving a relative with Alzheimer's to assisted living. In: Clinical Nursing Research, 10 (1), 52–68.
Lompe, K. & Roy, K. B. (1985): Perspektiven der Forschung. In: Lompe, K. (Hrsg.): Die Realität der neuen Armut. Analysen der Beziehungen zwischen Arbeitslosigkeit und Armut in einer Problemregion (S. 19–51). Regensburg: Transfer Verlag.
Loser, L. A. (1992): Die gesellschaftliche Definition von Armut. Soziologie der Armut: Georg Simmel zum Gedächnis. In: Leibfried, S. & Voges, W. (Hrsg.): Armut im modernen Wohlfahrtsstaat (S. 34–47). Opladen: Westdeutscher Verlag; Kölner Zeitschrift für Soziologie und Sozialpsychologie, Sonderheft 32.
Mäder, A. & Neff, U. (1988). Vom Bittgang zum Recht, zur Garantie des sozialen Existenzminimums in der schweizerischen Fürsorge. Bern: Verlag Paul Haupt.

Mainard, F.; Nolde, M.; Memminger, G. & Micheloni, M. (1990): Avons nous des pauvres? Enquête sur la précarité et la pauvreté dans le canton de Neuchâtel. Cahier de l'ISSP, Neuchâtel 12.

Malt, U. F. (1993): Traumatischer Streß. In: Schnyder, U. & Sauvant, J.-D. (Hrsg.): Krisenintervention in der Psychiatrie (S. 121–156). Bern: Hans Huber.

Manz, A. (1989): Erhebungen zur Suchthilfe in der Region Basel und Beobachtungen zu Teilproblemen der Suchthilfe. Eine Studie als Grundlage für Arbeitsgruppen. Basel: «Kette» Fachgruppe Ambulante Drogenarbeit.

Markus, M. (1985): Arbeitslosigkeit und Sozialhilfebezug im Raum Braunschweig. In: Lompe, K. (Hrsg.): Die Realität der neuen Armut. Analysen der Beziehungen zwischen Arbeitslosigkeit und Armut in einer Problemregion (53–95). Regensburg: Transfer Verlag.

Masson, O. (1991): La violence dans la famille. In: Feiner-Gerster, T.; Gilliand, P. & Lüscher, K. (Hrsg.): Familien in der Schweiz (453–470). Freiburg/CH: Universitätsverlag Freiburg.

Möbius, M. (1988): Psychoterror im Betrieb. In: Psychologie Heute (Hrsg.): Arbeit – Die seelischen Kosten. Thema: Arbeit und Psyche (S. 45–62). Weinheim/Basel: Beltz.

Monat & Lazaris (1985): Stress and coping: an anthology. New York: Columbia University Press.

Muschg, A. (1990): Sucht ist Leben. Schritte ins Offene, 20 (4), 8–9.

Nanchen, G. (1992): Liebe und Macht. Zürich: Benzinger und ExLibris.

Nave-Herz, R. (2002): Familie heute. Wandel der Familienstrukturen und Folgen für die Erziehung. Darmstadt: Primus Verlag.

von Lengerke, T. (2007): Public Health-Psychologie: Individuum und Bevölkerung zwischen Verhältnissen und Verhalten. Weinheim: Juventa Verlag.

Neugarten, B. L. (1979): Time, age and the life cycle. In: American Journal of Psychiatry, 136, 887–894.

Olbing, H.; Bachmann, K. D. & Gross, R. (1989): Kindesmisshandlung. Köln: Deutscher Ärzteverlag GmbH.

Otte, H. & Rüsing, A. (1989): Darstellung einer körperlichen Misshandlung. In: Olbing, H.; Bachmann, K. D. & Groß, R. (Hrsg.): Kindesmisshandlung. Eine Orientierung für Ärzte, Juristen, Sozial- und Erziehungsberufe (S. 29–33). Köln: Deutscher Ärzteverlag.

Pittman, F. S. (1987): Turning points. Treating families in transition and crisis. New York: Norton.

Rayman, P. (1988): Unemployment and family life: The meaning for children. In: Voydanoff, P. & Majka, L. C. (Eds.): Families and economic distress: Coping strategies and social policy (pp. 119–134). Newbury Park: Sage.

Rush, F. (1984): Das bestbehütete Geheimnis. Sexueller Kindesmissbrauch. Berlin: Subrosa Frauenverlag.

Rutschky, K. (1992): Erregte Aufklärung Kindesmissbrauch. Fakten & Fiktionen. Hamburg: Klein Verlag.

Ryffel-Gericke, C. (1983): Männer in Familie und Beruf. Eine empirische Untersuchung zur Situation Schweizer Ehemänner. Diessenhofen: Verlag Rüegger.

Scarr, S. (1987): Wenn Mütter arbeiten. Wie Kinder und Beruf sich verbinden lassen. München: C. H. Beck.

Schäfer, B. (1992): Zum öffentlichen Stellenwert von Armut im sozialen Wandel der Bundesrepublik Deutschland. In: Leibfried, S. & Voges, W. (Hrsg.): Armut im modernen Wohlfahrtsstaat. Opladen: Westdeutscher Verlag; Kölner Zeitschrift für Soziologie und Sozialpsychologie, Sonderheft 32.

Schiffer, E. & Süsske, R. (1991): An den Ufern der Sinnlosigkeit. Hintergründe von und Motive für Suchterscheinungen. Deutsche Krankenpflege-Zeitschrift, 4, 236–239.

Schwickerath, J. (2001): Mobbing am Arbeitsplatz. Aktuelle Konzepte zu Theorie, Diagnose und Verhaltenstherapie. In: Psychotherapeut, 46 (3), 199–213.

Statistisches Bundesamt (2008): Leben in Europa 2006. EU-Indikatoren für Deutschland. Pressemitteilung Nr. 028 vom 21.01.2008.

Strunk, P. (1989): Pathologische Familiendynamik bei Kindesmißhandlung. In: Olbing, H.; Bachmann, K. D. & Groß, R. (Hrsg.): Kindesmißhandlung. Eine Orientierung für Ärzte, Juristen, Sozial- und Erziehungsberufe (S. 39–48). Köln: Deutscher Ärzteverlag.

Thomasius, R. & Küstner, U. (Hrsg.) (2005): Familie und Sucht. Stuttgart: Schattauer.

Trost, A. & Buscher, M. (1995) Systemische Arbeit mit gewaltbereiten Familien. Erstveröffentlichung in «Forum der Kinder- und Jugendpsychiatrie und Psychotherapie» 1995/3, S. 22–48.

Voigtel, R. (2001): Rausch und Unglück: Die psychischen und gesellschaftlichen Bedingungen der Sucht. Freiburg im Breisgau: Lambertus-Verlag.

Wahl, K. (1990): Studien über Gewalt in Familien. Gesellschaftliche Erfahrung, Selbstbewusstsein, Gewalttätigkeit. München: Deutsches Jugendinstitut – DJI Verlag.

Webb, A. A. & Friedemann, M. L. (1991): Six years after an economic crisis: Child's anxiety and quality of peer relationships. In: Journal of Community Health Nursing, 8 (4), 233–243.

Wegscheider, S. (1981): Another chance: Hope and health for the alcoholic family. Palo Alto, CA: Science and Behavior Books.

Welter-Enderlin, R. (1982): Therapeutische Beobachtungsweise Jugendlicher Suchtpatienten und Ihrer Familie. Lineare Beobachtungsweise und ihre Folgen in der Drogenarbeit. In: Institut für Ehe und Familie (Hrsg.): Zusammenhänge 3: Menschliche Systeme. Ein Rahmen für das Denken, die Forschung und das Handeln. Vorträge des 7. Internationalen Symposiums (S. 227–257). Zürich: Institut für Ehe und Familie.

Weymann, B. (2008): «Eine Ohrfeige hat noch nie geschadet.» Gewalt in der Erziehung. Das Familienhandbuch des Staatsinstituts für Frühpädagogik (IFP): http://www.familienhandbuch.de/cmain/f_Aktuelles/a_Haeufige_Probleme/s_694.html (letzte Änderung: 28.11.2008).

Winnewissen, E. (1990): Es geht uns alle an! Zur Arbeit auf der Suchtpräventionsstelle. Schritte ins Offene, 20 (4), 2–3.

Zentralstelle für Familienfragen am Bundesamt für Sozialversicherung (1991): Ausländische Familien in der Schweiz. Familienfragen: Informationsbulletin, 2/91, 2–8.

Zum fünften Teil
Die Theorie des systemischen Gleichgewichts in Praxis, Bildung und Forschung

Aaronson, L. S. & Burman, M. E. (1994): Focus on psychometrics. Use of health records in research: Reliability and validity issues. In: Research in Nursing & Health, 17, 67–73.

Adami, M. F. (2005): The use of triangulation for completeness purposes. (triangulation)

Agar, M. H. (1986): Speaking of ethnography. Beverly Hills, CA: Sage.

Amaya de Peña, P. (2000): Escenarios de Investigación in Familia. Red Nacional de Investigación en Familia (RENCIF). Bogotá: Universidad Nacional de Colombia, Facultad de Enfermeria.

Arnold, R. (1985): Deutungsmuster und pädagogisches Handeln in der Erwachsenenbildung. Bad Heilbrunn: Klinkhardt.

Asen, K.; Berkowitz, R.; Cooklin, A.; Leff, J.; Loader, P.; Piper, R. & Rein, L. (1991): Family therapy outcome research: A trial for families, therapists, and researchers. In: Family Process, 30 (1), 3–30.

Bechtel, G. A.; Davidhizar, R. & Bunting, S. (2000): Triangulation research among culturally diverse populations. In: Journal of Allied Health, 29 (2), 61–63.

Beck, Ch.; Helsper, W.; Heuer, B.; Stelmaszyk, B. & Ullrich, H. (2000): Fallarbeit in der universitären LehrerInnenbildung. Opladen: Leske & Budrich.

Behrens, J. & Langer, G. (2006): Evidence-based nursing and caring: interpretativ-hermeneutische und statistische Methoden für tägliche Pflegeentscheidungen; vertrauensbildende Entzauberung der «Wissenschaft». 2., vollst. überarb. und erg. Aufl. ed. Bern: Verlag Hans Huber.

Behrens, J. & Langer, G. (Hrsg.) (voraussichtlich Dezember 2009): Handbuch Evidenzbasierung. Externe Evidenz für die Pflegepraxis. Bern: Verlag Hans Huber.

Belenky., M. F.; Clinchy, B. M.; Goldberger, N. R. & Turule, J. M. (1986): Women's ways of knowing: The development of self, voice, and mind. New York: Basic Books.

Benzies, K. M. & Allen, M. N. (2001): Symbolic interactionism as a theoretical perspective for multiple method research. In: Journal of Advanced Nursing, 33 (4), 541–547.

Billingham, K. (2000): Assessing Family and Community Health Needs: The Contribution of Nursing. Dokument EUR/00/5019309/1100411, Kopenhagen, Dänemark: WHO Regionalbüro für Europa.

Brinker-Meyendriesch, E. (2003): Evidenzbasierung: Wissen, Handeln und Lernen in der Pflege. In: Pflege, 16 (1), 230–235.

Bundesgesetzblatt Jahrgang 2003, Teil I, Nr. 44, S. 1690–1696. AltPflG (Altenpflegegesetz) (2003): Gesetz über die Berufe in der Altenpflege.

Bundesgesetzblatt Jahrgang 2003, Teil I, Nr. 55, ausgegeben zu Bonn am 19. November 2003: Ausbildungs- und Prüfungsverordnung für die Berufe in der Krankenpflege (KrPflAPrV), vom 10. November 2003.

Campbell, T. (1986): Family's impact on health. A critical review. In: Family System Medicine, 4, 135–200.

Campbell, T. (2000): Health and Illness in Families Through the Life Cycle. In: Families Across Time: A Life Course Perspective (Readings) (pp. 129–144). Los Angeles, California, USA: Roxbury Publishing Company.

Carr, L. T. (1994): The strengths and weaknesses of quantitative and qualitative research: What method for nursing? In: Journal of Advanced Nursing, 20, 716–721.

Clawson, J. A. (1996): A child with chronic illness and the process of family adaptation. In: Journal of Pediatric Nursing, 11 (1), 52–61.

Cotroneo, M; Zimmer, M. & Zegelin-Abt, A. (1999): Vorschläge für das Gesundheitssystem der Zukunft: Familienorientierte Primary Health Care. In: Pflege – Die wissenschaftliche Zeitschrift für Pflegeberufe, 12. Jg., Heft 3, S. 163–170.

Cox, J. W. & Hassard, J. (2005): Triangulation in organizational research: A re-presentation. In: Organization, 12, 109.

Crittin, J.-P. (2003): Erfolgreich Lernen. Bern, Stuttgart, Wien: Haupt.

Darmann, I. (2005): Pflegeberufliche Schlüsselprobleme als Ausgangspunkt für die Planung von fächerintegrativen Unterrichtseinheiten und Lernsituationen. In: PR-Internet, 7 (6), S. 329–335.

Darmann-Finck, I.; Böhnke, U. & Straß, K. (Hrsg.) (2009): Fallrekonstruktives Lernen. Frankfurt am Main: Mabuse.

DeChesney, M. (1986): Promoting healthy family functioning in acute care units. In: Journal of Pediatric Nursing, 1, 96–101.

Dennis, C. M. (2001): Dorothea Orem. Selbstpflege- und Selbstpflegedefizit-Theorie. Bern: Huber.

Denzin, J.; Möller, C. & Schäffter, O. (1980): Verwendungssituation als Grundlage der Veranstaltungsplanung in der beruflichen Erwachsenenbildung. In: Erwachsenenbildung an der Freien Universität Berlin, 14. Jg., S. 89–132.

Denzin, N. K. (1989): The research act: A theoretical introduction of sociological methods (3rd ed.). New York: McGraw Hill.

Dobke, J.; Köhlen, C. & Beier, J. (2001): Die häusliche Kinderkrankenpflege in Deutschland – Eine quantitative Erhebung zur Situation von Anbietern häuslicher Kinderkrankenpflege. In: Pflege – Die wissenschaftliche Zeitschrift für Pflegeberufe/ Verlag Hans Huber, 14. Jg., Heft 3, S. 183–190.

Draper, T. W. & Marcos, A. C. (Eds.) (1990): Family variables: Conceptualization, measurement, and use. Newbury Park, CA: Sage.

Duffy, M. E. (1987): Methodological triangulation: A vehicle for merging quantitative and qualitative research methods. In: Image, 19 (3), 130–133.

Dybowski, G. & Thomssen, W. (1982): Praxis und Weiterbildung. Untersuchungen über Voraussetzungen und Bedingungen der Weiterbildung von betrieblichen Interessenvertretern. Bremen: Universität Bremen.

Dzurek, L. C. & Abraham, I. L. (1993): The nature of inquiry: Linking quantitative and qualitative research. Advances in Nursing Science, 16 (1), 73–79.

Ertl-Schmuck, R. (2000): Pflegedidaktik unter subjekttheoretischer Perspektive. Frankfurt am Main: Mabuse.

Esser, H. (1997): Können Befragte lügen? In: Friedrichs, J.; Mayer, K. U. & Schluchter, W. (Hrsg.): Soziologische Theorie und Empirie. Opladen: Westdeutscher Verlag.

Faulstich, P. (2002): Vom selbstorganisierten zum selbstbestimmten Lernen. In: Faulstich, P.; Gnahs, D.; Seidel, S.; Bayer, M. (Hrsg.): Praxishandbuch selbstbestimmtes Lernen: Konzepte, Perspektiven und Instrumente für die berufliche Aus- und Weiterbildung. Weinheim: Juventa, S. 61–98.

Fawcett, J. (1996): Pflegemodelle im Überblick. Bern, Göttingen: Verlag Hans Huber.

Feetham, S. L.; Meister, S. B.; Bell, J. M. & Gilliss, C. L. (Eds.) (1993): The nursing of families: Theory/research/education/practice. Newbury Park, CA: Sage.

Feldhaus-Plumin, E.; Köhlen, C. & Nicklas-Faust, J. (Hrsg.) (2009): Bachelor of Nursing an der Evangelischen Fachhochschule Berlin – Das Curriculum mit seiner Entwicklung und Umsetzung. Evangelische Fachhochschule Berlin (EFB).

Fichtmüller, F. & Walter, A. (1998): PflegelehrerIn werden – Voraussetzungen der TeilnehmerInnen als eine Grundlage für die Konzeption des Lehrgebietes Fachdidaktik Gesundheit/ Pflegewissenschaft. Unveröffentlichte Diplomarbeit Institut für Medizin-/Pflegepädagogik und Pflegewissenschaft, Berlin.

Fichtmüller, F. & Walter, A. (2007): Pflegen lernen – empirische Begriffs- und Theoriebildung zum Wirkgefüge von Lernen und Lehren beruflichen Pflegehandelns. Göttingen: V&R unipress.

Foster, R. L. (1997): Addressing epistemologic and practical issues in multimethod research: A procedure for conceptual triangulation. Advances in Nursing Science, 20 (2), 1–12.

Friedemann, M. L. (1991): An instrument to evaluate effectiveness in family functioning. In: Western Journal of Nursing Research, 13 (2), 220–241.

Friedemann, M. L. (1994): Evaluation of the Congruence Model with rehabilitating substance abusers. In: International Journal of Nursing Studies, 31 (1), 97–108.

Friedemann, M. L. (1995): The Framework of Systemic Organisation: A Conceptual Approach to Families and Nursing. Thousand Oaks, California, USA: Sage Publication.

Friedemann, M.L.; Montgomery, R.J.; Rice, C. & Farrell, L. (1999): Family involvement in the nursing home. In: Western Journal of Nursing Research, 21 (4), 549–567.

Friedemann, M.L.; Montgomery, R.J.; Maiberger, B. & Smith, A.A. (1997): Family involvement in the nursing home: Family-oriented practices and staff-family relationships. In: Research in Nursing & Health, 20, 527–537.

Friedemann, M.L. & Smith, A.A. (1997): A triangulation approach to testing a family instrument. In: Western Journal of Nursing Research, 19 (3), 364–378.

Friedman, M. (Ed.) (1998): Family Nursing. Research, Theory, & Practice. 4th Edition, Stamford, Connecticut, California, USA: Appelton & Lange.

Friedman, M.M.; Bowden, V.R. & Jones, E.G. (2003): Family Nursing: Research, Theory, and Practice (5th ed.). Upper Saddle River, NJ: Prentice Hall.

Gerholz, K.-H. & Sloane, P. (2008): Der Bolognaprozess aus curricularer und hochschuldidaktischer Perspektive – Eine Kontrastierung von beruflicher Bildung und Hochschulbildung auf der Bachelor-Stufe. In: Berufs- und Wirtschaftspädagogik online unter http:/www.bwpat.de/ausgabe14/gerholz_sloane_bwpat14.pdf.

Giddings, L.S. & Grant, B.M. (2006): Mixed methods research for the novice researcher. In: Contemporary Nurse, 23(1), 3–11.

Gilliss, C.; Highley, B.; Roberts, B. & Martinson, I. (Eds.) (1989): Toward a Science of Family Nursing. Menlo Park, California, USA: Addison-Wesley Publishing Company.

Glissmann, G. (2009): Wissenschaftlich fundierte Pflegeausbildung zwischen Anspruch und Wirklichkeit – Eine qualitative Studie. In: www.Pr-internet.de für die Pflege 13(2), 69–80.

Greb, U. (2003): Identitätskritik und Lehrerbildung. Frankfurt am Main: Mabuse.

Greb, U. (2006): Dialektische Reflexionskategorien im Strukturgitter für die Pflege. Unveröffentlichtes Manuskript: Entwurf eines Strukturgitters für die Fachrichtung Pflege – Diplomstudiengang Pflegepädagogik, FH, S. 37.

Gross, D. (2004): Evidence Based Nursing – der umfassende Begriff. In: Pflege, 3 (17), 196–207.

Halcomb, E.J. (2005): Triangulation as a method for contemporary nursing research. In: Nurse Researcher, 13 (2), 71.

Hanson, S.M.; Gedaly-Duff, V. & Rowe Kaakinen, J. (2001): Family Health Care Nursing: Theory, Practice & Research (3rd ed.): Philadelphia, PA: F.A. Davis Company.

Helsper, W. (2000): Antinomien des Lehrerhandelns und die Bedeutung der Fallrekonstruktion – Überlegungen zu einer Professionalisierung im Rahmen universitärer Lehrerausbildung. In: Cloer, E.; Klika, D. & Kunert, H. (Hrsg.): Welche Lehrer braucht das Land? Notwendige und mögliche Reformen der Lehrerbildung. Weinheim: Juventa, S. 142–177.

Horlacher, K.; Retke, H. & Schwarz-Govaers, R. (2001): Praxisnähe in Pflegeausbildungen – Ein Ausbildungskonzept und seine Umsetzung. Baselland; Liestal: Berufsschule für Pflege.

Hunt, R. (Ed.) (2000): Readings in Community-Based Nursing. Philadelphia, USA: Lippincott Williams & Wilkins.

Jicks, T.D. (1979): Mixing qualitative and quantitative methods: Triangulation in action. In: Administration Science Quartery, 24, 602–611.

Jones A. & Bugge, C. (2006): Improving understanding and rigour through triangulation: An exemplar based on patient participation in interaction. In: Journal of Advanced Nursing, 55(5), 612.

Jürgensen, A. (2005): Anwendung von Pflegetheorie in Praxis und Bildung – am Beispiel der Häuslichen Kinderkrankenpflege. Diplomarbeit an der Charité Universitätsmedizin Berlin.

Kegel, S.; Krakor, C. & Schikora, A. (2004): Pflege im Kontext von Familie und Umwelt – eine Untersuchung zur Gestaltung und Umsetzung familien- und umweltbezogener Pflege auf der theoretischen Grundlage von Marie-Luise Friedemann. Diplomarbeit an der Charité Universitätsmedizin Berlin.

Kidd, P. & Morrison, E. F. (1988): The progression of knowledge in nursing: A search for meaning. In: Image, 20 (4), 222–224.

Kiresuk, T. & Sherman, R. (1975): Process and outcome measurement using goal attainment scaling. In: Zusman, J. & Wurster, C. R. (Eds.): Program evaluation: Alcohol, drug abuse, and mental health services (pp. 213–228). Lexington, MA: D. C. Health and Company.

Köhlen, C. (1998): Gesundheitspflege bei chronisch kranken Kindern in der häuslichen Betreuung – Eine qualitative Studie. Diplomarbeit, Universitätsklinikum Charité Medizinische Fakultät der Humboldt-Universität zu Berlin.

Köhlen, C.; Beier, J. & Danzer, G. (1999): «Ein Stückchen normales Leben» – Eine qualitative Studie über die Gesundheitspflege bei chronisch kranken Kindern in der häuslichen Betreuung. In: Pflege – Die wissenschaftliche Zeitschrift für Pflegeberufe/Verlag Hans Huber, 12. Jg., Heft 5, S. 309–314.

Köhlen, C.; Beier, J. & Danzer, G. (2000): «They don't leave you on your own» – A qualitative study of the home-care of chronically-ill children. In: Pediatric Nursing, Vol. 26, No. 4, pp. 364–371.

Köhlen, C. & Beier, J. (2001): Familienorientierte Pflege in der häuslichen Betreuung chronisch kranker Kinder – Perspektiven einer Familie und einer Pflegenden. In: «Kinderkrankenschwester»/Verlag Max Schmidt-Römschild, 20. Jg., Heft 8, S. 325–330.

Köhlen, C. (2003): Häusliche Kinderkrankenpflege in Deutschland. Theorie und Praxis der Familienorientierten Pflege. Göttingen: V&R Unipress GmbH.

Köhlen, C. & Friedemann, M. L. (2006): Überprüfung eines Familien-Assessment-Instruments. In: Pflege, 19 (1), 23–32.

Lambert, S. D. & Loiselle, C. G. (2008): Combining individual interviews and focus groups to enhance data richness. In: Journal of Advanced Nursing Research Methodology, 62 (2), 228–237.

Lamnek, S. (2005): Qualitative Sozialforschung. Lehrbuch. 4., vollständig überarb. Aufl. 2005. Basel: Beltz Verlag.

Lindsey, E. & McGuinness, L. (1998): Significant elements of community involvement in participatory action research: Evidence from a community project. In: Journal of Advanced Nursing, 28 (5), 11–6–1114.

Lipsmeier, A. (2000): Systematisierungsprinzipien für berufliche Curricula. In: Zeitschrift für Berufs- und Wirtschaftspädagogik, Beiheft 15, S. 54–71.

Lowenberg, J. S. (1993): Interpretive research methodology: Broadening the dialogue. In: Advances in Nursing Science, 16 (2), 57–69.

Mason, B. (2000): Die Übergabebesprechung – eine systemische Perspektive. Bern, Göttingen: Hans Huber Verlag.

Mayer, H. (2004): «Body of Evidence» oder EBN als Grundlage einer professionellen Pflege. In: Pflege, 17 (1), 70–72.

Newman, M. (1992): Prevailing paradigms in nursing. In: Nursing Outlook, 40 (1), 10–13.

Oelke, U.; Scheller, I. & Ruwe, G. (2000) Tabuthemen als Gegenstand szenischen Lernens in der Pflege. Theorie und Praxis eines neuen pflegedidaktischen Ansatzes. Bern, Göttingen: Verlag Hans Huber.

Oevermann, U. (1996): Theoretische Skizze einer revidierten Theorie professionellen Handelns. In: Combe, A. & Helsper, W. (Hrsg.): Pädagogische Professionalität. Frankfurt a. M.: Suhrkamp Taschenbücher Wissenschaft, S. 70–183.

Oevermann, U. (1997): Die Architektonik einer revidierten Professionalisierungstheorie und die Professionalisierung rechtspflegerischen Handelns. In: Wernet, A.: Professioneller Habitus im Recht. Untersuchungen zur Professionalisierungsbedürftigkeit der Strafrechtspflege und zum Professionshabitus von Strafverteidigern. Berlin: Edition Sigma, S. 7–19.

Oiler Boyd, C. (1993) Toward a nursing practice research method. In: Advances in Nursing Science, 16 (2), 9–25.

Orem, D. (1991): Nursing & Concepts of Practice. 4th Edition, St. Louis, Baltimore, Boston, Chicago, London: Mosby Year Book.

Panfil, E.-M. (2005): Evidence-based Nursing: Definition, Methoden, Umsetzung. In: www.PrInternet.de für die Pflege, 9 (7), 457–463.

Patton, M.Q. (1997): How to use qualitative methods in evaluation. Newbury Park, CA: Sage.

Patton, M.Q. (1999): Enhancing the quality and credibility of qualitative analysis (2. Teil). In: Health Services Research 34 (5), 1189–1208.

Pierce, L.L. (1998): The experience and meaning of caring for urban family caregivers of persons with stroke. Unpublished doctoral dissertation, Wayne State University, Detroit, Michigan.

Pierce, L. (2001): Coherence in the urban family caregiver role with African American stroke survivors. Topics in Stroke Rehabilitation, 8 (3), 64–72.

Reischmann, J. (1997): Self-directed Learning – die amerikanische Diskussion. In: Faulstich-Wieland, H.; Nuissl, E.; Siebert, H. & Weinberg, J. (Hrsg.) (1997): Report. Literatur- und Forschungsreport Weiterbildung, Thema: Lebenslanges Lernen – Selbstorganisiert? 39, S. 125–137.

Remmers, H. (1997): Normative Dimensionen pflegerischen Handelns – Zur ethischen Relevanz des Körpers. In: Pflege 10 (5), S. 279–284.

Remmers, H. (2000): Pflegerisches Handeln. Wissenschafts- und Ethikdiskurse zur Konturierung der Pflegewissenschaft. Bern, Göttingen: Verlag Hans Huber.

Rohde, Katrin (2007): Von Anfang an Interesse wecken. Evidence-based Nursing als Ausbildungsthema. In: Padua 1 (2), 35–40.

Rohde, Katrin (2008): Problemorientierte Vermittlung von Pflegewissenschaft – Wege zum Evidence-based Nursing. In: Darmann-Finck, I. & Boonen, A. (Hrsg.): Problemorientiertes Lernen auf dem Prüfstand. Erfahrungen und Ergebnisse aus Modellprojekten. Bremer Schriften. Hannover: Schlütersche, 25–44.

Roper, N.; Logan, W. & Therney, A. (1997): Die Elemente der Krankenpflege. Baunatal: Recom.

Sadler, J.Z. & Hulgus, Y.F. (1991): Clinical controversy and the domains of scientific evidence. In: Family Process, 30 (1), 21–26.

Sandelowski, M. (1993): Rigor or rogor mortis: The problem of rigor in qualitative research revisited. In: Advances in Nursing Science, 16 (2), 1–18.

Sands, R.G. & Roer-Strier, D. (2006): Using data triangulation of mother and daughter interviews to enhance research about families. In: Qualitative Social Work, 5 (2), 237.

Schäffter, O. (1998): Das Selbst als Joker. Neuere Literatur zum Thema: Selbstorganisiertes Lernen in der Weiterbildung. In: Zeitschrift für Erziehungswissenschaft (1), S. 134–140.

Schlömer, G. (2000): Evidence-based nursing. Eine Methode für die Pflege? In: Pflege, 13 (1), 47–52.

Schubert, B. & Wrobel, M. (2009): Identifizierung von Hindernissen, die die Implementierung von Forschungswissen in die Pflegepraxis hemmen. PrInterNet (6), 343–351.

Schwarz-Govaers, R. (2005): Subjektive Theorien als Basis für Wissen und Handeln. In: PR-Internet 7 (1), S. 38–49.

Siebert, H. (1996): Didaktisches Handeln in der Erwachsenenbildung. Didaktik aus konstruktivistischer Sicht. Neuwied, Kriftel, Berlin: Luchterhand.

Sim, J. & Sharp, K. (1998): A critical appraisal of the role of triangulation in nursing research. In: International Journal of Nursing Studies, 35, 23–31.

Silva, M.C. & Rothbart, D. (1984): Analysis of changing trends in philosophies of science on nursing theory development and testing. In: Advances in Nursing Science, 6 (1), 1–13.
Silva, M.C. & Sorel, J.M. (1992): Testing of nursing theory: Critique and philosophical expansion. In: Advances in Nursing Science, 14 (4), 12–23.
Smilkstein, G. (1978): The family APGAR: A proposal for a family function test and its use by physicians. In: Journal of Family Practice, 6, 1231–1239.
Sohier, R. (1988): Multiple triangulation and contemporary nursing research. In: Western Journal of Nursing Research, 10 (6), 732–742.
Thiel, V.; Steger, K.U.; Josten, C. & Schlemmer, E. (2001): Evidence-based Nursing – missing link zwischen Forschung und Praxis. In: Pflege, 4 (14), 267–276.
Thomas, P. (2006): General medical practitioners need to be aware of the theories on which our work depends. In: Annals of Family Medicine, 4 (5), 450.
Thurmond, V.A. (2001): The point of triangulation. In: Journal of Nursing Scholarship, 33 (3), 253.
Tobin, G.A. & Begley, C.M. (2004): Methodological rigour within a qualitative framework. In: Journal of Advanced Nursing, 48 (4), 388–396.
Van Riper, M. (2000): Family variables associated with well-being in siblings of children with Down-syndrome. In: Journal of Family Nursing, 6 (3), 267–286.
Wagner, F. (2000): Familiengesundheitspflege – Die Pflege der Zukunft? In: Pflege Aktuell. Fachzeitschrift des Deutschen Berufsverbandes für Pflegeberufe e.V., Heft 3, S. 142–145.
Walter, A. (2006): Die lernfeldorientierte Curriculumentwicklung des Christlichen Verbandes für gesundheits- und sozialpflegerische Bildungsarbeit e.V. in Berlin. In: PrInternet, 7 (7/8), S. 389–397.
Weber, K. (1996): Selbstgesteuertes Lernen. Ein Konzept macht Karriere. In: Grundlagen der Weiterbildung, 7 (4), S. 178–182.
Wendler, M.C. (2001): Triangulation using a meta-matrix. In: Journal of Advanced Nursing, 35 (4), 521–525.
Whall, A. (1999): The Family as the Unit of Care in Nursing: A Historical Review. In: Wegner, G. & Alexander, R. (Eds.): Readings in Family Nursing (pp. 3–12). Philadelphia, USA: Lippincott.
Whall, A. & Fawcett, J. (1991): The Family as a Focal Phenomenon in Nursing. In: Whall, A. & Fawcett, J.: Family Theory Development in Nursing: State of the Science and Art (pp. 7–30). Philadelphia, USA: F.A. Davis Company.
WHO (1973): Pharmacogenesis technical report series, 524. Geneve, CH: World Health Organization.
WHO Regional Office for Europe (2000): Die Familiengesundheitsschwester. Kontext, Rahmenkonzept und Curriculum, EUR/005019309/13, Kopenhagen, Dänemark.
Williamson, G.R. (2005): Illustrating triangulation in mixed-methods nursing research. In: Nurse Researcher, 12 (4), 7.
Woods, N.F. & Catanzaro, M. (1988): Nursing research: Theory and practice. St. Louis, MO: Mosby.
Wright, L. & Leahy, M. (2009): Nurses and Families: A Guide to Family Assessment and Intervention, 5th Edition, Philadelphia, PA: F.A. Davis.
Yin, R.K. (1984): Case Study Research: Design and methods. Thousand Oaks, CA: Sage.

Zum sechsten Teil:
Über 20 Jahre Erfahrungen mit der Theorie des systemischen Gleichgewichts

Anderson, R. & Newman, J. F. (1973): Societal and individual determinants of medical care utilization in the United States. In: Milbank Memorial Fund Quarterly, 51 (1), 95–124.

Araque, J.C., Cala, O.X., Smith-Hernández, B., Jiménez, M.N., Sálazar, T., Sierra, S.M.,Gonzales- Montañez, C. & Criado-Morales, M.L. (2011): Efectividad de la funcionalidad familiar de personas con intento de suicidio. In: Universalud, 1(1), 6–12.

Astedt-Kurki, P., Friedemann, M.L., Paavilainen, E, Tammentie, T. & Paunonen-Ilmonen, M. (2001): Assessment of strategies in families tested by Finnish families. In: International Journal of Nursing Studies, 38 (1), 17–24.

Benner, P. (2017): Stufen der Pflegekompetenz: From Novice to Expert. Bern: Hogrefe Verlag.

Bundesministeriums der Justiz und für Verbraucherschutz (10.11.2003): Ausbildungs- und Prüfungsverordnung für die Berufe in der Krankenpflege (KrPflAPrV). In: BGBl. I, S. 1442. Online verfügbar unter: http://www.gesetze-im-internet.de/bundesrecht/krpflaprv_2004/gesamt.pdf, zuletzt geprüft am 02.04.2017.

Brown, E.L., Friedemann, M.L. & Mauro, A.C. (2014): Use of adult day care service centers in an ethnically diverse sample of older adults. Journal of Applied Gerontology, 33(2), 189–206.

BZ-GS Bildungszentrum für Gesundheit und Soziales des Berufsbildungsbildungszentrum Olten. Abgerufen am 11.6.2017. https://www.bz-gs.ch/bildungszentrum

Cervantez-Thompson, T., Pierce, L.L., Steiner, V., Govoni, A.L., Hicks, B. & Friedemann, M. (2004): What happened to normal? Learning the role of caregiver. In: Online Journal of Nursing Informatics, 8(2). Available at http://ojni.org/8_2/careguver.htm

Chavez Aguilera, M., Friedemann, M.L. & Alcorta-Garza, A. (2000): Evaluación de la escala de efectividad en el funcionamiento familiar. In: Desarrollo Científico de la Enfermeria, 8(1), 12–18.

Chavez Aguilera, M.L., Friedemann, M.L. & Alcorta-Garza, A. (2001): Sistema falmiliar y autopercepción de sus adolescentes. In: Desarrollo Científico de Enfermería, 9(10), 297–302.

EHB/Bachelor of Nursing (2015): Materialien zur Vernetzung des Lernens in Hochschule und Praxis. Evangelische Hochschule Berlin: Unveröffentlicht.

Feldhaus-Plumin, E., Köhlen, C. & Nicklas-Faust, J. (Hrsg.) (2010): Bachelor of Nursing an der EHB. Das Curriculum mit seiner Entwicklung und Umsetzung. Online-Publikation: shaker Verlag.

Friedemann, M.-L. (1995): The Framework of Systemic Organization – A Conceptual Approach to Families and Nursing. Thousand Oaks, CA, USA: Sage Publishing

Friedemann, M.L., Astedt-Kurki, P. & Paavilainen, E. (2003): Development of a family assessment instrument for transcultural use. In: Journal of Transcultural Nursing, 14(2), 90–99.

Friedemann, M.L. & Buckwalter, K.C. (2014): Family caregiver role and burden related to gender and family relationships. In: Journal of Family Nursing, 20(3), 313–336.

Friedemann, M.L., Buckwalter, K.C. Newman, F.L. & Mauro, A.C. (2013): Patterns of caregiving of Cuban, other Hispanic, Caribbean, Black, and White elders in South Florida. In: Journal of Cross-Cultural Gerontology, 28(2), 137–152.

Friedemann, M.-L. & Köhlen, C. (2010): Familien- und umweltbezogene Pflege (3. Aufl.). Bern: Verlag Hans Huber.

Friedemann, M.L., Montgomery, R.J., Maiberger, B. & Smith, A. (1997): Family involvement in the nursing home. In: Western Journal of Nursing Research, 20(4), 549–567.

Friedemann, M. L., Newman, F. L, Buckwalter, K. C. & Montgomery, R. J. (2013): Resource need and use of multiethnic caregivers of elders in their homes. In: Journal of Advanced Nursing, 70(3), 662–673.

Friedemann, M. L., Newman, F. L., Seff, L. R. & Dunlop. B. (2004): Planning for long-term care: Concept, definition, and measurement. In: The Gerontologist, 44(4), 520–530.

Gesundheits- und Krankenpflegeschule/Gesundheits- und Kinderkrankenpflegeschule Klinikum Itzehoe (2015): Curriculum GK-Schule Itzehoe. Itzehoe.

Greb, U. (2003): Identitätskritik und Lehrerbildung: Ein hochschuldidaktisches Konzept für die Fachdidaktik Pflege. Frankfurt am Main: Mabuse-Verlag.

Holoch, E. & Frech, S. (2001): Familienorientierte Kinderkrankenpflege. Das Modell der Familien- und umweltbezogenen Pflege von Marie-Luise Friedemann und seine Relevanz für die Ausbildung. In: Kinderkrankenschwester 20(10), 438–443.

Hülsken-Giesler, M. & Korporal, J. (Hrsg.) (2013): Fachqualifikationsrahmen Pflege für die hochschulische Bildung. Berlin: Purschke + Hensel.

Institut für Pflegewissenschaft. Universität Basel. Definition von professioneller Pflege. Abgerufen am 11.6.2017. https://nursing.unibas.ch/institut/institut-fuer-pflegewissenschaft/definition-pflege/

Johnson, M., Maas, M. L. & Moorhed, S. (2005): Pflegeergebnisklassifikation NOC. Bern. Huber. S. 139

Jürgensen, A., Kubanski, D. & Köhlen, C. (2006): Ein neues Gleichgewicht finden. In: Pflegezeitschrift 59(1), 11–14.

Klinikum Itzehoe (2016): Pflegephilosophie Klinikum Itzehoe. Online verfügbar unter: https://www.klinikum-tzehoe.de/fileadmin/media/pflege/pdf/Organisation_Pflege/Pflegephilosophie_23-03-2016.pdf, zuletzt geprüft am 16.04.2017.

Klinikum Itzehoe (2017): Herzlich willkommen im Klinikum Itzehoe! Online verfügbar unter: https://www.klinikum-itzehoe.de/, zuletzt geprüft am 23.04.2017.

Köhlen, C. & Beier, J. (2000): Familienorientierte Pflege in der häuslichen Betreuung chronisch kranker Kinder. Perspektiven einer Familie und einer Pflegenden. In: Kinderkrankenschwester 19(8), 325–330.

Köhlen, C.(2004): Zurück zu einem neuen Gleichgewicht. In: Pflegezeitschrift 57(4), 258–262.

Köhlen, C. & Friedemann, M.-L. (2006): Überprüfung eines Familien-Assessment- Instruments auf der Grundlage der Theorie des systemischen Gleichgewichts. In: Pflege 19(1), 23–32. DOI: 10.1024/1012-5302.19.1.23.

Köhlen, C. (2012): Familien- und umweltbezogene Pflege. JuKiP – Ihr Fachmagazin für Gesundheits- und Kinderkrankenpflege, 1(2), 60–63.

Köhlen, C. (2015): Family Nursing. In: Ertl-Schmuck, R. & Greb, U.(Hrsg.): Pflegedidaktische Forschungsfelder. Weinheim: Beltz Juventa, 33–56.

Köhlen, C. & Friedemann, M.-L. (2016): Pflege von Familien. Die familien- und umweltbezogene Pflege in der Praxis. Haan-Gruiten: Verlag Europa-Lehrmittel.

Le Boterf, G. (2015): Construire compétences individuelles et collectives. (7^c. édition) Paris. Eyrolles.

Maio, G. (2016): Das Besondere der Pflege. Aus Sicht der Ethik und der Gesellschaft. In: procare 21(4), 6–9.

Montgomery, R. J. & Kosloski, C. (2009): Caregiving as a process of changing identity: Implications for caregiver support. In: Update on Dementia, 33(1), 47–52.

Müller, M. (2017): E-Mail-Auskunft zur Wahl der pflegetheoretischen Grundlage, 02.05.2017.

Pierce, L. L., Steiner, V., Govoni, A. L., Hicks, B., Cervantez-Thompson, T. L. & Friedemann, M. (2004a): Internet-based support for rural caregivers of persons with stroke shows promise. In: Rehabilitation Nursing, 29(3), 95–99.

Pierce, L. L., Steiner, V., Govoni A. L., Hicks, B., Cervantez-Thompson, T. L. & Friedemann, M. 2004b): Caregivers dealing with stroke pull together and feel connected. In: Journal of Neuroscience Nursing, 36(1). 32–39.

Pierce, L. L., Steiner, V., Cervantez-Thopson, T. L. & Friedemann, M. L. (2014): Linking Theory with qualitative research through study of stroke caregiving families, In: Rehabilitation Nursing, 39(3), 157–165.

Sayn-Wittgenstein, F. zu (Hrsg.) (2007): Geburtshilfe neu denken. Bericht zur Situation und Zukunft des Hebammenwesens in Deutschland; [Familienplanung, Schwangerschaft, Geburt, Wochenbett, Stillzeit]. 1. Aufl. Bern: Huber.

Sohn, S. (2016): Mitarbeiterbefragung: Implementierung der Pflegephilosophie am Klinikum Itzehoe. Aktuelle Situation im pflegerischen Alltag. Itzehoe.

Staatssekretariat für Bildung, Forschung und Innovation (SBFI) (2017): Berufsbildung 2030 online verfügbar unter https://www.sbf.admin.ch/sbfi/de/home/themen/berufsbildung/berufsstrategie-2030.html, zuletzt geprüft am 21.5.2017.

HerausgeberInnen- und AutorenInnenverzeichnis

Annegret **Augustyniak** (*1966), Bautzen, Diplom-Pflegewirtin (FH), Krankenschwester, Qualitätsmanagerin im Seniorenwohnhaus «Am Belmsdorfer Berg» Bischofswerda. Für die 3. Auflage des Buches verfasste sie in Teil 3 mit Christiane Ritschel den Beitrag: «Langzeitpflege des Jugendlichen».

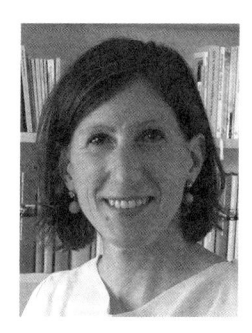

Annerose **Bohrer** (*1974), Prof. Dr. phil., lebt in Berlin. Sie ist Krankenschwester und Diplom Pflegewissenschaftlerin (FH) und promovierte zum Thema Informelles Lernen in der Pflegepraxis. Frau Bohrer ist als Professorin für Pflege- und Gesundheitswissenschaft im Studiengang Bachelor of Nursing an der Evangelischen Hochschule Berlin tätig und arbeitet dort mit Studierenden mit der Theorie des systemischen Gleichgewichts. Für dieses Buch verfasste sie in Teil 6 gemeinsam mit Erika Feldhaus-Plumin den Beitrag: «Erfahrungen mit der familien- und umweltbezogenen Pflege».
E-Mail: bohrer@eh-berlin.de

Rosanna **DeMarco** Dr. PHCNS-BC, ACRN, FAAN. Associate Professorin in Public/Community Health an der William Connel School of Nursing des Boston College. Ausbildung: Bachelor an der Northeastern University, Boston, Master von Boston College, Doktorat von Wayne State University, Detroit, USA. Forschung: Leitung von Aktionsforschung in der Pflege – Gemeinde basiert in der Bostoner Innenstadt mit afroamerikanischen Frauen mit einer HIV/AIDS-Erkrankung sowie mit gefährdeten Frauen und ihren Familien. Film: «Women's Voices, Women's Lifes» mit Norris und Minnich produziert in 2004. Lehrinhalte: Curricula für eine internationale Schulung im Umgang mit AIDS, die von verschiedenen Organisationen genutzt wird. Publikationen: Mehr als 12 Buchkapitel und über 50 Artikel über Gesundheitsverhalten im Familienkontext und Marginalisierung von Frauen. Für die 3. Auflage des Buches arbeitete sie in Teil 5 mit an dem Beitrag: «Fundamentale Fragen über die Forschung mit Familien».

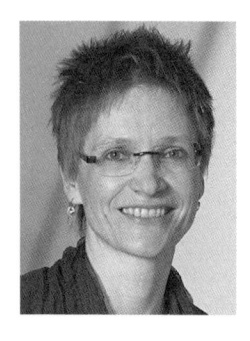

Cordula **Fischer** (*1969), lebt in Heidelberg. Sie ist Hebamme, Diplom-Pflegepädagogin (FH) und Schulleiterin der Hebammenschule am Universitätsklinikum in der Akademie für Gesundheitsberufe Heidelberg. Mehrjährige Tätigkeit in der klinischen Geburtshilfe sowie außerklinische Tätigkeit in der Schwangerenvorsorge, Geburtshilfe und Wochenbettbetreuung. Seit 2002 Mitarbeit im Pädagogischen Fachbeirat des Deutschen Hebammenverbandes. Mitarbeit an der Entwicklung des Studiengangs Hebammenwesen in Kooperation mehrerer Hebammenschulen mit der Hochschule Ludwigshafen. Seit 2003 als Lehrerin, seit 2007 als Schulleiterin an der Hebammenschule Heidelberg, an der seit 2008 mit der familien- und umweltbezogenen Pflege nach Friedemann gearbeitet wird. Für dieses Buch verfasste sie gemeinsam mit Cornelie Wolf das Kapitel 5 im Sechsten Teil dieser Auflage zu dem Thema: «Die Anwendung in der Hebammenausbildung».
E-Mail: cordula.fischer@med.uni-heidelberg.de

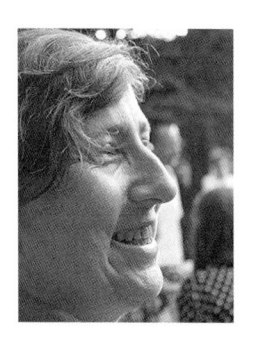

Erika **Feldhaus-Plumin** (*1968), Prof. Dr. lebt in Bernau bei Berlin. Sie ist Kinderkrankenschwester, Dipl. Sozialarbeiterin/-pädagogin, Gesundheitswissenschaftlerin (Dr. PH) und psychologische Beraterin. Seit 2014 arbeitet sie an der Evangelischen Hochschule Berlin im Studiengang Bachelor of Nursing und im Masterstudiengang Leitung – Bildung – Diversität und hat den Lehrstuhl für Gesundheits- und Sozialwissenschaften inne. Sie entwickelte in Zusammenarbeit mit Christina Köhlen u. a. das Curriculum für den Bachelor of Nursing Studiengang mit der Theorie des systemischen Gleichgewichts als theoretischen Bezugsrahmen. Für dieses Buch verfasste sie in Teil 6 gemeinsam mit Anne Bohrer den Beitrag: «Erfahrungen mit der familien- und umweltbezogenen Pflege».
E-Mail: feldhaus-plumin@eh-berlin.de

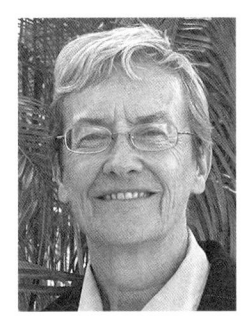

Marie-Luise **Friedemann** (*1942), Dr., RN, lebt in Panacea, Florida, USA. Sie ist Professorin Emerita (RN, PhD) an der Florida International University. Ihre Pflegefachgebiete sind Psychiatrische Pflege und Family Nursing. Sie hat die Theorie des systemischen Gleichgewichts entwickelt und sie umgesetzt in Lehramt und Forschung (inkl. die Entwicklung des Instrumentes ASF-E für die Erfassung der Familiengesundheit, welches in fünf Sprachen zur Verfügung steht). Ihre gesamten Forschungsprojekte basieren direkt oder indirekt auf ihrer Theorie. Ihre Arbeit ist international (Deutschland, Schweiz, Finnland, Spanien, Portugal, Mexiko, Kolumbien, Brasilien, Philippinen, Thailand) bekannt und Frau Friedemann betätigt sich weltweit als Beraterin für Forschung und Theorieumsetzung. Für dieses Buch verfasste sie in Teil 6 den Beitrag: «Weiterentwicklung der Forschung».
E-Mail: friedemm@fiu.edu

Benjamin Jahn (*1986), lebt in Itzehoe. Lehrer für Berufliche Schulen M.Ed., Gesundheits- und Krankenpfleger. Seit 2011 Lehrender an der staatlich anerkannten Schule für Gesundheits- und Krankenpflege/Gesundheits- und Kinderkrankenpflege Klinikum Itzehoe. Studium des Lehramtes an Beruflichen Schulen in der Fachrichtung Gesundheit mit dem Unterrichtsfach Evangelische Theologie an der Universität Hamburg von 2011 bis 2016. Studentische Lehrtätigkeit an der Fakultät für Erziehungswissenschaften an der Universität Hamburg und am Smith College Hamburg. Er ist ehrenamtlich in der HIV-Prävention tätig. Für dieses Buch verfasste er in Teil 6 den Beitrag: «Eine neue Pflegephilosophie einführen».
E-Mail: Benjamin.Jahn@gmx.net

Anke **Jürgensen** (*1966), Diplom-Pflegepädagogin, Krankenschwester. Mehrjährige Tätigkeit in der ambulanten Pflege, sowie in der Fortbildung von Pflegekräften. Von 2004 bis 2008 Lehrende im Studiengang Bachelor of Nursing an der Evangelischen Fachhochschule Berlin mit den Schwerpunkten klinisch-praktische Pflege und Theorie-Praxis-Transfer; seit 2008 an der Gesundheits- und Krankenpflegeschule des St-Joseph-Krankenhauses Berlin. Veröffentlichungen u.a. zu den Themen Problemorientiertes Lernen und Familienorientierte Pflege. Für die 3. Auflage des Buches verfasste sie in Teil 5 den Beitrag: «Befragung in der häuslichen Kinderkrankenpflege auf der Basis der Theorie des systemischen Gleichgewichts».

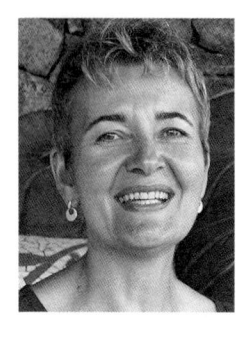

Christina **Köhlen** (*1965), Dr. rer. medic., Diplom-Pflegepädagogin, Familientherapeutin (DGSF). Langjährige Tätigkeit in der Aus-, Fort- und Weiterbildung von Pflegenden sowie Beratungen von Pflegeeinrichtungen zu unterschiedlichen pflegewissenschaftlichen Themen insbesondere familien- und umweltbezogene Pflege und Gesprächsführung in der Familie; zahlreiche Veröffentlichungen und Vortragstätigkeit. Dissertation: Häusliche Kinderkrankenpflege in Deutschland – Theorie und Praxis der Familienorientierten Pflege (2003). Von 2004 bis 2011 Professorin für Pflegewissenschaft im Studiengang Bachelor of Nursing (BoN) an der Evangelischen Fachhochschule Berlin. 2006 Überprüfung des ASF-E-Instruments für Deutschland und die deutschsprachige Schweiz mit Marie-Luise Friedemann. 2009 mit dem Team des Studiengangs Fertigstellung des Curriculums im Studiengang «BoN» auf der Grundlage der Theorie des systemischen Gleichgewichts. Seit 2011 lebt und arbeitet sie auf La Palma, Spanien, als Familientherapeutin mit dem Schwerpunkt junge Menschen in besonderen Lebenslagen. Sie hat ab der 2. Auflage des Buches maßgeblich den Inhalt in Zusammenarbeit mit Marie-Luise Friedemann mitgestaltet. Für dieses Buch konzipierte sie Teil 6 des Buches und schrieb die Einführung dazu.
E-Mail: christina.koehlen@gmail.com

Denis **Maiwald** (*1977), Diplom-Pflegewirt (FH), Gesundheits- und Krankenpfleger. Langjährige Tätigkeit als Krankenpfleger auf der Intensivstation in einer Orthopädischen Fachklinik. Studium im Studiengang Pflege/Pflegemanagement an der Evangelischen Fachhochschule Berlin. Diplomarbeit: Die Bedeutung von Familiengesundheit in der häuslichen Pflege – eine Untersuchung des familialen Pflegesettings bei Demenz. Vortragstätigkeit zum Thema der Diplomarbeit. Seit 2008 Pflegedienstleitung einer Tagespflegeeinrichtung. Für die 3. Auflage des Buches verfasste er in Teil 3 mit Aenne Päplow und Roswitha Sterr den Beitrag: «Langzeitpflege des betagten Menschen mit Demenz».

Jeanne **Nicklas-Faust** (*1963), Prof. Dr. med., Fachärztin für Innere Medizin. Studium der Medizin und Dissertation zur Akzeptanz von Patientenverfügungen an der Freien Universität in Berlin. Seit 2005 Professorin an der Evangelischen Fachhochschule in Berlin für Medizinische Grundlagen der Pflege. Seit 2000 Mitglied in der Akademie für Ethik in der Medizin und im Vorstand der Bundesvereinigung Lebenshilfe e.V. tätig. 2003 als Mitglied in die Ethikkommission der Ärztekammer Berlin, sowie 2006 in das Kuratorium des Institutes Mensch, Ethik, Wissenschaft berufen. Schwerpunkte: Medizinische Versorgung von Menschen mit einer geistigen oder mehrfachen Behinderung, Pränataldiagnostik und ihre Konsequenzen,

Patientenverfügung, Palliative Care, sowie die Kooperation im Gesundheitswesen. Für die 3. Auflage des Buches verfasste sie in Teil 3 mit Marie-Luise Friedemann die Beiträge: «Pflege des Menschen mit chronischer körperlicher Krankheit und körperlicher Behinderung» und «Pflege des Menschen mit chronischer psychischer Krankheit und geistiger Behinderung».

Aenne **Päplow** (*1970), Diplom-Pflegewirtin (FH), Gesundheits- und Krankenpflegerin. Langjährige Tätigkeit als Gesundheits- und Krankenpflegerin im Bereich der internistischen Intensivmedizin und im Bereich der stationären Altenpflege mit Fokus auf Pflege und Betreuung demenziell erkrankter Menschen. Studium im Studiengang Pflege/Pflegemanagement an der Evangelischen Fachhochschule Berlin. Diplomarbeit: Die Bedeutung von Familiengesundheit in der häuslichen Pflege – eine Untersuchung des familialen Pflegesettings bei Demenz. Vortragstätigkeit zum Thema der Diplomarbeit. Seit 2008 Fachteamleiterin «Soziale Gerontologie und Pflege» am Institut für Sozialforschung und Berufliche Weiterbildung gGmbH (ISBW) in Neustrelitz mit den Arbeitsschwerpunkten Demenz und Pflegewissenschaften. Für die 3. Auflage des Buches verfasste sie in Teil 3 mit Denis Maiwald und Roswitha Sterr den Beitrag: «Langzeitpflege des betagten Menschen mit Demenz».

Christiane **Ritschel** (*1966), Jena, Diplom-Pflegewirtin (FH), Krankenschwester, Beraterin und Koordinatorin im Pflegestützpunkt Jena, wissenschaftliche Mitarbeiterin/Koordinatorin an der FH Jena im Georg-Streiter-Institut für Pflegewissenschaft, Leiterin der Fachweiterbildung «Palliative Care für Pflegende» am Georg-Streiter-Institut für Pflegewissenschaft. Spezielle Ausrichtung auf familien- und umweltbezogene Pflege, Lehrauftrag an der FH Jena, Modul: Familie und Pflege. Für die 3. Auflage des Buches verfasste sie in Teil 3 mit Annegret Augustyniak den Beitrag: «Langzeitpflege des Jugendlichen».

Katrin **Rohde** (*1971), M.A. Germanistik, cand. Diplom Pflege- und Gesundheitswissenschaftlerin, EBN-Trainerin, Lehrkraft für Pflege an der Evangelischen Fachhochschule in Berlin. Langjährige Tätigkeit in der Kinderkrankenpflege und in verschiedenen Bereichen der Erwachsenenpflege sowie als Lehrerin für Gesundheits- und Kinderkrankenpflege/Gesundheits- und Krankenpflege. Veröffentlichungen und Vortragstätigkeit. Als Lehrkraft im Studiengang Bachelor of Nursing der Evangelischen Fachhochschule in Berlin. Schwerpunkte in der Pflege in Bezug zur Pflege- und Sozialwissenschaft. Für die 3. Auflage des Buches verfasste sie in Teil 5 den Beitrag: «Evidence-Based Nursing».

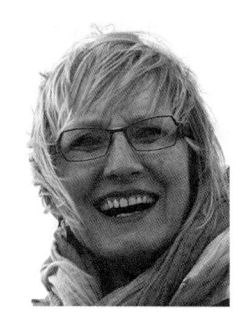

Elisabeth **Schreier** (*1962) lebt in Basel. Sie ist Pflegefachfrau und Berufsschullehrerin und arbeitet am Bildungszentrum für Gesundheit und Soziales des Kantons Solothurns. Hier ist sie zuständig für das Curriculum und unterrichtet diverse Themengebiete wie Pflegeforschung, die professionelle Beziehung zwischen Pflegenden und Patienten, Kommunikation und Beratung, Umgang und Begleitung von Menschen in suizidalen Krisen, Selbstverletzendes Verhalten, das Modell des systemischen Gleichgewichtes von Friedemann u.v.m. Für die 3. Auflage des Buches verfasste sie den Beitrag im Teil 5 den Beitrag: «Die Theorie des systemischen Gleichgewichts in der Ausbildung». Für dieses Buch verfasste sie in Teil 6 den Beitrag: «Ein Bericht aus der Schweiz».
E-Mail: elisabeth.schreier@bbzolten.ch

Roswitha **Sterr** (*1978), Diplom-Pflegewirtin (FH), Krankenschwester. Langjährige Tätigkeit als Krankenschwester in der Psychiatrie, Gerontopsychiatrie und in der Altenpflege. Studium im Studiengang Pflege/Pflegemanagement an der Evangelischen Fachhochschule Berlin. Diplomarbeit: Die Bedeutung von Familiengesundheit in der häuslichen Pflege – eine Untersuchung des familialen Pflegesettings bei Demenz. Vortragstätigkeit zum Thema der Diplomarbeit. Seit 2007 tätig im Qualitätsmanagement und Pflegedienstleiterin im stationären Bereich. Derzeit Aufbau und Leitung einer geriatrischen Tagespflegeeinrichtung. Für die 3. Auflage des Buches verfasste sie in Teil 3 mit Denis Maiwald und Aenne Päplow den Beitrag: «Langzeitpflege des betagten Menschen mit Demenz».

Hanspeter **Stettler-Schmid** (*1946), Geschäftsführer der Firmen Hauspflegeservice.ch GmbH und hpsmedia-Verlag. Dipl. Krankenpfleger HF, Lehrer für Krankenpflege (Diplom SRK), Leitung von Pflegediensten (Diplom SRK) Höhere Fachausbildung (SAWI) in Public Relations sowie Case Management. Langjährige Erfahrung als Betriebsausbildner, Lehrer und Schulleiter für Krankenpflege. Gründer und Herausgeber der Zeitschrift Pflegepädagogik und Pflegemanagement jetzt unter dem Titel Pflegewissenschaft www.printernet.info 2007 Gründung der www.hauspflegeservice.ch GmbH mit dem Zweck, die Qualität der Betreuung bedürftiger Menschen zu Hause, mittels Pflegeberatung zu verbessern. Für die 3. Auflage des Buches verfasste er gemeinsam mit Margaretha Stettler-Murri in Teil 5 den Beitrag: «Die Umsetzung von Family Nursing in der häuslichen Betreuung nach der Theorie des systemischen Gleichgewichts – Ein Erfahrungsbericht».

Margaretha **Stettler–Murri** (*1960), Dipl. Pflegefachfrau HF, Geschäftsführerin der Firma Hauspflegeservice.ch GmbH. Mit Zusatzausbildungen in den Bereichen Pflegemanagement und Transaktionsanalyse dort erste überzeugende Erfahrungen mit systembezogenen Beratungen. Studium BWL FH St. Gallen. Langjährige Führungserfahrung im Akutpflegebereich. Seit 2008 Führungsmitglied der Hauspflegeservice.ch GmbH. Projektleitung für die Einführung von Family Nursing im Hauspflegeservice.ch. Für die 3. Auflage des Buches verfasste sie gemeinsam mit Hanspeter Stettler-Schmid in Teil 5 den Beitrag: «Die Umsetzung von Family Nursing in der häuslichen Betreuung nach der Theorie des systemischen Gleichgewichts – Ein Erfahrungsbericht».

Anja **Walter** (*1968), Dr. phil., Diplom-Pflegepädagogin, Berlin, Langjährige Tätigkeit als Dozentin in der Aus-, Fort- und Weiterbildung von Pflegenden und Pflegelehrerinnen; seit 1996 Lehraufträge für berufliche Didaktik an verschiedenen Hochschulen Deutschlands; zahlreiche Veröffentlichungen und Vortragstätigkeit. Von 2006 bis 2008 Mitarbeiterin im Studiengang Bachelor of Nursing an der Evangelischen Fachhochschule Berlin. Derzeitige Tätigkeiten: freiberufliche Beraterin für Curriculumentwicklung und Dozentin für Berufliche Didaktik; Herausgeberin und Autorin von Schulbüchern beim Cornelsen-Verlag für die Felder Pflege, Gesundheit und Soziales. Dissertation: Das komplexe Wirkgefüge von Lernen und Lehren beruflichen Pflegehandelns – empirische pflegedidaktische Begriffs- und Theoriebildung (mit Frau Dr. phil. Fichtmüller) (2007 bei V & R unipress erschienen). Für die 3. Auflage des Buches verfasste sie in Teil 5 den Beitrag: «Curriculares Arbeiten mit der Theorie des systemischen Gleichgewichts in einem dualen Studiengang».

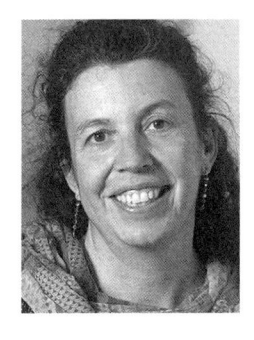

Cornelie **Wolf** (*1967), lebt in Stuttgart. Sie ist: Hebamme, Praxisanleiterin und Diplom-Pflegepädagogin (FH). Mehrjährige Tätigkeit in der klinischen Geburtshilfe als Kreissaalhebamme und Praxisanleiterin in der Hebammenausbildung sowie außerklinische Tätigkeit in der Schwangerenvorsorge und Wochenbettbetreuung. Von 2007 bis 2016 Lehrerin an der Hebammenschule am Universitätsklinikum in der Akademie für Gesundheitsberufe Heidelberg. Dozentin und Ansprechpartnerin für die seit 2008 eingeführte familien- und umweltbezogenen Pflege nach Friedemann an der Hebammenschule. Sie ist freiberuflich als Dozentin tätig und promoviert an der Universität Witten/Herdecke im Departement Pflegewissenschaft. Für dieses Buch verfasste sie gemeinsam mit Cordula Fischer in Teil 6 den Beitrag: «Die Anwendung in der Hebammenausbildung».
E-Mail: cornelie_wolf@web.de

Familiengesundheitspflege im Verlag Hogrefe

Wright/Leahey
Familienzentrierte Pflege
Lehrbuch für Familien-Assessment und Interventionen
2., vollst. überarb. u. erg. Auflage
2014. ISBN 978-3-456-85306-2

Woods/Keady/Seddon
Angehörigenintegration
Beziehungszentrierte Pflege und Betreuung von Menschen mit Demenz
2009. ISBN 978-3-456-84755-9

Kathrin Planer
Haus- und Wohngemeinschaften
Neue Pflegekonzepte für innovative Versorgungsformen
2010. ISBN 978-3-456-84797-9

Wolfgang Keck
Die Vereinbarkeit von häuslicher Pflege und Beruf
2012. ISBN 978-3-456-85144-0

McGoldrick/Gerson/Petry
Genogramme in der Familienberatung
4., unveränd. Auflage
2016. ISBN 978-3-456-85669-8

Perrig–Chiello/Höpflinger (Hrsg)
Pflegende Angehörige älterer Menschen
Probleme, Bedürfnisse, Ressourcen und Zusammenarbeit mit der ambulanten Pflege
2011. ISBN 978-3-456-85035-1

Weitere Informationen über unsere Neuerscheinungen finden Sie im Internet unter www.hogrefe.com.

Stichwortverzeichnis

A

Abhängigkeit, elterliche 93
Abhängigkeit, gegenseitige 230
Abhängigkeit, menschliche 30
Akademisierung 435
Aktionsforschung 382
Aktivitätstheorie 169
Akutkrankenhäuser 129
Alkoholismus 268
Alleinerziehende 88, 89
Allparteilichkeit 74
Altern 106
Alterung, gesellschaftliche 186
Alzheimer-Krankheit 186
Änderung der Werte 36
Anerkennung, Suche nach 270
Angehörige 40, 187, 362
Angehörige, pflegebedürftige 105
Angst 31, 38, 39
Angst abbauen 38
Angstbewältigung 31, 32, 38, 43
Angstprozess, zyklischer 39
Angst vor dem Tod 149
Angst-Wohlsein-Wechselbeziehung 39
Anleitung, fehlende 24
Anpassung, langzeitige, an körperliche und geistige Verluste 125
Anpassung, verspätete 111
Anteilnahme 53, 56
Anteilnahme, emotionelle 53
Apraxie 177
Arbeiten, curriculares 340
Arbeitslosigkeit 252
Arbeitsrolle 248
Arbeitsrolle vs. Familienrolle 247
Arbeitsteilung 81, 86, 93
Arbeitsunzufriedenheit 247
Arbeitsverlust 243 ff.
– Anpassung, erfolgreiche 246
– Fallbeispiel 244
– Gruppen/Reaktionen, unterschiedliche 244
– Lebensstandard, vorheriger 244
– Nutzlosigkeit 245
– Resignation 244
– Rollenverständnis, erstarrtes 246
– Verlust, finanzieller 244
Armut 247, 250
Armutsgruppen 251
Armutsrisiko 250
Assessment of Strategies in Families – Effectiveness 364, 371, 387, 447, 454
Ausbildung 21, 277, 328, 427
– Familiengesundheitsschwester 279
– Lehrstuhl, erster 279
– Pflegephilosophie, neue 427, 428
– Raum, deutschsprachigen 277
Ausbildung/Theorie im Unterricht 328 ff.
– Ausblick 339
– Pflegesituation Kind 329
– Pflegesituation Psychiatrie 334
– Wissensüberprüfung 336
Ausgrenzung, armutsbedingte 250
Autonomie 169
Autonomieverlust 53
Autoritätsverlust, elterlicher 102

B

Bachelor for Nursing 340, 417
Bedürfnisse, selbstverständliche kindliche 99
Behinderung 38, 63
Behinderung, geistige 173 ff.
– Krise 184
– Menschenwürde 175
– Pflege, teilhabeorientierte 175
– Realität, individuelle 185

- Rehabilitations-Modelle 175
- Wertschätzung 175
Behinderung, körperliche 155 ff.
- Bewältigungsstrategien 156
- Individuation 167
- Kohärenz 163
- Pflegebegleitung 158
- Situation Betroffener 155
- Systemänderung 164
- Systemerhaltung 163
- Überlebensstrategie 156
Belastbarkeit 187
Beobachtung 366
Beruf 192
Berührungen 199
Betreuung, häusliche 288
Beziehungen, menschliche 30
Biographie 170, 176, 197, 245, 250, 334, 335, 435
Burn-out 248

C
Calgary Family Intervention Model 363
Coping 156
Curriculum 21

D
Dasein, zeitlich begrenztes 32
Datenerhebung 57, 67, 106
Datentriangulation 361
Demenzerkrankungen 173, 174, 374
- Angehörigenbedürfnisse 185
- Angehörigeninformation 179
- Arbeit mit Familien 185
- Fallbeispiel 176
- Familienberatung 183
- Gedächtnisschwund 177
- Individuation 178, 181
- Kohärenz 178, 180
- Koordinationsstörungen 177
- Krise 184
- Lebensmuster 185
- Leben, würdevolles 175
- Menschenwürde 175, 184
- Orientierungslosigkeit 174
- Selbstständigkeitserhaltung 174
- Systemänderung 178, 181
- Systemerhaltung 177, 180
- Verhaltensauffälligkeiten 174

- Verwirrtheit 177
Demenzerkrankungen/Langzeitpflege 186 ff.
- Abhängigkeitsverhältnis, emotionales 197
- Angehörigenbelastung 187
- Angehörigen-Initiative 193
- Angehörigen-Überbeanspruchung 196
- Bedürfnisbefriedigung Betroffener 198
- Befragungsthemen 195
- Beruf und Pflege/Doppeldruck 191
- Brisanz, gesellschaftliche 186
- Datensynthese 193
- Diagnosestellung 186
- Druck der Verantwortlichkeit 192
- Fallbeispiel 188
- Familienberatung 198
- Familiengespräch 196
- Familiensituation 186
- Familienzusammenhalt 197
- Gruppenbetreuung, organisierte 193
- Individuation 191
- Kohärenz 190
- Kommunikation, nonverbale 199
- Prävalenz 187
- Privatleben, fehlendes 190
- Rollenkonflikt 193, 195
- Rund-um-die-Uhr-Beaufsichtigung 188
- Systemänderung 192
- Systemerhaltung 189
- Verhaltensauffälligkeiten, zunehmende 197
- Zusammenarbeit, interdisziplinäre 197
- Zusammenfassung 199
Demographie, historische 82
Denken, eigenständiges 23
Denken, pflegewissenschaftliches 24
Depressionen 162, 174, 185, 245, 246, 253, 261, 453
Diagnose, lebensverändernde 156
Diagramm der vier Dimensionen 295
Diskriminierung 117
Doppelmoral 112, 113, 119
Drogensucht 264 ff.

E
Eigenschaften, spezifische 27
Eigenständigkeit 169
Einpersonenhaushalt 92
Einschätzen 57
Eltern, betagte 105

Elterngeld   85
Elternrolle   86
Elternsystem   41
Elternteil, alleinerziehendes   88 ff.
Elternzeit   85
Empathie   56, 107
Empowerment   54, 175
Energie   31, 33
Entscheidungen, hochschuldidaktische   340
Entwicklung, historische   82
Entwicklung, kindliche   102
Entwicklungsphasen   97
Erbe, kulturelles   109
Erfahrungen   417
Erfahrungen aus der Schweiz   407 ff.
– Annäherung   408
– Anwendung, aktuelle   411
– Begegnung, erste   409
– Einbettung   410
– Erkenntnisse, persönliche   415
– Rahmenbedingungen   410
– Schweiz   407
Erfahrungen Lehrender/Studierender   417 ff.
– Chancen   425
– Denkrahmen, curricularer   418
– Familienorientierung   422
– Herausforderungen   424
– Module   419
– Zukunftsperspektiven   425
Erfahrung, menschliche   55
Erlebnis, traumatisches   240
Erziehungswerte, neue   102
Erziehung zur Selbstständigkeit   98
Evaluationsforschung   386 ff.
Evidence-Based Nursing   386, 388 ff.
– Ausblick   395
– Begrifflichkeit   390
– Beispiel   394
– Diskussion   393
– Forschungsprozess   392
– Historie   389
– Patienteninformationsrecht   390
– Schritte   391
– Sozialgesetzbücher   390
– Zusammenfassung   395
– Zusammenhänge, aktuelle   389
Evidence-Based Patient Choice   390
Existenzbedrohung, ökonomische   110

F
Familie   23, 40, 43, 53
– Definition   41
– Stabilität und Tradition   44
Familie, bürgerliche   82, 86
– Ideologien, widersprüchliche   112
Familie, gewalttätige   259 ff.
– Kindesmisshandlung   259, 260, 263
– Machteroberung   260
– Rollenumkehr   260
– Ruchlosigkeit   263
– Selbstbewusstsein, fehlendes   260
– Verwahrlosung, emotionale   264
Familie, gleichgeschlechtliche   84
Familie, kinderlose   104
Familie, mit Jugendlichen   101
Familienangehörige   106
Familienberatung   183, 198
Familiendynamik-Modell   48
Familienentwicklung   97 ff.
– Datenerhebung   107
– mit Erwachsenen   104
– mit Jugendlichen   101
– mit Kleinkindern   100
– Phasen nach Glick   98
– Überblick   97
Familienformen, historische   82
Familiengespräch   66, 230
Familiengesundheit   13, 22, 23, 50, 362
Familiengesundheitsschwester   279
Familienideal   82
Familienidentität   46
Familienkonflikte, umweltbedingte   247
Familienkrisen   255, 367
Familienkultur   44, 51
Familienmitglieder   41, 81, 362
Familienmitglieder, pflegende   24, 105
Familienmitglieder, süchtige   264 ff.
Familienorientierung   13, 277, 279, 422
Familienplan-Skizze   51
Familienpolitik   98
Familienprozesse   40, 43, 49, 50, 371
– Einflussfaktoren   77
Familienrollen   46, 248
Familiensoziologie   25
Familienstereotyp   81
Familienstil   50, 52
Familienstrukturen   79, 81 ff.
– Alleinerziehende   88

Stichwortverzeichnis

- Alleinstehende 92
- alternative 92
- Kernfamilie 85
- Pluralisierung 84
- Vielfalt 81
- Wiederverheiratung 90

Familiensystem 43, 45, 255
- Krise 255
- Prozessdimensionen 45
- Ziele 43

Familientheorie 24
Familientherapie 25, 26
Familientradition 45
Familienwachstum 48
Familienwerte 43, 51
Familienzugehörigkeit 41, 42, 106
Familienzyklus-Modell 98
Familie, postmoderne 84
Family Nursing 24, 277, 288, 418
Family-Transitions-Ansatz 89
Feed-back-Mechanismus 26
Feminisierung der Armut 251
Flexibilität 107
Forschung 22, 357 ff.
- Arbeitshypothese 370
- Befragung/Beobachtung 366
- Beispiel Kind, schwerbehindertes 371
- Beispiel Pflege, häusliche bei Demenz 374
- Bias 361
- Datentriangulation 361
- Erfassen des Familienprozesses 362
- Ethnographie 371, 382
- Evaluation 386
- Evidence-Based Nursing 386, 388
- Evidence-Based Practice 388
- FamilienAPGAR-Instrument 387
- Familien in Interaktion mit Pflegenden 379
- Familien in schwierigen Situationen 367
- Familienprozesse 371
- Familienvielfalt 369
- Fragen, fundamentale 359
- Modelle, lineare 368
- Objektivität 368
- Perspektive, hermeneutische 370
- qualitative 358, 360, 370
- quantitative 357, 360, 367, 368
- Realitäten, äußere/innere 371
- Realität, gemessene 370
- systemische 368
- Triangulation der Methoden 360
- Überlegungen, grundsätzliche 357
- Validität, interne 357
- Veränderung über die Zeit 369
- Wahrheiten 360

Forschungskonzepte mit Fokus auf Familienprozesse 371
Forschung/Weiterentwicklung 447 ff.
- international 447
- National Institutes of Health 449
- Studien, ausgewählte 449
- Studien mit ASF-E 454

Fragen, gezielte 57
Frauenemanzipation 248
Führung, einfühlende 57

G

Geborgenheit 35, 130, 178, 226, 265, 269
Gebrechen 123
Geburt 434
Gedächtnisschwund 177
Generationenkonflikte 105
Genesung 36
Gesellschaft, inklusive 173
Gesellschaft, Werte 82
Gesundheit 22, 38
Gesundheit, fehlende 38
Gesundheitsstörung, langzeitige, eines Kindes 125
Gewalt 259 ff.
Gleichberechtigung und Elternrolle 86
Gleichgewicht, systemisches 32, 35
Goal Attainment Scaling 387
Großfamilie 40, 83
Grundbedingungen, familiäre 50
Grundbegriffe, pflegewissenschaftliche 22
Grundstruktur, traditionell verwurzelte 33

H

Halluzinationen 185
Halt 37
Handeln, eigenständiges 23
häusliche Pflege 170
Hauspflegeservice mit Case Management 291
Hebammenausbildung 433 ff.
- Akademisierung, anstehende 434
- Anpassung, inhaltliche 437

– Ausblick und Fazit   445
– Betreuungsbogen   434
– Einführung   440
– Erfahrungen Lehrender   444
– Erhebungsbogen   439
– Hintergründe und Motivation   433
– Implementierung   435
– Leitfragen Wochenbettbesuche   441
– Rückmeldungen   441
– Sicht der Werdenden Hebammen   442
– Teamteaching   440
– Umsetzung   442
– Weiterentwicklung   440
Herausforderung für die Pflege   399 ff.
– Fazit   406
– Gegenwart   401
– Rückblick   399
– Theorieentwicklung   400, 401
– wiederkehrende Kritikpunkte   402
Hilflosigkeit   32
Hilflosigkeit, erlernte   169, 244
Homöostase   34

I

Idealfamilie und Individualismus   113
Idealisierungsballast   87
Identität, persönliche   34
Individualisierungstrend   113
Individuation   31, 33, 36, 37, 45, 46, 82, 181, 282
Individuum   52
Informationssammlung   58, 69, 204
Inkongruenz   55
Inkongruenz, kulturelle   121
Institutionsroutine   169
Integrität, verletzte   34
Interaktionsmuster   81
Interaktionssystem   54, 66
Interventionsforschung   386
Interventionsziele   230
Isolation   94, 228, 265, 270

J

Jugendliche   93, 101 ff., 204, 269
– Identifikationsfindung   102
– Probleme, zunehmende   104
– suchtabhängige   269
– Verunsicherung   102
– Wertvorstellungen   102

Jugendliche in Langzeitpflege   224 ff.
– Abhängigkeit, gegenseitige   227, 230
– Aktivitäten   233
– Belastungsfaktoren Eltern   225
– Belastungsfaktoren Jugendliche   226
– Datensynthese   229
– Fallbeispiel   225
– Familiengespräche   230
– Familiensituation   226
– Förderung der Gesundungsprozess   230
– Freiräume, fehlende   228
– Individuation   228
– Interventionsziele   231
– Isolation   228
– Kohärenz   227
– Kontakte, soziale   234
– Limit, persönliches   230
– Mukoviszidose   224
– Öffentlichkeit   233
– Schuldgefühle   224
– Systemänderung   229
– Systemerhaltung   226
– Tagesablauf strukturieren   233
– Umfeld, soziales   233
Jugend, Wertvorstellungen   102

K

Kälte, emotionale   269
Kausalität, lineare   368
Kernfamilie   83
Kernfamilie, moderne   84
Kinderbetreuung, außerhäusliche   102
Kindererziehung   83, 97
Kinder in Langzeitpflege   200 ff.
– Befragungsthemen   204
– Datensynthese   218
– Elterngespräch   220
– Evaluation   222
– Fallbeispiel   214
– Familieneinbezug   203
– Förderung der Gesundungsprozesse   220
– Individuation   217
– Informationssammlung   204
– Kohärenz   216
– Pflege, häusliche   202, 214
– Pflege, stationäre   200
– Systemänderung   217
– Systemerhaltung   214
– Theorie des systemischen

Stichwortverzeichnis

Gleichgewichts 200
Kinderkrankenpflege 200, 301
Kinderkrankenpflege, häusliche 202
Kinderkrankenpflege, stationäre 202
Kinderlosigkeit 104
Kinder, uneheliche 85
Kindesmisshandlung 259, 260
– sexuelle 263
Klassentheorie nach Geiger 110
Klassieren 57, 67
Kleinfamilie, idealtypische 82
Kleinkinder 100, 200
Kohärenz 31, 37, 45, 66, 282
Kohärenzaktionen, erfolgreiche 36
Kollaboration, zweckbedingte 92, 93
Kollektivschicksal, gesellschaftliches 243
Kollektivverhalten, familiäres 40
Kollektivverhalten, neues 74
Kommunikation, familiäre 47
Kommunikation, nonverbale 56, 199
Kommunikation, offene 106
Kongruenz 30, 35, 50, 56, 282
Kongruenz, Indikator 362
Konsensualpartnerschaften 84
Kontrolle 32, 33, 37, 45
Konzepte 22, 29
– Familie 23, 40
– Familiengesundheit 23, 50
– Gesundheit 22, 38
– Mensch 22, 30
– Pflege 22, 52
– Umwelt 22, 29
Koordinationsstörungen 177
Körperbild 34
Körpersprache 199
Krankenhauseinlieferung 129
Krankenpflegegesetz 389
Krankheit 38, 39, 123
Krankheit, akute körperliche 125, 129 ff.
– Datensynthese 133, 138
– Gesundheitsprozessförderung 139
– Individuation 133, 137
– Kohärenz 132, 137
– Prozessevaluation 139
– Situation der Betroffenen 129
– Systemänderung 133, 137
– Systemerhaltung 131, 136
Krankheit, akute psychische 125, 129, 140 ff.
– Datensynthese 146

– Individuation 143, 145
– Kohärenz 143, 145
– Situation der Betroffenen 129
– Systemänderung 143, 145
– Systemerhaltung 142, 144
Krankheit, chronische körperliche 125, 155 ff.
– Bewältigungsstrategien 156
– Individuation 163
– Intervention 167
– Kohärenz 163
– Patientenbeispiel Stroke-Unit 160
– Pflegebegleitung 158
– Pflege, häusliche 170
– Pflegeplanung 164
– Phasenmodell 156
– Situation Betroffener 155
– Systemänderung 164
– Systemerhaltung 163
– Überlebensstrategie 157
Krankheit, chronische psychische 125, 173 ff.
– Menschenwürde 175, 184
– Pflege, teilhabeorientierte 175
– Rehabilitationsmodelle 175
– Situation Betroffener 173
– Wertschätzung 175
Krise, arbeitsbedingte 247, 249
Krise, armutsbedingte 247, 250, 252
Krisen 184, 237, 239, 255, 367
– Arten 238
– durch die Umwelt 239
– Einführung 237
– im Familiensystem 255
– Überforderung, akute 238
– verschleierte 239
Krisenbewältigung 126
Krisendiagramm 126, 127
Krisentheorie nach Caplan 125
Kultur 43, 109
Kulturerhaltung 109
Kulturformen 110
Kulturreflexion 117
Kulturspaltungen 118
Kulturtransformation 81, 109 ff.
– Ideologien, widersprüchliche 112
– Kulturkreise, andere 114
– Leben zwischen zwei Kulturen 119
Kybernetik 26

L

Langzeitkrise 125
Langzeitpflege, körperliche, psychische Krankheit 155
Lebensmuster, neue 36
Lebensprioritäten 36
Lebensprozess, persönlicher 31
Lebenssinn 37
Lebensstandard, vorheriger 244
Lebensweisen, ethnische 115
Leistungsansprüche, übermäßige 269
Liebe 36, 46, 83, 93, 97, 99, 102, 106, 112, 198, 262, 269

M

Macht 31, 33, 192, 244, 261, 444
Machtkampf 258
Machtperson 45
Machtposition 192
Machtverhältnisse 255
Machtverteilung 71, 255
Macht zum Selbstzweck 260
Machtzyklus, typischer 262
Männerrolle, traditionelle 248
Medikamentensucht 264
Medizin, psychosomatische 26
Mensch 22, 30
Menschenwürde 175
Metaparadigma 29
Metaparadigma der Pflege 22
Migration/Migrationshintergrund 36, 114, 119, 254
Mobbing 248
Modelle, konzeptuelle 22, 23
Morphostase 34
Mukoviszidose 224
Mutterliebe 97
Mutterrolle 83, 87

N

Nachwort 457
Neugier, gesunde 55
Nutzlosigkeit 245

O

Offenheit 56
Ohnmacht 115, 130, 140, 183, 330

P

Paartherapie 249
Pädagogik 328, 340, 407, 433
Paradigmen-Wechsel 13
Paradoxien 344
Partnerschaft 92
Patchworkfamilien 84
Patientenorientierung 13
Patientensystem 53, 65
Persönlichkeit 34
Persönlichkeit, kindliche 97
Pflege 22, 53, 192
Pflege, aktivierende 169
Pflegeausbildung 21
Pflege, familienbezogene- und umweltbezogene 14, 21, 23, 29
– Anleitung, fehlende 23
– Ansatz, systemischer 26
– Grundlagen, konzeptuelle 21
– Hintergrund 23
Pflege, familienorientierte 13, 24, 277
Pflegehandeln, theoriegeleitetes 310
Pflege, häusliche 170, 288, 300, 374
Pflege, holistische 170
Pflegephilosophie, neue 427
– Praxistransfer 431
– Reflexion 430
– Unterrichtseinheit 428
Pflegepraxis, Einbindung in die 431
Pflegeprozess 56, 67
Pflegestudium 21
Pflege, systemische der Familie 65 ff.
– Akronym Kongruenz 67
– Beziehungsaufbau 66
– Beziehungsauflösung 75
– Datenerhebung/Befragungsthemen 69
– Einschätzen 67
– Familienmitgliedern 66
– Gespräche mit der Familie 66
– Kohärenz 66
– Pflegeprozess 67
– Prozessschritte, grundlegende 67
Pflege, systemische des Individuums 54 ff.
– Akronym Kongruenz 57
– Atmosphäre, stützende offene 54
– Beziehungsaufbau 54
– Beziehungsauflösung 64
– Datenerhebung/Befragungsthemen 58
– Empowerment 54

- Fähigkeiten/Ressourcen 54
- Pflegeprozess 56
- Prozessschritte, grundlegende 56

Pflege, teilhabeorientierte 175
Pflege, transkulturelle 114, 118
Pflegewissenschaft 22
Praxis, Konsequenzen für 277
- Familiengesundheitsschwester 279
- Lehrstuhl, erster 279
- Raum, deutschsprachiger 277
- Theorie-Praxis-Transfer 280
Praxistransfer 281 ff.
- Anpassungen, strukturelle 285
- Arbeits-/Planungsgruppe, interne 285
- Aussagen von Pflegenden 284
- Ebene, strategische 281
- Haltungsveränderungen 282
- Schulung 283
- Top-down-Ansatz 281
- Umsetzungserfolg 287
- Veränderungsprozess verstehen 283
- Visualisierung der Theorie 286
Praxistransfer/Pflegebildung/-beratung
  Kinderkrankenpflege, häusliche 300 ff.
- Bedarfsermittlung 302
- Befragung 320
- Befragungsergebnisse 322
- Datensynthese 319
- Individuation 317, 322
- Kohärenz 315, 322
- Lehr-/Lernangebote/Auswertung 303
- Lehr/Lernangebote/Dokumentation 307
- Lehr-/Lernangebote/Durchführung 307
- Lehr-/Lernangebote/Evaluation 307
- Orientierung 302
- Phasen 302
- Prinzipien, didaktische 309
- Projektabschluss 307
- Selbstreflexion 309, 312
- Systemänderung 318, 326
- Systemerhaltung 315, 322
Praxistransfer/Pflege, häusliche 288 ff.
- Anamnesedokument 293
- Basis/Prinzipien 289
- Betreuerinnen-Anwerbung 290
- Betreuungskonzept 290
- Diagramm und Dimensionen 295
- Familienanamnese 295
- Family Nursing, Erweiterung 292

- Family Nursing u. Seniopairs 289
- Hauspflegeservice mit Case Management 291
- Individuation 296
- Kohärenz 296
- Konzepte 289
- Problemlösungsstrategien 298
- Stand, aktueller 298
- Standpunkt, heutiger 299
- Systemänderung 296
- Systemerhaltung 296
- Vorarbeiten 292
Prioritätenneuordnung 36
Problemlösungsstil, familiärer 45
Prozessdimensionen 50
Prozess, evolutionärer 34
Pubertät 102, 225

Q
Qualifikationsrahmen, europäischer 346

R
Rahmentheorien 23
Realität, menschliche 30
Regulation 32, 33, 37, 45
Rehabilitation 175
Reichtum 33
Resignation 169
Resilienz 158
Rollen, geschlechtsspezifische 82, 86, 87
Rollenkonflikte 247, 248
Rollenspiel 74
Rollen- und Arbeitsverteilung 81
Rollenverständnis, erstarrtes 246
Rollenverteilung 81, 82
Rooming-in 203
Rückkoppelungsprozess 26, 34

S
Salutogenese 158
Sandwich-Generation 90, 93, 106
Scheidung 85, 88, 89, 152, 249, 252
Scheidungsarmut 252
Scheidungstheorie 89
Schicksalsschläge 239 ff.
- Fallbeispiel 241
- Sinnfindung 240
Schritte, grundlegende 56
Schuldgefühle 224, 270

Schutzsysteme 32
Schwangerschaft 434
Schweiz 407
Selbstbestimmung 175
Selbstbestimmungsrecht, verlorenes 41
Selbstbewusstsein 34
Selbst, das 37
Selbsterhaltung 35
Selbstpflegehandlungen 35
Selbstreflexion 23, 309
Selbstverantwortlichkeit 169
Selbstverwirklichung 37
Selbstwirksamkeit 159
Sicherheit 31, 33, 36
Sinnfindung 34, 240, 265
Sippe 40
Skizze 51
Sozialhilfe 251
Spiritualität 31, 32, 33, 37, 40, 45, 53, 56, 63, 106, 149, 265, 282
Spiritualität, fehlgeleitete 266
Stabilität 34, 37, 44, 109
Sterbebegleitung 148 ff.
– Angehörigenpflege 151
– Angst 149
– Individuation 152
– Kohärenz 152
– Kraft, heilende des Todes 150
– Spiritualität 149
– Systemerhaltung 151
– Trauer/Trauerschmerz 153
– Vereinsamung 149
Sterbegespräche 150
Sterben 148
Sterblichkeit 32
Stiefeltern 90
Strafen, körperliche 259
Stress, arbeitsbedingter 248
Studiengang, dualer 340, 417
– Antinomien und Paradoxien 344
– Berufsbezug 346
– Bildungsverständnis, kritisches 343
– Curriculum-Strukturen 350
– Deutungsmusteransatz 347
– Entscheidungen, hochschuldidaktische 341
– EQR-Rahmen 346
– Fallarbeit, rekonstruktive 349
– Inhaltsauswahl 346

– Kompetenzprofil 346
– Konzepte, didaktische 347
– Lernen, problemorientiertes 348
– Orientierung, curriculare 340
– Rahmen, pflegetheoretischer 342
– Subjektorientierung 345
– Theoriebezug der Module 351
– Zusammenfassung 356
Substanzabhängigkeit 264
Subsystem 27
Subsysteme, interpersonelle 41
Suchtarten 267
Systemänderung 31, 36, 37, 45
Systeme, biologische 26
Systemeigenschaften 26
Systeme, offene 29
Systemerhaltung 31, 35, 37, 45, 51, 99, 109, 282
Systemerhaltungsdimension 35
Systeme, soziale 27
Systemhierarchie 26
Systeminkongruenz 38
System, menschliches 30 ff.
– Prozessdimensionen 35
– Ziele 32
Systemtheorie 26, 368
Systemveränderung 282

T
Teilhabe, soziale 174
Themenvermeidung 113
Theoriebildung 22
Theorie des systemischen Gleichgewichts 14, 19, 21, 23, 24, 26, 43, 273, 397
– Bildung/Forschung/Praxis 273
– Einführung 21
– Erfahrung, zwanzigjährige 397
Theorien mittlerer Reichweite 23
Theorientriangulation 361
Todesangst 149
Tod, naher 123, 148
Tod, sozialer 149
Tradition 44
Transferleistungen, soziale 250
Transzendenz 31
Trauerarbeit 170
Trauern/Trauerschmerz 153
Trostlosigkeit 270

U

Übergangskrisen 256 ff.
Überleben, eigenes 32
Übermüdung, arbeitsbedingte 248
Umorientierung, erfolgreiche 34
Umsetzung, zukunftsorientierte 311
Umwelt 22, 29, 81, 83
Umwelteinflüsse 83, 109
Umweltkrisen 239
Unehrlichkeiten 113
Ungewissheit 32
Universum 29
Unterricht 329
Unterstützungsnetzwerk, familiäres 52
Unzufriedenheit 36

V

Validität, interne 361
Vaterrolle 83, 87
Verbundenheit, ethnische 115
Verhandlungsfamilie 84
Verluste 34
Vernachlässigung, emotionale 269
Versorgungsmodell, passives 53
Vertrauen, gegenseitiges 55
Verwirrtheit 177
Vielfamilie 84
Vorurteile gegenüber Fremden 117

W

Wachstum 34, 37, 44, 81, 109
Wahnvorstellungen 185
Wechselbeziehung, Angst und Wohlsein 39
Wechselfamilie 84
Weltsysteme 29
Werte, gesellschaftliche 82
Werte, grundlegende 43
Wertschätzung 175
Wiederverheiratung 90 ff.
Wissen, familienspezifisches 24
Wissenschaft, positivistisch-empirische 359
Wissensinhalte vermitteln 329
Wochenbett 434
Wohlgefühl, allgemeines 38
Wohngemeinschaft, nicht-verwandtschaftliche 92, 93

Z

Zivilisation, selbst erschaffene 31
Zivilisation, westliche 32
Zuhören 57
Zuneigung 106, 199